"十三五"国家重点图书出版规划项目

上海高校服务国家重大战略出版工程

毕业后医学教育出版工程

Geriatrics

CASE STUDY

名誉总主编　王振义 汤钊猷
总 主 编　黄 红 李宏为
执行总主编　张 勘

 住院医师规范化培训示范案例丛书

住院医师规范化培训
老年医学科 示范案例

本册主编：陆惠华　方宁远

副主编：盛 净 金 贤 孟 超

组织编写：上海市卫生与计划生育委员会
上海市医药卫生发展基金会
上海市住院医师规范化培训事务中心

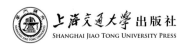

上海交通大学出版社
SHANGHAI JIAO TONG UNIVERSITY PRESS

内容提要

    本书以衰老、老化、增龄性失能等对老年疾病的发生、发展与转归有着密不可分影响的老年医学概念为基础,老年医学专业住院/专科医师规范化训练要求为大纲,通过以 62 例老年常见病、多发病、综合征、危重症的实际病例为切入点,用系统整体的观点、综合评估的方法、从身心两方面、遵循个体化、多学科联合、连续等原则对诊治老年患者实例进行规范剖析。本书凸显老年医学非同其他学科理念的特殊性于病例分析的全过程之中,强化训练临床医生在老年患者诊治过程中科学逻辑思维的特殊全面路径及诊治的特别注意事项,提出防范漏诊、误诊、误治及顾此失彼事件发生的关键措施,从而提高各科医师对老年病例分析的特殊基础技能及处理老年疾病的全面能力与水平,更好地适应 21 世纪社会老龄化高龄化的复杂高难度的特殊的医疗需求。本书创新性在于为老年医学系统课程提供新的实践性应用型教材,读者对象极为广泛,可供本科、毕业后教育包括住院/专科医师规范化培训过程中全部学科(除儿科、产科之外)的教师、培训对象及各级临床医生、教师参考学习。

图书在版编目(CIP)数据

住院医师规范化培训老年医学科示范案例/陆惠华,方宁远主编.—上海:上海交通大学出版社,2016

(住院医师规范化培训示范案例丛书)

ISBN 978-7-313-14994-7

Ⅰ.①住… Ⅱ.①陆…②方… Ⅲ.①老年病学－岗位培训－自学参考资料

Ⅳ.①R592

中国版本图书馆 CIP 数据核字(2016)第 110432 号

住院医师规范化培训老年医学科示范案例

主　　编:	陆惠华　方宁远		
出版发行:	上海交通大学出版社	地　　址:	上海市番禺路 951 号
邮政编码:	200030	电　　话:	021-64071208
出 版 人:	韩建民		
印　　制:	苏州市越洋印刷有限公司	经　　销:	全国新华书店
开　　本:	889mm×1194mm　1/16	印　　张:	20.75
字　　数:	602 千字		
版　　次:	2016 年 5 月第 1 版	印　　次:	2016 年 5 月第 1 次印刷
书　　号:	ISBN 978-7-313-14994-7/R		
定　　价:	98.00 元		

"住院医师规范化培训示范案例"
丛书编委会名单

名誉总主编　　王振义　汤钊猷
顾　　　问　　戴尅戎　王一飞　李宣海　彭　靖
总　主　编　　黄　红　李宏为
执行总主编　　张　勘
副 总 主 编　　王吉耀　沈柏用

编 委 名 单（按汉语拼音顺序）

陈生弟	陈云芳	迟放鲁	顾琴龙	胡　兵	华克勤
黄　钢	黄国英	黄　红	李宏为	李明华	陆惠华
陆一鸣	倪黎冬	邵　洁	沈柏用	沈立松	施　榕
孙兴怀	田　红	万兴旺	王华祖	王吉耀	吴　毅
谢　斌	徐金华	许　淼	于布为	袁　明	张　勘
郑　珊	郑玉英	周　蓉	朱虹光	朱亚琴	祝墡珠

本书编委会名单

高级策划　　张　勘　周　蓉　王华祖　许　淼　邵　莉

主　　　编　陆惠华　方宁远

副 主 编　盛　净　金　贤　孟　超

编委会名单（按姓氏汉语拼音排序）

　　　　　　陆惠华　方宁远　邵　莉　赵咏桔　盛　净

　　　　　　刘建平　刘宝林　金　贤　金玉华　潘志红

　　　　　　陈书艳　倪秀石　钟　远　陆钦池　倪兆慧

　　　　　　陈芳源　王　坚　薛　蔚　郭　强　卫功建

　　　　　　万燕萍　董宇启　郑　青　白永瑞　翁玉蓉

　　　　　　孟　超

学 术 秘 书　刘宝林　翁玉蓉　周　艳

序

住院医师规范化培训是毕业后医学教育的第一阶段,是医生成长的必由之路,是提高医疗技术和服务水平的需要,也是提升基层医疗机构服务能力,为基层培养好医生,有效缓解"看病难"的重要措施之一,是深化医药卫生体制改革的重要基础性工作。

自2010年以来,在市政府和国家卫计委的大力支持和指导下,上海根据国家新一轮医改精神,坚持顶层设计,探索创新,率先实施与国际接轨的住院医师规范化培训制度,并把住院医师规范化培训合格证书作为全市各级公立医院临床岗位聘任和晋升临床专业技术职称的必备条件之一。经过6年多的探索实践,上海市已构建了比较完善的组织管理、政策法规、质控考核、支撑保障等四大体系,在培养同质化、高水平医师队伍方面积累了一定的经验,也取得了初步成效。

因一直立足于临床一线,对医生的培养特别是住院医师规范化培训工作有切身体验,我曾希望编写一套关于"住院医师规范化培训"的教材。如今,由上海市卫生计生委牵头组织编写的这套"住院医师规范化培训示范案例"丛书书稿已出炉,不觉欣然。丛书以住培期间临床真实案例为载体,按照诊疗流程展开,强调临床思维能力的培养,病种全、诊疗方案科学严谨、图文并茂,是不可多得的临床诊疗参考读物,相信会对住院医师临床思维能力和技能培训有很大帮助。这套图书是上海医疗界相关专家带教经验的传承,也是上海6年来住院医师培养成果的集中展示。我想这是上海住院医师规范化培训工作向国家交出的一份阶段性答卷,也是我们与其他兄弟省市交流的载体;它是对我们过去医学教育工作的一种记录和总结,更是对未来工作的启迪和激励。

借此机会,谨向所有为住院医师规范化培训工作做出卓越贡献的工作人员和单位,表示衷心的感谢,同时也真诚希望这套丛书能够得到学界的认可和读者的喜爱。我期待并相信,随着时间的流逝,住院医师规范化培训的成果将以更加丰富多彩的形式呈现给社会各界,也将愈发彰显出医学教育功在当代、利在千秋的重大意义。

是为序。

2016年3月

前言
Preface

2013 年 7 月 5 日,国务院 7 部委发布《关于建立住院医师规范化培训制度的指导意见》,要求全国各省市规范培训实施与管理工作,加快培养合格临床医师。到 2020 年,在全国范围内基本建立住院医师规范化培训制度,形成较为完善的政策体系和培训体系,所有新进医疗岗位的本科及以上学历临床医师均接受住院医师规范化培训,使全国各地新一代医师的临床诊疗水平和综合能力得到切实提高与保障,造福亿万人民群众。

上海自 2010 年起在全市层面统一开展住院医师规范化培训工作,在全国先试先行,政府牵头、行业主导、高校联动,进行了积极的探索,积累了大量的经验,夯实了上海市医药卫生体制改革的基础,并积极探索上海住院医师规范化培训为全国服务的途径,推动了全国住院医师规范化培训工作的开展。同时,上海还探索住院医师规范化培训与临床医学硕士专业学位研究生教育相衔接,推动了国家医药卫生体制和医学教育体制的联动改革。上海的住院医师规范化培训制度在 2010 年高票入选年度中国十大最具影响力医改新举措,引起社会广泛关注。

医疗水平是关系国人身家性命的大事,而住院医师规范化培训是医学生成长为合格医生的必由阶段,这一阶段培训水平的高低直接决定了医生今后行医执业的水平,因此其重要性不言而喻,它肩负着为我国卫生医疗事业培养大批临床一线、具有良好职业素养的医务人员的历史重任。要完成这一历史重任,除了构建合理的培养体系外,还需要与之相配套的文本载体——教材,才能保证目标的实现。目前国内关于住院医师规范化培训方面的图书尚不多见,成系统的、以临床能力培养为导向的图书基本没有。为此,我们在充分调研的基础上,及时总结上海住院医师规范化培训的经验,编写一套有别于传统理论为主的教材,以适应住院医师规范化培训工作的需要。

本套图书主要围绕国家和上海市出台的《住院医师规范化培训细则》规定的培训目标和核心能力要求,结合培训考核标准,以《细则》规定的相关病种为载体,强调住院医师临床思维能力的构建。

本套图书具有以下特点:

(1) 体系科学完整。本套图书合计 23 册,不仅包括内、外、妇、儿等 19 个学科(影像分为超声、放射、核医学 3 本),还包括《住院医师法律职业道德》和《住院医师科研能力培养》这两本素质教育读本,体现了临床、科研与医德培养紧密结合的顶层设计思路。

（2）编写阵容强大。本套图书的编者队伍集聚了全上海的优势临床医学资源和医学教育资源，包括瑞金医院、中山医院等国家卫生计生委认定的"住院医师规范化培训示范基地"，复旦大学"内科学"等15个国家临床重点学科，以及以一批从医30年以上的医学专家为首的、包含1000多名临床医学专家的编写队伍，可以说是上海各大医院临床教学科研成果的集中体现。

（3）质量保障严密。本套图书编写由上海市医师协会提供专家支持，上海市住院医师规范化培训专家委员会负责审核把关，构成了严密的质量保障体系。

（4）内容严谨生动，可读性强。每本图书都以病例讨论形式呈现，涵盖病例资料、诊治经过、病例分析、处理方案和基本原则、要点与讨论、思考题以及推荐阅读文献，采取发散性、启发式的思维方式，以《住院医师规范化培训细则》规定的典型临床病例为切入点，详细介绍了临床实践中常见病和多发病的标准诊疗过程和处理规范，致力于培养住院医师"密切联系临床，举一反三"的临床思维推理和演练能力；图书彩色印刷，图文并茂，颇具阅读性。

本套图书的所有案例都来自参编各单位日常所积累的真实病例，相关诊疗方案都经过专家的反复推敲，丛书的出版将为广大住院医师提供实践学习的范本，以临床实例为核心，临床诊疗规范为基础，临床思维训练为导向，培养年轻医生分析问题、解决问题的能力，培养良好的临床思维方法，养成人文关怀情操，必将促进上海乃至国内住院医师临床综合能力的提升，从而为我国医疗水平的整体提升打下坚实的基础。

本套图书的编写得到了国家卫生与计划生育委员会刘谦副主任、上海市浦东新区党委书记沈晓明教授的大力支持，也得到了原上海第二医科大学校长王一飞教授，王振义院士，汤钊猷院士，戴尅戎院士的悉心指导，上海市医药卫生发展基金会彭靖理事长和李宣海书记为丛书的出版给予了大力支持，此外，上海市卫生与计划生育委员会科教处、上海市住院医师规范化培训事务中心以及各住院医师规范化培训基地的同事都为本套图书的出版做出了卓越贡献，在此一并表示感谢！

本套图书是上海医疗卫生界全体同仁共同努力的成果，是集体智慧的结晶，也是上海多年住院医师规范化培训成效的体现。在住院医师规范化培训已全国开展并日渐广为接受的今天，相信这套图书的出版会在培养优秀的临床应用型人才中发挥应有的作用，为我国卫生事业发展做出积极的贡献。

"住院医师规范化培训示范案例"编委会

编写说明

Instructions

《住院医师规范化培训老年医学示范案例》是"住院医师规范化培训示范案例"系列丛书23册中的独立专著。该书是应上海市卫计委科教处为更好地贯彻《关于医教协同深化临床医学人才培养的意见》(教研[2014]2号文)的精神,切实加强和提升"住院医师规范化培训"质量的要求,力争各专业学科在执业医师专业基础技能、科学思维核心能力培训方面做到相对规范化、标准化、同质化,作为毕业后医学教育系列教材课程建设项目之一。

随着社会的进步,人口老龄化进入高速发展的高龄老龄化阶段(如上海市),已经成为一个不容忽视的重大社会问题。应运而生的老年医学的发展面临千载难逢的机遇,又是前所未有的挑战和考验。老年医疗问题会影响家庭、社会的安定与稳定。基础和临床实践证明"老年医学"绝不是某个学科的一个分支,老年医学已发展成为现代医学中不可缺少的独立而重要的前沿学科。由于衰老、老化影响着老年患者疾病的发生、发展与转归,它有着自己独立的内涵和更广泛、更丰富、更复杂、更难应对的医疗需求问题。至今,我们不仅对"衰老、老年病"知之甚少,急需大量的老年医学专科医师,更缺乏适应如此迅猛发展老龄化社会的老年医学工作者培养、住院医师规范化培训所需的系统教材和实用性强的可复制、可操作、可推广的课程教材、参考工具书,制约了住院医师规范化培训工作的发展和现代医师综合执业能力的培养。

《住院医师规范化培训老年医学示范案例》专著,旨在通过老年疾病案例分析的全过程,凸显老年医学特点,强调老年常见病、多发病、综合征、危重症的病例分析、诊治中科学逻辑思维的特殊全面路径及诊治的特别注意事项。从而为广大读者提供一册从当代理论与临床实际病例出发,用系统整体的观点、综合评估的方法、从身心两方面、去诊治老年患者,诠释衰老、老化、增龄性失能等老年病临床特殊规律及制定适合于老年患者个体化诊疗的有效应对策略。本书创新性在于为老年医学系统课程提供新的实践性教学的应用型教材。

《住院医师规范化培训老年医学示范案例》专著,在上海市卫计委科教处张勘处长、周蓉副处长、上海市住院医师规范化培训事务中心主任许淼副教授、上海交通大学出版社王华祖主任及上海交通大学医学院附属仁济医院临床医学院邵莉副院长的精心策划和直接指导下,由8位亲力亲为工作在老年医学临床及教育第一线的上海交通大学医学院附属仁济医院(陆惠华、方宁远)、瑞金医院(赵咏桔)、第九人民医院(盛净)、新华医院(陈书艳、潘志红)、上海市第一人民医院(倪秀石)及上海市第六人民医院(钟远)的老年医学学科带头人及资深专家联合领衔,并特邀仁济医院等热爱老年医学、积极参与和指导老年医学科临床危重与疑难患者诊治的16位长期合作的3级专科学科带头人及专家(呼吸:邵莉;心内:刘建平;消化:郑青;肾内:倪兆慧;血液:陈芳源;内分泌:赵咏桔;神内:陆钦池;免疫:郭强;肿瘤:白永瑞;普外科:王坚;泌尿:薛蔚;骨科:董宇启;周围血管病:张岚;营养:万燕萍;危重症:陈书艳;临终关怀:金玉华,等)组成编委会,以确保本书的高水平、高质量、科学性和实用性。

　　编委们在16个3级专业学科中精选了临床医疗实践中符合《住院医师规范化培训实施办法》规定的病种,富有老年医学代表性和临床教学意义的实际案例62例,根据上海市《住院医师规范化培训示范案例》编委会的统一编写要求,参考国内外资料,精心编写为示范案例,提供住院医师规范化培训中的教师、培训对象及各级学科(除儿科和产科)临床医生参考学习。使读者能花最短的时间认识衰老与老年病的关系、老年病的复杂性和高难度,明确老年患者是最脆弱的患者群体。为此,老年人即使在一些较轻的疾病或损伤时,也必须得到及时的、较青壮年更审慎、更严谨的全面综合评估,以及个体化、康复、心理及临终关怀等,避免顾此失彼,需要多学科团队的连续诊治,这就是老年医学的实质、精华和根本所在。

　　本书凸显老年医学不同于其他学科理念的特殊性于病例分析的全过程之中,强调每个老年病的诊疗特点,针对该病的特点结合专家经验、专科"诊治特别注意点",提出防范漏诊、误诊、误治及顾此失彼事件发生的关键措施,从而提高各科医师对老年病例分析的特殊基础技能及处理老年疾病的全面能力与水平,更好地适应21世纪社会老龄化高龄化的复杂特殊的医疗需求,确保老年医疗安全与家庭、社会的稳定,这是本书的特色实用性强及创新所在。本书实现了现代老年医学实践性教学系列课程教材"零"的突破。更是2010年以来上海市先试先行"住院医师规范化培训制度"系列教材课程建设成果的体现。

　　本书所用医学名词基本上以"全国科学技术名词审定委员会公布"的《医学名词》为准,药名基本以通用名为准。

　　鉴于本书编者诸多,案例涉及专业面之广是其他专科难以相提并论的,各专业侧重点不同,编写要求之高、难度之大不言而喻,因此在体例上只作大体规范,不强求完全一致。

　　随着高新技术的迅猛发展,人们对老年医学的认识也在不断深入,新的理论和新的诊疗手段不断涌现。因此,尽管编者做了主观的努力,但限于水平,在内容、专业名词,尤其是药名、国际单位等方面可能存在疏漏之处,恳请广大读者批评、指正。

　　《住院医师规范化培训老年医学示范案例》编撰是一项复杂的系统工程,得到了多方面领导和专家的热忱指导、帮助和鼎力支持。在此,由衷感谢系列丛书总主编上海市卫计委书记黄红教授,科教处领导、住院医师规范化培训事务中心、上海交通大学医学院附属仁济医院临床医学院、上海交通大学出版社等有关领导。每一位编委、编者、学术秘书无论是在盛夏酷暑、战高温期间,还是寒冬腊月均克服种种困难,有的甚至带病(如瑞金医院赵永桔教授骨折了)、出国,都能静下心来专注编撰,正因为各位的无私奉献精神、辛劳和竭尽全力的合作支持,付出了精力、汗水、心血和智慧,才有本书的问世,推进了老年医学学科的发展。在此,我们谨代表盛净、金贤及孟超副主编向各位表示诚挚的谢忱和敬意。

陆惠华　方宁远

2016年2月29日

目 录

Contents

社区获得性肺炎

一、病历资料

1. 现病史

患者，男性，65 岁，因"发热、咳嗽 10 天，左侧胸痛 3 天"入院。10 天前，患者淋雨后出现畏寒、发热，体温最高达 38.5 ℃，伴轻咳、少痰，无明显胸闷、胸痛、气急，无咯血，无腹痛腹泻，无尿频尿急。至发热门诊就诊，查血常规示 WBC $10.5×10^9$/L, N 70.5%, Hb 150 g/L, PLT $290×10^9$/L，考虑为上呼吸道感染，予泰诺林退热，头孢克洛口服抗感染治疗。治疗 3 天后，患者仍有发热，最高达 40 ℃，伴畏寒寒战，有咽部烧灼感、肌肉酸痛、干咳、少痰；再至发热门诊复诊，继续予对乙酰氨基酚缓释片（泰诺林）降温，另予头孢替安 1 g bid、维生素 C 2 g qd 等静脉滴注治疗。继续治疗 3 天后体温热峰不退，最高仍为 40 ℃，伴有咳嗽、咳痰，痰不多，为白色，左下胸部疼痛，深吸气和咳嗽时明显，活动时感气短，安静时尚可，可平卧，复查血常规：WBC $15.21×10^9$/L, N 89%, Hb 146 g/L, PLT $285×10^9$/L，胸部 X 线片检查提示左下肺片状模糊影。为进一步诊治收入院。患者发病以来，一般情况可，胃纳差，夜眠可，二便正常，体重无明显下降。否认禽类接触史。

2. 既往史

患者否认高血压、糖尿病、血脂异常及特殊化学物质接触史；否认药物、食物过敏史；否认手术外伤史；无烟酒嗜好；否认近期有外出旅游史。

3. 体格检查

T 40.2 ℃, P 95 次/min, R 28 次/min, BP 118 mmHg/68 mmHg，氧饱和度（SaO_2）：88%。神志清，气促，问答切题，口齿清楚，查体合作。全身皮肤黏膜无黄染，无瘀点瘀斑，口唇稍发绀，全身浅表淋巴结无肿大。颈软，无抵抗，颈静脉无充盈，气管居中，胸廓对称，左侧呼吸运动稍减弱。肺部听诊：左下肺呼吸音低，左下肺语颤增强，两肺未及干湿啰音。HR 95 次/min，律齐，未及早搏，未及明显杂音，腹平软，无压痛与反跳痛，肝脾肋下未及，肝颈静脉反流征（一），双下肢无水肿，病理征（一）。

4. 实验室及影像学检查或特殊检查

（1）实验室检查。外周血：WBC $15.63×10^9$/L, N 91%。血电解质：Na^+ 浓度 133 mmol/L, K^+ 浓度 3.5 mmol/L, Cl^- 浓度 103 mmol/L。血气分析（动脉，鼻导管吸氧 3 L/min）：pH 7.485，二氧化碳分压（$PaCO_2$）29.8 mmHg，氧分压（PaO_2）66.0 mmHg, SaO_2 94.6%，碳酸氢根浓度（HCO_3^-）22.3 mmol/L，肌酸磷酸激酶（CK）322 IU/L，肌钙蛋白 I（TnI）0.02 ng/ml。B 型钠尿肽（BNP）47.10 pg/ml，红细胞沉降率（ESR）59 mm/h。高敏 C 反应蛋白（hsCRP）211 mg/L。降钙素原（PCT）0.56 ng/ml。肌酐（Cr）72.50 μmol/L，血尿素氮（BUN）2.20 mmol/L，尿酸（UA）233 μmol/L。总蛋白

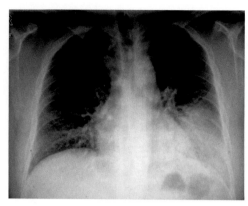

图1-1　胸部 X 线片检查显示左下肺大片实变,右侧膈面抬高

(TP)65.40 g/L,白蛋白(ALB)32.50 g/L,前白蛋白(PA)81.20 mg/L,丙氨酸氨基转移酶(ALT)79 IU/L,天冬氨酸氨基转移酶(AST)70 IU/L,乳酸脱氢酶(LDH)439 IU/L,γ-谷氨酰转肽酶(γ-GT)146.50 IU/L,碱性磷酸酶(ALP)51 IU/L,总胆红素(TBIL)7.60 μmol/L,直接胆红素(DB)4.80 μmol/L,D-二聚体0.02 μg/ml。血培养鉴定检验报告:细菌、厌氧菌培养未生长。痰细菌培养:阴性,痰抗酸杆菌涂片:阴性。全套肝炎标志物均为阴性。

(2) 胸部 X 线片检查显示:左下肺大片实变,右侧膈面抬高(见图1-1)。

(3) ECG 检查:窦性心律,HR 95 次/min,正常心电图。

(4) 腹部 B 超检查:脂肪肝,胰腺显示不清,余未见明显异常。

(5) 胸部 CT 平扫检查(入院后):胸廓两侧对称,气管居中,纵隔无移位。两肺纹理清晰,左肺下叶见多发斑片状模糊影及实变影,其内可见细支气管影。两肺门影未见明显增大,两侧胸膜未见异常,左侧胸腔少量积液,纵隔内见多发小淋巴结影,心影未见明显增大(见图1-2)。放射学诊断:左肺下叶炎症,左侧少量胸腔积液,拟在抗感染治疗后复查;纵隔多发小淋巴结;脂肪肝。

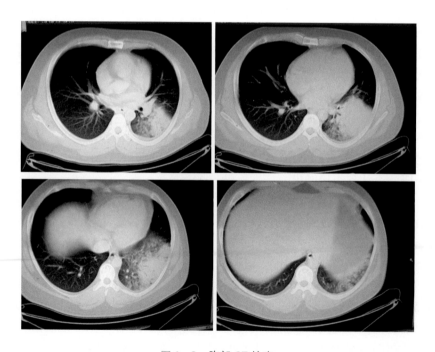

图1-2　胸部 CT 检查

二、诊治经过

1. 病史特点

(1) 老年男性,10天前淋雨后出现畏寒发热咳嗽少痰,抗生素口服及静脉治疗效果不佳,逐渐出现左侧胸痛,与呼吸及咳嗽相关,并伴活动后气短,胸部 X 线片检查提示左下肺渗出。既往无手术外伤史,无心血管疾病及糖尿病史,无烟酒嗜好。

（2）体格检查：T 升高至 40.2 ℃，R 28 次/min，未吸氧 SPO_2 88%。急性面容，气促，口唇稍发绀，气管居中，胸廓对称，左侧呼吸运动稍减弱。肺部听诊：左下肺呼吸音低，左下肺语颤增强，两肺未及干湿啰音。心脏体征（−），病理征（−）。

（3）实验室检查：提示外周血 WBC、N、hsCRP、PCT、ESR 均明显升高。动脉血气分析提示Ⅰ型呼吸衰竭，失代偿性呼吸性碱中毒，血 Na^+ 浓度降低；肝功能损害、CK 升高，肝炎全套阴性。胸部 X 线片检查提示左下肺大片实变。入院后完善胸部 CT 平扫检查，左肺下叶见多发斑片状模糊影及实变影，其内可见细支气管影，左侧胸腔少量积液。

2. 初步诊断

根据病史、体格检查及辅助检查，本病例初步诊断为：①社区获得性肺炎（community-acquired pneumonia，CAP）（左肺、重症），Ⅰ型呼吸衰竭，失代偿性呼吸性碱中毒；②肝功能损害；③低钠血症。

3. 入院后具体处理措施

（1）老年患者病情危急收住重症监护室；卧床休息、吸氧（保持 SPO_2 90%以上）、退热（物理降温、退热药）；若低氧血症持续存在，考虑进行人工机械通气。

（2）心电、血压、体温、动脉 SaO_2 监测；定期血常规、C 反应蛋白（CRP）、PCT、肝肾功能、血气分析、血电解质测定、影像学检查。

（3）积极抗感染治疗：入院时给予头孢吡肟（第 4 代头孢菌素）和左氧氟沙星（喹诺酮类）抗感染，患者体温不退，肺部病灶进展（见图 1−3），痰培养细菌阴性，无临床指导意义，换用万古霉素每 12 小时 1 次，1.0 g/次（1.0 g q12h）和亚胺培南 1.0 g q12h 联合左氧氟沙星0.5 gqd 静脉滴注抗感染，换药后患者症状逐步好转。

（4）化痰（氨溴索 30 mg bid iv）。

（5）保肝治疗甘草酸二胺（甘利欣）、多烯磷脂酰胆碱胶囊（易善复）。

（6）纠正水、电解质紊乱，补液支持治疗。

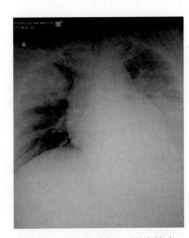

图 1−3　床边胸部 X 线片检查

三、病例分析

1. 病史特点

详见"二、诊治经过"中的"1. 病史特点"。

2. 诊断与诊断依据

（1）诊断：CAP（左肺、重症），Ⅰ型呼吸衰竭，失代偿性呼吸性碱中毒；肝功能损害；低钠血症。

（2）诊断依据：①老年男性，在社区居住地，受凉淋雨后出现发热、咳嗽、胸痛、气短；②查体：高热，呼吸频率增快，听诊左下肺呼吸音低，下肺语颤增强；③外周血 WBC 和 N 升高，CRP、PCT 升高；④胸部 X 线片及 CT 检查提示左下肺片状模糊影。

3. 鉴别诊断

（1）肺结核。

（2）肺癌。

（3）急性肺脓肿。

（4）非感染性肺间质性病变。

（5）肺动脉栓塞。

四、处理方案和基本原则

1. 处理基本原则

（1）及时纠正低氧血症,吸氧。

（2）积极抗感染,去除病因治疗。

（3）纠正电解质紊乱、保肝、化痰等对症支持治疗。

（4）病原学检测(血、痰培养),注意体温和呼吸等体征变化,必要时及时调整抗生素。

（5）采取综合措施积极防止老年多器官功能衰竭的发生。

2. 具体处理方案

参照"二、诊治经过"中的"3.入院后具体处理措施"。

五、要点与讨论

1. 老年 CAP 的常见病原体

老年 CAP 常见病原体依次为肺炎链球菌、流感嗜血杆菌、需氧革兰阴性杆菌、金黄色葡萄球菌、卡他莫拉菌等。

2. 老年肺炎的特点

老年肺炎发病率、病死率高;症状不典型,有些老年患者肺炎可无明显呼吸道症状,反而表现为消化道症状或淡漠、意识障碍;疾病进展迅速,容易发生并发症,影响多脏器功能,发展到多脏器功能衰竭。该患者已发生呼吸衰竭、肝功能损害、电解质紊乱;老年肺炎病原体除常见病原体外,也需考虑一些条件致病菌;老年肺炎抗生素选择矛盾较多,可影响治疗效果。

3. 老年肺炎的鉴别诊断

（1）肺动脉栓塞:患者通常有静脉炎、心肺疾病、创伤、手术、肿瘤等基础疾病,或者有长期卧床、骨折等病史,临床表现为咯血、晕厥、呼吸困难,甚至猝死,影像学表现为区域性肺纹理、尖端指向肺门的楔形阴影,动脉血气提示 PaO_2 下降、$PaCO_2$ 下降,急性肺动脉栓塞 D-二聚体升高,行螺旋 CT 肺动脉造影(LCTPA)可确诊。

（2）肺癌:肺癌阻塞管腔,引起阻塞性肺炎时可同样表现为咳嗽、咳痰、发热、胸痛、气短等,血常规及一些感染指标可升高,抗感染治疗有效,但症状好转后可出现明显的肿块或肺炎吸收不明显,可行痰液脱落细胞学检查或气管镜检查等进一步明确。

（3）肺结核:老年人容易合并基础疾病,如糖尿病、肿瘤等,免疫功能较低,故要与肺结核相鉴别。肺结核可有午后发热、盗汗等表现,病灶形态不一,多位于上叶尖后段或下叶背段和基底段,抗感染治疗效果不明显,可行痰找抗酸杆菌、T 细胞斑点检测(T-SPOT)等检查明确。

4. 老年肺炎的抗生素选择原则

老年肺炎抗生素选择需考虑肾毒性等不良反应小的抗生素,一般选择:①二代头孢单用或联合大环内酯类抗生素;②β 内酰胺类/β 内酰胺酶抑制剂单用,或联合静脉注射大环内酯类。③呼吸喹诺酮类抗生素。需住院的老年 CAP,一般选择:①静脉注射第 2 代头孢菌素单用或联合静脉注射大环内酯类;②头孢噻肟或头孢曲松单用,或联合静脉注射大环内酯类;③静脉注射呼吸喹诺酮类;④静脉注射 β 内酰胺类/β 内酰胺酶抑制剂单用,或联合静脉注射大环内酯类。对于重症肺炎抗生素必须遵循足量、联合、强力的原则。

5. 老年肺炎的预防

老年人可通过以下几个方面来预防肺炎的发生:①加强锻炼,增强体质,减少危险因素,如抽烟、喝酒、雾霾天气尽量不外出;②控制基础疾病,如糖尿病控制血糖浓度,慢性阻塞性肺疾病(COPD)减少急性发作等;③老年人也可以通过注射流感疫苗、肺炎疫苗来减少或减轻肺炎的发生和病死率。

六、思考题

1. 临床上常见居住在养老院或护理院的老人或脑梗死后长期卧床的老年患者患肺炎,此类患者所患肺炎的常见病原体需考虑哪些?

2. 常用β内酰胺类抗生素在老年肺炎治疗中的注意事项有哪些? 氨基糖苷类抗生素的不良反应较大,老年患者使用中应注意哪些事项?

3. 通过本案例的分析,你对老年重症肺炎的治疗有什么体会?

4. 通过本案例的学习,你对老年肺炎的特别注意点有哪几方面的提高?

七、推荐阅读文献

1. 中华医学会呼吸病学分会.社区获得性肺炎诊断和治疗指南[J].中华结核和呼吸杂志,2006,29(10):651 - 655.

2. 蔡柏蔷,李龙芸.协和呼吸病学[M].北京:中国协和医科大学出版社,2011.

王洁琼　查琼芳　邵　莉(仁济医院)

案例 2

慢性阻塞性肺疾病

一、病历资料

1. 现病史

患者,男性,88岁,因"反复咳嗽、咳痰20年,动则气促10年,阵发心悸、胸闷1天"入院。自入院前20年起每年冬季遇冷易发作咳嗽、咳痰,晨起时痰量较多,时伴有发热,但无长期低热盗汗,每年症状平均持续2个月以上。曾在当地医院就诊,考虑为"慢性支气管炎",发作时经抗感染、化痰等治疗可缓解。入院前10年起出现活动后气促,渐进性加重。严重时平地行走约100 m即出现气急,休息后可缓解,未行肺功能等检查。稳定期每日家中吸氧2次,未用其他治疗。于入院当天早餐后出现阵发性心悸,活动时明显,静坐时好转。当时有胸闷,伴乏力,难以自行行走。无胸痛及发热,无黑矇、晕厥,不伴恶心及呕吐,无四肢抽搐,无出冷汗。入院前自测P 120次/min(平日HR<80次/min),BP 140 mmHg/50 mmHg,自服麝香保心丸5粒后自觉症状无明显缓解,来院急诊。急诊查心电图示"窦速,HR 107次/min,完全性左束支传导阻滞(CLBBB)",查肌钙蛋白I(TnI)0.017 ng/ml;肌酸磷酸激酶(CK)68 IU/L;血常规:WBC 2.93×10⁹/L, N 54.6%, Hb132 g/L, PLT 123×10⁹/L;D-二聚体(D-D)0.235 μg/ml。为进一步诊治,收入病房。

2. 既往史

患者既往有原发性高血压史50余年,最高BP为180 mmHg/70 mmHg,长期口服氨氯地平、氯沙坦,血压控制理想。有CLBBB及快速型心律失常史(具体不详),平素服用地高辛0.125 mg qod,琥珀酸美托洛尔缓释片23.75 mg qd。患者13年前曾行膀胱癌电切术,有前列腺增生史11年,平素服用非那雄胺5 mg qd及多沙唑嗪4 mg qn。6年前患者曾患腔隙性脑梗死,治疗后无后遗症,平素服用肠溶阿司匹林100 mg qn,阿托伐他汀10 mg qn。患者被确诊为2型糖尿病4年,饮食控制,未服药,血糖控制理想。吸烟史30余年,20支/d,已戒烟10年。无传染病史,无粉尘接触史,否认药物食物等过敏史,否认慢性支气管炎家族史。

3. 体格检查

患者T 36.9℃, P 89次/min, R 19次/min, BP 148 mmHg/66 mmHg,手指SaO₂ 92%(未吸氧),神志清醒,对答切题,查体合作。呼吸平稳,口唇无发绀,颈静脉无怒张。呼吸运动对称,轻度桶状胸,语颤双肺正常,双肺叩诊呈清音,听诊呼吸音正常,无干湿啰音。心浊音界大致正常,心率89次/min,律齐,各瓣膜区未闻及病理性杂音。腹壁柔软,肝、脾未触及,全腹未及包块及压痛。双下肢无水肿。神经系统查体(一)。

4. 实验室及影像学检查或特殊检查

（1）实验室检查。血常规：外周血 WBC 3.20×10^9/L，N 58.4%，RBC 4.29×10^{12}/L，Hb 137 g/L，PLT 156×10^9/L。外周血涂片：中性粒细胞占 54%，淋巴细胞占 40%，嗜酸性粒细胞占 2%，单核细胞占 4%，未见异常形态的白细胞、红细胞及血小板；空腹血糖浓度 4.87 mmol/L，糖化血红蛋白 4.8%；血气分析（动脉，未吸氧）：pH 7.355，$PaCO_2$ 55.5 mmHg，PaO_2 60.8 mmHg，SaO_2 91.5%，HCO_3^- 30.2 mmol/L，高敏 C 反应蛋白（hsCRP）0.30 mg/L；TnI 0.01 ng/ml，CK 1.20 ng/ml，肌红蛋白 38.00 ng/ml；降钙素原（PCT）0.04 ng/ml；D-二聚体（D-D）0.45 μg/ml；脑钠肽（BNP）121 pg/ml；尿、粪常规、红细胞沉降率（ESR）、肝肾功能、电解质、血脂、甲状腺功能及相关抗体、肿瘤标志物均在正常范围。

（2）胸部 CT 扫描：右肺轻度气肿，左肺下叶散在纤维灶，右侧胸膜增厚、粘连及局部钙化；纵隔淋巴结钙化，主动脉硬化。

（3）ECG 检查：常规心电图显示窦性心律，CLBBB；24 h 心电图检查显示全程 CLBBB；心率 59～110 次/min，平均心率 77 次/min；房性期前收缩（房早）114 次单发，7 次成对，短阵房速 1 阵，由 3 次心搏组成，平均心室率 192 次/min；室性期前收缩（室早）342 次，1 成对，见四联律；最长 R-R 间期 1.32 s，为室早后代偿。

（4）B 超检查：肝内回声增粗，胆囊壁稍毛糙；双肾实质回声偏高，左肾囊肿；甲状腺腺体回声增粗。余无特殊异常发现。

（5）动态血压监测：全天平均 BP 129 mmHg/59 mmHg，白昼 BP 126 mmHg/58 mmHg，夜间 BP 133 mmHg/60 mmHg，夜间平均收缩压升高，白昼平均舒张压低，昼夜节律倒置。

（6）肺功能检测：第 1 秒钟用力呼吸容积（FEV_1）/用力肺活量（FVC）37.53%，FEV_1 实测值/预计值 20.4%，极重度阻塞性通气功能障碍，残气量/总通气量显著升高，弥散功能显著减退。

（7）心脏彩超检查：各房室腔内径在正常范围，左室后壁厚度 11 mm，左室射血分数 68%，左室弛张功能减退。心包腔内目前未见明显积液。

二、诊治经过

1. 病史特点

（1）高龄男性患者，慢性支气管炎 20 年，动则气促 10 年，渐进性加重。入院当天突发心悸，活动时明显，伴乏力，难以自行行走。无胸痛及发热，无黑矇、晕厥，不伴恶心呕吐，无四肢抽搐，无视物旋转，无偏侧肢体活动不利，无出冷汗。既往多病：高血压、CLBBB、膀胱癌、前列腺增生、腔隙性脑梗死、2 型糖尿病史。有吸烟史（已戒烟），无传染病史，无粉尘接触史，否认药物食物等过敏史。

（2）体格检查：T 36.9 ℃，SaO_2 92%（未吸氧），神志清醒，对答切题，查体合作。呼吸平稳，口唇无发绀，颈静脉无怒张。呼吸运动对称，轻度桶状胸，双肺叩诊呈清音，听诊呼吸音正常，无干湿啰音。心浊音界大致正常，心率 89 次/min，律齐，各瓣膜区未闻及病理性杂音。腹壁柔软，肝、脾未触及。双下肢无水肿。神经系统查体（-）。

（3）实验室检查提示血 WBC 降低，外周血分类及细胞形态正常，未吸氧动脉血气示氧分压（PaO_2）降低，二氧化碳分压（$PaCO_2$）升高，接近但未达到呼吸衰竭标准；甲状腺功能、PCT、心肌梗死标志物及 BNP、肝肾功能、肿瘤指标等均正常。胸部 CT 扫描见右肺轻度气肿，左肺下叶散在纤维灶。心电图检查示 CLBBB。肺功能检查提示极重度阻塞性通气功能障碍，残气量/总通气量显著升高，弥散功能显著减退。

2. 初步诊断

根据病史、体格检查及辅助检查，本病例初步诊断为：①慢性阻塞性肺疾病（chronic obstructive

pulmonary disease，COPD)(稳定期)；②窦性心动过速，CLBBB，房性期前收缩(早搏)、短阵房速、室性早搏；③原发性高血压 3 级，极高危组；④WBC 减少；⑤2 型糖尿病；⑥陈旧性腔隙性脑梗死；⑦膀胱癌电切术后；⑧前列腺增生。

3. 入院后具体处理措施

(1) 氧疗，吸入氧气流量为 1 L/min。

(2) 吸入沙美特罗替卡松(舒利迭，50 μg/250 μg)每日 2 次，每次 1 揿。

(3) 乙酰半胱氨酸片(富露施)口服，每日 2 次，每次 600 mg。

(4) 呼吸功能锻炼：缩唇呼吸及腹式呼吸交替锻炼，每日 3 次，每次 15 min。

(5) 继续氯沙坦 50 mg qd，氨氯地平 5 mg qd 控制血压。

(6) 患者心脏收缩功能正常，未见显著快速性心律失常，无继续使用洋地黄指征，故予停用地高辛口服，继续琥珀酸美托洛尔缓释片 23.75 mg qd 口服控制心室率。

(7) 其他合并疾病的治疗：继续饮食调整控制血糖，肠溶阿司匹林及阿托伐他汀预防缺血性卒中复发，及前列腺增生的药物治疗。

三、病例分析

1. 病史特点

详见"二、诊治经过"中的"1.病史特点"。

2. 诊断与诊断依据

(1) 诊断：①COPD(稳定期)；②窦性心动过速，CLBBB，房性期前收缩、短阵房速、室性早搏；③原发性高血压 3 级，极高危组；④WBC 减少；⑤2 型糖尿病；⑥陈旧性腔隙性脑梗死；⑦膀胱癌电切术后；⑧前列腺增生。

(2) 诊断依据：①高龄男性患者，慢性支气管炎 20 年，动则气促 10 年，渐进性加重。入院当天突发心悸，活动时明显，伴乏力，难以自行行走，无胸痛及发热。有高血压、CLBBB、膀胱癌、前列腺增生、腔隙性脑梗死、2 型糖尿病史，有吸烟史(已戒烟)，无传染病史，无粉尘接触史，否认药物食物等过敏史。②体格检查特点：体温正常，神志清醒，呼吸平稳，口唇无发绀。SaO_2 92%(未吸氧)，呼吸运动对称，未见桶状胸，双肺叩诊呈清音，听诊呼吸音正常，无啰音。心浊音界大致正常，心率 89 次/min，律齐，各瓣膜区未闻及病理性杂音。③实验室依据：血 WBC 降低，外周血分类及细胞形态正常，未吸氧动脉血气示 PaO_2 降低，$PaCO_2$ 升高，接近但未达到呼吸功能衰竭标准，甲状腺功能、PCT、心肌梗死标志物及 BNP、肝肾功能、肿瘤指标等均正常。④影像学依据：胸部 CT 扫描见右肺轻度气肿，左肺下叶散在纤维灶。心脏彩超检查提示左室后壁增厚，左室射血分数 68%，左室弛张功能减退。⑤肺功能 FEV_1/FVC 为 37.53%，FEV_1 实测值/预计值为 20.4%，极重度阻塞性通气功能障碍，残气量/总通气量显著升高，弥散功能显著减退。参照 2013 年中华医学会呼吸病学分会慢性阻塞性肺疾病学组制定的《慢性阻塞性肺疾病诊治指南》(2013 修订版)中"慢阻肺的综合评估"，为本案例诊断"COPD(稳定期)"提供了确切的依据。

3. 鉴别诊断

(1) 哮喘。

(2) 充血性心力衰竭。

(3) 支气管扩张症。

(4) 肺结核。

(5) 闭塞性细支气管炎。

(6) 弥漫性泛细支气管炎。

四、处理方案和基本原则

1. COPD(稳定期)治疗的基本原则

(1) 控制职业性或环境污染,避免或防止吸入粉尘、烟雾及有害气体。

(2) 药物治疗。①支气管扩张剂:包括短效及长效 β_2-受体激动剂及抗胆碱药,首选吸入治疗,较口服不良反应小;茶碱类药物。②激素:FEV_1 占预计值<60%的患者规律吸入激素和长效 β_2-受体激动剂联合制剂,能改善症状和肺功能,提高生命质量,减少急性加重频率;③其他药物:祛痰药,抗氧化剂,免疫调节剂,流感疫苗等。

(3) 氧疗:一般经鼻导管吸入氧气,流量 $1.0 \sim 2.0$ L/min,使患者海平面静息状态下 $PaO_2 \geqslant 60$ mmHg和(或)SaO_2升至 90%。

(4) 通气支持:COPD合并阻塞性睡眠呼吸暂停综合征的患者,应用持续正压通气在改善生存率和住院率方面有明显益处。

(5) 康复治疗:包括呼吸生理治疗、肌肉训练、营养支持、精神治疗和教育等多方面措施。

(6) 外科治疗:包括肺大疱切除术、肺减容术、经支气管镜肺减容术及肺移植术。

2. COPD(稳定期)治疗的具体处理方案

参照"二、诊治经过"中"3. 入院后具体处理措施"。

五、要点与讨论

1. COPD 的诊断

任何有呼吸困难、慢性咳嗽或咳痰,且有暴露于危险因素病史的患者,临床上需要考虑COPD的诊断。诊断COPD需要进行肺功能检查,吸入支气管舒张剂后 $FEV_1/FVC<70\%$ 即明确存在持续的气流受限,除外其他疾病后可确诊为COPD。肺功能检查是诊断COPD的金标准。

2. COPD 稳定期的评估

根据患者的临床症状、急性加重风险、肺功能异常严重程度及合并症情况进行评估。

(1) 症状评估:选用改良英国应用医学委员会呼吸困难指数(mMRC)或COPD评估测试(CAT),mMRC≥2 或 CAT≥10 表明症状较重。

(2) 肺功能评估:仍采用肺功能严重度分级,即 FEV_1 占预计值80%、50%、30%为分级标准。分为4级,从1~4级分别为轻度、中度、重度和极重度。该患者为"极重度"。

(3) 急性加重风险评估:现有两种方法评估COPD急性加重风险。其一为肺功能分级,3 或 4 级表明具高风险;其二为根据患者急性加重的病史进行判断,在过去一年中有不少于 2 次急性加重,表明具高风险。若肺功能评估与急性加重史获得的风险分类不一致,则以评估所得最高风险为准。

(4) 合并症评估:COPD患者常伴心血管疾病、骨质疏松、焦虑和抑郁、肺癌、感染、代谢综合征和糖尿病等合并症,以心血管疾病、抑郁和骨质疏松最常见。合并症可发生于各级患者并影响其住院率和病死率,故应积极发现并治疗。

3. 处理老年 COPD 的注意点

(1) 临床表现不典型:老年患者的症状体征不典型,部分患者并不会出现典型的活动后呼吸困难症状及桶状胸等体征,且老年患者同时存在多种疾病,尤其是心血管疾病,易与COPD的呼吸困难相混淆,继而延误诊断或造成漏诊、误诊。

(2) 高龄并存多种其他疾病时的处理注意点:老年人COPD常同时合并心血管疾病、骨质疏松、糖代谢异常、肿瘤等,处理时需加以注意。合并高血压、冠心病、心力衰竭、心房纤颤的老年COPD患者,

如需使用 β-受体阻滞剂,则建议使用选择性 β_1-受体阻滞剂,对不稳定心绞痛及心房纤颤(房颤)的患者避免使用大剂量的 β_2-受体激动剂;合并骨质疏松的患者应避免在急性加重期反复应用全身激素治疗;合并肺癌及糖尿病患者,处理按照各自的《常规指南》执行。

该患者为高龄老人,除 COPD 外,尚患有高血压、糖尿病、腔隙性脑梗死、膀胱癌、前列腺增生、心律失常(窦性心动过速,CLBBB,房早、短阵房速、室早)等多种疾病,同时服用多种药物,需全面谨慎考虑,是否存在治疗矛盾。其控制心动过速使用的琥珀酸美托洛尔缓释片为高度选择性的 β_1-受体阻滞剂,常规剂量不会引起支气管痉挛;而选用的吸入沙美特罗替卡松(舒利迭,50 μg/250 μg)吸入剂为长效 β_2-受体激动剂与糖皮质激素的复方制剂,作用于气道局部,较全身使用不良反应明显减少。但需注意掌握正确的使用方法,如用后及时有效漱口等,以预防二重感染的可能。

(3)提高老年 COPD 患者治疗的依从性:COPD 患者需使用不同种类的吸入剂或其他药物,老年患者因认知障碍或同时使用药物种类过多,难以正确地掌握药物的使用方法从而影响治疗效果。故需加强宣教(包括对照护者的宣教),使用必要的辅助设备(如雾化容器等)以提高治疗的依从性。

(4)康复锻炼(如呼吸功能锻炼)及营养治疗对延缓老年 COPD 患者病情进展至关重要,需加以重视。

六、思考题

1. 通过本案例的分析你对老年 COPD 病例分析的过程与规范有何体会?

2. 通过本案例的分析你对高龄 COPD 并存多种疾病尤其是复杂心律失常的鉴别与处理有哪几方面的提高?

七、推荐阅读文献

1. 中华医学会呼吸病学分会慢性阻塞性肺疾病学组. 慢性阻塞性肺疾病诊治指南(2013 年修订版)[J]. 中华结核和呼吸杂志,2013,36(4):1-10.

2. 陈亚红,王辰. 2015 年更新版 GOLD 慢性阻塞性肺疾病诊断、治疗和预防的全球策略简介[J]. 中国医学前沿杂志:电子版,2015,7(2):34-39.

刘宝林(仁济医院)

案例 3
睡眠呼吸暂停低通气综合征

一、病历资料

1. 现病史

患者,男性,65岁,因"突发意识不清1h"入院。入院前1h患者于睡眠中被家人发现意识不清,呼之不应。发病前未诉头痛、头晕,无恶心呕吐,无抽搐及大小便失禁,急诊查头颅CT未见明显异常,以"意识不清原因待查"收入院。1年前家人发现患者夜间睡眠时鼾声如雷,并伴有间断呼吸停顿,白天有精神萎靡、打瞌睡现象,日趋加重,但仍未予重视。

2. 既往史

患者否认高血压、冠心病、脑血管疾病及糖尿病史,无慢性支气管炎、肺气肿病史,无家族遗传及过敏病史。

3. 体格检查

T 38.0 ℃,P 120 次/min,R 32 次/min,BP 150 mmHg/90 mmHg,血氧饱和度(SaO_2)87%(吸氧)。体型肥胖,颈部粗短,体质指数(BMI)35.6 kg/m²;神志不清,颈软,双侧瞳孔直径2 mm,对光反射迟钝,双侧球结膜明显充血水肿;口唇轻度发绀,舌体肥大;两肺呼吸音粗,未闻及干湿啰音;心率120次/min,律齐,无杂音;腹平软,腹围155 cm,肝脾肋下未触及,四肢肌张力降低,病理征未引出。

4. 实验室、影像学及特殊检查

(1) 实验室检查。①外周全血分析:RBC $5.4×10^{12}$/L,WBC $15.8×10^9$/L,N 88%,LY 12%,Hb 164 g/L;②肝、肾功能和电解质指标均正常;③空腹血糖13.2 mmol/L;④血脂测定:TG 3.40 mmol/L,HDL 0.56 mmol/L,LDL 3.89 mmol/L;⑤动脉血气分析:pH 7.065,氧分压(PaO_2)58.4 mmHg,二氧化碳分压(PaCO_2)104.8 mmHg。

(2) 胸部X线片检查:两肺纹理增多、增粗、紊乱。

(3) B超检查:重度脂肪肝。

(4) 头颅CT扫描:未见明显异常。

二、诊治经过

1. 病史特点

(1) 老年男性患者,急性起病,意识障碍;1年前家人发现患者夜间睡眠时鼾声如雷,并伴有间断呼吸停顿,白天有精神萎靡、打瞌睡现象,日趋加重,从未诊治。

（2）体格检查：体型肥胖，颈部粗短，BMI 35.6 kg/m²（>24 kg/m²），T 38.0 ℃。神志不清，心动过速，血压升高，SaO_2 下降和口唇发绀；两肺呼吸音粗，未闻及干湿啰音，腹围增大，肝脾肋下未触及，四肢肌张力低，病理征未引出。

（3）实验室等检查提示外周血 Hb、RBC、WBC 和 N 均增高；血气分析提示Ⅱ型呼吸衰竭、严重呼吸性酸中毒；血糖、血脂浓度升高；头颅 CT 扫描未见异常，重度脂肪肝。

2. 初步诊断

根据病史、体格检查及辅助检查，本病例初步诊断为①阻塞型睡眠呼吸暂停综合征（obstructive sleep apnea syndrome，OSAS）；②急性Ⅱ型呼吸衰竭，肺性脑病；③应激性高血糖反应、高三酰甘油血症。

3. 入院后具体处理措施

（1）心电、血压、指脉氧饱和度监测；记录 24 h 尿量和出入量变化；定期血常规、C 反应蛋白（CRP）、降钙素原（PCT）、尿常规、粪便隐血、肝肾功能、血糖、血清电解质及动脉血气分析测定。

（2）抗感染治疗：可用头孢呋辛、头孢曲松等抗生素静脉滴注，或选用 β-内酰胺酶抑制剂/β-内酰胺酶联合制剂，如阿莫西林/克拉维酸、氨苄西林/舒巴坦、头孢哌酮/舒巴坦等静脉滴注。

（3）质子泵抑制剂（奥美拉唑 40 mg bid iv）预防消化道应激性溃疡出血。

（4）气管插管，呼吸机辅助通气，同时应用呼吸兴奋剂，脱水防治脑水肿。

（5）纠正水、电解质紊乱，营养支持治疗。

（6）降糖、调脂治疗。

（7）病情稳定成功撤机后进行多导睡眠图（PSG）监测，提示呼吸暂停低通气指数（AHI）50.2 次/h，最低 SaO_2 65%，确诊为重度 OSAS 伴重度低氧血症，给予双水平气道正压（BiPAP）呼吸治疗，吸气正压（IPAP）为 1.6 kPa（16 cmH₂O）、呼气正压（EPAP）为 0.8 kPa（8 cmH₂O），并带机回家继续治疗。

（8）耳鼻咽喉科检查提示：过敏性鼻炎，咽后壁淋巴滤泡增生，鼻中隔、鼻甲、扁桃腺未见明显异常。

三、病例分析

1. 病史特点
详见"二、诊治经过"中的"1. 病史特点"。

2. 诊断与诊断依据

（1）诊断：①OSAS；②急性Ⅱ型呼吸衰竭，肺性脑病；③应激性高血糖反应、高三酰甘油血症。

（2）诊断依据。①病例特点：老年男性，急性起病，意识障碍；1 年前家人发现患者夜间睡眠时鼾声如雷，并伴有间断呼吸停顿，白天有精神萎靡、打瞌睡现象，日趋加重，从未诊治。以往无高血压、糖尿病及高脂血症。②体格检查：体型肥胖，BMI 增高；体温升高，神志不清，心动过速，血压升高，SaO_2 下降和口唇发绀；两肺呼吸音粗，未闻及干湿啰音，腹围增大，肝脾肋下未触及，四肢肌张力低，病理征未引出。③实验室依据：外周血血红蛋白、红细胞计数、白细胞总数和中性粒细胞比例均增高；血气分析提示Ⅱ型呼吸衰竭、严重呼吸性酸中毒；血糖和血脂浓度升高。④影像学及特殊检查依据：胸部 X 线片检查显示两肺纹理增多、增粗、紊乱；超声检查提示重度脂肪肝；头颅 CT 扫描未见异常；PSG 监测提示 AHI 为 50.2 次/h，最低 SaO_2 为 65%，SaO_2 低于 90% 的时间占整个睡眠时间的 32.8%。

3. 鉴别诊断

（1）慢性阻塞性肺疾病（COPD）。

（2）上气道阻力综合征（UARS）。

（3）发作性睡病（narcolepsy）。

（4）原发性鼾症。

（5）其他系统疾患：甲状腺功能减退症，肢端肥大症。

四、处理方案和基本原则

1. 基本原则

（1）查找发病原因，积极治疗原发病。①肥胖症：体重减轻 5%～10% 以上，对改善夜间呼吸暂停症状和提高 SaO_2 有肯定的疗效；②原发性甲状腺功能减低：补充甲状腺素，睡眠呼吸暂停可显著改善或完全消失；③肢端肥大症：手术切除垂体肿瘤或服用生长抑素。

（2）减少危险因素的治疗：OSAS 患者常易罹患高血压及心、脑血管疾患，除对上述疾患予以相应的治疗外，还应戒烟、控制体重，睡前勿饱食、不饮酒，取侧卧位，勿服安眠药，进行适当运动等。

（3）抗感染治疗：选择有效的抗感染药物。

（4）氧气治疗：单纯氧疗对 OSAS 患者无明显疗效，原因在于氧疗使缺氧对外周化学感受器的刺激消失，可能使对缺氧的唤醒反应减弱，应结合呼吸机进行。

（5）无创通气治疗。①经鼻持续气道正压通气（CPAP）为 OSAS 的首选治疗措施，可使上气道保持通畅，消除呼吸暂停，SaO_2 升高，$SaCO_2$ 降低，睡眠结构改善及降低血压及肺动脉高压，疗效高达 90%～95%。②BiPAP 通气：S/T 模式可显著改善患者睡眠时的症状和低氧血症，经在睡眠时压力滴定后，可携机回家长期应用。

（6）酸碱失衡和电解质紊乱的治疗。

（7）呼吸中枢兴奋剂：肺性脑病患者无机械通气条件时，可酌情使用。

（8）防治消化道出血。

（9）手术治疗：①鼻甲肥大、鼻息肉、扁桃体和增殖腺肥大等可采用激光或手术切除；②悬雍垂-腭-咽成形术（UPPP）对单纯性口咽部阻塞有一定疗效，总有效率达 50%～60%。③无法适应呼吸机治疗或不适宜 UPPP 治疗的严重患者，可行气管切开造瘘手术。

2. 具体处理方案

参照"二、诊治经过"中"3. 入院后具体处理措施"。

五、要点与讨论

1. 老年人睡眠呼吸暂停综合征的鉴别

（1）部分 COPD 患者有睡眠低氧血症，这些患者可能并无典型的睡眠打鼾，PSG 也无频发的呼吸暂停，但其基本病理生理改变均为低氧、高二氧化碳血症和（或）睡眠结构紊乱，临床后果与 SAS 相同。此外，它们与 SAS 重叠发生的概率也相当高。虽然无创正压通气治疗对这些疾病均有效，但在通气模式的选择、压力设定等方面均有不同。

（2）发作性睡病，该疾病是继 SAS 之后引起白天嗜睡的第二大原因，以嗜睡、发作性猝倒、睡瘫及入睡幻觉为临床特点，中年以后的患者中几乎均伴 SAS。

（3）其他系统疾患：甲状腺功能减退症及肢端肥大症患者均可以睡眠打鼾为主诉而就诊，应注意病因诊断；随着介入性诊断技术的普及，SAS 患者因夜间憋气误诊为冠心病而行冠状动脉造影者不在少数，对冠脉造影阴性者应怀疑 SAS 的可能。

2. 睡眠呼吸暂停综合征的诊断

睡眠呼吸暂停综合征：是指在晚间 7 h 睡眠中，反复发作呼吸暂停 30 次以上或每小时睡眠中的睡眠呼吸暂停和低通气次数超过 5 次以上。

（1）诊断标准：PSG 检查每晚 7 h 睡眠过程中呼吸暂停及低通气反复发作 30 次以上，或睡眠呼吸暂停和呼吸暂停-低通气指数（apnea-hypopned index，AHI）≥5 次/h。

（2）分型。①按通气障碍分型：阻塞型（OA），指鼻和口腔无气流，但胸腹式呼吸运动仍然存在；中枢型（CA），指鼻和口腔气流与胸腹式呼吸运动同时消失；混合型（MA），指在一次呼吸暂停过程中，开始时出现中枢型呼吸暂停，继之同时出现阻塞型呼吸暂停。实际上，各型睡眠呼吸暂停都可能有不同程度的中枢神经系统功能障碍。因此，临床上常分为以 OA 或 CA 为主型。②按阻塞部位分型：Ⅰ型，狭窄部位在鼻咽以上（鼻咽、鼻腔）；Ⅱ型，狭窄部位在口咽部（和扁桃体水平）；Ⅲ型，狭窄部位在下咽部（舌根，会厌水平）；Ⅳ型，以上部位均有狭窄或有两个以上部位狭窄。③按病情轻重程度分型：轻度，AHI 为 5～15 次/h，最低 SaO_2 为 85%～90%；中度，AHI 为 15～30 次/h，最低 SaO_2 为 80%～84%；重度，AHI>30 次/h，最低 SaO_2<80%。例如，AHI 为 25 次/h，最低 SaO_2 为 88%，则报告为"中度 OSAS 合并轻度低氧血症"。

（3）并发症。①多器官系统功能衰竭：循环衰竭主要有心动过速、心律不齐、低血压或休克，肾衰竭主要有血清肌酐（Cr）升高、少尿或无尿，肝功能衰竭主要是肝酶谱升高；②全身炎症反应综合征（SIRS）；③肺性脑病：发生急性呼吸衰竭时，迅速发生低氧血症和二氧化碳潴留，可出现明显的精神神经症状；④消化系统症状：上消化道应激性溃疡出血；⑤酸碱失衡和电解质紊乱；⑥全身性感染：细菌及真菌感染；⑦代谢异常：血糖、血脂升高等。该患者已有应激性高血糖反应，是指机体在受到严重创伤、出现脑血管意外、急性心肌梗死、感染性休克、呼吸衰竭等强烈刺激时发生的血糖升高现象，实际也是多器官功能衰竭的一个临床表现。

3. 老年睡眠呼吸暂停综合征处理的特别注意点

（1）腹型肥胖为老年睡眠呼吸暂停综合征的常见病因：老年人腹型肥胖的发生率为 30%～50%，随着老化的过程，出现软腭变长、咽部脂肪垫增厚、咽部气道周围骨结构形状的改变及舌和软腭组织弹性减弱、咽黏膜和咽淋巴组织及腭扁桃体萎缩、导致咽腔内径扩大、松弛等一系列局部解剖改变，颏舌肌肌群对气压刺激反应降低，加之呼吸肌纤维减少，肌肉萎缩呼吸道黏膜变薄、干燥、气道阻力增加及肺结构改变、肺功能下降等诸多因素，易发生睡眠呼吸暂停且多为阻塞型为主型。

（2）主要特点：①打鼾及夜间憋醒的发生率明显降低，而夜间尿频的发生率明显增高；②心脑血管及呼吸系统并发症明显增加，症状相互掩盖，可能会忽略原发 OSAS 的存在；③严重程度（AHI 和氧减指数）较中青年者明显降低，并随着年龄增加，OSAS 病情程度减轻；④患者不仅总睡眠时间减少，且睡眠效率也明显低于青壮年患者。

（3）老年睡眠呼吸暂停综合征与心血管疾病存在密切联系，临床表现复杂、凶险。其可通过一系列的病理生理过程影响心血管功能，对高血压、冠心病、心律失常、心力衰竭及肺动脉高压、难治性高血糖等都具有相当大的影响作用。

（4）发生急性呼吸衰竭者需紧急建立人工气道，待病情稳定后进行相关检查确诊，并逐步过渡至无创呼吸机治疗或其他治疗，如果处理不及时，极易发展为多器官功能衰竭而死亡。

（5）加强宣传教育，提高患者及家属坚持应用无创呼吸机治疗的依从性，避免严重事件发生。

六、思考题

1. 通过本案例分析你对老年睡眠呼吸暂停综合征病例分析的过程与规范有何体会？对老年人群此病的重要性有何临床应用启示？

2. 通过本案例分析你对老年睡眠呼吸暂停综合征的临床特点与处置过程及注意事项有何提高？

七、推荐阅读文献

1. 中华医学会呼吸病学分会睡眠呼吸障碍学组. 阻塞性睡眠呼吸暂停低通气综合征诊治指南(2011 年修订版)[J]. 中华结核和呼吸杂志,2012,35(1):9-15.

2. 白春学,蔡柏蔷,宋元林. 现代呼吸病学[M]. 上海:复旦大学出版社,2014:999-1022.

3. 中华医学会. 临床诊疗指南·呼吸病学分册[M]. 北京:人民卫生出版社,2009:157-161.

4. 陈灏珠,林果为,王吉耀. 实用内科学[M]. 14 版. 北京:人民卫生出版社,2013:1848-1850.

卫功建(仁济医院)

案例 4

急性肺栓塞

一、病历资料

1. 现病史

患者,男性,72岁,因"活动后呼吸困难伴大汗7天"入院。患者于7天前登6层楼后出现呼吸困难,伴大汗,不伴胸痛、恶心、呕吐、黑矇、晕厥及发热,休息后症状可缓解。曾于入院前2天就诊于外院,心电图(ECG)检查示:Ⅱ、Ⅲ、aVF呈qrs/qr型伴ST段上斜型/似弓背型略抬高(未见报告,仅出院小结描述),肌钙蛋白Ⅰ(TnI)正常,肌酸激酶同工酶(CK-MB)4.8 ng/ml,肌红蛋白(myohemoglobin,MYO)85.5 ng/ml,脑钠肽(BNP)830~1366 pg/ml。外院诊断为"冠心病,急性冠状动脉综合征",治疗后症状稍有缓解。为进一步诊治转入我院。

2. 既往史

患者21年前曾出现十二指肠球部溃疡穿孔,当时治愈;19年前脑出血,保守治疗,未留后遗症;原发性高血压10年,BP最高180 mmHg/100 mmHg,平素服"氨氯地平"联合"坎地沙坦",BP控制在140 mmHg/80 mmHg左右。下肢静脉曲张8年,未加重视,未接受诊治。无慢性咳嗽咳痰及呼吸困难,无心悸胸痛,无皮肤黏膜出血病史。不嗜烟酒,平素服用阿托伐他汀10 mg qn,无药物过敏史。

3. 体格检查

T 37 ℃,P 56次/min,R 20次/min,BP 108 mmHg/66 mmHg,SaO$_2$ 90%(静息未吸氧),神志清楚,呼吸尚平稳,无明显发绀,无贫血貌,巩膜无黄染。颈静脉未见充盈,胸廓无畸形,双肺呼吸运动对称,双肺听诊呼吸音清,未及湿啰音。心浊音界正常,HR 56次/min,律齐,P$_2$=A$_2$,各瓣膜区未闻及病理性杂音。腹壁柔软,肝脾未触及,腹部无压痛,未触及膨隆及包块。双下肢无水肿,可见静脉曲张。

4. 实验室及影像学检查或特殊检查

(1)实验室检查。外周血象:WBC 10.63×10^9/L,N 69%,Hb 154 g/L,PLT 199×10^9/L;CRP 4.54 mg/L;血气分析(动脉,未吸氧):pH 7.469,PaCO$_2$ 30.6 mmHg,PaO$_2$ 58 mmHg,SaO$_2$ 91%,HCO$_3^-$ 21.9 mmol/L;ESR 2 mm/h;BNP 465 pg/ml;Na$^+$ 140 mmol/L,K$^+$ 3.5 mmol/L,Cl$^-$ 108 mmol/L,Cr 91.1 μmol/L,ALT 15.0 IU/L,AST 14.0 IU/L,肌酸磷酸激酶(CK)59 IU/L,CK-MB 11.8 IU/L,TnⅠ0.03 ng/ml;凝血酶原时间10.5 s,纤维蛋白原2.70 g/L,凝血酶原时间国际标准比值(INR)为0.88,凝血酶时间14.6 s,部分凝血活酶时间30.9 s,纤维蛋白降解产物21.21 μg/ml,D-二聚体(D-D)2.916 μg/ml。

(2)ECG检查:窦性心律,HR为55次/min,Ⅰ度房室传导阻滞(A-VB),T波在V$_1$~V$_4$及Ⅱ、

Ⅲ、aVF 导联呈冠状倒置，Ⅰ导联 S 波，Ⅲ导联呈 QRs 型（见图 4-1）。

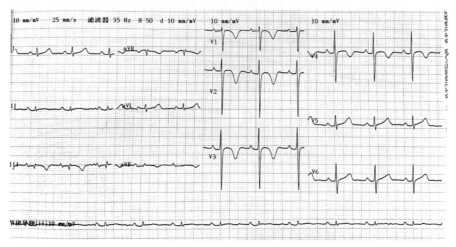

图 4-1 入院心电图

（3）心脏彩超检查：入院第 2 天床边心脏超声示肺动脉压力增高，约 80 mmHg；入院第 3 天心脏彩超检查提示中重度肺动脉高压（65 mmHg）伴轻中度三尖瓣反流，右房室增大（右心房内径 48 mm，上下径 53 mm，右心室心底内径 55 mm），肺动脉增宽（30 mm）。

（4）胸部 CT 血管造影（CTA）检查（入院第 2 天）：双侧肺动脉主干远端及部分分支近端管腔于增强后见多发充盈缺损影，提示双侧肺动脉主干及其部分分支内多发栓塞形成（见图 4-2）。

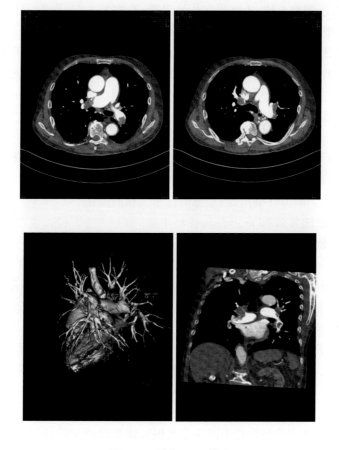

图 4-2 胸部 CTA 检查

（5）双侧下肢动静脉 B 超检查（入院第 5 天）：双侧下肢动脉内膜面毛糙，内膜-中层厚度（IMT）不均匀增厚伴多发斑块形成。双侧下肢深静脉管腔通畅，双侧肌间静脉管腔扩张，内部血栓形成。

（6）肺动脉及冠状动脉造影右心导管检查（入院第 6 天）：右冠状动脉优势型，左主干正常、前降支中段在间隔支分叉处有 50％狭窄，伴夹层（轻度）形成，左前降支中段较远端有肌桥，收缩时压迫 50％；左回旋支管壁不规则；右冠状动脉异常粗大并扭曲，近端右冠状动脉有 30％狭窄。冠状动脉血流偏慢。右心导管术示：肺动脉压力 51 mmHg/29 mmHg（平均压 37 mmHg）。肺血管造影示：右上肺动脉及右下肺动脉干部位均见（1～1.5）cm×1.0 cm 大小的充盈缺损或变细；左下肺动脉干内见长条状充盈缺损，远端肺血管节段性充盈缺损或截断征象。肺动脉总干增粗，但远段肺血管无鼠尾样变化。结论：冠状动脉多分支粥样斑块形成伴肌桥、夹层；肺动脉高压：51 mmHg/29 mmHg（平均压 37 mmHg）；多发肺栓塞形成。

二、诊治经过

1. 病史特点

（1）老年男性，72 岁，登 6 层楼后出现呼吸困难，伴大汗，不伴胸痛、恶心、呕吐、黑矇、晕厥及发热。既往有高血压、下肢静脉曲张，脑出血及十二指肠溃疡穿孔病史。

（2）体格检查：T 37 ℃，P 59 次/min，R 20 次/min，BP 108 mmHg/66 mmHg，神志清楚，呼吸平稳，无贫血貌，颈静脉未见充盈，双肺听诊呼吸音清，未及湿啰音。心浊音界正常，HR 56 次/min，律齐，$P_2 = A_2$，各瓣膜区未闻及病理性杂音。腹壁柔软，无腹部压痛。双下肢无水肿，可见静脉曲张。

（3）辅助检查：①外周血 WBC、BNP、D - D 升高；动脉血气分析提示 Ⅰ 型呼吸衰竭；CK - MB 及 TnI 正常；②心电图检查示窦性心律，Ⅰ 度房室传导阻滞，T 波 V_1～V_4 及 Ⅱ、Ⅲ、aVF 呈冠状倒置，Ⅰ 导联 S 波，Ⅲ 导联呈 QRs 型；③心脏彩超检查提示中重度肺动脉高压（最高为 80 mmHg）伴轻中度三尖瓣反流，右房室增大，肺动脉增宽（30 mm）；④B 超检查提示双侧肌间静脉管腔扩张，内部血栓形成；⑤胸部 CTA 检查提示双侧肺动脉主干及其部分分支内多发栓塞形成；⑥肺动脉及冠状动脉造影右心导管检查提示冠状动脉多分支粥样斑块形成伴肌桥、夹层，肺动脉高压达 51 mmHg/29 mmHg（平均压 37 mmHg），多发肺栓塞形成。

2. 初步诊断

根据病史、体格检查及辅助检查，本病例初步诊断为：①急性肺栓塞（APTE）；②肺动脉高压（中-重度）；③Ⅰ 型呼吸衰竭；④双下肢静脉曲张伴血栓形成；⑤冠心病，心肌桥，冠状动脉夹层（轻度）；⑥原发性高血压 3 级，极高危组；⑦陈旧性脑出血；⑧陈旧性十二指肠溃疡。

3. 入院后具体处理措施

（1）绝对卧床休息，鼻导管吸氧 2 L/min。

（2）密切监测患者生命体征，心电、血压、氧饱和度监测，记录 24 h 出入量；患者入院后血压曾出现偏低情况，最低为 94 mmHg/64 mmHg，持续时间超过 1 h，故暂停服用原降压药物。至入院第 5 天症状已明显缓解，血压也恢复至 150 mmHg/90 mmHg，再予以氨氯地平 5 mg/d 口服。

（3）泮托拉唑预防应激性溃疡。

（4）予以抗凝（低分子肝素皮下注射桥接华法林口服），监测 INR，使其逐渐达到目标值（该患者为 2.0～2.5），后以口服华法林维持。患者症状逐渐减轻，一般情况稳定，心电图 Ⅰ 导联深 S 消失，T 波在 V_1～V_4 及 Ⅱ、Ⅲ、aVF 导联呈冠状倒置，较入院时明显改善（见图 4 - 3）。入院后第 21 天患者出院，门诊随访 INR 等指标。

（5）按《急性肺血栓栓塞症诊断治疗中国专家共识》，该患者的危险分层为"高危"，B 超检查见双侧下肢深静脉管腔通畅，但双侧肌间静脉管腔扩张，内部血栓形成。血管外科会诊，考虑患者有指征行下

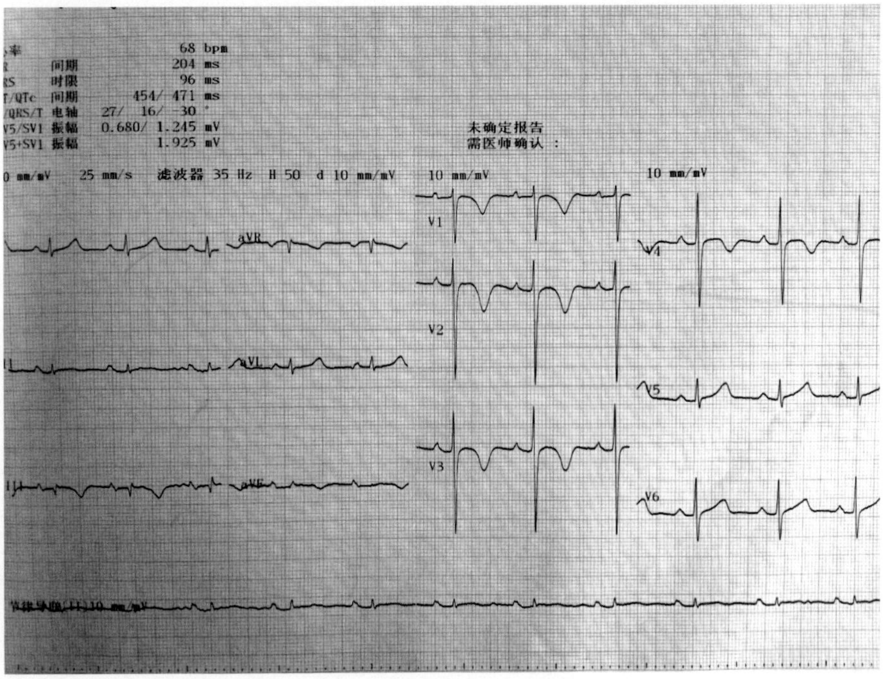

图 4-3　出院前心电图

腔静脉滤器植入术,但风险较大。与家属沟通,该患者为老年人,以往有脑出血、十二指肠球部溃疡穿孔病史,综合考虑后未行此手术,继续抗凝治疗。

三、病例分析

1. 病史特点

详见"二、诊治经过"中的"1. 病史特点"。

2. 诊断与诊断依据

(1) 诊断:①APTE(高危);②肺动脉高压(中-重度);③Ⅰ型呼吸衰竭;④双下肢静脉曲张伴血栓形成;⑤冠心病,心肌桥,冠状动脉夹层(轻度),窦性心动过缓,Ⅰ度 A-VB;⑥原发性高血压 3 级,极高危组;⑦陈旧性脑出血;⑧陈旧性十二指肠溃疡。

(2) 诊断依据。①病史特点:老年男性,活动后呼吸困难,伴大汗,不伴胸痛、恶心、呕吐、黑矇、晕厥;有高血压、下肢静脉曲张史,既往有脑出血及十二指肠溃疡穿孔病史。②体格检查:BP 108 mmHg/66 mmHg,SaO_2 为 90%(未吸氧);神志清楚,无明显发绀,无贫血貌,颈静脉未见充盈。双肺听诊呼吸音清,未及湿啰音。HR 56/min,律齐,$P_2=A_2$,各瓣膜区未闻及病理性杂音。腹检(一)。双下肢无水肿,可见静脉曲张。③实验室依据:外周血 WBC、BNP、D-D 水平升高,CK-MB 及 TnI 正常,动脉血气分析提示Ⅰ型呼吸衰竭。④心电图检查依据:窦性心律,心动过缓,Ⅰ度房室传导阻滞,T 波在 $V_1\sim V_4$ 及Ⅱ、Ⅲ、aVF 导联呈冠状倒置,Ⅰ导联 S 波,Ⅲ导联呈 QRs 型。⑤影像学依据:心脏彩超检查提示中重度肺动脉高压(最高 80 mmHg)伴轻中度三尖瓣反流,右房室增大,肺动脉增宽(30 mm);双侧下肢动静脉 B 超检查提示双侧肌间静脉管腔扩张,内部血栓形成;胸部 CTA 检查提示双侧肺动脉主干及其部分分支内多发栓塞形成。造影检查提示冠状动脉粥样斑块形成伴肌桥、夹层;肺动脉高压:51 mmHg/29 mmHg(平均压 37 mmHg);多发肺栓塞形成。

参照 2010 年中华医学会心血管病学分会肺血管病学组制定的《急性肺血栓栓塞症诊断治疗中国专家共识》中"急性肺栓塞危险度分层",为本案例诊断"急性肺栓塞(高危)"提供了确切的依据(见表 4-1、表 4-2)。

表4-1　APTE危险分层的常用指标

项目	危险分层指标
临床表现	休克 低血压(收缩压<90 mmHg,或血压下降超过40 mmHg持续15 min)
右室功能不全征象	超声心动图检查提示右室扩张、压力超负荷 CT检查提示右室扩张 右心导管检查提示右室压力过高
心肌损伤标志	脑钠肽(BNP)或N末端脑钠肽前体(NT-proBNP)升高 肌钙蛋白Ⅰ(TnⅠ)或肌钙蛋白T(TnT)阳性

表4-2　APTE危险度分层

肺栓塞死亡危险	休克或低血压	右室功能不全	心肌损伤	推荐治疗
高危(>15%)	+	+	+	溶栓或肺动脉血栓摘除术
	-	+	+	
中危(3%～15%)	-	+	-	住院治疗
	-	-	+	
低危(<3%)	-	-	-	早期出院或门诊治疗

3. 鉴别诊断

(1) 冠心病,急性冠状动脉综合征。

(2) 急性主动脉夹层。

(3) 急性肺炎。

(4) 胸膜炎。

(5) 气胸。

四、处理方案和基本原则

1. APTE治疗的基本原则

(1) 一般治疗:应密切监测患者的生命体征,对有焦虑和惊恐症状的患者应适当使用镇静剂,胸痛者予止痛药治疗。同时,动态监测心电图、动脉血气分析。

(2) 呼吸循环支持治疗:对有低氧血症的老年患者,采用鼻导管或面罩吸氧。当合并呼吸衰竭时,可使用经鼻面罩无创性机械通气,如仍无法纠正,可采用经气管插管行机械通气。

(3) 抗凝治疗:高度疑诊或确诊APTE的患者应立即给予抗凝治疗,可根据患者情况选择普通肝素、低分子肝素或华法林。患者需要长期抗凝应首选华法林,初始通常与低分子量肝素联合使用,3～4天后开始测定INR,使其稳定在2.0～3.0时,停止使用低分子量肝素,继续予华法林治疗,并继续监测INR。

(4) 肺动脉血栓摘除术:适用于危及生命伴休克的急性大块肺栓塞,或肺动脉主干、主要分支完全堵塞,且有溶栓治疗禁忌证或溶栓等内科治疗无效的患者。

(5) 腔静脉滤器:可防止下肢深静脉血栓再次脱落引起肺栓塞,但需严格掌握适应证。

（6）溶栓治疗：适用于 2 个肺叶以上的大块肺栓塞者，以及并发休克、血流动力学改变及有呼吸窘迫症状的患者。但风险较大，老年患者需谨慎决定。

2. APTE 处理策略

APTE 需根据病情严重程度制订相应的治疗方案，应迅速准确地对患者进行危险度分层（见表 4 - 2），为制定相应的治疗策略提供重要依据（见图 4 - 4）。

3. APTE 治疗的具体处理方案

参照"二、诊治经过"中"3. 入院后具体处理措施"。

五、要点与讨论

1. 老年 APTE 的鉴别

根据该老年患者的病史、体征及客观检查的特点可排除急性肺炎、胸膜炎、气胸、急性主动脉夹层。登 6 楼后，患者出现呼吸困难伴有心电图典型冠状 T 波改变，很容易

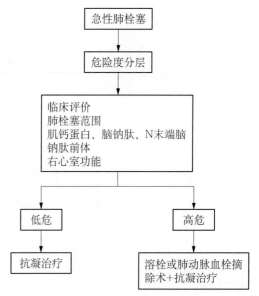

图 4 - 4　基于危险度分层制定 APTE 治疗策略

考虑为急性冠状动脉综合征，但结合下肢静脉曲张史，静息时无胸痛，肌酸磷酸激酶同 I 酶（CK - MB）和 TnI 水平正常，BNP 和 D - D 水平升高，未吸氧时 I 型呼吸衰竭，心脏彩超检查见肺动脉高压及右房室增大等均提示肺栓塞可能，经胸部 CTA 及肺动脉造影后确诊。

2. APTE 的诊断流程

Dutch 研究采用临床诊断评价评分表对临床疑诊肺栓塞患者进行分层（见表 4 - 3）。

APTE 的诊断流程如图 4 - 5 所示。

表 4 - 3　临床诊断评价评分表

项目	分值	项目	分值
DVT 症状或体征	3.0	既往有 DVT 或 PTE 病史	1.5
PTE 较其他诊断可能性大	3.0	咯血	1.0
HR＞100 次/min	1.5	6 个月内接受抗肿瘤治疗或肿瘤转移	1.0
4 周内制动或接受外科手术	1.5		

注：DVT：深静脉血栓；PTE 肺部血栓栓塞。评分＞4 分为高度可疑，≤4 分为低度可疑，该患者为 3 分。

3. 老年 APTE 诊疗的特别注意点

（1）症状隐匿及不典型：老年患者可能并不出现典型的呼吸困难及缺氧表现，而表现为发热、咳嗽或意识改变等其他不典型的症状，易误诊及漏诊。

（2）抗凝治疗对老年患者风险更大，因该患者同时合并 5 种以上疾病，服用多种药物，治疗矛盾多，甚至食物及水果均可影响抗凝药物的效果（增强或减弱），需较一般成人患者更加严密监测出血倾向及 INR，剂量也应从小剂量逐渐增加。"专家共识"推荐的 INR 目标值 2.0～3.0，但也需结合不同患者的具体情况具体分析，充分考虑个体差异。该老年患者多年前曾有脑出血、溃疡病穿孔史，现有高血压，故抗凝治疗仍需谨慎，需严密加强监测，INR 控制在 2.0～2.5 为宜，确保安全。

（3）病因的去除：由于老年患者存在增龄性失能和多病，无论是应用药物、介入还是手术疗法前，必须进行整体全面评估，制订个体化诊疗方案。溶栓及肺动脉血栓摘除术、腔静脉滤器等治疗方法确是病

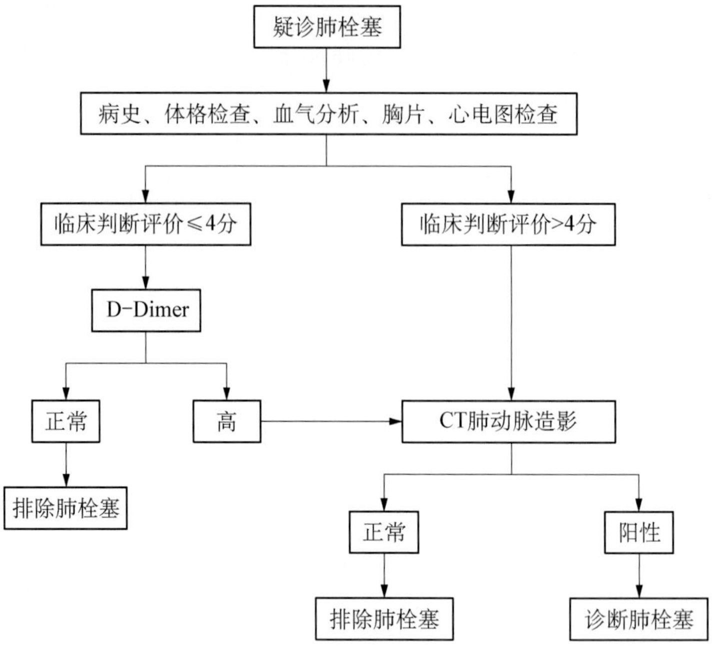

图4-5 APTE 的诊断流程

因治疗,但对老年患者风险更大,需严格掌握适应证,全面评估效益风险比后,谨慎决定。

六、思考题

1. 临床治疗中你是否按急性肺栓塞(APTE)的诊断流程层层剖析?

2. 参照 2010 年中华医学会心血管病学分会肺血管病学组制定的《急性肺血栓栓塞症诊断治疗中国专家共识》中"急性肺栓塞危险度分层"的标准,该患者的危险度如何分层?理由是什么?

七、推荐阅读文献

1. 中华医学会心血管病学分会肺血管病学组,中国医师协会心血管内科医师分会.急性肺血栓栓塞症诊断治疗中国专家共识[J].中华内科杂志,2010,49(1):74-81.

2. Konstantinides SV. 2014 ESC Guidelines on the diagnosis and management of acute pulmonary embolism [J]. Eur Heart J, 2014,35(45):3145-3146.

刘宝林(仁济医院)

慢性肺源性心脏病并发呼吸衰竭

一、病历资料

1. 现病史

患者,男性,78 岁,因"反复咳嗽、咳痰 30 年,伴心悸、气促 10 年,加重 10 天"入院。近 30 年来反复发作阵发性咳嗽、咳痰,多为白色黏液痰,时有痰中带血丝,曾诊断为慢性支气管炎,经青霉素及止咳药物治疗后可缓解,但每遇天气变凉或冬春季节常反复发作。近 10 年来出现活动后(如爬楼梯、快步走等)感心悸、气促,休息后可缓解。本次入院前 10 天,淋雨后咳嗽加重,咳黄色脓痰、量不多,伴明显气促、心悸和双下肢水肿,在当地医院先后给予"头孢哌酮、环丙沙星,氨茶碱"等药物治疗后,病情改善不明显,平地行走也感气短,夜间不能平卧,尿量减少,有低热,体温波动在 37.5 ℃~38.0 ℃,无盗汗、胸痛及咯血,以"慢性支气管炎,肺气肿,肺心病并发呼吸衰竭"收入院。

2. 既往史

患者既往体健,有 55 年吸烟史,每日 20~30 支,于 10 年前戒烟。无药物等过敏史,无饮酒嗜好。

3. 体格检查

T 38.0 ℃, P 120 次/min, R 32 次/min, BP 135 mmHg / 80 mmHg,血氧饱和度(SaO_2)87%(吸氧)。发育正常,营养中等,慢性病容,神志清楚,端坐位,呼吸急促。皮肤及巩膜无黄染,口唇发绀,浅表淋巴结无肿大,颈静脉怒张,桶状胸,肋间隙增宽,两侧呼吸运动对称,触觉语颤减弱,叩诊过清音,两肺呼吸音减弱、肺底可闻及细湿啰音和少许哮鸣音。心前区无隆起,剑突下见心脏搏动,未触及震颤,叩诊心界不确切,心音遥远,心率 120 次/min,律齐,P_2 亢进,三尖瓣区可闻及Ⅲ级收缩期杂音。腹平软,肝肋缘下 3 cm、剑突下 5 cm,质中、边缘钝、轻触痛,肝颈静脉回流征阳性,移动性浊音阴性,双下肢明显凹陷性水肿。

4. 实验室、影像学及特殊检查

(1) 实验室检查。外周全血分析:WBC $15.8×10^9$/L, N 88%, Hb 114.0 g/L;痰细菌培养阴性;肝功能:TP 51.6 g/L, ALB 30.2 g/L;肾功能和电解质指标均正常;脑钠肽(BNP)312 pg/ml;动脉血气分析:pH 7.398,PaO_2 50.4 mmHg, $PaCO_2$ 71.8 mmHg。

(2) 肺功能检查:FEV_1实测值/FEV_1预计值 27%,FEV_1/FVC 34%,一氧化碳弥散量占预计值百分比(DLCO%)46%,气道阻力占预计值百分比(Raw%)267%,提示重度阻塞性通气功能障碍,弥散功能中度受损,气道阻力增高。

(3) 胸部 X 线片检查:胸部 X 线片显示两肺纹理增多、增粗、紊乱,呈条索状或蜂窝状,双肺门血管增粗,以右下肺动脉干为甚,其横径大于 1.5 cm,肺动脉段明显突出,心尖圆隆,提示右室增大。

(4) ECG 检查:窦性心律,HR 120 次/min,Ⅱ、Ⅲ、aVF 导联 P 波高尖,V_1 导联 P 波振幅达 3 mm,

aVR 呈 qR 型;Vl R/S>1,V5、V6 导联 S 波较深,R/S 几乎等于 1,提示右心房及右心室肥大;心电轴右偏,肺性 P 波。

(5) 超声心动图检查:右心室内径 24 mm,右心室前壁厚度 6 mm,左/右心室内径比值为 1.8,右心室流出道/左心房内径比值为 1.5;重度三尖瓣反流,跨瓣压差 45 mmHg;轻度肺动脉瓣反流,下腔静脉增宽,约 25 mm,吸气时塌陷<50%,提示右房压增高,估测肺动脉收缩压为 60 mmHg。

二、诊治经过

1. 病史特点

(1) 老年男性,有长期吸烟史,受凉后或天气变化时发病,咳嗽、咳痰反复发作 30 年,症状逐渐加重,发作频繁,在咳嗽、咳痰反复发作的基础上,渐起活动后心悸、气促,近 10 天受凉后上述症状加重。

(2) 体格检查:体温升高至 38.0 ℃,心动过速、呼吸急促,血氧饱和度下降和口唇发绀;肺气肿征(＋),两肺可闻及细湿啰音和少许哮鸣音;颈静脉怒张,剑突下见心脏搏动,P₂ 亢进,三尖瓣区闻及Ⅲ级收缩期杂音,肝肿大,肝颈静脉回流征阳性,双下肢明显凹陷性水肿。

(3) 实验室等检查提示外周血 WBC 和 N 均增高;血气分析提示Ⅱ型呼吸衰竭;肺功能检查有重度阻塞性通气功能障碍;胸部 X 线片、ECG 和超声心动图检查显示肺心病表现。

2. 初步诊断

根据病史、体格检查及辅助检查,本病例初步诊断为:①慢性阻塞性肺病(Ⅲ级)急性发作期,Ⅱ型呼吸衰竭;②慢性肺源性心脏病急性加重期,右心衰竭,心功能Ⅲ级。

3. 入院后具体处理措施

(1) 心电、血压、指脉氧饱和度监测;记录 24 h 尿量和出入量变化;定期血常规、C 反应蛋白、降钙素原、尿常规、粪便隐血、肝肾功能、血糖、血清电解质及动脉血气分析测定。

(2) 纠正呼吸衰竭:紧急建立通畅的气道,可用异丙托溴铵(250~500 μg、每 4~6 h 1 次)或沙丁胺醇(5 mg,每日 3 次)雾化吸入,必要时用纤维支气管镜吸出分泌物;氧疗:低浓度、低流量持续氧疗;增加通气量:合理应用呼吸兴奋剂,合理应用机械通气。

(3) 抗感染治疗:经验用药,可用头孢呋辛、头孢曲松等抗生素静脉滴注,或选用 β-内酰胺酶抑制剂/β-内酰胺酶联合制剂,如阿莫西林/克拉维酸、氨苄西林/舒巴坦、头孢哌酮/舒巴坦等静脉滴注。

(4) 质子泵抑制剂(奥美拉唑 40 mg bid iv)预防消化道应激性溃疡出血。

(5) 控制心力衰竭:适度强心、利尿、扩张血管。

(6) 纠正水、电解质紊乱,营养支持治疗。

三、病例分析

1. 病史特点

详见"二、诊治经过"中的"1. 病史特点"。

2. 诊断与诊断依据

(1) 诊断:①慢性阻塞性肺病(Ⅲ级)急性发作期,Ⅱ型呼吸衰竭;②慢性肺源性心脏病急性加重期,右心衰竭,心功能Ⅲ级。

(2) 诊断依据。①病史特点:老年男性,反复发作咳嗽、咳痰 30 年,伴心悸、气促 10 年,受凉后加重 10 天;曾被诊断为慢性支气管炎,有 55 年吸烟史。②体格检查依据:体温升高,有心动过速、呼吸急促、口唇发绀和 SaO₂ 下降,颈静脉怒张,肺气肿征(＋),两肺闻及细湿啰音和少许哮鸣音;P₂ 亢进,三尖瓣区闻及Ⅲ级收缩期杂音;肝大压痛、肝颈静脉回流征阳性和双下肢水肿。③实验室检查依据:外周血

WBC和N均增高；BNP升高；动脉血气分析提示Ⅱ型呼吸衰竭。④影像学及特殊检查依据：胸部X线片表现为慢性支气管炎、肺气肿、肺动脉高压和右心室增大，ECG检查示右心房、右心室肥大，超声心动图检查符合慢性肺源性心脏病改变，肺功能检查示重度阻塞性通气功能障碍，气道阻力增高。

3. 鉴别诊断

（1）支气管哮喘。

（2）肺栓塞。

（3）肺水肿。

（4）肺癌。

（5）冠心病，心力衰竭。

四、处理方案和基本原则

1. 基本原则

（1）通畅气道，增加通气量，及时纠正Ⅱ型呼吸衰竭、心力衰竭及肺部感染，以防止多器官功能衰竭，可采用支气管扩张剂治疗、呼吸道的湿化和雾化治疗、机械通气治疗。

（2）氧气治疗。

（3）抗感染治疗：选择有效的抗感染药物。

（4）控制心力衰竭。

（5）酸碱失衡和电解质紊乱的治疗。

（6）呼吸中枢兴奋剂：肺性脑病患者无机械通气条件时，可酌情使用。

（7）防治消化道出血。

（8）营养支持。

2. 具体处理方案

参照"二、诊治经过"中"3.入院后具体处理措施"。

五、要点与讨论

1. 老年人呼吸衰竭的鉴别

（1）支气管哮喘：老年患者，发生呼吸衰竭时往往表现为严重喘憋和口唇青紫、大汗淋漓等症状，有些老年患者尽管肺里有哮鸣音，但还可以在屋里活动，其状态与常见的支气管哮喘极其相似，很容易误将呼吸衰竭当哮喘，导致延误治疗。

（2）冠心病、心力衰竭：肺心病与冠心病均多见于老年人，冠心病患者发生心力衰竭时，也可出现心源性呼吸困难，颈静脉怒张、肝大、下肢水肿等表现，与肺心病相似。但冠心病患者多有典型心绞痛、心肌梗死病史或ECG检查表现，若有左心衰竭发作史、高血压病、高脂血症、糖尿病等病史更有助于鉴别，体格检查及胸部X线检查可发现心界向左下扩大，心绞痛发作时做ECG检查，可发现缺血型S-T改变或急性心肌梗死典型的ECG改变。肺心病合并冠心病时鉴别比较困难，应仔细询问病史和体格检查，并进行相关的心、肺功能检查加以鉴别。

2. 呼吸衰竭的诊断

呼吸衰竭是指外呼吸功能严重障碍，以致不能进行有效的气体交换，导致缺氧，伴或不伴二氧化碳潴留，从而引起一系列生理功能和代谢障碍的临床综合征。

（1）诊断标准：在海平面大气压，静息状态呼吸空气时，$PaO_2 < 60$ mmHg伴或不伴有$PaCO_2 > 50$ mmHg。

（2）分类。①依动脉血气分析结果和发病机制不同分为两类：Ⅰ型呼吸衰竭是指由于换气功能障碍所致,有缺氧,$PaO_2 < 60$ mmHg,不伴有二氧化碳潴留,$PaCO_2$ 正常或下降；Ⅱ型呼吸衰竭是指由于通气功能障碍所致,既有缺氧,$PaO_2 < 60$ mmHg,又伴有二氧化碳潴留,$PaCO_2 > 50$ mmHg。②依发病急缓,病程长短分为急性和慢性呼吸衰竭。③按病变部位可分为中枢性和周围性呼吸衰竭。

（3）并发症。①多器官系统功能衰竭：循环衰竭主要有心动过速、心律不齐、低血压或休克；肾功能衰竭主要有血清肌酐(Cr)升高、少尿或无尿；肝功能衰竭主要是肝酶谱升高。②全身炎症反应综合征(SIRS)。③肺性脑病：呼吸衰竭急性加剧时,低氧血症和二氧化碳潴留发生迅速,可出现明显的精神神经症状。④消化系统症状：溃疡病、上消化道出血、胆源性胰腺炎等。⑤酸碱失衡和电解质紊乱。⑥全身性感染：细菌及真菌感染。⑦弥散性血管内凝血(DIC)。⑧代谢异常：血糖升高等。

3. 老年肺心病并发呼吸衰竭处理的特别注意点

（1）老年人有增龄性各脏器功能的减退,人体各系统的器官均会发生相应老化,呼吸系统也不例外,尤其是呼吸系统解剖结构、生理、水电解质酸碱平衡及免疫功能衰退；而且老年人易患肺部感染、心脏疾病、创伤、感染性休克和多脏器功能衰竭,因此呼吸储备功能很小,易导致呼吸衰竭。呼吸衰竭是老年人多发的危重症,有 20%～30% 的患者需长期或间歇机械通气。因此,老年患者呼吸衰竭的处理有其独特之处。

（2）老年人呼吸衰竭的临床症状和体征无明显特异,但大多存在多种基础疾病,对高热、低氧和高二氧化碳的耐受性低于年轻人,极易出现呼吸困难、心律失常、意识障碍、震颤等症状和体征；而且老年人对症状的陈述不清,易于与伴随疾病相混淆,延误呼吸衰竭的诊断和治疗,故应提高对老年人呼吸衰竭的警惕,及时监测指脉氧和动脉血气。

（3）老年人呼吸衰竭的临床特点有 4 个：①从原发病至呼吸衰竭,进展快、来势凶；②咳嗽较轻,而精神神经症状出现早而突出；③主诉呼吸困难者少；④合并其他脏器功能衰竭者多,最常见的是心功能衰竭、肾衰竭,合并消化道出血者也较多。

（4）重度呼吸衰竭患者已出现意识障碍、痰液堵塞或误吸等状况时,需紧急建立人工气道,非常紧急时可使用口插管。是否行气管切开关系到患者的基本生活和疾病状况,应综合考虑患者和家属的意愿、伦理道德等多方面问题。

（5）免疫力的提升和全身营养支持是抢救成功的重要保障：及时合理地应用丙种球蛋白和胸腺素,纠正贫血和低蛋白血症,较青壮年尤为重要。

六、思考题

1. 通过本案例分析,你对老年人肺心病合并呼吸衰竭病例分析的过程与规范有何体会？今后在临床上的诊疗思路会有所改变吗？

2. 通过本案例分析,你对老年人呼吸衰竭的临床特点与处置过程的特别注意点,认识有何提高？

七、推荐阅读文献

1. 朱惠莉. 老年人呼吸衰竭诊治特点[J]. 老年医学与保健,2004,10(1):15 - 17.

2. 钱桂生. 老年人呼吸系统疾病的临床特点[J]. 中华保健医学杂志,2011,13(3):177 - 179.

3. 中华医学会. 临床诊疗指南·呼吸病学分册[M]. 北京:人民卫生出版社,2009:89 - 91.

4. 陈灏珠,林果为,王吉耀. 实用内科学[M]. 14 版. 北京:人民卫生出版社,2013:1850 - 1854.

卫功建(仁济医院)

案例 6
急性冠状动脉综合征

一、病历资料

1. 现病史

患者,男性,73 岁,因"反复胸闷 6 月余,加重 1 周"入院。近 6 个月以来,患者在快速行走、劳累后或持中重物上 3 楼后,反复出现胸闷不适,左前胸部闷涨感较为明显,无放射痛。胸闷发作每周 1～2 次,每次持续 1～5 min,服用麝香保心丸后症状稍有缓解。发作时患者无明显胸痛,无呼吸困难,无恶心、呕吐,无黑矇、晕厥,无发热、咳嗽、咳痰。近 1 周,患者不能活动,轻微活动后就出现胸闷不适。胸闷程度较前加重,伴有恶心、头晕、心前区刺痛感,服用保心丸后自觉症状缓解不明显,来我院就诊。心电图检查示 V_1～V_6 呈 ST - T 改变,胸部 CT 扫描示两肺少许渗出,主动脉及冠状动脉粥样硬化。为进一步诊治收入院。

2. 既往史

患者有高血压病史数十年,BP 最高至 180 mmHg/95 mmHg,平时服用氨氯地平控制血压,BP 维持在 130 mmHg/80 mmHg 左右;确诊 2 型糖尿病 2 年,未规律服药治疗,未规律监测血糖;有胆囊结石手术史;无烟、酒嗜好;无药物过敏史。

3. 体格检查

T 37.2 ℃, P 90 次/min, R 22 次/min, BP 136 mmHg/86 mmHg(右上肢袖带血压测量),SaO_2 99%。患者神志清楚、对答切题、检查合作。皮肤、巩膜未及黄染,浅表淋巴结未及肿大,颈软,气管居中,颈静脉无明显充盈,双肺呼吸音粗,未及明显干湿啰音,未及哮鸣音。心律齐,心尖部可及收缩期杂音 II 级。腹软,无压痛及反跳痛,腹部可及陈旧性手术瘢痕,肝脾肋下未及,双下肢轻度水肿。神经系统查体(-)。外周血管征未及异常。

4. 实验室、影像学检查或特殊检查

(1) 实验室检查。血常规:WBC $6.17×10^9$/L, N 68.7%, Hb 102 g/L, PLT $194×10^9$/L, ALT 27 IU/L, AST 28 IU/L, Scr 143 μmol/L,随机血糖浓度 10.5 mmol/L, CRP 7.2 mg/L, PCT 0.01 ng/ml,出凝血系列(-),D-二聚体 1.58 mg/L, TnI 0.03 ng/ml, BNP 604 pg/ml;血气分析:pH 7.45, $PaCO_2$ 34 mmHg, PaO_2 64 mmHg, K^+ 3.6 mmol/L, HCO_3^- 23.6 mmol/L;CK、CK - MB、MYO 均在正常范围内;血脂在正常范围。

(2) 肺部 CT 扫描:两肺少许渗出,主动脉和冠状动脉硬化。

(3) ECG 检查:窦性心律,ST 段 I、II、aVL、V_2～V_6 水平型压低 0.05～0.10 mV 伴 T 波负正双向。

(4) 腹部 B 超检查:胆囊切除术后改变,余未见明显异常。

(5) 心彩超检查:左室壁整体收缩活动减弱,前壁、前间隔乳头肌水平至心尖收缩活动减弱至消失,

左房内径增大,左室限制型充盈,少量心包积液。LVEF 为 42％。

二、诊治经过

1. 病史特点

(1) 老年男性,近 6 个月反复出现胸闷不适,近 1 周患者活动后出现胸闷不适,症状较前加重,伴有恶心、头晕,有心前区刺痛感,服用药物症状不能缓解。患者以往有高血压、糖尿病病史,有胆囊结石手术史。

(2) 体格检查:T 37.2 ℃,P 90 次/min,R 22 次/min,血压 136 mmHg/86 mmHg, SaO_2 99％。患者神志清楚,颈软,气管居中,颈静脉无明显充盈,双肺呼吸音粗,未及明显干湿啰音,未及哮鸣音。心律齐,心尖部可及Ⅱ级收缩期杂音。腹软,无压痛及反跳痛,肝脾肋下未及,双下肢轻度水肿。神经系统查体(-)。外周血管征未及异常。

(3) ECG 检查:窦性心律, $V_1 \sim V_6$ 呈 ST-T 改变;BNP 水平 604 pg/ml;心脏彩色超声检查显示:左室壁整体收缩活动减弱,前壁、前间隔乳头肌水平至心尖收缩活动减弱至消失,左房内径增大,左室限制性充盈,少量心包积液。

(4) 入院后冠状动脉造影术(coronary angiography, CAG):提示左主干(Left Main, LM)(-),左前降支(left anterior descending, LAD)近段 100％闭塞,TIMI 0 级;左冠状动脉(left coronary artery, LCA)优势型,弥漫性病变,最窄处在第 3 钝圆支,99％～100％闭塞,血管较细小;右冠状动脉(right coronary artery, RCA)全程病变,最窄处达 50％～55％,有自然侧支形成到 LAD 远段血管。

2. 初步诊断

根据病史、体格检查及辅助检查,本病例初步诊断为:①冠状动脉粥样硬化性心脏病,纽约心脏协会(NYHA) 3～4 级;②高血压病 3 级(血压 180 mmHg/95 mmHg),极高危组;③2 型糖尿病;④胆囊切除术后。

3. 入院后具体处理措施

(1) 加强监测、随时评估病情变化,调整治疗方案:心电、血压、指脉氧饱和度监测;动态观察患者心电图、血压变化情况;记录 24 h 尿量和出入量变化;定期复查血常规、CRP、降钙素原、心肌酶谱、BNP、同型半胱氨酸、尿常规、粪便隐血、肝肾功能、出凝血功能、血糖测定,血气分析、血清电解质测定。

(2) 控制冠心病的危险因素:抗血小板(阿司匹林、氯吡格雷),调脂稳定斑块(阿托伐他汀),控制血压、改善心脏重构(雅施达),减轻心肌氧耗(美托洛尔),控制血糖阿卡波糖(拜糖平)。

(3) 择期行 CAG,完善术前准备。患者造影后在 LAD 植入 Helious 2.5 mm×19 mm 和 Helious 2.5 mm×22 mm DES,并用 Quantum 2.5 mm×12 mm 球囊后扩,无残余狭窄,TIMI 3 级。

三、病例分析

1. 病史特点

详见"二、诊治经过"中的"1. 病史特点"。

2. 诊断与诊断依据

(1) 诊断:①冠状动脉粥样硬化性心脏病(多支血管病变),不稳定性心绞痛,NHYA 4 级;②高血压病 3 级(极高危组);③2 型糖尿病;④胆囊切除术后。

(2) 诊断依据:①老年男性,近 6 个月反复出现胸闷不适,近 1 周患者劳累后再次出现胸闷不适,症状较前加重,发作加频伴有恶心、头晕,有心前区刺痛感,服用药物症状不能缓解,以往有高血压、糖尿病病史,有胆囊结石手术史。② T 37.2 ℃,P 90 次/min,R 22 次/min,BP 136 mmHg/86 mmHg, SaO_2 99％。神志清楚,颈软,气管居中,颈静脉无明显充盈,双肺呼吸音粗,未及明显干湿啰音,未及哮鸣音。心律齐,心尖部可及Ⅱ级收缩期杂音,腹软,无压痛及反跳痛,肝脾肋下未及,双下肢轻度水肿。神经系统查体(-)。外周血管征未及异常。③心电图检查示窦性心律,$V_1 \sim V_6$ 呈 ST-T 改变;BNP 为 604 pg/ml;心脏彩色超声检查示左室壁整体收缩活动减弱,前壁、前间隔乳头肌水平至心尖收缩活动减弱至消失,左房内径增大,左室限制性充盈,少量心包积液。LVEF 为 42%。④CAG 术提示 LM(-),LAD 近段 100% 闭塞,TIMI 0 级;左冠优势型,弥漫性病变,最窄处在第 3 钝圆支,99%~100% 闭塞,血管较细小;RCA 全程病变,最窄处达 50%~55%,有自然侧支形成到 LAD 远段血管。⑤不稳定性心绞痛是急性冠状动脉综合征(acute coronary syndrome,ACS)的临床类型之一。

3. 鉴别诊断

(1) 主动脉夹层分离。

(2) 急性肺栓塞。

(3) X 综合征。

(4) 心肌桥。

(5) 病毒性心肌炎。

四、处理方案和基本原则

1. 冠心病治疗的基本原则

(1) 生活方式治疗:戒烟限酒,低脂低盐饮食,适当体育锻炼,控制体重等。

(2) 药物治疗:抗血栓(抗血小板、抗凝),减轻心肌氧耗(β-受体阻滞剂),缓解心绞痛(硝酸酯类),调脂稳定斑块(他汀类调脂药)等。

(3) 血运重建治疗:包括介入治疗(血管内球囊扩张成形术和支架植入术)和外科冠状动脉旁路移植术。药物治疗是所有治疗的基础,介入和外科手术治疗后也要坚持长期的标准药物治疗。

(4) 该患者 3 支严重病变,又有缺血性心肌病变、心功能不全,经老年科、心内科和心胸外科医师讨论,为进一步改善患者的心肌功能和生活质量,避免严重事件发生,建议转心胸外科行冠状动脉搭桥手术治疗。

2. 具体处理方案

参照"二、诊疗经过"中的"3.入院后具体处理措施"。

五、要点与讨论

1. 冠心病的临床类型

冠状动脉粥样硬化性心脏病是冠状动脉血管发生粥样硬化病变而引起的血管管腔狭窄或阻塞,造成心肌缺血、缺氧或坏死而导致的心脏病,常被称为"冠心病"。但引起心肌梗死的病因可能更广泛,包括炎症、栓塞等导致管腔狭窄或闭塞。

世界卫生组织将冠心病分为五大类:隐匿型或无症状冠心病、心绞痛、心肌梗死、缺血性心肌病以及猝死。近年来,为提高诊治效果和降低病死率,临床上提出两种综合征的分类:①慢性心肌缺血综合征,包括隐匿型冠心病、稳定性心绞痛、缺血性心肌病等;②ACS,包括不稳定性心绞痛(UA)、非 ST 段抬高型心肌梗死(NSTE-ACS)和 ST 段抬高型心肌梗死(STE-ACS)及心源性猝死。

ACS 是指冠心病中急性发病的临床类型,包括 STE-ACS、NSTE-ACS 和 UA 及心源性猝死。ACS 的发病机制是在冠状动脉粥样硬化的基础上,粥样斑块破裂或糜烂、溃疡,激发血栓形成,导致病变血管完全性或非完全性闭塞。ACS 发生与否取决于斑块的稳定性,与斑块的大小无直接关系。

ACS 处理原则:稳定斑块、抗栓治疗及对急性心肌梗死、心律失常或心功能不全等相应的对症治疗。如果血管急性完全闭塞,无绝对或相对禁忌证存在,则需急诊溶栓或急诊介入治疗,或急诊旁路等手术进行冠状动脉血运重建。

2. 心绞痛的分型

WHO心绞痛分型:劳力性心绞痛、自发性心绞痛、混合性心绞痛;Braunwald心绞痛分型:稳定性心绞痛、不稳定性心绞痛、变异型心绞痛。

该患者的临床特点及CAG结果符合劳力性心绞痛的诊断:①冠状动脉造影结果提示前降支近段完全闭塞,考虑慢性闭塞(无心肌梗死病史)介入治疗有一定手术风险及难度;②回旋支严重病变,可能与劳力性心绞痛有关;③右冠状动脉50%～55%狭窄,考虑患者3支病变,有广泛心肌收缩力减弱,心功能不全,建议转心胸外科行搭桥手术治疗。

3. 冠心病的危险因素

(1) 主要危险因素:年龄、性别、血脂异常、高血压、糖尿病、吸烟等。

(2) 次要危险因素:肥胖、缺少体力活动、进食过多动物脂肪、遗传因素、A型性格者;

(3) 近年来发现的危险因素:血同型半胱氨酸水平升高、胰岛素抵抗增强、血中纤维蛋白原和一些凝血因子水平升高,以及病毒和衣原体感染等。

4. 处理老年冠状动脉粥样硬化性心脏病患者的关键点

(1) 冠心病是老年人的常见病,是老年人病死的主要原因之一。冠心病曾是西方发达国家的主要死因,但是通过二级预防和干预,大大降低了病死率,可见通过健康教育提高老年冠心病患者的认知,使其在日常生活中改善饮食和运动等生活方式,可以降低冠心病的复发率和减少心血管事件的突发。

(2) 老年人由于脏器功能减退,机体增龄性老化,往往存在一人多病,服用多种药物。老年冠心病患者在服用抗血小板药物、抗血管硬化药物和(或)硝酸酯类药物、β-受体阻滞剂时,应注意与其他药物有无冲突,避免出现不良反应。

(3) 冠心病患者可能出现心源性猝死、心律失常、心力衰竭、心源性休克、缺血性心肌病、二尖瓣脱垂等并发症,建议老年患者定期检查,及时评估病情变化,及时处理。

六、思考题

1. 通过本案例的分析,你对老年冠状动脉粥样硬化性心脏病的分析过程与规范有何体会?

2. 通过本案例的分析,你对ACS的定义、发病机制、处理原则有哪几方面的提高?

3. 通过本案例的分析,你对冠状动脉粥样硬化性心脏病的手术和非手术治疗有何体会?

七、推荐阅读文献

1. 中华人民共和国卫生部.冠状动脉粥样硬化性心脏病诊断标准(中华人民共和国行业WS 319-2010)[M].北京:中国标准出版社出版,2010.

2. 陈灏珠,林果为,王吉耀.实用内科学[M].14版.北京:人民卫生出版社,2013.

3. Critchley J, Capewell S. Smoking cessation for the secondary prevention of coronary heart disease [J]. Cochrane Database Syst Rev, 2004,(1):CD003041.

4. Smith SC Jr, Allen J, Blair SN, et al. AHA/ACC guidelines for secondary prevention for patients with cononary and other atherosclerotic vascular disease: 2006 update endorsed by the National Heart, Lung, and Blood Institute [J]. Circulation, 2006,113(19):2363-2372.

李雯妮　刘建平(仁济医院)

持续性房颤合并脑栓塞

一、病历资料

1. 现病史

患者,男性,77 岁,因"阵发心悸、心慌 30 年,突发左侧肢体活动受限伴言语含糊 2 小时"入院。因发作性心悸、心慌,被诊断为"心房纤颤(房颤)"30 年,具体不详,未进行规律治疗。近期不规则服用地高辛 0.125 mg qd 和硫酸氢氯吡格雷片(波立维)75 mg qd 治疗,无明显不适。患者 2 小时前在做饭时无明显诱因下突然出现左侧肢体活动受限,站立不稳,向右侧倾斜,伴言语含糊,双眼向右侧凝视,吞咽困难,无头晕、视物旋转,无恶心、呕吐、复视,无黑矇,无意识障碍,无抽搐,无胸闷、心悸、胸痛,无两便失禁,否认跌倒,至本院急诊,查头颅平扫 CT 未见明显出血病灶。

2. 既往史

患者 2 年前有"脑梗死"病史,未遗留肢体活动障碍。有高血压 40 余年,血压最高 165 mmHg/95 mmHg,平日服用美托洛尔(倍他洛克)12.5 mg bid 降压,血压控制在(130～140) mmHg/(70～80)mmHg。患者有痛风病史 10 年,近几年未发作。2 周前有消化道出血病史,未行胃镜检查,目前解便正常。有右侧疝气手术史,否认糖尿病病史,无药物过敏史,无烟酒嗜好。

3. 体格检查

T 36.7 ℃,P 94 次/min,R 16 次/min,BP 155 mmHg /83 mmHg。神志清,精神萎,言语含糊,尚能理解所询问的问题,无法正确对答。颈软,左侧额纹及鼻唇沟较对侧浅,双眼向右侧凝视,左侧瞳孔 3 mm,右侧 2.5 mm,对光反射迟钝,双侧结膜充血,伸舌右偏。HR 112 次/min,心律绝对不齐。双肺呼吸音清,未及啰音。腹软,无压痛。双下肢不肿。左侧上、下肢体肌力为 0,腱反射消失,右侧上、下肢体肌力 V 级,肌张力正常,针刺觉两侧基本对称,右侧巴氏征阳性,左侧未引出。

4. 实验室及影像学检查或特殊检查

(1)实验室检查:全血细胞分析:WBC 10.31×10⁹/L, RBC 4.63×10¹²/L, Hb 148 g/L, N 88.9%,PLT 125×10⁹/L。出凝血系列:PT 12.6 s, APTT 24.4 s, Fb 3.27 g/L, INR 1.05,TT 18.4 s。胃液隐血:隐血(BLD)(+++)。血脂测定:TG 0.52 mmol/L, HDL 1.52 mmol/L, LDL 2.99 mmol/L。空腹血糖 6.88 mmol/L。BNP 264.00 pg/ml。肝肾功能、电解质和心肌梗死标志物在正常范围。

(2)ECG 检查:房颤心律,心室率 110 次/min。

(3)头颅 MRI 扫描:右侧额顶枕颞叶大片梗死灶(偏急性),左侧枕顶叶交界处软化灶形成,脑干、双侧放射冠、半卵圆中心、双侧额叶及左侧颞叶皮层下多发腔梗,老年性脑改变。

(4)心脏彩色超声检查:左心房、右心房、右心室增大,室间隔活动减弱,中度三尖瓣关闭不全(压差

30 mmHg)，少-轻度二尖瓣关闭不全，LVEF 为 66%。

（5）腹部超声检查：胆囊壁毛糙，胆囊中胆泥沉积，肝脏、肾脏、胰脏、脾脏目前未见明显异常。心包、双侧胸腔未见明显积液。

二、诊治经过

1. 病史特点

（1）老年男性，阵发心悸、心慌被诊断为"房颤"30 年，未规律治疗。突发左侧肢体活动受限伴言语含糊 2 h，双眼向右侧凝视，吞咽困难。否认外伤跌倒史，既往有冠心病、房颤、高血压、脑卒中病史，否认糖尿病病史。

（2）体格检查：无发热，BP 155 mmHg /83 mmHg。HR 112 次/min，心律绝对不齐。神志清，精神萎，言语含糊，尚能理解所询问的问题，无法正确对答。伸舌右偏，左侧额纹及鼻唇沟较对侧浅，双眼向右侧凝视，左侧瞳孔 3 mm，右侧 2.5 mm，对光反射迟钝。左侧上、下肢体肌力为 0，右侧上、下肢体肌力 V，肌张力正常，针刺觉两侧基本对称，右侧巴氏征阳性，左侧未引出。

（3）辅助检查：急诊头颅 CT 扫描未见出血灶，头颅 MRI 检查提示右侧额顶枕颞叶大片梗死灶（偏急性），左侧枕顶叶交界处软化灶形成。心电图检查提示房颤心律、心室率 110 次/min。

2. 初步诊断

根据病史、体格检查及辅助检查，本病例初步诊断为：①急性心源性脑栓塞（右侧额顶枕颞叶），左侧偏瘫；②冠状动脉粥样硬化性心脏病，心律失常（持续性快速心房颤动），心功能Ⅱ级；③高血压病 2 级，极高危组；④上消化道出血；⑤痛风；⑥慢性胆囊炎，胆泥沉积。

3. 入院后具体处理措施

（1）Ⅰ级护理，吸氧，心电、血压、氧饱和度监护，密切关注生命体征及神经系统体征，记录 24 h 出入量，完善相关检查，全面评估病情，预防并发症的发生。

（2）患者近期有上消化道出血病史，为溶栓治疗禁忌。予氯吡格雷（波立维 75 mg qd 鼻饲）抗血小板聚集，阿托伐他汀钙片调脂稳定斑块（立普妥 20 mg qn 鼻饲），脑保护剂依达拉奉 30 mg qd 静脉滴注。

（3）予地高辛 0.125 mg qd 口服控制心室率。

（4）患者存在吞咽困难，为减少误吸，予以留置胃管，鼻饲营养支持。

（5）加强翻身、护理、肢体摆位、被动运动等，预防压疮和下肢深静脉及肺栓塞等并发症。

（6）并存多种疾病的处理：消化道出血予抑酸护胃治疗（潘妥拉唑 60 mg qd），高血压、痛风、胆石症进行相应治疗，需避免因药物相互作用产生不良反应。

（7）身心康复，尽量争取肢体功能恢复。

三、病例分析

1. 病史特点

详见"二、诊治经过"中的"1. 病史特点"。

2. 诊断与诊断依据

（1）诊断：①急性心源性脑栓塞（右侧额顶枕颞叶），左侧偏瘫；②冠状动脉粥样硬化性心脏病，心律失常（持续性快速心房颤动），心功能Ⅱ级；③高血压病 2 级，极高危组；④上消化道出血；⑤痛风；⑥慢性胆囊炎，胆泥沉积。

（2）诊断依据。①病史特点：老年男性，持续阵发房颤病史 30 余年，突发左侧肢体偏瘫伴言语含糊 2 h，双眼向右侧凝视，吞咽困难。否认外伤跌倒史，既往有冠心病史、高血压病史、上消化道出血史，曾经有脑梗死病史，否认糖尿病病史。②体格检查特点：血压 155 mmHg/83 mmHg，神志清，精神萎，言语含糊，对答切题，HR 112 次/min，绝对不齐，左侧额纹及鼻唇沟较对侧浅，双眼向右侧凝视，左侧瞳孔 3 mm，右侧 2.5 mm，对光反射迟钝，双侧结膜充血，伸舌右偏，左侧肌力为 0，右侧肌力 V 级，肌张力正常，针刺觉两侧基本对称，右侧巴氏征阳性，左侧未引出。③辅助检查依据：心电图提示快速房颤。急诊头颅 CT 扫描未见出血灶，头颅 MRI 检查提示右侧额顶枕颞叶大片梗死灶（偏急性），左侧枕顶叶交界处软化灶形成。

3. 鉴别诊断

（1）脑出血。

（2）脑肿瘤。

（3）高血压脑病。

（4）蛛网膜下腔出血。

（5）硬膜下出血。

（6）脑卒中。

四、处理方案和基本原则

1. 一般处理

（1）吸氧与呼吸支持；心脏监测与心脏病变处理；体温控制。

（2）缺血性脑卒中的紧急处理：①血压控制：缺血性脑卒中后 24 h 内，血压持续升高，收缩压≥200 mmHg 或舒张压≥110 mmHg，或伴有严重心功能不全、主动脉夹层、高血压脑病，可予谨慎降压治疗，必要时可静脉使用短效降压药物；降压的合理目标是 24 h 内血压降低 15%。②控制血糖：目前公认应对脑卒中后高血糖进行控制。因低血糖可直接导致脑缺血损伤和水肿加重，对预后不利，故应尽快纠正低血糖。

（3）应重视脑卒中后液体及营养状况评估，必要时给予补液和营养支持。

2. 特异性治疗

特异性治疗主要是改善脑血循环。①溶栓：目前认为有效抢救半暗带组织的时间窗为 4.5 或 6 h 内，但近 3 周内有胃肠出血是静脉溶栓的禁忌证，故该患者不能进行溶栓治疗。②抗血小板：对于不符合溶栓适应证且无禁忌证的缺血性脑卒中患者，应在发病后尽早给予口服阿司匹林 150～300 mg/d，急性期后可改为预防剂量。但该患者既有痛风史，又有消化道出血，不能应用阿司匹林，可考虑试用氯吡格雷等抗血小板治疗。③抗凝：对大多数老年急性缺血性脑卒中患者，不推荐无选择地早期进行抗凝治疗。

3. 急性期并发症的防治

（1）脑水肿与颅内压增高。

（2）出血转化。

（3）癫痫。

（4）吞咽困难。

（5）排尿障碍与尿路感染，肺部及压疮感染。

（6）肩关节脱位的防治。

五、要点与讨论

1. 急性缺血性脑卒中的病因判定

对急性缺血性脑卒中患者进行病因分型有助于判断预后、指导治疗和选择二级预防措施。当前国际广泛使用 TOAST 病因分型,将缺血性脑卒中分为大动脉粥样硬化型、心源性栓塞型、小动脉闭塞型、其他明确病因型和不明原因型等 5 型。心源性卒中应该占所有卒中的 1/3 以上。

心源性脑栓塞可发生于任何年龄,但随着年龄的增高发病率上升,非瓣膜病房颤患者的脑栓塞发生率是心律正常者的 5 倍,大多在活动中急骤发病,无前驱症状,局灶性神经体征在数秒至数分钟达到高峰,多表现为完全性脑卒中,意识清楚或轻度意识障碍。约 4/5 的脑栓塞发生于前循环,特别是大脑中动脉,出现偏瘫、偏身感觉障碍、失语或局灶性癫痫发作等,偏瘫以面部和上肢较重。大多数患者伴有风湿性心脏病、冠心病和严重心律失常等,或心脏手术、长骨骨折、血管内介入治疗等栓子来源。从该患者的房颤史和此次发病的临床特点,可以推定是由房颤诱发的心源性脑栓塞。

2. 老年人房颤的临床特点

(1)年龄≥60 岁患者被定义为老年人,房颤是老年人最常见的心律失常之一。国内流行病学调查结果显示,房颤的患病率为 0.6%,年龄≥80 岁人群占 7.5%,据此估计全国约有 800 万例房颤患者。

(2)老年人房颤多发生于心脏器质性病变,房颤的病因和危险因素有增龄、高血压、冠心病、瓣膜病(包括增龄老年退行性变)、心力衰竭、心肌病、缩窄性心包炎、肺源性心脏病、肥胖和糖尿病等。

(3)脑栓塞是房颤引发的主要栓塞性事件,也是房颤致死、致残的主要原因。老年人房颤并发脑卒中 30 天病死率达 24%,且幸存者多遗留残疾。老年人房颤并发栓塞的比例更高,其导致的缺血性脑卒中是非房颤患者的 5 倍。

该老年患者的房颤具有以上 3 个方面的特点,因此,对其急性脑栓塞的发生、发展就不难理解了。

3. 老年人房颤治疗的特点

房颤的治疗目标是缓解症状、保护心功能和预防栓塞,治疗主要包括心室率与节律控制(药物及非药物)及抗栓治疗,其中心室率控制和抗栓治疗贯穿房颤治疗的全程。老年人病多、用药多、治疗矛盾多,应该加强监测评估,谨慎地进行个体化治疗。该患者就是一个典型病例,在临床上一定要引以为戒。

(1)节律与心室率控制:多项研究结果显示,心室率控制和节律控制相比,全因死亡、心血管致死和致残率、脑卒中、心衰进展及生活质量间差异均无统计学意义。最近有研究显示,宽松与严格的心室率控制相比,两组患者的症状、不良反应和生活质量相似。症状轻微的老年房颤患者首选心室率控制,常用的心室率控制药物有 β-受体阻滞剂、非二氢吡啶类钙离子拮抗、洋地黄类药物及胺碘酮等。长期心室率控制的建议:①β-受体阻滞剂是无用药禁忌的老年房颤患者的首选;②合并心衰伴室率偏快的患者可服用地高辛及 β-受体阻滞剂;③心室率控制不满意的患者可用地高辛与 β-受体阻滞剂和(或)钙离子拮抗剂联合治疗,用药剂量根据心室率逐渐调整,联合药物治疗期间建议监测心室率、血压及心功能变化。

(2)抗栓治疗:血栓栓塞是老年人房颤的严重并发症之一,也是预防重点。房颤患者抗栓治疗方案的选择应基于对脑卒中风险和出血风险的利弊权衡。欧洲心脏病学会(ESC)指南要求先用 $CHADS_2$ 系统筛查,如果 3 分或以上,患者已经需要抗凝治疗,不需要 CHA_2DS_2-VASc 系统再次评价;如果 $CHADS_2$ 系统 0 或 1 分,需要再次用 CHA_2DS_2-VASc 系统评估计算患者相对精确的脑卒中风险。①抗凝治疗:华法林可减少房颤患者脑卒中复发率和所有血管事件约 50%,同时增加出血风险,但颅内出血无增加,脑卒中绝对风险的下降超过颅外出血的风险。对老年房颤患者目标 INR 的推荐各《指南》不尽相同。2011 年,美国心脏病学基金会、美国心脏病协会和美国心律学会房颤指南建议年龄≥75 岁的老年人应用华法林预防脑卒中和体循环栓塞的一级预防的目标 INR 为 1.6～2.5。90 岁以上的长寿老人抗凝治疗更需倍加慎重。②抗血小板治疗：抗血小板治疗可使房颤患者的脑卒中风险降低 22%，低剂量阿司匹林(75～100 mg qd)能有效抑制血小板且安全性优于大剂量应用。9 项华法林与阿司匹林疗效的对比研究结果显示，华法林优于阿司匹林。③坚持个体化，克服治疗矛盾，避免医源性损害在老年患者中尤为重要。例如，该患者由于并发消化道出血，不能使用溶栓治疗，抗血小板治疗也要酌情考虑；痛风史患者禁用阿司匹林。

六、思考题

1. 急性缺血性脑卒中的病因有哪些，如何进行鉴别判断？
2. 老年人房颤的主要危害是什么？其治疗的关键特点是什么？
3. 通过该案例的剖析，你对老年医学临床特点最深刻的体会有哪几点？

七、推荐阅读文献

1. 《老年人心房颤动诊治中国专家建议》写作组. 老年人心房颤动诊治中国专家建议(2011)[J]. 中华老年医学杂志,2011,30(11):894-908.

2. 中华医学会神经病学分会脑血管病学组急性缺血性脑卒中诊治指南撰写组. 中国急性缺血性脑卒中诊治指南 2010[J]. 中国医学前沿杂志:电子版,2010,2(4):50-59.

李琳俏　金　贤(仁济医院)

案例 8

继发性高血压

一、病历资料

1. 现病史

患者,男性,62岁,因"发现血压升高10余年,血压控制不佳2周伴有胸闷"入院。发现血压升高10余年,平素血压波动较大,劳累后及情绪波动时,血压波动较明显,血压最高至180 mmHg/105 mmHg。患者无明显阵发性血压升高发作,血压升高时无明显头晕、头痛、视物模糊,无面色苍白、潮红、心悸、出汗等,无恶心、呕吐,无明显胸闷、胸痛,无黑矇、晕厥等。追问病史,患者发现血压升高,积极服用降压药物,更换多次降压药物。目前患者予硝苯地平控释片(拜新同)、奥美沙坦(傲坦)、盐酸阿罗洛尔片(阿尔马尔)、珍菊降压片等控制血压,血压波动在130～150 mmHg/85～95 mmHg之间。近2周患者自觉胸闷不适,无头晕、头痛、意识改变。血压反复出现波动,多次出现血压升高,最高185 mmHg/105 mmHg。无明显胸痛、气促,无恶心、呕吐,无腹痛、腹泻等,现为进一步诊疗,收治入院。

2. 既往史

无糖尿病、血脂异常;无心脏病病史;6年前行胆结石腹腔镜手术切除胆囊。无烟、酒嗜好,否认家族遗传性和传染性疾病。

3. 体格检查

T 36.7℃,P 75次/min,R 19次/min,BP 145 mmHg/92 mmHg,SaO$_2$ 99%。神志清楚,对答切题,检查合作。皮肤、巩膜未及黄染,浅表淋巴结未及肿大,颈软,气管居中,颈静脉无明显充盈,双肺呼吸音清,未及明显干湿啰音,未及哮鸣音。心律齐,A$_2$>P$_2$,未及病理性杂音,腹软,无压痛和反跳痛,肝脾肋下未及,无异常血管征;双下肢未及水肿。神经系统查体正常,脊柱、四肢查体正常。

4. 实验室及影像学检查或特殊检查

(1)实验室检查。尿常规+镜检:阴性。肝功能指标:TP 72.4 g/L,ALB 41.8 g/L,球蛋白30.6 g/L(A/G为1.4),PA 301.0 mg/L,ALT 21 IU/L,AST 29 IU/L,AST同工酶14 IU/L,LDH 205 IU/L,总胆汁酸4.6 μmol/L,AKP 71 IU/L,γ-GT 31 IU/L,CB 3.8 μmol/L,TB 15 μmol/L。肾功能指标:BUN 6.64 mmol/L,Cr 78 μmol/L,UA 392 μmol/L。血脂全套:TG 1.35 mmol/L,TC 4.55 mmol/L,脂蛋白(a) 79 mg/L,HDL 1.40 mmol/L,LDL 2.70 mmol/L。血电解质指标:Na$^+$ 143 mmol/L,K$^+$ 2.85 mmol/L,Cl$^-$ 105 mmol/L,胱抑素C 0.48 mg/L,CRP 2.48 mg/L;空腹血糖浓度4.96 mmol/L,HbA1c 5.7%。出凝血系列指标:正常范围。同型半胱氨酸13.8 mmol/L,ESR 5.00 mm/h。肾上腺腺瘤功能的内分泌检查:血浆游离3-甲基肾上腺素30.2 nmol/L,儿茶酚胺1 002 pmol/L。甲状腺功能指标:TSH 1.93 μIU/ml,FT$_3$ 5.60 pmol/L,FT$_4$ 12.52 pmol/L,anti-

TPOAb 6.93 IU/ml，TG-Ab＜10.00 IU/ml，PTH 63.80 pg/ml，TSH 受体抗体＜0.300 IU/L，TG 20.56 IU/mL；肝炎标志物、肿瘤标志物均阴性。

（2）胸部 X 线片检查：心肺未见明显异常。

（3）ECG 检查（入院后）：窦性心律；ST-T 改变（ST：Ⅱ、Ⅲ、aVF、V_5、V_6 近似水平型压低 0.05～0.10mV；T：Ⅱ、Ⅲ、aVF、V_4～V_6 低平＜R/10）。

（4）腹部 B 超检查（入院后）：脂肪肝、肝多发囊肿；胆囊已切除；胰腺、脾脏目前未见异常。

（5）腹部 CT 增强扫描（入院后）：肝内多发囊肿，双肾小囊肿；胆囊术后；右侧肾上腺内支腺瘤可能，直径约 10 mm；扫及左肺下叶胸膜下小结节影，两侧胸膜增厚。

（6）腹部 MRI 扫描（入院后）：右侧肾上腺内侧枝增粗伴小结节样改变，直径约 10 mm，腺瘤可能，请结合临床。肝脏多发囊肿。

（7）血管超声检查：双侧肾动脉流速曲线正常，阻力指数在正常范围内；双侧颈动脉内膜面毛糙伴左侧颈动脉分叉处斑块形成；双侧椎动脉内膜面毛糙。

（8）心脏彩超检查：静息状态下超声心动图未见异常。

二、诊治经过

1. 病史特点

（1）男性，62 岁，发现血压升高 10 余年，平素血压波动较大，降压药剂量较大但治疗效果不佳，血压最高至 180 mmHg/105 mmHg。近 2 周患者自觉胸闷不适，血压再次出现波动，多次出现血压升高，无明显胸痛、气促，无恶心、呕吐，无腹痛、腹泻等。无糖尿病、血脂异常；无心脏病病史；6 年前行胆结石腹腔镜手术切除胆囊；无烟酒嗜好。

（2）体格检查：T 36.7 ℃，P 75 次/min，P 19 次/min，BP 145 mmHg/90 mmHg，SaO_2 99%。神志清楚，对答切题，检查合作。颈静脉无明显充盈，双肺呼吸音清；心律齐，A_2＞P_2，未及病理性杂音；腹软，肝脾肋下未及，未及血管杂音；双下肢未及水肿。

（3）实验室检查腹部 CT 增强扫描（入院后）提示肝内多发囊肿，双肾小囊肿。胆囊术后。右侧肾上腺内支腺瘤可能；腹部 MRI 扫描（入院后）右侧肾上腺内侧枝增粗伴小结节样改变，直径约 10 mm，腺瘤可能。低血钾，余实验室检查未见明显异常。

2. 初步诊断

根据病史，体格检查及辅助检查，本病例初步诊断为：①继发性高血压（secondary hypertension）：肾上腺腺瘤可能；②低钾血症；③动脉粥样硬化；④肝囊肿、肾囊肿；⑤胆囊切除术后。

3. 入院后具体处理措施

（1）心电图、血压、指脉氧饱和度监测；复查血常规、CRP、尿常规、粪便隐血，肝肾功能、出凝血功能、血糖测定，血气分析、血清电解质和血脂等测定。

（2）完善相关检查，必要时行血管动脉超声、肾脏或肾上腺 CT 或 MRI、腹部超声等检查进一步评估病情。

（3）检测 FT_4、甲状腺刺激素、甲状旁腺激素、血浆肾素、血管紧张素、醛固酮、皮质醇、儿茶酚胺等。

（4）合理用药，控制血压波动。

（5）根据检查结果，请泌尿外科会诊，择期行手术治疗，全麻下行腹腔镜下右侧肾上腺次全切除术。术后病理：嗜铬细胞瘤样增生，术后康复良好。出院后门诊随访 3 个月，目前仅服用硝苯地平控释片（拜新同）30 mg qd 控制血压，监测血压在正常范围内，血压基本维持在（120～135）mmHg/（75～85）mmHg。

三、病例分析

1. 病史特点
详见"二、诊治经过"中"1. 病史特点"。

2. 诊断与诊断依据
（1）诊断：①继发性高血压：右侧肾上腺嗜铬细胞瘤；②低钾血症；③动脉粥样硬化；④肝囊肿、肾囊肿；⑤胆囊切除术后。

（2）诊断依据：①病史特点：男性，62岁，发现血压升高10余年，平素血压波动较大，降压药剂量较大但治疗效果不佳，血压最高至180 mmHg/105 mmHg。近2周患者自觉胸闷不适，血压再次出现波动，多次出现血压升高，无明显胸痛、气促，无恶心、呕吐，无腹痛、腹泻等。无糖尿病史；无血脂异常；无心脏病病史；6年前行胆结石腹腔镜手术切除胆囊；无烟酒嗜好。②体格检查：T 36.7 ℃，P 75 次/min，R 19 次/min，BP 145 mmHg/90 mmHg，SaO_2 99%。神志清楚，对答切题，检查合作。颈静脉无明显充盈，双肺呼吸音清；心律齐，$A_2 > P_2$，未及病理性杂音；腹软，肝脾肋下未及，未及血管杂音；双下肢未及水肿。③实验室依据：低血钾，余实验室检查未见明显异常。④影像学依据：腹部CT增强扫描（入院后）显示肝内多发囊肿，双肾小囊肿。胆囊术后。右侧肾上腺内支腺瘤可能；腹部MRI（入院后）检查示右侧肾上腺内侧枝增粗伴小结节样改变，腺瘤可能。⑤患者行右侧肾上腺次全切除术，术后病理示嗜铬细胞瘤样增生。

3. 鉴别诊断
（1）肾实质性疾病。

（2）肾血管性高血压。

（3）皮质醇增多症（库欣综合征）。

（4）原发性醛固酮增多症。

（5）主动脉缩窄。

（6）睡眠呼吸暂停综合征。

四、处理基本原则和方案

1. 继发性高血压的处理原则
继发性高血压的治疗，主要是针对其原发病。对原发病不能根治手术或手术后血压仍高者，除采用其他针对病因的治疗外，对高血压可按治疗原发性高血压的方法进行降压治疗。

（1）肾性高血压的治疗：介入治疗较外科手术血管重建更多选用；药物治疗作为肾血管性高血压的初始治疗仍然十分重要；如果肾功能正常、血压得到控制、肾动脉狭窄不严重或高血压病程较长，则首先采用药物治疗。如果没有双侧肾动脉狭窄，使用血管紧张素转换酶（ACE）抑制剂或血管紧张素受体阻滞剂（ARB）可以改善患者肾脏和心血管的预后。

（2）嗜铬细胞瘤的治疗是切除肿瘤；原发性醛固酮增多症的治疗考虑通过腹腔镜切除腺瘤；对于肾上腺增生，给予醛固酮拮抗药（如螺内酯、依普利酮等）治疗。

（3）主动脉缩窄，患者在手术修复或者安置支架后，可能仍旧需要药物治疗。

（4）睡眠呼吸暂停综合征合并高血压的治疗，包括肥胖者减轻体重，以及使用正压呼吸装置。

2. 具体处理方案
参照"二、诊疗经过"中"3. 入院后具体处理措施"。

五、要点与讨论

1. 何时考虑患者存在继发性高血压的可能

当高血压患者已经接受合理的联合足量降压药物治疗,且具有良好的治疗依从性,而血压仍然高于治疗的靶目标时,临床医师应及时考虑患者存在继发性高血压的可能。

2. 继发性高血压的病因

(1) 肾脏疾病:包括:①肾实质性病变,如急性和慢性肾小球肾炎,慢性肾盂肾炎、妊娠高血压综合征、先天性肾脏病变(多囊肾、马蹄肾)、肾结核、肾结石、肾肿瘤、继发性肾脏病变(各种结缔组织疾病、糖尿病肾脏病变、肾淀粉样病、创伤和泌尿道梗阻所致的肾脏病变等);②肾血管病变:肾动脉和肾静脉狭窄阻塞(先天性畸形、动脉粥样硬化、炎症、血栓等);③肾周围病变:如炎症、脓肿、肿瘤、创伤等。

(2) 内分泌疾病:肾上腺皮质疾病,包括皮质醇增多症(库欣综合征)、原发性醛固酮增多症、肾上腺髓质的嗜铬细胞瘤;其他内分泌原因的症状性高血压,包括腺垂体功能亢进、甲状腺功能亢进或低下、甲状旁腺功能亢进、类癌或绝经期综合征等。

(3) 血管病变:如主动脉缩窄、多发性大动脉炎等。

(4) 使用导致血压升高的各种药物:包括激素、麻醉剂、毒品、影响交感神经系统的药物及抗抑郁药等。

(5) 阻塞性睡眠呼吸暂停综合征(OSAHS)。

(6) 颅内疾病:颅内肿瘤、脑炎、颅脑创伤等。

继发性高血压的病因众多而复杂,临床必须充分全面询问病史,而老年人尤其是高龄患者难以获得,故规范体格检查、必要特殊的辅助检查有着更为重要的诊断价值。

3. 老年高血压的诊治特点

(1) 老年人血压的测量及识别:规范化测量血压对于正确诊断老年人高血压至关重要,在临床实践中需强调动态血压监测的应用价值。注意识别"假性高血压",避免发生药物性低血压;同时还需注意识别继发性高血压。老年高血压患者中继发性高血压并不少见,如由动脉粥样硬化病变所致的肾血管性高血压、肾性高血压、嗜铬细胞瘤及原发性醛固酮增多症。老年人常因多种疾病服用多种药物治疗,还应注意由某些药物(如非甾体类抗炎药等)引起的高血压。

(2) 加强老年人高血压的知晓率、治疗率和控制率。

(3) 老年高血压的临床特点:①单纯收缩压增高为主;②脉压增大;③血压的变异性增大,血压波动大;④最常见的是血压昼夜节律异常;⑤容易发生直立性低血压;⑥常与多种疾病并存,并发症多;⑦诊室高血压;⑧性别差异;⑨隐匿性高血压。

(4) 老年人降压治疗的目标及 J 形曲线:治疗老年高血压的主要目标是保护靶器官,最大限度地降低心血管事件和死亡的风险。

高龄老年患者(≥80 岁)的血压控制目标,由于该类患者年龄更大、合并疾病更多、对降压药反应更复杂,更需关注。建议高龄人群收缩压可控制在 140～145 mmHg。在用药期间,应密切监测血压水平,特别是立位血压,警惕直立性低血压(餐后低血压及药物 α-受体阻滞剂)。

(5) 加强老年高血压的非药物治疗的宣传:非药物疗法是降压治疗的基本措施,包括纠正不良生活方式和不利于身心健康的行为和习惯。强调通过改变生活方式调控血压,可通过减轻体重、戒烟、减少精神压力、摄入富含水果和蔬菜的低脂饮食、减少食盐摄入、酒精摄入限制在中等量以下及适当增加体力活动等进行血压控制。特别是合并肺心病、代谢综合征、糖耐量受损的老年高血压患者,生活方式的干预对改善预后尤为重要。

老年患者降压治疗应强调收缩压达标,不应过分关注或强调舒张压变化的意义,同时应避免过快、过度降低血压(尽量避免血压低于 120 mmHg/70 mmHg,以免增加心脑血管意外事件的发生)。强调在患者能耐受降压治疗的前提下,逐步降压达标。

六、思考题

1. 通过本案例的分析,你对继发性高血压分析的过程与规范有何体会?

2. 通过本案例的分析,你将如何根据具体情况分析老年继发性高血压的病因?

3. 通过本案例的分析,你对老年继发性高血压的临床特点有哪些体会?在诊疗中如何关注患者的特点,确保医疗安全?

七、推荐阅读文献

1. 中国高血压防治指南修订委员会.中国高血压防治指南 2010 年修订版[J].中华心血管病杂志,2011,39(7):579-616.

2. 陈灏珠,林果为,王吉耀.实用内科学[M].14 版.北京:人民卫生出版社,2013.

3. Bonow RO, Mann DL, Zipes DP, et al. Braunwald's Heart Disease [M]. 9th ed. Philadelphia: Elsevier Saunders, 2011.

4. Sukor N. Endocrine hypertension-Current understanding and comprehensive management review [J]. Eur J Intern Med, 2011,22(5):433-440.

5. Cianci R, Martina P, Borghesi F, et al. Revascularization versus medical therapy for renal artery stenosis: antihypertensive drugs and renal outcome [J]. Angiogogy,2011,62(1):92-99.

李雯妮　刘建平(仁济医院)

老年退行性心脏瓣膜病

一、病历资料

1. 现病史

患者,男性,73 岁,因"体格检查发现主动脉瓣狭窄 6 年"入院。6 年前体格检查心脏超声检查发现主动脉瓣狭窄,主动脉瓣跨瓣压差 42 mmHg,无心悸胸闷、气急,无头晕、晕厥,未予以特别治疗。6 年来患者偶发活动后胸闷不适,无压榨样胸痛,能上三楼,无活动后气促,无夜间阵发性胸闷、气急发作。定期复查心脏超声,入院前心脏超声检查结果显示主动脉瓣狭窄,主动脉瓣跨瓣压差明显增高为 85 mmHg,现患者为求手术治疗,拟以"主动脉瓣狭窄"收治入院。

2. 既往史

高血压病史 15 年,最高 170 mmHg/100 mmHg,服用氨氯地平片(络活喜)等,控制尚可。否认糖尿病病史,无手术、外伤史,无食物、药物过敏史,无烟酒嗜好。

3. 体格检查

T 36.6 ℃, P 78 次/min, R 18 次/min, BP 136 mmHg/80 mmHg。神志清醒,对答切题,口齿清晰,查体合作。全身皮肤黏膜无黄染,全身浅表淋巴结未及肿大;颈软,无抵抗感,无颈静脉充盈,气管位置居中,无肋间隙增宽,叩诊双肺呈清音,听诊清音,未闻及湿啰音,未闻及哮鸣音;心界叩诊无扩大,HR 78 次/min,节律齐,主动脉瓣第一、二听诊区可闻及 3/6 级收缩中、晚期杂音,不伴震颤,向颈部传导,S_2 逆分裂;腹部平坦,无压痛,肝脾肋下未及,肝颈静脉回流征阴性,双下肢无凹陷性水肿,周围血管征阴性。

4. 实验室及影像学检查或特殊检查

(1) 实验室检查。血常规指标:WBC 7.45×10^9/L, RBC 4.43×10^{12}/L, Hb 138 g/L, N 67.9%, PLT 163×10^9/L;出凝血指标:PT 11.3 s, Fb 2.63 g/L, INR 0.94, TT 18.4 s;肝功能指标:ALB 37.5 g/L, ALT 13.0 IU/L, AST 23.0 IU/L, LDH 260 U/L, γ-GT 45.7 IU/L, TB 11.90 μmol/L, CB 4.2 μmol/L;肾功能指标:Cr 50.3 μmol/L, BUN 5.00 mmol/L, UA 358.00 μmol/L;电解质浓度:Na^+ 142 mmol/L, K^+ 3.7 mmol/L, Cl^- 103 mmol/L;空腹血糖 5.42 mmol/L;血脂浓度:TG 0.75 mmol/L, Ch 4.82 mmol/L, HDL 1.65 mmol/L, LDL 2.70 mmol/L;心肌酶谱指标:CK 389 IU/L,肌酸激酶同工酶 17.6 IU/L; Tn Ⅰ 0.02 ng/ml; BNP 95.60 pg/ml。

(2) ECG 检查:窦性心律,未见 ST-T 改变。

(3) 心脏彩色超声检查:主动脉瓣瓣环内径 2.6 mm,主动脉瓣有明显增厚钙化,开放受限,主动脉瓣最大跨瓣压差 85 mmHg,瓣口面积 0.58 cm²,未见主动脉瓣反流。左房内径增大 41 mm,左室后壁

12 mm,室间隔 12 mm,左室射血分数 66%。

（4）胸部 HRCT 平扫：两肺纹理增多,两肺上叶多发肺气囊,两侧胸膜局部增厚。纵隔及两侧腋窝内多发小淋巴结。心影饱满,主动脉及冠状动脉硬化,主动脉瓣钙化可能。

（5）冠状动脉造影术：冠状动脉左回旋支 60% 狭窄、纤细。

二、诊治经过

1. 病史特点

（1）老年男性,6 年前体格检查心脏超声发现主动脉瓣狭窄,跨瓣压差 42 mmHg,未经特殊治疗。6 年来患者偶发活动后胸闷不适,无压榨样胸痛,能上三楼,无活动后气促,无夜间阵发性胸闷、气急发作。定期复查心脏超声,入院前心脏超声检查结果显示主动脉瓣狭窄,跨瓣压差明显升高达 85 mmHg。

（2）体格检查：无发热,BP 136 mmHg/80 mmHg。神志清醒,对答切题,检查合作；颈软,无颈静脉充盈。呼吸平稳,双肺听诊未闻及干湿啰音。心界叩诊无扩大,HR 78 次/min,节律齐,主动脉瓣听诊区可及 3/6 级收缩期杂音,向颈部传导,S_2 逆分裂；腹部平坦,肝脾肋下未及,肝颈静脉回流征阴性,双下肢无凹陷性水肿。

（3）辅助检查：心脏彩超提示主动脉瓣狭窄。胸部 CT 发现主动脉及冠状动脉硬化,主动脉瓣钙化可能。心电图未见 ST‑T 改变。冠状动脉造影示冠状动脉左回旋支 60% 狭窄。

2. 初步诊断

根据病史、体格检查及辅助检查,本病例初步诊断为：①老年退行性心脏瓣膜病：主动脉瓣钙化伴狭窄（重度）,心功能 2 级；②高血压病 3 级,极高危组；③冠状动脉粥样硬化性心脏病,稳定性心绞痛。

3. 入院后具体处理措施

（1）完善术前全面评估,排除手术的绝对、相对禁忌证（胸部 X 线片或 CT、心电图、肺功能,心脏彩超、腹部 B 超等检查）。

（2）吸氧,低盐低脂饮食,监测 BP、HR。

（3）控制血压：氨氯地平（络活喜）5 mg/d 口服。

（4）利尿、控制心衰：氢氯噻嗪（双氢克尿噻）和螺内酯（安体舒通）。

（5）向患者及其家属详细解释病情、术前谈话及心理疏导,解除术前紧张综合征。

（6）手术治疗：经心内、心外、麻醉及老年病科联合讨论,该患者入院后予主动脉瓣置换术,手术顺利,术中探查见冠状动脉左回旋支纤细,无法进行搭桥手术。术后华法林抗凝,地高辛强心等治疗。康复过程良好,1 个月后出院。

三、病例分析

1. 病史特点

详见"二、诊治经过"中的"1.病史特点"。

2. 诊断与诊断依据

（1）诊断。①老年退行性心脏瓣膜病：主动脉瓣钙化伴狭窄（重度）,心功能 2 级；②高血压病 3 级,极高危组；③冠状动脉粥样硬化性心脏病,稳定性心绞痛。

（2）诊断依据。①病史特点：老年男性患者,6 年前体格检查心脏超声检查发现主动脉瓣狭窄,偶发活动后胸闷不适,无压榨样胸痛,能上三楼,无活动后气促,无夜间阵发性胸闷、气急发作。定期复查心脏超声,入院前心脏超声检查结果显示主动脉瓣狭窄,跨瓣压差 85 mmHg。②体格检查特点：无气急,

BP 136 mmHg/80 mmHg。无颈静脉充盈,双肺听诊未闻及干湿啰音。心界无扩大,HR 78 次/min,节律齐,主动脉瓣听诊区可及 3/6 级收缩中、晚期杂音,S_2 逆分裂;肝颈静脉回流征阴性,双下肢无凹陷性水肿。③辅助检查依据:心脏彩色超声检查提示主动脉瓣狭窄。胸部 CT 检查发现主动脉及冠状动脉硬化,主动脉瓣钙化可能。心电图未见 ST‐T 改变。冠状动脉造影检查示冠状动脉左回旋支 60% 狭窄。

3. 鉴别诊断

(1) 缩窄性心包炎或心包填塞。

(2) 风湿性心脏病。

(3) 先天性心脏病。

(4) 原发性心肌病。

(5) 缺血性心脏瓣膜病。

(6) 主动脉夹层。

四、处理基本原则和方案

1. 老年退行性心脏瓣膜病治疗的基本原则

目前,尚无有效的方法能阻止老年退行性心脏瓣膜病的进展,其治疗原则如下:

(1) 对于心功能代偿和无临床症状的患者,可动态观察病情变化,一般不必治疗。

(2) 对各种易患因素如高血压、冠心病和糖尿病等进行积极治疗,并积极防治各种并发症如心源性脑缺氧、心绞痛、心衰、心律失常、感染性心内膜炎、栓塞等。对已发生的并发症如房室传导阻滞、病窦综合征等应及时安装起搏器。

(3) 药物治疗:可应用改善钙磷代谢的药物和(或)钙拮抗药、他汀类调脂药物治疗等,但能否阻滞钙在瓣膜或瓣环的沉着,尚无足够的资料证明其疗效。至今尚无针对其他心血管危险因素控制的临床研究能有利于控制退行性瓣膜疾病的进展。

(4) 对瓣膜严重钙化有明显血流动力学障碍的有症状患者,应手术或进行其他介入性治疗。其中目前公认瓣膜置换术是一种有效的治疗方法。随着手术的改进,病死率已明显降低。手术指征:以前以主张跨瓣压差≥6.65 kPa(50 mmHg),瓣口面积≤0.75 cm² 为"金标准",ACC/AHA 瓣膜性心脏病处理《指南》中的手术指征则是根据是否有症状、合并其他手术、是否有左心收缩功能不全、瓣膜面积等(见表 9‐1)。该患者虽无明显心衰症状,也无心绞痛和晕厥的发生,但该患者主动脉最大跨瓣压差已达 85 mmHg,瓣口面积仅 0.58 cm²,符合手术指征,入院多学科联合评估病情后,予主动脉瓣膜置换术。手术顺利,术后采用华法林抗凝、地高辛强心等治疗。

(5) 对合并有严重冠心病者如同时进行冠状动脉搭桥术,则预后改善更为明显。但该患者术中探查见冠状动脉左回旋支纤细,故无法进行搭桥手术。

表 9‐1　ACC/AHA 瓣膜性心脏病处理《指南》中主动脉瓣狭窄(AS)行主动脉瓣置换术的建议

适应证	分类
1. 出现症状的重度 AS 患者	I
2. 行冠状动脉旁路外科手术的重度 AS 患者	I
3. 行主动脉或其他心脏瓣膜外科手术的重度 AS 患者	I

（续表）

适应证	分类
4. 行冠状动脉搭桥手术或行主动脉或其他心脏瓣膜外科手术的中度 AS 患者	I
5. 无症状的重度 AS 患者伴左室收缩功能不全	Ⅱa
对运动的异常反应（如低血压）	Ⅱa
室性心动过速	Ⅱb
显著或过分的左室肥厚（≥15 mm）	Ⅱb
瓣膜面积 < 0.6 cm²	Ⅱb
6. 无以上 5 项中的表现，对无症状患者预防猝死。	Ⅲ

2. 老年退行性心脏瓣膜病的具体处理方案

参照"二、诊疗经过"中"3. 入院后具体处理措施"。

五、要点与讨论

1. 老年退行性心脏瓣膜病的危险因素和流行病学

老年退行性心脏瓣膜疾病是老年常见的心血管疾病之一，随着年龄的增加而发病率升高，病变程度加重。该病约占老年心瓣膜病的 25%，在老年非风湿性心瓣膜病中占 80%。70 岁以上需行瓣膜置换术者几乎均为退行性变所致。在各种瓣膜疾病中以主动脉瓣狭窄最为突出。据文献报道，老年钙化性瓣膜病与性别有关，主动脉硬化或钙化多见于男性，男女比例为 4∶1；二尖瓣环钙化则多见于女性，男女比例为 1∶2.4～1∶4.0。近年来，随着超声等诊断技术的发展和经验的积累，该病的检出率不断提高，并发现其发病年龄有前移倾向。

2. 老年退行性心脏瓣膜病的临床特点

（1）老年人瓣膜疾病起病隐匿，发展缓慢，瓣膜的狭窄和关闭不全程度多不严重，对血流动力学影响可以较小，长期无明显症状，或仅表现为其并发症的症状。老年人退行性瓣膜病变主要累及左心瓣膜，常见的有主动脉瓣和二尖瓣环钙化，可单独存在或两者并存。右心瓣膜受累少见。当疾病发展到一定程度，可出现诸如心绞痛、心律失常、晕厥等症状。体征上包括心脏杂音和伴发疾病或并发症的体征。超声心动图检查在疾病的诊断中有重要的地位。

（2）房颤和心衰是本病常见并发症，预后不佳。主动脉瓣狭窄一旦发生心衰，其心输出量降低，左室流出道受阻会更明显，后负荷增加又进一步降低左室功能使心衰加重。因此，主动脉瓣狭窄者一旦出现心衰，临床表现急剧恶化，且猝死率高。主动脉瓣狭窄者出现症状后平均生存期 4 年；出现晕厥者平均生存期 3 年；发生心衰者平均生存期仅 2 年，故有症状者较无症状者预后差。

3. 老年退行性心脏瓣膜病的手术选择

（1）外科瓣膜置换术：外科瓣膜置换术是治疗本病的重要手段。70 岁以下，单纯主动脉瓣置换手术的病死率在 1%～3%，而年老者可达 4%～8%。手术后，患者症状及生活质量都得到改善，生存率接近于年龄匹配的正常人群。在选择过的超过 80 岁的患者中，外科手术也被证实能够改善患者的症状并延长其寿命。因此，年龄本身不是患者的绝对手术禁忌，但换瓣术还有以下问题有待解决。①换瓣术使钙化性瓣膜病的老年人寿命延长，术后的生存期可达 10 年以上，但 80 岁以上患者术后生物瓣再发生退行性变，是否需要再行手术是有待解决的问题。②老年人常并存多种疾病，采用机械瓣膜需终身抗凝，而一些患者往往具有抗凝禁忌证。

（2）球囊瓣膜成形术（percutaneous balloon aortic valvuloplasty，PBAV）：该手术操作简单、不需开胸，安全且费用低，易于被患者接受，尤其适合于不宜手术治疗的老年患者。PBAV 术后瓣口再狭窄是目前一个尚未解决的重要问题。Waller 认为球囊扩张主要是使主动脉壁扩张，钙化斑块破裂，术后再狭窄可能是因为过度扩张的主动脉壁弹性回缩所致。随访结果显示 80% 左右的患者在术后 5～17 个月发生瓣口再狭窄。由于并发症发生率可高达 10%，再狭窄率高，不能改善患者预后，在老年 AS 中的价值有限。但 PBAV 可作为血流动力学不稳、外科手术高危的患者过渡到外科手术治疗的临时治疗手段（ⅡB 类，证据水平 C 级）。

（3）其他：如高频超声消融主动脉瓣上的钙化斑块等，临床尚未广泛应用。

4. 影响老年换瓣术预后的因素

（1）年龄：高龄者病死率高。有研究发现年龄≥70 岁者术后 1 年内病死率是年龄<70 岁年龄组的 2.5 倍。

（2）心功能：术前心功能明显减退者，其病死率大约是正常心功能患者的 5～20 倍。

（3）冠心病：伴严重冠状动脉病变者（冠状动脉狭窄>70%）的术后病死率较非冠心病者增高 2.7 倍。

（4）有肺、肝、肾疾患或糖尿病、周围血管疾病者的预后较差。

（5）跨瓣压差：手术存活率与跨瓣压差呈反向关系。研究显示，围术期瓣膜替换术主要死亡原因依次为：低心输出量综合征、严重室性心律失常、人工瓣心内膜炎、脑部并发症和肾衰竭。

六、思考题

1. 老年退行性瓣膜病常见于哪些瓣膜？其临床有何特点？

2. 从该例老年主动脉瓣狭窄患者的规范分析，提示你如何早期发现此类疾病？需要手术的患者如何进行综合手术风险评估？

七、推荐阅读文献

1. Nishimura RA，Otto CM，Bonow RO，et a1. 2014 AHA/ACC guideline for the management of patients with valvular heart disease：a report of the AmericanCollege of Cardiology/American Heart Association Task Force on Practice Guidelines ［J］. J Thorac Cardiovasc Surg，2014，148（1）：e1 - e132.

2. Vahanian A，Alfieri O，Andreotti F，et al. Guidelines on the management of valvular heart disease（version 2012）：The Joint Task Force on the Management of Valvular Heart Disease of the European Society of Cardiology（ESC）and the European Association for Cardio-Thoracic Surgery（EACTS）［J］. Eur Heart J，2012，33（19）：2451 - 2496.

3. Tommaso CL，Bolman RM 3rd，Feldman T，et al. Multisociety（AATS，ACCF，SCAI，and STS）expert consensus statement：operator and institutional requirements for transcatheter valve repair and replacement，part 1：transcatheter aortic valve replacement ［J］. Catheter Cardiovasc Interv，2012，80（1）：1 - 17.

顾玉婷　金　贤（仁济医院）

案例 10

舒张性心力衰竭

一、病历资料

1. 现病史

患者,女性,76岁,因"反复活动后心悸、气促半年,加重1周"入院。自半年前起出现剧烈活动后心悸、气促,稍休息后症状有所缓解,当时可以连续上4层楼梯,故未予以重视,未就诊治疗。近1周患者自觉体力下降、乏力明显、少尿,且稍有活动心悸、气促加重,爬一层楼梯时气促更为明显,时有夜间突发胸闷不适,端坐位数十分钟后症状缓解,但当时无明显发热、咳嗽、咳痰,无明显胸痛、胸闷、出冷汗、黑矇,无意识丧失,无头痛、头晕、恶心、呕吐,无面部水肿等不适。遂至门诊就诊,收治入院。追问病史,17年前患者因体格检查发现血压最高达170 mmHg/110 mmHg,于外院就诊明确为"原发性高血压",平素服用"苯磺酸氨氯地平片(络活喜)",血压控制不佳,常波动于150 mmHg/95 mmHg 左右。

2. 既往史

糖尿病史8年,最高空腹血糖浓度为8 mmol/L,餐后2 h血糖浓度15.9 mmol/L,长期服用格列齐特缓释片(达美康缓释片)、伏格列波糖片(倍欣)控制血糖,空腹血糖浓度6.5 mmol/L,餐后2 h血糖浓度10.8 mmol/L,糖化血红蛋白6.5%;高三酰甘油血症病史6年,饮食控制,三酰甘油浓度波动在2.25 mmol/L。无贫血、甲状腺功能亢进、肥厚性心肌病、瓣膜病、慢性支气管炎、睡眠呼吸暂停、脑梗死、肾脏疾病及消化道疾病史。无胸部外伤及手术史;无烟酒嗜好;无药物过敏史。生育史3-0-0-3。52岁绝经。其父亲和妹妹有高血压、糖尿病史,其余家庭成员无其他疾病。

3. 体格检查

T 36.9℃,P 88次/min,R 19次/min,BP 145 mmHg/94 mmHg,SaO_2 94%～95%,BMI 28 kg/m^2。患者神志清楚,体型肥胖,对答切题,检查合作。取半卧位,颈静脉充盈,口唇略发绀,皮肤巩膜未见黄染。两肺呼吸音粗,两肺底少许湿啰音。心前区未及震颤,心浊音界未明显扩大,心尖搏动弥散,HR 88次/min,律齐,S_1心音增强,$P_2 > A_2$,未闻及 S_3,各瓣膜区未闻及明显杂音。腹部平坦,未见皮肤瘀斑,未见腹壁静脉曲张,未见肠型及蠕动波。肠鸣音4次/min,未闻及气过水声。肝脾肋下未触及,肝颈静脉回流征(一),无压痛,无反跳痛,无肌卫。腹水征(一)。双下肢无水肿。

4. 实验室及影像学检查或特殊检查

(1) 实验室检查。外周血检查:WBC 7.1×10^9/L,N 68.2%,PLT 135×10^9/L,Hb 125 g/L;尿常规指标:尿蛋白0.75 mg/ml。粪常规:正常,粪隐血(一);血气分析:pH 7.40,$PaCO_2$ 42 mmHg,PaO_2 80 mmHg,实际碳酸氢盐(actual bicarbonate,AB)24 mmol/L,碱剩余(base excess,BE)3 mmol/L,标准碳酸氢盐(standard bicarbonate,SB)26 mmol/L,SaO_2 94%;肝功能指标:TP 57.7 g/L,ALB

35.7 g/L，ALT 30 IU/L，AST 45 IU/L，LDH 92 IU/L，γ-GT 88.8 IU/L；TG 2.30 mmol/L；空腹血糖 6.6 mmol/L，餐后 2 h 血糖 10.8 mmol/L，HbA1c 6.7%；CRP 10.6 mg/L；BNP 630 pg/ml；血小板聚集力增高；血钾、钠、钙、氯、磷、镁、CK 及其同工酶（CK-MB）、肾功能、免疫炎症指标、肿瘤指标、血黏度、双侧甲状腺 B 超检查及甲状腺功能指标均在正常范围；肝炎标志物全套均阴性。

（2）胸部 X 线片检查：心脏未见明显异常，两肺提示肺淤血，双肋膈角稍钝。

（3）ECG 检查：窦性心律，心室率 89 次/min，左室高电压（$R_{V5}+S_{V1}>3.8$ mV），非特异性 ST-T 改变。

（4）甲状腺、腹部、颈动脉、腹主动脉 B 超检查：脂肪肝，腹主动脉斑块（混合斑块）、胆囊、脾、双肾、胰腺。

（5）心脏彩色超声检查：左室对称性肥厚（室间隔厚度 12.5 mm、左室后壁厚度 12 mm），心房轻度增大（右房内径 44 mm），左室射血分数（LVEF）62%，舒张功能不全（E/A<1），肺动脉高压（57 mmHg），无明显血管、瓣膜、心包异常。

（6）冠状动脉造影：未见明显冠状动脉狭窄。

（7）Holter 检查：窦性心律，HR 64～120 次/min，平均 88 次/min；房性早搏 260 次，短阵房性心动过速 3 次；ST-T 下斜型压低 0.5 mm。

（8）24 h 动态血压：白天平均血压 145 mmHg/96 mmHg；夜间平均血压 130 mmHg/90 mmHg；全天平均血压 140 mmHg/94 mmHg；昼夜节律消失。

二、诊治经过

1. 病史特点

（1）病史特点：绝经女性，有高血压、糖尿病史。长期血压控制不佳，后累及心脏出现活动后呼吸困难伴活动耐量下降，症状进行性加重。

（2）体格检查特点：半卧位，颈静脉充盈，口唇略发绀。两肺呼吸音粗，两肺底少许湿啰音。心尖搏动弥散，HR 88 次/min，律齐，S_1 心音增强，$P_2>A_2$，未闻及 S_3，血压控制不达标，SaO_2 检查 95%，体循环淤血体征不明显。

（3）实验室依据：BNP、血糖和三酰甘油浓度均升高。

（4）辅助检查依据：心电图检查示左室高电压；X 线片检查示两肺淤血；B 超检查示脂肪肝，腹主动脉斑块（混合斑块）；心脏彩色超声检查示左室肥厚，舒张功能不全，肺动脉高压；冠状动脉造影排除冠状动脉狭窄；Holter 检查显示平均 HR 加快；动态血压显示血压控制不佳。

2. 初步诊断

根据病史、体格检查及辅助检查，本病例初步诊断为：①高血压性心脏病，慢性舒张性心力衰竭（DHF），心功能Ⅲ级（NYHA 分级）；②原发性高血压 3 级，极高危组；③2 型糖尿病；④高三酰甘油血症；⑤脂肪肝；⑥动脉粥样硬化。

3. 入院后具体处理措施

（1）心电、血压、呼吸、指脉氧饱和度监测；记录 24 h 尿量和出入量变化；定期测定血常规、BNP、尿常规、粪便常规＋隐血、肝肾功能、凝血常规、血糖、血黏度、血小板聚集力、血电解质和血气分析。

（2）低脂低盐糖尿病饮食，吸氧。

（3）利尿减轻心脏负荷：呋塞米 20 mg qd po，螺内酯 20 mg qd po。

（4）控制血压：苯磺酸氨氯地平片（络活喜）5 mg qd po，厄贝沙坦 150 mg qd po。

（5）控制心室率，改善心脏舒张功能：酒石酸美托洛尔（倍他乐克）6.25 mg bid po。

（6）稳定斑块，抗血小板聚集：阿托伐他汀钙片（立普妥）10 mg qn po，硫酸氢氯吡格雷片（泰嘉)50 mg qd po。

（7）控制血糖：格列齐特（达美康）缓释片 30 mg qd po 餐前，伏格列波糖（倍欣）0.2 mg tid po 第 1 口饭。

三、病例分析

1. 病史特点
详见"二、诊治经过"中的"1. 病史特点"。

2. 诊断与诊断依据
（1）诊断：①高血压性心脏病，慢性 DHF，心功能Ⅲ级（NYHA 分级）；②原发性高血压 3 级，极高危组；③2 型糖尿病；④高三酰甘油血症；⑤脂肪肝；⑥动脉粥样硬化。

（2）诊断依据。①病史特点：老年绝经女性，有高血压、糖尿病史，长期血压控制不佳，后累及心脏出现活动耐量下降伴呼吸困难。②体格检查特点：有肺循环淤血体征，但无明显体循环淤血。心浊音界未扩大，S_1 心音增强，$P_2 > A_2$。③实验室依据：BNP 升高。④辅助检查依据：心电图左室高电压；X 线片检查示两肺淤血；心脏彩色超声检查示左室肥厚，舒张功能不全，射血分数正常，轻度肺动脉高压。

根据患者病史特点，参照《2014 年中国慢性心力衰竭诊断和治疗指南》，为本案例诊断"高血压性心脏病，慢性 DHF，心功能Ⅲ级（NYHA 分级）"提供了确切的依据。

3. 鉴别诊断
（1）慢性肺部疾病、呼吸功能不全。

（2）胸壁、胸廓、胸腔疾病。

（3）心包压塞。

（4）神经肌肉疾病。

（5）血液系统疾病。

（6）代谢异常疾病。

四、处理基本原则及方案

1. DHF 处理的基本原则
去除心衰诱因、逆转左室肥厚，改善心室舒张功能、控制症状、基本病因和并存疾病的治疗。

2. 具体方案
（1）一般治疗：①生命体征、出入量及体重的监测、氧气治疗；②调整生活方式，限钠、限水、糖尿病饮食、休息、适度活动、避免劳累及激动。

（2）药物治疗。①降低前负荷，利尿剂纠正液体潴留。②降低后负荷，逆转左室肥厚，改善心室舒张功能：ACEI、ARB、β-受体阻滞剂、钙通道阻滞剂；心衰伴有高血压、DHF 患者的达标血压低于单纯高血压患者的标准，即收缩压在 120～130 mmHg 之间，舒张压 70～80 mmHg 之间。③不宜使用地高辛等强心类药物，除非发展为收缩性心功能不全（systolic heart failure，SHF），则以治疗后者为主。④并存疾病及并发症的防治：糖尿病血糖的控制，避免院内交叉感染尤其是肺部及尿路感染，注意电解质紊乱、心律失常及重要脏器功能障碍的发生。

（3）非药物治疗：①心脏再同步化治疗；②心脏移植。

本患者目前无非药物治疗的指征。

3. DHF 治疗的具体处理方案

参照"二、诊疗经过"中"3. 入院后具体处理措施"。

五、要点与讨论

1. 老年呼吸困难的鉴别

(1) 心源性呼吸困难与非心源性呼吸困难鉴别。①心源性呼吸困难：常由冠心病、高血压、老年瓣膜病等原因所致。②非心源性呼吸困难：常由肺部疾病引起的呼吸困难、肺栓塞与继发性肺动脉高压、血液系统疾病、心包炎、肾源性水肿、门脉性肝硬化、甲状腺疾病、下肢深部静脉血栓等原因所致。在诊断心源性呼吸困难时，尤其要排除肺栓塞与继发性肺动脉高压。

(2) SHF 与 DHF 的鉴别。①SHF 主要临床特点源于心输出量不足，收缩末期容量增大、射血分数降低<45%和心脏扩大。②DHF 是起因于非扩张性纤维组织代替了正常可扩张的心肌组织，使心室顺应性下降，因而心搏量降低，左室舒张末期压增高而发生心力衰竭，而代表心脏收缩功能的射血分数正常≥45%。老年人多为 DHF，有研究表明 DHF 的发病率随年龄的增长而增加，70 岁以上可高达 50%，故再次提醒我们并非射血分数正常者不存在心力衰竭。

2. DHF 的诊断

(1) DHF 的疾病诊断标准：①有高血压性心脏病等原发病，具有慢性心力衰竭的典型症状和体征。查体无心脏明显扩大；②X 线片有肺淤血征象，而无心脏扩大或轻度扩大；③超声心动图检查：左室舒张末期内径不大，室壁厚度正常或增厚，左室内径缩短率>25%，左室充盈速度减慢，EF 斜率降低，无瓣膜异常。④有创、无创检查示左室射血分数正常（心衰发生 72 h 内大于 45%）。⑤心电机械图：左室等容舒张末期(IRP)>80 ms，快速充盈期(RFP)<110 ms，缓慢充盈期(SFP)>250 ms。⑥放射性核素造影：左室舒张末期容量、峰值、射血前期、峰充盈率、至高峰充盈时间和舒张末期前 1/3 充盈分数等参数异常。⑦心导管与心血管造影：肺毛细血管楔压(PCWP)>2.0 kPa(18 mmHg)，而无舒张末期容量增加。

判断方法：符合前 2 项可拟诊；符合前 3 项可临床诊断；符合前 3 项和其他任何 2 项可确诊。

(2) DHF 的病因诊断。①影响左室松弛性能的疾病：如高血压性心脏病、老年人心脏病和糖尿病。②影响左室僵硬度的疾病：如心肌淀粉样变性、限制型心肌病、心肌间质纤维化和心内膜纤维化。③影响心室间相互作用的疾病：如右室压力负荷增加（肺动脉高压）及急性右室扩张（急性肺动脉栓塞等）。④影响左室充盈的疾病：如缩窄性心包炎、大量心包积液和心包填塞及快速性室性心动过速等（此类疾病左室本身舒张功能并无异常，故有人对此能否作为 DHF 的病因还持有异议）。

(3) DHF 的并发症诊断：①心律失常；②肺部感染；③肝功能不全；④肾功能不全；⑤水与电解质紊乱；⑥多脏器功能不全。

3. 老年心力衰竭处理的特别注意点

(1) 老年心力衰竭的病理生理学特点：老年患者因呼吸功能减退、低心输出量、肺淤血、肺通气/血流比例失调等原因，较易发生低氧血症；对负荷的心率反应低下，心力衰竭时心率可不增快。

(2) 老年心力衰竭多病因共存：95%的患者合并至少 1 种非心脏性疾病，且 55%有 4 种甚至更多非心脏性合并症，最常见高血压、糖尿病和慢性阻塞性肺疾病，老年人多病因性心力衰竭既可能是病因，也可能为诱因，诱发其他严重的致死性疾病。

(3) DHF 发生率高：老年心力衰竭中多为 DHF，70 岁以上 DHF 的发生率为 50%，其中女性心力衰竭患者比男性高，且多患有高血压和糖尿病。

(4) 易出现药物不良反应，注意监测：老年人均有一定程度的肾功能减退，故老年人心力衰竭药物治疗时，扩张血管药物及利尿剂应从小剂量开始，并且严密监测血压和肾功能，同时，注意避免应用对肾脏损害重的药物。因老年人传导系统减慢，窦房结功能减退，所以应用 β-受体阻滞剂时，易出现窦性心动过缓、窦房结阻滞等,应注意监测心率和心律。

六、思考题

1. 通过本案例的分析你对老年 DHF 病例分析的过程与规范有何体会?

2. 男性,76 岁,患者的 LVEF 为 70%,单凭此项结果就说明他能忍受中型手术吗? 理由何在?

3. 通过本案例的分析,你对老年心力衰竭的认识有哪几方面提高?

七、推荐阅读文献

1. 中华医学会心血管病学分会,中华心血管病杂志编辑委员会[J].慢性心力衰竭诊断治疗指南[J].中华心血管病杂志,2014:42(2):1-25.

2. Yancy CW, Jessup M, Bozkurt B, et al. 2013 ACCF/AHA guideline for the management of heart failure:a report of the American College of Cardiology Foundation/American Heart Association Task Force on Practice Guidelines [J]. J Am Coll Cardiol,62:e147-e239.

3. McKelvie RS, Moe GW, Ezekowitz JA, et al. The 2012 Canadian Cardiovascular Society heart failure management guidelines update:focus on acute and chronic heart failure [J]. Can J Cardiol, 2013,29(2):168-181.

4. Bart BA, Goldsmith SR, Lee KL, et al. Ultrafiltration in decompensated heart failure with cardiorenal syndrome [J]. N Engl J Med, 2012;367(24):2296-2304.

盛　净　马绍骏(上海市第九人民医院)

急性左心力衰竭

一、病历资料

1. 现病史

患者,男性,74 岁,因"突发喘憋,不能平卧,咳嗽,咳粉红色泡沫痰 1 小时"入院。入院前 1 h 患者大便后出现喘憋、不能平卧,伴心悸、大汗,咳嗽、咳粉红色泡沫痰,无恶心、呕吐,无畏寒、发热,无腹痛、腹泻,无心前区及肩背部疼痛,无黑朦,无意识丧失,无头痛、头晕等不适。遂至急诊科就诊,查心电图示窦性心动过速,ST - T 改变,BNP 1 025 pg/ml,急诊给予利尿,扩血管治疗后稍有好转,为进一步诊治收入院。

追问病史,患者入院前 3 个月因急性广泛前壁心肌梗死于外院就诊,当时行急诊冠状动脉造影显示前降支近端完全闭塞,成功植入支架一枚,完成血运重建。术后行心脏彩色超声检查示:左心室舒张末期前后径 58 mm,收缩末期前后径 40 mm,射血分数(ejection fraction,EF)45%,并服用拜阿司匹林、阿托伐他汀钙片(立普妥)、硫酸氢氯吡格雷片(波立维)、琥珀酸美托洛尔缓释片(倍他乐克缓释片)、尼贝沙坦片(安博维)治疗。近 1 周患者自觉体力下降、乏力明显、少尿,且稍有活动气促加重,时有夜间突发胸闷不适,端坐位数分钟后症状缓解。

2. 既往史

"原发性高血压"20 年,BP 最高为 165 mmHg/105 mmHg,平素服用尼贝沙坦,血压控制于 140～145 mmHg/80 mmHg 左右;"高胆固醇血症"25 年,长期服用阿伐他汀,胆固醇浓度控制在 5.70 mmol/L;"脂肪肝"20 余年;"慢性肾脏病(chronic kidney disease,CKD)3 期"4 年;否认糖尿病、贫血、甲状腺功能亢进及其他老年常见慢病史。无胸部外伤及手术史。有吸烟嗜好 40 余年,每日吸烟 1 包。无饮酒嗜好,无药物过敏史。其兄弟有高血压、冠心病史,父母早逝。

3. 体格检查

T 37.1 ℃, P 120 次/min, R 35 次/min, BP 180 mmHg/100 mmHg, SaO_2 88%, BMI 28 kg/m²。神志清楚、烦躁不安、体型肥胖、急性面容、对答不能、检查欠合作。端坐位,大汗,颈静脉充盈,口唇发绀,皮肤巩膜未见黄染。两肺呼吸音粗,两肺散在干湿啰音。未及震颤,心浊音界明显向左下扩大,HR 120 次/min,律齐,心尖部第一心音减弱,可及舒张期奔马律,P_2 亢进。腹部查体欠配合,肝脾肋下未触及,无压痛,无反跳痛,无肌卫。腹水征(一)。双下肢中度水肿。

4. 实验室及影像学检查或特殊检查

(1) 实验室检查。外周血:WBC $10.1×10^9/L$, N 70.2%, PLT $200×10^9/L$, Hb 110 g/L;肝功能:TP 57.7 g/L, ALB 34 g/L, ALT 14 IU/L, AST 18 IU/L, LDH 60 IU/L, γ - GT 68 IU/L;血胆

固醇:5.65 mmol/L;空腹血糖 6.0 mmol/L,HbA1c 6.0%;血气分析 pH7.35,PaCO$_2$ 45 mmHg,PaO$_2$ 63 mmHg,AB 2.9 mmol/L,SB 3.3 mmol/L,SaO$_2$ 91%(吸氧中);CRP 10.1 mg/L;BNP 1 025 pg/ml;肌钙蛋白 0.10 ng/ml;血 Cr 浓度 126 μmol/L;血钾、钠、钙、氯、磷、镁、肌酸磷酸激酶(CK)及其同工酶(CK-MB)、血尿素、血尿酸、尿常规、血小板聚集力正常、免疫炎症指标、肿瘤指标、血黏度、双侧甲状腺及甲状腺功能指标均在正常范围;肝炎标志物全套均阴性。

(2) 胸部 X 线片检查:心影增大呈靴型心,两肺淤血,双肋膈角稍钝。

(3) ECG 检查:窦性心动过速,HR 125 次/min,偶见多源性室性早搏,左心室高电压(R$_{V5}$+S$_{V1}$>4.0 mV),V$_1$~V$_5$ 病理性 Q 波,非特异性 ST-T 改变。

(4) 甲状腺、腹部、颈动脉、腹主动脉 B 超检查:脂肪肝,腹主动脉、椎动脉及颈动脉斑块(混合斑块),胆囊、脾、双肾、胰腺未见异常。

(5) 心脏彩色超声检查:左心室明显扩大,舒张末期前后径 68 mm,收缩末期前后径 58 mm,心房轻度增大,EF 30%,左室壁节段性运动异常,二尖瓣少-中度反流,心包少量积液。

(6) 冠状动脉造影:前降支支架处未见明显狭窄、远端正常、左回旋支近端狭窄 30%、右冠状动脉远端未见明显狭窄。

(7) 心电图监护:窦性心动过速,心室率 120~135 次/min,偶见多源性室性早搏。

(8) 血压监护:BP 180 mmHg/100 mmHg。

二、诊治经过

1. 病史特点

(1) 老年男性,有高血压,有高胆固醇血症。有广泛前壁心肌梗死、经皮冠状动脉介入治疗(percutaneous coronary intervention,PCI)史。用力后突发端坐呼吸伴咳粉红色泡沫痰。

(2) 体格检查:意识模糊、端坐呼吸,肺水肿。血压升高明显,SaO$_2$ 下降。心界向左扩大,心率明显增快,可及舒张期奔马律、P$_2$ 亢进,双下肢中度水肿。

(3) 实验室检查:心电图窦性心动过速,多源性室早,左室高电压,V$_1$~V$_5$ 病理性 Q 波,非特异性 ST-T 改变;X 线片检查示心影增大呈靴型心,肺淤血;血气分析示低氧血症;B 超检查示脂肪肝,大动脉混合型斑块;心脏彩色超声检查示左心室明显扩大,EF 降低明显;血胆固醇、BNP、血肌酐、肌钙蛋白水平均升高;本次冠状动脉造影无新的急性冠状动脉病变。

2. 初步诊断

根据病史、体格检查及辅助检查,本病例初步诊断为:①冠心病,急性左心衰竭,陈旧性广泛前壁心肌梗死、PCI 术后,多源性室性早搏;②原发性高血压 3 级,极高危组;③高胆固醇血症;④CKD 3 期;⑤脂肪肝;⑥动脉粥样硬化。

3. 入院后具体处理措施

(1) 病情危重急收 ICU,心电图、血压、呼吸、指脉氧饱和度监护;记录 24 h 尿量和出入量变化;定期血常规、BNP、尿常规、粪便常规+隐血、肝肾功能、凝血常规、血糖、血黏度、血小板聚集力、血电解质和血气分析测定。

(2) 端坐位,双腿下垂,以减少静脉回流。

(3) 持续高流量(6~8 L/min)面罩吸氧,乙醇(30%~50%)湿化。

(4) 镇静(即刻皮下注射吗啡 5 mg)。

(5) 快速利尿减轻心脏负荷(即刻呋塞米 40 mg iv)。

(6) 扩血管[硝酸异山梨酯(异舒吉)5 mg/h iv]。

(7) 强心(即刻毛花苷丙(西地兰)0.2 mg iv,2 h 后又毛花苷丙 0.2 mg iv)。

（8）解痉平喘（即二羟丙茶碱（喘定）0.25 g iv）。

（9）控制血压（安博维 150 mg qd po）。

（10）稳定斑块（立普妥 10 mg qn po）。

（11）抗血小板聚集（波立维 75 mg qd po，拜阿司匹林 0.1 g qd po）。

三、病例分析

1. 病史特点

详见"二、诊治经过"中的"1. 病史特点"。

2. 诊断与诊断依据

（1）诊断。①冠心病，急性左心力衰竭、陈旧性广泛前壁心肌梗死、PCI 术后，心律失常、多源性室性早搏；②原发性高血压 3 级，极高危组；③高胆固醇血症；④CKD3 期；⑤脂肪肝；⑥动脉粥样硬化（腹主动脉、椎动脉、颈动脉）。

（2）诊断依据。①病史特点：老年男性，发病急剧，诱因下出现端坐呼吸、伴有咳粉红色泡沫痰。②体格检查特点：端坐呼吸、急性肺水肿、心源性哮喘的体征。③实验室依据：BNP 和肌钙蛋白水平升高。④辅助检查依据：胸部 X 线片检查示心影增大呈靴型心、肺淤血；心脏彩色超声检查示左心室明显扩大，心房轻度增大，EF 30%，左室壁节段性运动异常，二尖瓣少-中度反流。本次冠状动脉造影无新的急性冠状动脉病变。

参照《2010 年中国急性心力衰竭诊断和治疗指南》，为本案例诊断"冠心病，急性左心力衰竭，陈旧性广泛前壁心肌梗死，PCI 术后，心律失常、室性早搏"提供了确切的依据。

3. 鉴别诊断

（1）支气管哮喘。

（2）成人急性呼吸窘迫综合征（acute respiratory distress syndrome，ARDS）。

（3）急性肺栓塞。

四、处理方案及基本原则

1. 处理基本原则

（1）一般措施：①立即改变患者体位（坐位或半坐位）等减少静脉回流；②迅速有效地纠正低氧血症；③迅速建立静脉通道；④心电图、血压等监测，及时处理严重的心律失常、血液动力学异常等情况。

（2）药物治疗。①镇静：皮下或肌内注射吗啡 5～10 mg，必要时也可静脉注射 5 mg。对高龄、哮喘、昏迷、严重肺部病变、呼吸抑制和心动过缓、房室传导阻滞者则应慎用或禁用。②强心：常首选洋地黄制剂毛花苷 C（西地兰），近期无用药史者，0.4～0.6 mg 稀释后缓慢静脉注射。快速型房颤或室上性心动过速所致左心房衰竭应首选毛花苷 C，也可酌情用 β-受体阻滞剂。急性左心力衰竭伴低血压者，可使用多巴胺和（或）多巴酚丁胺，一般应从中、小剂量开始，血压显著降低者可短时联合加用间羟胺（阿拉明）。③利尿：血压稳定或高血压时，应立即选用快作用强利尿药，常用髓襻利尿药，如静脉注射呋塞米 20～40 mg 或布美他尼（丁尿胺）1～2 mg。④扩张血管：简便急救治疗可先舌下含服硝酸甘油 0.5 mg。静脉滴注血管扩张药，常用制剂有硝酸甘油、硝普钠、酚妥拉明等，使用过程中根据血压变化调整药物剂量或滴速。⑤平喘：氨茶碱、二羟丙茶碱（喘定）适用于有明显哮鸣音者。⑥糖皮质激素：一般选用地塞米松 10～20 mg 静脉注射或静脉滴注。对于有活动性出血者应慎用或禁用。如有急性心肌梗死，除非合并心脏阻滞或休克，一般不常规应用。

（3）治疗原发病、消除诱因：如高血压者采用降压措施，快速异位心律失常要纠正心律失常；二尖瓣狭窄者施行紧急二尖瓣球囊成形术或二尖瓣分离术。

（4）机械辅助呼吸机的应用：对于严重急性左心力衰竭患者，用面罩法给予连续气道正压吸氧治疗。

2. 具体处理方案

参照"二、诊疗经过"中的"3. 入院后具体处理措施"。

五、要点与讨论

1. 老年呼吸困难的鉴别

（1）心源性与非心源性呼吸困难的鉴别。①心源性呼吸困难：常见于慢性心力衰竭急性加重、急性弥漫性心肌损害引起的心肌收缩无力（心肌梗死、药物）和急性血流动力学障碍（心脏容量负荷增加、高血压危象、瓣膜及心室流出道机械性阻塞、主动脉夹层、心室舒张受限、严重心律失常）。②非心源性呼吸困难：肺部疾病或其他病因所致的非心源性肺水肿［如急性呼吸窘迫综合征（ARDS）］及引起非心源性休克的病因。

（2）急性左心力衰竭、右心力衰竭的鉴别。①急性左心力衰竭：在急性心力衰竭（acute heart failure，AHF）中常见，是以肺水肿和心排量降低为主的临床综合征。②急性右心力衰竭：以体循环淤血和（或）心源性休克为主的临床综合征。

（3）老年收缩性心力衰竭（systolic heart failure，SHF）与舒张性心力衰竭（diastolic heart failure，DHF）的鉴别。①SHF 以心输血量不足，收缩末期容量增大、射血分数（EF）降低和心脏扩大为特征。老年人的 AHF 多为 SHF。②DHF 是以心室顺应性下降，左室舒张末期压力增高而发生心力衰竭为特征，其 EF 正常。

2. 急性左心力衰竭的诊断

（1）急性左心力衰竭的疾病诊断标准如下。①症状：发病急剧，有重度呼吸困难、端坐呼吸、烦躁不安，严重时咳白色或粉红色泡沫痰，有恐惧和濒死感。②体征：患者发绀、大汗、皮肤湿冷；心率增快、心尖部第一心音减弱、舒张期奔马律（S_3）、P_2 亢进；急性肺水肿体征，严重者出现心源性休克。③实验室检查：血 BNP（>100 pg/ml）和 NT - proBNP（>300 pg/ml）水平升高；可伴有肌钙蛋白水平升高；低氧血症，当酸中毒与组织灌注不足可有二氧化碳潴留。④辅助检查：胸部 X 线片检查示肺淤血征；超声心动图检查示左心室扩大，EF 降低。

（2）急性左心力衰竭的并发症诊断：①心源性休克；②多器官功能衰竭；③电解质紊乱和酸碱平衡失调。

3. 老年急性左心力衰竭处理的特别注意点

（1）心力衰竭症状不典型，容易早期漏诊；常无典型表现，甚至已处于中度心力衰竭可完全无症状，一旦存在某种诱因，则可发生重度心力衰竭，危及生命；常有的非特异性症状，如疲乏无力、大汗淋漓、精神神经症状突出。

（2）并发症多，病情进展快，预后差；心律失常以窦性心动过速、心房纤颤最多见，室性心律失常、房室传导阻滞也为常见，这些心律失常可诱发或加重心力衰竭；往往因肾灌注不足可引起肾衰竭，增加了治疗的难度和病死率；心力衰竭时限钠，食欲缺乏，继发性醛固酮增加等因素，易发生电解质紊乱，还可引起酸碱失衡，使病情恶化，加速死亡；此外，由于患者代偿能力差，往往在短时间内出现血流动力学紊乱，引起心源性休克、心源性晕厥，甚至出现心脏骤停等危及生命。

（3）选择治疗药物较棘手：如有烦躁不安、焦虑等精神症状时，应考虑合并脑血管病，应注意适时使用镇静剂，防止增加心肌的耗氧量，加重心力衰竭。在伴有低血压（收缩压<90 mmHg）、严重低钾血症

或酸中毒患者不宜应用扩张血管药物及利尿剂,且对利尿剂反应甚差。

六、思考题

1. 通过本案例的分析,你对老年急性左心力衰竭病例分析的过程与规范有何体会?
2. 通过本案例的分析,你对老年急性左心力衰竭患者出现精神症状时应该如何处理?
3. 通过本案例的分析,你对老年急性左心力衰竭伴随恶性心律失常时将如何诊疗?

七、推荐阅读文献

1. 中华医学会心血管病学分会,中华心血管病杂志编辑委员会. SHF 诊断和治疗指南[J]. 中华心血管病杂志,2010,38(3):195 - 208.
2. 2014 NICE acute heart failure clinical guideline: diagnosing and managing acute heart failure in adults.
3. 胡申江. 2012 年欧洲心脏学会《急性和慢性心力衰竭诊断和处理指南》简介[J]. 心脑血管病防治,2012,12(6):435 - 437.
4. McKelvie RS, Moe GW, Ezekowitz JA, et al. The 2012 Canadian Cardiovascular Society heart failure management guidelines update: focus on acute and chronic heart failure [J]. Can J Cardiol, 2013,29(2):168 - 181.

盛　净　马绍骏(上海市第九人民医院)

案例 12

急性胰腺炎

一、病历资料

1. 现病史

患者,男性,65 岁,因"进食油腻食物后持续中上腹痛 1 天伴冷汗"入院。1 天前进食鸡蛋、肉丸等油腻食物后出现中上腹饱胀,继而出现持续性压榨样疼痛,前俯半卧位时疼痛稍有缓解,伴冷汗及恶心、呕吐,呕吐胃内容物,疼痛未向其他部位放射。当时未测体温,无腹泻、呕血、黑便,无胸闷、心悸,无咳嗽、胸痛,无意识丧失,大小便正常。在家休息及服用铝碳酸镁片(达喜)等药物,疼痛仍呈进行性加剧,翌日急诊收入院。既往无类似发作史。

2. 既往史

原发性高血压史 10 年,BP 最高为 164 mmHg/95 mmHg,平素服用盐酸贝那普利片(洛汀新),血压控制满意;慢性胃炎史 8 年,不规则服用铝碳酸镁片等治疗。无糖尿病、血脂异常。无腹部外伤及手术史;无烟酒嗜好。

3. 体格检查

T 38.7 ℃,P 100 次/min,R 24 次/min,BP 140 mmHg /94 mmHg,SaO$_2$ 95%。神志清楚,急性痛苦面容,前俯半卧位,皮肤巩膜未见黄染。两肺呼吸音清,未闻及干湿啰音。HR 100 次/min,律齐,各瓣膜区未闻及杂音。腹部平坦,未见皮肤瘀斑,未见肠型及蠕动波。肠鸣音 4 次/min,未闻及气过水声。剑突及中上腹可触及压痛伴轻度肌紧张,Murphy 征可疑阳性,麦氏点无压痛及反跳痛,肝脾肋下未触及。肝区叩痛(+),腹水征(-)。双下肢无水肿。

4. 实验室及影像学检查或特殊检查

(1) 实验室检查。外周血:WBC 20.1×10^9/L, N 86.2%;尿蛋白 7.5 mg/L;血淀粉酶 996 IU/L,尿淀粉酶 665 IU/L;肝功能:TP 57.7 g/L, ALB 31.7 g/L, ALT 306.5 IU/L, AST 164.5 IU/L, LDH 336 IU/L, γ - GT 718.8 IU/L;肾功能:BUN 9.12 mmol/L, Cr 78.2 μmol/L;血钙 1.70 mmol/L;CRP 81.6 mg/L;血钾、钠、氯、磷、镁、CK 及其同工酶(CK - MB)、血糖、血脂浓度均在正常范围;肝炎标志物全套均阴性。

(2) X 线片检查:心肺未见明显异常,双肋膈角稍钝。

(3) ECG 检查:窦性心律,正常心电图。

(4) 腹部 B 超检查:胰体明显增大,回声欠均匀。胆囊壁毛糙增厚,胆囊多发结石。

(5) 腹部 CT 扫描(入院后):胰腺明显增大、密度极不均匀、胰管扩张、胰周脂肪间隙模糊伴积液、肝周少量腹水、双胸腔少量积液。胆囊多发结石。

二、诊治经过

1. 病史特点

(1) 老年男性,进食油腻食物后出现中上腹痛,呈持续性压榨样疼痛,前俯半卧位时疼痛稍有缓解,伴冷汗及恶心、呕吐,疼痛无其他部位放射。无胸闷、心悸,无咳嗽、胸痛,无意识丧失。既往有慢性胃炎和高血压史。

(2) 体格检查:T 38.7 ℃,P 100 次/min,R 24 次/min,BP 140 mmHg /94 mmHg。神志清楚,急性痛苦面容,前俯半卧位,皮肤巩膜未见黄染。两肺呼吸音清,心律齐。腹部平坦,肠鸣音 4 次/min,剑突及中上腹可触及压痛伴轻度肌紧张,Murphy 征可疑阳性,肝区叩痛(+),腹水征(一)。

(3) 实验室检查:血、尿淀粉酶活性明显升高,外周血 WBC、CRP 水平明显升高,血钙浓度降低,肝功能损害明显。血肌酐浓度正常,心肌梗死标志物及肌钙蛋白均阴性。

(4) 影像学检查:腹部 B 超检查见胰体明显增大、回声欠均匀,胆囊壁毛糙增厚、胆囊多发结石。腹部 CT 检查见胰腺明显增大、密度极不均匀,胰管扩张,胰周脂肪间隙模糊伴积液,肝周少量腹水,双胸腔少量积液,胆囊多发结石。

2. 初步诊断

根据病史、体格检查及辅助检查,本病例初步诊断为:①急性胰腺炎(胆源性,重症,肝功能损害、低钙血症);②胆囊炎,胆石症;③慢性胃炎;④原发性高血压 2 级,中危组。

3. 入院后具体处理措施

(1) 心电、血压、指脉氧饱和度监测;动态观察腹部体征和肠鸣音改变;记录 24 h 尿量和出入量变化;监测中心静脉压(central venous pressure,CVP);定期测定血常规、CRP、降钙素原、尿常规和粪便隐血、肝肾功能、凝血常规、血糖、血钙以及血气分析、血清电解质。

(2) 禁食,持续胃肠减压。

(3) 解痉、镇痛[山莨菪碱(654 - 2)10 mg 或盐酸曲马多 100 mg 肌肉注射或静脉滴注]。

(4) 质子泵抑制剂(奥美拉唑 40 mg bid iv)。

(5) 生长抑素及类似物[生长抑素(思他宁)250 μg iv,继以 250 μg/h 持续静脉维持)]。

(6) 抑制胰酶活性、减少胰酶合成(加贝酯 300 mg/d 静脉滴注)。

(7) 抗生素应用[头孢哌酮钠舒巴坦钠(舒普深)4.5 g q12h 联合奥硝唑 0.5 g q12h 静脉滴注]。

(8) 保肝治疗[还原型谷胱甘肽(阿拓莫兰)1.8 g/d 联合多烯磷脂酰胆碱(易善复)465 mg/d 静脉滴注]。

(9) 液体复苏,维持水、电解质平衡,营养(人血白蛋白 10 g qod 静脉滴注)支持(人血丙种球蛋白 5 g×5 d 静脉滴注,胸腺法新 1.6 mg/d 皮下注射)治疗。

(10) 入院第 2 天,出现急性肾损伤(少尿、血清肌酐进行性升高至 341.0 μmol/L),行连续性肾脏替代治疗(continuous renal replacement therapy,CRRT),为期 3 天,患者尿量及血清肌酐水平逐渐恢复至正常。

(11) 病情好转后,外科行胆囊切除术。

三、病例分析

1. 病史特点

详见"二、诊治经过"中的"1. 病史特点"。

2. 诊断与诊断依据

(1) 诊断:①急性胰腺炎(胆源性,重症,急性肾衰竭、肝功能损害、低钙血症);②胆囊炎,胆石症;③慢性胃炎;④原发性高血压2级,中危组。

(2) 诊断依据。①病史特点:老年男性,进食油腻食物后出现中上腹持续性压榨样疼痛,并伴恶心、呕吐、冷汗,前俯半卧位时疼痛稍有缓解,疼痛无其他部位放射。②体格检查:体温升高,急性痛苦面容,前俯半卧位,剑突及中上腹可触及压痛伴轻度肌紧张,Murphy征可疑阳性,肝区叩痛(+)。③实验室检查:血、尿淀粉酶活性明显升高,外周血WBC、CRP水平明显升高,血钙浓度降低,肝功能损害明显;入院后血清Cr浓度进行性升高达341.0 μmol/L。④影像学检查:腹部B超检查提示急性胰腺炎,胆囊炎、胆囊多发结石图像;腹部CT检查见胰腺明显增大、密度极不均匀、胰管扩张、胰周脂肪间隙模糊伴积液、肝周少量腹水、双胸腔少量积液等重度胰周炎症反应的表现,Balthazar CT评级达到E级,改良的CT严重指数评分(MCTSI)达到6分。

参照2014年中华医学会外科学分会胰腺外科学组制定的《急性胰腺炎诊治指南(2014)》中急性胰腺炎的临床诊断和严重度分级,为本案例诊断"急性胰腺炎(胆源性,重症)"提供了确切的依据。

3. 鉴别诊断

(1) 急性胃肠炎。

(2) 十二指肠溃疡伴穿孔。

(3) 急性阑尾炎。

(4) 肠梗阻。

(5) 急性心肌梗死。

(6) 主动脉夹层。

四、处理基本原则及方案

1. 处理基本原则

(1) 明确病因,针对病因进行治疗。①胆源性急性胰腺炎:凡有胆道结石梗阻者需要及时解除梗阻,治疗包括经内镜或手术治疗。②高脂血症性急性胰腺炎:需要短时间降低TG水平,尽量降至5.65 mmol/L以下。治疗上可以采用小剂量低分子肝素和胰岛素,或血脂吸附和血浆置换。③其他病因:高血钙性胰腺炎多与甲状旁腺功能亢进有关,需要行降钙治疗。胰腺解剖和生理异常、药物、胰腺肿瘤等原因引起者予以对应处理。

(2) 非手术治疗。①一般治疗:包括禁食和胃肠减压;药物治疗包括解痉、镇痛、蛋白酶抑制剂和胰酶抑制治疗,如生长抑素及其类似物(奥曲肽)、H_2受体拮抗剂或质子泵抑制剂、蛋白酶抑制剂(乌司他丁、加贝酯)。②液体复苏、维持水电解质平衡及加强监护治疗。③器官功能的维护治疗:包括针对呼吸衰竭、急性肝功能损害、急性肾衰竭的治疗及其他器官功能的支持,如肝功能损害、弥散性血管内凝血(disseminated intravascular coagulation,DIC)、上消化道出血、重症急性胰腺炎(severe acute pancreatitis,SAP)患者的肠道功能维护。④营养支持。⑤抗生素应用。⑥中医中药治疗。

(3) 腹腔间隔室综合征(abdominal compartment syndrome,ACS)的治疗。

(4) 手术治疗:主要是针对胰腺局部并发症继发感染或产生压迫症状,如消化道梗阻、胆道梗阻,以及胰瘘、消化道瘘、假性动脉瘤破裂出血等其他并发症。如胰腺及胰周无菌性坏死积液无症状者无须手术治疗。

2. 急性胰腺炎治疗的具体处理方案

参照"二、诊治经过"中的"3.入院后具体处理措施"。

五、要点与讨论

1. 老年急腹症的鉴别

（1）老年急腹症与腹腔外疾病的鉴别：①胸、腹壁带状疱疹等疾病；②气胸、肺底肺炎、肺栓塞、胸膜炎、食管裂孔疝、肋间神经痛等胸部疾病；③心脏疾患（如心绞痛、急性心肌梗死、急性心包炎）可以引起左、右上腹部及腹正中部疼痛；④糖尿病酮症酸中毒、尿毒症；⑤神经官能症。

（2）外科与内科急腹症的鉴别：①通常引起外科急腹症的病理基础是腹内脏器的炎症、穿孔、梗阻、狭窄和出血等；②腹痛为主要症状，且起病较急，多先于发热或呕吐；③腹痛较重且疼痛部位明确，有明显的局限压痛，并伴有不同程度的肌紧张和反跳痛；④腹式呼吸减弱或消失，肠鸣音亢进或消失，则更支持外科急腹症；⑤引起内科急腹症的病理基础往往是腹内脏器功能紊乱，一般先有发热或呕吐、腹泻，后出现腹痛，腹痛往往较轻或疼痛部位不固定，无明确的局限压痛点、肌紧张和反跳痛等腹膜刺激征。

根据该患者病史、体征及客观检查的特点可排除腹腔外疾病，尤其腹痛的特点提示腹内脏器的炎症可能性最大，加以 B 超及腹部 CT 检查提供的客观证据，确切排除心绞痛、急性心肌梗死、主动脉夹层、肺栓塞及肠梗阻等危重疾病，确定胰胆疾病。

2. 急性胰腺炎的诊断

急性胰腺炎的完整诊断应该包括以下 4 个方面。

（1）急性胰腺炎的诊断：①与急性胰腺炎相符合的腹痛（急性、突发、持续、剧烈的上腹部疼痛，常向背部放射）；②血清淀粉酶和（或）脂肪酶活性至少高于正常上限值 3 倍；③腹部影像学检查符合 AP 影像学改变。

（2）急性胰腺炎的病因诊断。①常见病因：胆石症（包括胆道微结石）、高三酰甘油血症、乙醇。②其他病因：壶腹乳头括约肌功能不良、药物和毒物、外伤性、高钙血症、血管炎、先天性（胰腺分裂、环形胰腺、十二指肠乳头旁憩室等）；肿瘤性（壶腹周围癌、胰腺癌）；感染性（柯萨奇病毒、腮腺炎病毒、获得性免疫缺陷病毒、蛔虫症）；自身免疫性（系统性红斑狼疮、干燥综合征），α_1-抗胰蛋白酶缺乏症等；内镜下逆行性胰胆管造影术（endoscopic retrograde cholangiopancreatography，ERCP）后、腹部手术后等医源性因素诱发。③经临床与影像、生化等检查，不能确定病因者称为特发性。

（3）急性胰腺炎的分级诊断：参照 2014 年中华医学会外科学分会胰腺外科学组制定的《急性胰腺炎诊治指南（2014）》中的急性胰腺炎的严重度分级进行诊断（见表 12-1）。

表 12-1　急性胰腺炎的分级诊断

轻症急性胰腺炎（MAP）	中重症急性胰腺炎（MSAP）	重症急性胰腺炎（SAP）
① 符合 AP 诊断标准	① 符合 AP 诊断标准	① 符合 AP 诊断标准
② 不伴有器官功能衰竭及局部或全身并发症	② 伴有一过性（≤48 h）的器官功能障碍	② 伴有持续（>48 h）的器官功能衰竭（任何器官改良 Marshall 评分≥2 分可定义存在器官功能衰竭）

注：AP 表示急性胰腺炎（acute pancreatitis）

（4）急性胰腺炎的并发症诊断。①器官功能衰竭：呼吸衰竭主要包括 ARDS；循环衰竭主要包括心动过速、低血压或休克；肾衰竭主要包括少尿、无尿和血清 Cr 浓度升高；多器官功能衰竭；②全身炎症反应综合征（systemic inflammatory response syndrome，SIRS）；③全身感染：细菌及真菌感染；④腹腔内高压（intraabdominal hypertension，IAH）和 ACS；⑤胰性脑病；⑥消化道出血；⑦DIC；⑧代谢异常（低钙血症等）；⑨慢性胰腺炎与糖尿病。

3. 老年急腹症处理的特别注意点

（1）临床表现不典型：老年人神经细胞兴奋性降低，感觉功能减退，机体反应能力低下，表现为患者对腹痛敏感性差，局部症状少，全身症状一般也较轻，呈现临床表现与病理变化不平行。有时腹腔已有明显的化脓感染，发热却不明显，血 WBC 也无明显增高。有腹膜炎时，也不一定引出典型的腹膜刺激征，常常造成急腹症诊断延误。

（2）病情变化迅速：由于老年患者体质虚弱，脏器的退行性病变，各种屏障功能明显减弱，机体抗病能力和抗感染能力下降，所以老年急腹症患者病情凶险，病程进展迅速。

（3）易并发肠道血运障碍：老年人常有动脉硬化，患急腹症时易致脏器血运障碍，并发腹腔脏器坏死、肠系膜血栓形成或下肢血栓性静脉炎。

（4）容易出现低渗状态（低钠血症）：由于老年人较常处于低渗状态，细胞外液的电解质浓度及氢离子浓度往往处于代偿边缘，患急腹症或受创时，虽无明显钠的丢失，但可迅速进入严重的低钠血症状态。

（5）治疗困难：老年急腹症患者常伴有心肺功能不全，使补液受限，脱水和休克难以纠正；老年患者肝肾功能不全造成药物毒性蓄积，使肝肾功能进一步恶化；易引起老年人消化道出血；老年人使用抗生素更易引起菌群失调；药物不良反应和不恰当的用药会增加老年患者的并发症和病死率。

六、思考题

1. 通过本案例的分析，你对老年急腹症病例分析的思维过程与规范有何体会？

2. 通过本案例的分析，你对老年急性胰腺炎的认识有哪几方面的提高？

3. 通过本案例的分析，你对老年病的临床特点有哪些体会？在诊疗中如何关注老年患者的特点，确保医疗安全？

七、推荐阅读文献

1. 中华医学会消化病学分会胰腺疾病学组，中华胰腺病杂志编辑委员会，中华消化杂志编辑委员会. 中国急性胰腺炎诊治指南（2013，上海）[J]. 中华消化杂志，2013，33（4）：217 - 222.

2. 中华医学会外科学分会胰腺外科学组. 急性胰腺炎诊治指南（2014）[J]. 中国实用外杂志. 2015，35（1）：4 - 7.

3. Tenner S，Baillie J，DeWitt J，et al. American College of Gastroenterology guideline：management of acute pancreatitis [J]. Am J Gastroenterol，2013，108（9）：1400 - 1415.

4. Banks PA，Bollen TL，Dervenis C，et al. Classification of acute pancreatitis - 2012：revision of the Atlanta classification and definitions by international consensus [J]. Gut，2013，62：102 - 111.

5. Working Group IAP/APA Acute Pancreatitis Guidelines. IAP/APA evidence-based guidelines for the management of acute pancreatitis [J]. Pancreatology，2013，13（4 suppl 2）：e1 - 15.

翁玉蓉　刘宝林　陆惠华(仁济医院)

消化性溃疡

一、病历资料

1. 现病史

患者,男性,70岁,因"中上腹不适伴消瘦3个月,黑便1周"入院。近3个月来感中上腹不适,有时进餐后加重伴饱胀感。无明显腹痛、腹泻,无恶心、呕吐,无反酸、嗳气、烧心及胸骨后疼痛,无吞咽困难及胸骨后梗阻感。腹部不适逐渐加重,自服铝碳酸镁片(达喜)可缓解,服用不规律。1周来发现便色发黑,成形,每天1或2次,量较平时稍增多。感疲乏,体力下降,快步行走即心慌胸闷,休息后缓解。无呕血、便血,无冷汗、晕厥,无明显胸痛。发病以来食欲稍差,体重下降3 kg,小便正常。门诊收住入院。

2. 既往史

原发性高血压史15年,BP最高为175 mmHg/100 mmHg,规律服用洛汀新,血压控制满意;冠心病8年,平时服用异乐定等治疗,曾因服阿司匹林100 mg qd后出现黑便,停用至今2年。否认糖尿病史,否认手术史,已戒烟酒多年。

3. 体格检查

T 37.1 ℃,P 90次/min,R 20次/min,BP 135 mmHg/85 mmHg,SaO$_2$ 95%。神志清楚、对答切题、检查合作。贫血貌,皮肤巩膜未见黄染,浅表淋巴结(包括锁骨上)未及肿大。两肺呼吸音清,未闻及干湿啰音。HR 90次/min,律齐,各瓣膜区未闻及杂音。腹部平坦,未见胃肠型及蠕动波。肠鸣音4次/min,未闻及气过水声。肝区叩痛(一),腹水征(一)。剑突下及中上腹深压可触及压痛,无肌卫及反跳痛。麦氏点及腹部其他部位无明显压痛和反跳痛,肝脾肋下未触及,Murphy征(一)。双下肢无水肿。肛门指检检查(一)。

4. 实验室及影像学检查或特殊检查

(1) 实验室检查。外周血:WBC 9.1×10^9/L, N 68.2%, Hb 85 g/L,平均红细胞体积(mean corpuscular volume, MCV) 75 fl;尿常规:正常;粪便常规:色深,粪隐血(occult blood, OB)(++)。血淀粉酶30 IU/L;肝功能:TP 60.7 g/L, ALB 35.7 g/L, ALT 36.5 IU/L, AST 14.0 IU/L, LDH 106 IU/L, ALP 61.5 IU/L;r-GT 45.8 IU/L;肾功能:BUN 8.0 mmol/L, Cr 78.2 μmol/L; CRP 5.0 mg/L;血钾、钠、氯、肌酸磷酸激酶(CK)及其同工酶(CK-MB)、血糖、血脂均在正常范围内;出凝血功能在正常范围;肝炎标志物全套均阴性。

(2) 胸部X线片检查:心肺未见明显异常。

(3) ECG检查:窦性心律,左室高电压,基本正常心电图。

(4) 腹部B超检查:肝胆胰脾未见明显异常。

二、诊治经过

1. 病史特点

(1) 老年男性,中上腹不适伴消瘦3个月,服达喜可缓解,1周来解成形黑便伴乏力,活动后心慌胸闷。无明显腹痛、腹泻,无反酸、嗳气、烧心,无呕血、血便。以往有高血压、冠心病史。曾因服阿司匹林有黑便,后停用至今2年。无糖尿病史,无手术史,戒烟酒多年。

(2) 体格检查:生命体征正常,贫血貌,浅表淋巴结(包括锁骨上)未及肿大,心肺(-),腹平软,中上腹深压可及压痛,无肌卫及反跳痛,肝脾肋下未及,肠鸣音正常。肛门指检检查(-)。

(3) 实验室检查提示:Hb下降,MCV降低,粪便OB(++)。肝功能、肾功能、血脂血糖指标均在正常范围内,出凝血功能正常。心电图、胸部X线片及腹部B超检查基本正常。

2. 初步诊断

根据病史、体格检查及辅助检查,本病例初步诊断为:①上消化道出血,胃溃疡可能性大;②慢性胃炎;③原发性高血压2级,高危组;④冠心病。

3. 入院后具体处理措施

(1) 生命体征监测;动态观察解便情况、腹部体征和肠鸣音改变;定期血常规、粪便隐血及血清电解质测定。

(2) 暂禁食。

(3) 入院后胃镜检查。①胃体上段小弯偏前壁见深凹溃疡,约2.0 cm×2.0 cm,边缘隆起,明显充血水肿,边界尚规则,溃疡底覆厚白苔,未见活动性出血(见图13-1)。胃窦及胃体小弯侧黏膜红白相间,以白为主,血管显露。食管、贲门、胃底及十二指肠球部及降部上段未见异常。②快速尿素酶实验:阳性。③胃镜病理报告:慢性萎缩性胃炎。"胃体溃疡"边缘黏膜:符合胃溃疡病理表现。

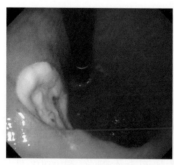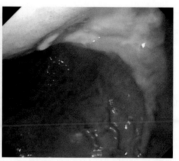

图13-1　胃体溃疡

(4) 治疗措施:①质子泵抑制剂(奥美拉唑40 mg bid iv);②根除幽门螺杆菌治疗,如质子泵抑制剂、枸橼酸铋钾胶囊220 mg bid,阿莫西林1.0 g bid,克拉霉素0.5 g bid,其他可选用的常用抗生素包括甲硝唑0.4 g bid,左氧氟沙星0.5 g qd);③黏膜保护剂:如硫糖铝混合液(舒可捷)1.0 g tid;④补液营养支持治疗,贫血进行性加重有输血指征时应及时输血,避免老年缺血性心、脑疾病等并发症发生,如老年因脑缺血所致跌倒将会导致一系列严重并发症而致死。

4. 出院后治疗及随访

继续根除幽门螺杆菌治疗,疗程共2周。口服质子泵抑制剂及黏膜保护剂共8周。停药4周后复查胃镜确认溃疡愈合。

三、病例分析

1. 病史特点
详见"二、诊治经过"中的"1.病史特点"。

2. 诊断与诊断依据
(1) 诊断：①上消化道出血，胃体溃疡(A1)；②慢性萎缩性胃炎；③幽门螺旋杆菌感染；④原发性高血压2级，中危组；⑤冠心病。

(2) 诊断依据。①病史特点：老年男性，中上腹不适伴消瘦3个月，腹痛不明显；黑便提示上消化道出血；乏力及活动后心慌胸闷提示贫血。②体格检查特点：贫血貌，浅表淋巴结不大，心肺(一)。腹平软，中上腹深压可及压痛，无肌卫及反跳痛，肝脾肋下未及，肠鸣音正常。肛门指检检查(一)。③实验室依据：粪便OB(＋＋)提示消化道出血；Hb下降、MCV降低提示贫血，符合慢性失血表现；快速尿素酶实验证实幽门螺杆菌感染。④影像学依据：胃镜检查见萎缩性胃炎表现，胃体上段小弯偏前壁深凹溃疡，边界规则，溃疡底部覆厚白苔，拟诊"胃体溃疡"。胃镜病理报告：慢性萎缩性胃炎。"胃体溃疡"边缘黏膜：符合胃溃疡病理表现。

3. 鉴别诊断
(1) 胃癌。
(2) 胃淋巴瘤。
(3) 慢性胃炎。
(4) 功能性消化不良。
(5) 胃泌素瘤。

四、处理基本原则及方案

1. 处理基本原则
消化性溃疡的治疗目的：及时缓解临床症状，促进溃疡愈合，老年患者更要重视减少并发症及防止溃疡复发。

(1) 针对病因的治疗：①根除幽门螺杆菌治疗；②停用阿司匹林、NSAIDs类及抗血小板类药物；③如有胃泌素瘤需考虑手术或抑制分泌治疗。

(2) 非手术治疗。①一般治疗：包括生命体征及症状监测；禁食、流质或半流质饮食；生活规律，劳逸结合，避免过度劳累和紧张。平时饮食要规律，避免辛辣、高盐腌制食物及浓茶、咖啡等饮料，戒烟酒。②抑酸治疗(主要为质子泵抑制剂和H_2受体拮抗剂)。③黏膜保护治疗(中和胃酸、损伤黏膜覆盖及促进黏膜修复药物)。④营养支持。

(3) 手术治疗适应证：①穿孔；②内镜及血管造影无法控制的大出血；③合并消化道梗阻；④溃疡癌变。

2. 消化性溃疡治疗的具体处理方案
参照"二、诊疗经过"中的"3.入院后具体处理措施"。

五、要点与讨论

1. 老年消化性溃疡的病因特点
(1) 幽门螺杆菌感染是消化性溃疡的主要原因。流行病学调查发现幽门螺杆菌感染率随年龄逐渐增加。我国成年人幽门螺杆菌感染率约为60%，在不干预的情况下，老年人群的感染率可能更高。幽门螺杆菌感染者发生消化性溃疡的危险性显著增加，根除幽门螺杆菌可促进溃疡愈合，并且显著降低消化性溃疡复发率以及并发症的发生率。因此，采取规范的根除方案，提高根除率，根除失败后及时采取补救措施，根除成功后随访监测都非常重要。

（2）胃酸-胃蛋白酶的自身消化最终导致消化性溃疡的形成。老年人胃蠕动功能减退，食物淤积在胃窦，刺激胃泌素分泌亢进，胃液酸度增加。老年人多患有肺部疾病，二氧化碳潴留促使胃壁细胞的碳酸酐酶活性升高，胃酸分泌增加。另一方面老年人胃动脉发生硬化，缺氧也导致胃壁血管收缩，黏膜血流减少；细胞代谢水平降低，细胞分裂增殖速率减慢；黏膜细胞产生的防御因子如前列腺素、黏液等减少等各种因素导致消化道总体防御功能降低。侵袭因素增强，防御能力下降诱发溃疡形成。

（3）阿司匹林及其他非甾体类抗炎药（NSAIDs）、抗血小板药物、糖皮质激素、双磷酸盐类等药物对消化道，尤其是胃十二指肠黏膜具有损伤作用。这些药物不仅诱发消化性溃疡，而且影响溃疡愈合，增加溃疡复发率和出血、穿孔等并发症的发生率。老年人由于多合并有心脑血管疾病，风湿性疾病及慢性疼痛等疾病需要服用这些药物，因此用药前确保根除幽门螺杆菌非常重要。用药时要反复评估药物使用的必要性，根据病情变化及时调整剂量甚至停药，同时可以采取预防消化性溃疡的措施。

该患者溃疡病的发病病因，充分体现了以上3个方面的因素，故其他学科在诊治老年患者时，应尽可能避免上述因素，可预防老年溃疡病的发生。

2. 老年消化性溃疡的临床特点

（1）临床症状不典型：无症状或症状不明显的比例高，有时仅表现为食欲不振、恶心呕吐、体重减轻、贫血等症状，疼痛多无规律，但消化道出血较多见。部分老年患者以消化道出血、贫血、穿孔等并发症作为首发表现。有时体重减轻是唯一的首发症状，或者因为老年患者不能确切描述症状，一些非特异性腹部不适未能得到重视，容易导致误诊、误治。老年消化性溃疡的腹痛也不典型，有时因老年人对疼痛不敏感或者非甾体类抗炎药的止痛作用可以无痛感，腹痛也可放射至背部、胸骨后或心前区，易误诊为心绞痛或心肌梗死；贲门部溃疡可合并吞咽困难、吞咽痛等症状，易误诊为胃食管疾病；贫血、体重减轻患者易误诊为恶性肿瘤。

（2）并发症发生率高：上消化道出血是老年消化性溃疡最常见的并发症，而且随着年龄的增长，不仅出血发生率高，而且出血量大、持续时间长，容易反复出血，手术率和病死率也升高。穿孔的发生率也高于年轻人，而且由于老年人反应迟钝，腹部肌肉薄弱，穿孔后没有剧烈上腹痛和板状腹，仅有局部压痛、肌紧张及反跳痛，往往会延误穿孔诊断。反复迁延不愈的溃疡可能与癌变有关，老年患者即使治疗后溃疡愈合也要定期进行胃镜检查。

（3）并存疾病多：老年患者并发各种疾病，如心脑血管疾病、糖尿病、动脉硬化、慢性阻塞性肺疾病、肝肾功能不全等，其中有些疾病本身会导致溃疡发生，有些疾病的治疗方案会导致溃疡发生。因此，如何采取适宜措施治疗老年患者的并发疾病非常关键。

（4）体征不典型：腹部可无压痛，有时仅有深压不适感。长期慢性失血可有贫血体征。

（5）内镜表现：与年轻人群的消化性溃疡以十二指肠球部溃疡为主不同，老年人消化性溃疡以胃溃疡多见，而且好发于胃体，尤其是高位胃体。溃疡通常较大，常见深凹巨大溃疡。长期迁延不愈的溃疡与胃癌有时难以鉴别，需要取活检进行病理分析，而且必需长期随访排除胃癌假性愈合。另外，老年消化性溃疡中复合性、多发性溃疡也比较多见。

（6）用药个体差异大：溃疡治疗用药需根据老年患者的基础疾病和合并用药进行选择和调整。比如需要考虑H_2受体拮抗剂与硝苯地平合用时会影响心脏的收缩功能；奥美拉唑可能会降低氯吡格雷的抗血小板作用；抗胆碱药物易引起尿潴留和青光眼；硫糖铝导致便秘等等。

（7）复发率高：由于老年患者合并的疾病本身可导致胃黏膜屏障减弱，调节胃肠道功能的自主神经功能紊乱，影响黏膜的愈合和修复。必须服用阿司匹林及其他NSAIDs类药物、抗血小板药物、糖皮质激素等药物；未能彻底根除幽门螺杆菌或重复感染；治疗依从性差；坚持吸烟饮酒等等都是导致老年人消化性溃疡复发率高的原因。老年消化性溃疡多巨大难以愈合，甚至需长期用药维持治疗。

（8）需维持治疗患者多：由于老年消化性溃疡患者停药后复发率高，溃疡治愈后维持用药往往成为减少溃疡复发和预防溃疡并发症发生的方法。以下情形需要考虑维持治疗：①有长期溃疡病史；②初治溃疡难以愈合；③有溃疡并发症史；④合并其他疾病，一般情况差，如果出现并发症预后不良的患者；⑤幽门螺杆菌根除失败，或者需要持续服用阿司匹林及其他 NSAIDs 类药物、抗血小板药物、糖皮质激素等药物的患者。

当然，长期使用质子泵抑制剂的潜在不良反应需要引起警惕，比如长期抑酸治疗增加老年患者肠道感染的可能；增加继发性肺炎的发生；引起维生素 B_{12} 吸收障碍；增加老年人骨折的风险等。

总之，由于老年人的生理特点、合并疾病多和合并用药复杂，导致老年消化性溃疡有不同于青壮年消化性溃疡的特点，带来诊断和治疗上的挑战，需要临床医生慎重对待，不断钻研探索。

六、思考题

1. 通过本案例的分析，你对老年消化性溃疡的病因特点有何体会？

2. 通过本案例的分析，你对老年消化性溃疡临床特点方面的认识有哪些提高？

3. 通过本案例的分析，你对老年病消化性溃疡的治疗特点有哪些体会？如何指导你在临床和教学实践中的应用？

七、推荐阅读文献

1. 陈灏珠，林果为，王吉耀. 实用内科学[M]. 14 版. 北京：人民卫生出版社，2013：1915 - 1920.

2. Ahmed A, Stanley AJ. Acute upper gastrointestinal bleeding in the elderly：aetiology, diagnosis and treatment [J]. Drugs Aging, 2012,29：933 - 940.

3. Pilotto A, Franceschi M. Helicobacter pylori infection in older people [J]. World J Gastroenterol, 2014,20(21)：6364 - 6373.

张　尧（仁济医院）

案例 14

肝硬化

一、病历资料

1. 现病史

患者,男性,68 岁,因"反复腹胀 8 年余,加重 3 天伴双下肢水肿"入院。8 年多前因腹胀、乏力至当地医院就诊,腹部 B 超提示肝硬化(cirrhosis),脾大,腹水;乙肝五项:乙肝表面抗原(HBsAg)(+),乙肝 e 抗原(HBeAg)(+),乙肝核心抗体(HBcAb)(+),血常规:WBC 3.1×10^9/L, N 66.2%, Hb 95 g/L, PLT 80×10^9/L;肝功能:ALT 79 IU/L, AST 55 IU/L, TB 23 μmol/L, ALB 28 g/L;凝血功能:PT 14 s。给予保肝、利尿及补充白蛋白(ALB)等治疗后好转。后反复发生腹胀加重,间断服用呋塞米、螺内酯及氨基酸胶囊。曾于 4 年前排黑便一次,至当地医院予禁食、补液等治疗后好转,未行胃镜检查。3 天前自觉腹胀加重,尿量较平时减少,无发热,无腹痛。病程中无意识紊乱,无胸闷、咳嗽,无明显肝区疼痛。平素易感冒,有牙龈出血。此次发病以来胃纳欠佳,睡眠尚可,每天大便 2 次,为成形软便。

追问病史,患者 20 余年前发现 HBsAg 阳性,未进一步诊治。

2. 既往史

无高血压、糖尿病、血脂异常;无腹部外伤及手术史;无烟酒嗜好;无家族性遗传病史。

3. 体格检查

T 7.2 ℃, P 85 次/min, R 18 次/min, BP 125 mmHg/70 mmHg, SaO$_2$ 98%。神志清楚、对答切题、检查合作,活动后气稍促。慢性病容,面色黝黯,皮肤巩膜无黄染,肩颈部可见数枚蜘蛛痣,可见肝掌,皮肤未见瘀点、瘀斑。两肺呼吸音粗,未闻及干湿啰音。心率 85 次/min,律齐,各瓣膜区未闻及杂音。腹部膨隆,未见皮下静脉曲张。腹软,肠鸣音 4 次/min,未闻及气过水声。脐周轻压痛,无反跳痛,Murphy 征(-),麦氏点无压痛及反跳痛,脾肋下两指,质韧,无触痛。肝区叩痛(-),移动性浊音(+)。双下肢膝关节以下凹陷性水肿。

4. 实验室及影像学检查或特殊检查

(1) 实验室检查。外周血:WBC 2.9×10^9/L, N 70%, Hb 82 g/L, PLT 61×10^9/L;尿常规:尿蛋白(-),尿胆红素(-),尿胆原(-);粪隐血(-);肝功能:ALB 27 g/L, ALT 35 IU/L, AST 55 IU/L, γ-GT 125 IU/L, TB 32 μmol/L, CB 9 μmol/L;肾功能:BUN 1.49 mmol/L, Cr 58 μmol/L;凝血功能:PT 14 s;CRP 47.1 mg/L;血 K$^+$ 4.0 mmo/L,血 Na$^+$ 131 mmol/L,血 Cl$^-$ 94 mmol/L,CK 及其同工酶、血糖、血脂均在正常范围内。肝炎标志物:HBsAg(+), HBeAg(+), HBcAb(+), HCV(-); HBV-DNA<500 拷贝/ml;自身免疫性肝病抗体阴性;免疫球蛋白及 IgG4 水平在正常范围内;甲胎蛋白(alpha fetoprotein, AFP)8.13 ng/ml,血氨 29 mg/L;腹水常规:RBC$(15\sim20) \times 10^6$/L, WBC 20$\times$

10^6/L;腹水生化:蛋白 30 g/L,糖 8.4 mmol/L,氯化物 112 mmol/L,ALB 10 g/L,腺苷脱氨酶(adenosine deaminase,ADA)3.5 IU/L;腹水找肿瘤细胞(−)。

(2) 胸部 X 线片检查:两肺纹理增多,右肋膈角变钝。

(3) ECG 检查:窦性心律,正常心电图。

(4) 腹部 B 超检查:肝硬化、脾大、大量腹水;胆囊壁毛糙增厚。

(5) 腹部 CT 扫描(入院后):肝硬化、脾大、肝周及腹腔大量腹水、胆囊壁增厚;右侧胸腔少量积液。

二、诊治经过

1. 病史特点

(1) 老年男性,20 余年前发现 HBsAg(+),反复腹胀 8 年余,加重 3 天伴双下肢水肿。既往被诊断为乙肝肝硬化失代偿期、脾大、腹水。

(2) 体格检查:神清,活动后气稍促,慢性病容,面色黝黯,可见蜘蛛痣、肝掌,腹部膨隆,脾肋下两指,移动性浊音(+),双下肢凹陷性水肿。

(3) 实验室检查提示外周血三系下降,肝功能损害,低白蛋白血症,乙肝大三阳,HBV−DNA<500 拷贝/ml。腹部 B 超提示肝硬化、脾大、腹水。入院后完善腹水检查提示为门脉高压性肝硬化。

2. 初步诊断

根据病史、体格检查及辅助检查,本病例初步诊断为:①乙肝后肝硬化失代偿期,Child-pugh B 级;②脾功能亢进;③门静脉高压;④腹水;⑤低蛋白血症。

3. 入院后具体处理措施

(1) 卧床休息,低盐软食,每天限水 500~1 000 ml,记录 24 小时出入量,测体重、腹围 qd;定期复查血常规、CRP、尿常规、粪便隐血、肝肾功能、电解质、凝血常规、血糖、血气分析、血清电解质及血氨等。

(2) 应用利尿剂,静脉补充 ALB,间断排放腹水。

(3) 护胃、保肝治疗。

(4) 纠正水、电解质紊乱。

(5) 通便治疗,维持每天 2~3 次成形软便;

(6) 避免院内感染、自发性细菌性腹膜炎(spontaneous bacterial peritonitis,SBP)、药源性诱发并发症肝昏迷的发生,如利尿剂等的合理应用。

三、病例分析

1. 病史特点

详见"二、诊治经过"中的"1. 病史特点"。

2. 诊断与诊断依据

(1) 诊断:①乙肝后肝硬化失代偿期,Child-pugh B 级;②脾功能亢进;③门静脉高压;④腹水;⑤低蛋白血症。

(2) 诊断依据。①病史特点:老年男性,20 余年前发现 HBsAg(+),反复腹胀 8 年余,加重 3 天伴双下肢水肿。无发热、腹痛,无端坐呼吸,无泡沫尿。既往被诊断为乙肝肝硬化失代偿期、脾大、腹水、低白蛋白血症。②体格检查特点:T 37.2 ℃,P 85 次/min,R 18 次/min,BP 125 mmHg /70 mmHg,SaO_2 98%。神志清楚,活动后气稍促,慢性病容,面色黝黯,可见数枚蜘蛛痣及肝掌,两肺呼吸音粗,HR 85 次/min,腹部膨隆,脐周轻压痛,无反跳痛,脾肋下两指,质韧,移动性浊音(+)。双下肢膝关节以下凹陷性水肿。③实验室依据:检查提示乙肝大三阳,HBV−DNA<500 拷贝/ml,肝功能损害,低白蛋白

血症,外周血三系下降,PT 延长。入院后完善腹水检查提示为门脉高压性腹水。④影像学依据:腹部 B 超和 CT 提示肝硬化、脾大、腹水。参照 Child-pugh 分级标准(见表 14-1),分为 B 级。

表 14-1　Child-pugh 分级标准

临床或生化指标	1 分	2 分	3 分
肝性脑病(级)	无	1~2	3~4
腹水	无	轻度	中重度
总胆红素(μmol/L)	<34	34~51	>51
ALB(g/L)	≥35	28~35	≤28
PT 延长(s)	1~3	4~6	>6

注:A 级总分≤6 分,B 级总分 7~9 分,C 级总分≥10 分。原发性胆汁性肝硬化(primary biliary cirrhosis, PBC)或原发性硬化性胆管炎(primary sclerosing cholangitis, PSC):总胆红素浓度<68 μmol/L 为 1 分,总胆红素浓度 68~170 μmol/L 为 2 分;总胆红素浓度>170 μmol/L 为 3 分。

3. 鉴别诊断

(1) 肝硬化原因的鉴别:病毒性肝炎(包括乙肝、丙肝)、寄生虫感染(血吸虫)、酒精性、胆汁淤积、自身免疫性、淤血性、遗传性、代谢性(如 Wilson 病、血色病等)以及某些药物(如胺碘酮、甲基多巴)等。

(2) 腹水原因的鉴别:①SBP;②癌性腹水;③门静脉血栓。

四、处理基本原则及方案

1. 处理基本原则

(1) 一般治疗。①休息:避免劳累,必要时卧床休息。②饮食:适宜摄入高热量、高蛋白和富含维生素易消化的食物,盐和水的摄入视病情调整,避免肝损药物,食管静脉曲张者忌粗糙、坚硬食物。③支持疗法:纠正水电解质平衡,适当补充营养,补充 ALB 或血浆。

(2) 并发症的治疗。①腹水:限钠、限水、利尿、补充 ALB 等,对于难治性腹水,可给予排放腹水加输注 ALB、自身腹水浓缩回输、经颈静脉肝内门体静脉分流术(transjugular intrahepatic portosystem shunt, TIPS)或肝移植等。对于该患者,目前主要问题即为大量腹水,可先给予利尿、输 ALB 及排放腹水治疗,但考虑到患者老年体弱,应注意控制尿量及每次排放腹水的量,保持体液平衡。②食管胃底静脉曲张破裂出血:包括预防和治疗。预防:避免油炸类、过硬、纤维素过长食物的摄入;对于中重度静脉曲张伴有红色征者给予普萘洛尔口服,无效或有禁忌证者可行内镜下食管曲张套扎术或硬化剂治疗;第一次出血后,应在出血控制后,行内镜下套扎或硬化剂治疗。治疗:根据出血量可给予质子泵抑制剂(proton pump inhibitor, PPI)、生长抑素、特利加压素等药物止血,三腔二囊管压迫止血,内镜下止血及外科手术治疗。③SBP:一经诊断,应及早给予抗生素治疗,首选三代头孢,直至腹水 WBC 恢复正常后数天。同时应加强补充 ALB 等治疗以预防肝肾综合征(hepatorenal syndrome, HRS)。④肝性脑病:去除诱因;清洁肠道,乳果糖口服溶液(杜密克),口服抗生素(如利福昔明);L-鸟氨酸-L-门冬氨酸、精氨酸、谷氨酸钾、谷氨酸钠等促进氨代谢;支链氨基酸拮抗假性神经递质。⑤HRS:防治诱因,如感染、上消化道出血、水电解质紊乱、大剂量利尿剂及避免使用肾毒药物;治疗包括特利加压素+ALB、奥曲肽+α-受体拮抗剂、米多君+ALB,TIPS 可促进难治性腹水消退及 HRS 肾功能恢复。⑥肝肺综合征:除肝移植外目前无有效治疗方法。

(3) 病因治疗。①抗 HBV 治疗:包括拉米夫定、阿德福韦酯或恩替卡韦,对于肝硬化失代偿患者不主张使用干扰素治疗。治疗目标是延缓和降低肝功能失代偿和预防肝癌发生。②抗 HCV 治疗:对

Child A 级患者可给予干扰素或联合利巴韦林治疗,失代偿患者有条件可行肝移植;③自身免疫性肝病的治疗:包括自身免疫性肝炎(autoimmune hepatitis,AIH)、原发性胆汁性肝硬化(primary biliary cirrhosis,PBC)及 AIH - PBC 重叠综合征,治疗包括激素、硫唑嘌呤、熊去氧胆酸等。

(4) 抗纤维化治疗:目前尚无疗效肯定的药物,研究表明抗肝炎病毒等针对病因的治疗可延缓肝硬化进展。

(5) 手术治疗:①一般手术包括断流、分流手术和脾切除术等,目的为降低门脉压力,消除脾功能亢进,手术时机的选择对预后至关重要;②肝移植:是晚期肝硬化治疗的最佳选择,掌握手术时机及尽可能充分做好术前准备可提高手术存活率。

(6) 随访:每 3～6 个月复查一次,包括肝胆胰脾及腹水 B 超、肝功能、AFP、乙肝五项、HBV - DNA 等。

该老年患者经利尿、补充 ALB 及分次适量排放腹水,辅以护胃、保肝等治疗,腹胀明显好转,复查腹水减少,顺利出院。出院后予间断口服利尿剂,建议待病情稳定后行胃镜检查评估静脉曲张情况。

2. 肝硬化腹水治疗的具体处理方案

参照"二、诊疗经过"中的"3. 入院后具体处理措施"。

五、要点与讨论

1. 老年腹腔积液的鉴别

(1) 老年腹腔积液原因的鉴别:①胸、腹壁带状疱疹等疾病;②气胸、肺底肺炎、胸膜炎;③心脏疾患,如心绞痛、心肌梗死、心包炎都可以引起左、右上腹部及腹正中部疼痛,造成误诊。根据该患者病史、体征及客观检查的特点可排除腹腔外疾病,尤其腹痛的特点提示腹内脏器的炎症可能性最大,并可排除心绞痛、急性心肌梗死、主动脉夹层、肺栓塞及肠梗阻等危重疾病,考虑肝胆疾病。

2. 肝硬化的诊断

肝硬化的完整诊断应该包括以下四个方面。

(1) 肝硬化的疾病诊断:①临床表现为腹胀、乏力、肝脾肿大,有肝炎、胆汁淤积、血吸虫、酗酒等病史,曾出现腹围增大、呕血、黑便、意识障碍、尿量减少、皮肤、黏膜出血等;②肝功能异常,低白蛋白血症,出凝血机制异常,三系下降;③腹部影像学(包括 B 超、CT、MRI 等)检查结果符合肝硬化表现,可伴脾大、胸腹水,胃镜可见食管胃底静脉曲张。

(2) 肝硬化的病因诊断:①病毒性肝炎,主要为乙型肝炎和丙型肝炎;②慢性酒精中毒;③非酒精性脂肪性肝炎;④胆汁淤积;⑤肝静脉回流受阻;⑥血吸虫;⑦遗传代谢性疾病;⑧自身免疫性疾病。

(3) 肝硬化患者 Child-pugh 分级标准(见表 14 - 1)。

(4) 肝硬化的并发症诊断:①腹水,可伴单侧胸水(右侧多见);②食管胃底静脉曲张致上消化道出血;③肝性脑病;④SBP;⑤HRS;⑥肝肺综合征;⑦脾亢,三系下降;⑧原发性肝癌;⑨水电解质平衡紊乱。

3. 老年肝硬化诊治的特别注意点

(1) 临床表现不典型:老年人由于脏器功能减退,反应能力降低,患者的症状体征不典型。腹部疼痛可能没有青壮年明显,体温、WBC 的变化不显著。腹膜炎时由于腹壁肌肉松弛或脂肪过多腹肌紧张不明显。腹部症状体征常与病理变化不符合,易误诊、漏诊。

(2) 易并发 SBP、肝性脑病、HRS 等严重并发症:老年人常有免疫力低下,肠道菌群失调,并常合并高血压、糖尿病等慢性病,肾功能亦减退,因此更易并发 SBP、肝性脑病、HRS 等严重并发症。

(3) 老年人对药物等治疗措施耐受性差,故给予药物治疗时应注意药量及不良反应,如用甘草酸苷类保肝药时应注意防止高血压及高血钾等不良反应;控制每次排放腹水的量,防止有效循环血量减少。

（4）容易出现严重低钠血症：由于老年人较常处于低渗状态，细胞外液的电解质浓度及氢离子浓度往往处于代偿边缘，患肝硬化时虽无明显钠的丢失，但可迅速进入严重的低钠血症状态。

六、思考题

1. 通过本案例的分析，你对老年肝硬化病例分析的科学思维过程与规范有何体会？
2. 通过本案例的分析，你对老年肝硬化的诊治特点有哪几个方面的提高？如何应用于临床？

七、推荐阅读文献

1. 金生. 2007 年美国肝病学会肝硬化食管胃底静脉曲张及出血诊治指南介绍[J]. 实用肝脏病杂志，2008，1（2）：73 - 75.

2. 金银鹏，傅青春. 肝硬化腹水诊治进展——AASLD 2012 版肝硬化腹水诊疗指南介绍[J]. 中华肝脏病学杂志，2013，18（9）：638 - 640.

3. 张仁雯，徐小元. 2012 年 AASLD 肝硬化腹水诊疗指南之肝肾综合征诊疗内容解读[J]. 临床内科杂志，2014，31（4）：282 - 283.

4. Vilstrup H1, Amodio P, Bajaj J, et al. Hepatic encephalopathy in chronic liver disease: 2014 Practice Guideline by the American Association for the Study of Liver Diseases and the European Association for the Study of the Liver [J]. Hepatology，2014，60（2）：715 - 735.

钟　巍　陈萦晅（仁济医院）

功能性消化不良

一、病历资料

1. 现病史

患者,女性,68岁,因"上腹痛烧心、嗳气9个月,加重4个月伴消瘦"入院。因中上腹痛、烧心、嗳气9个月,加重4个月伴消瘦就诊。9个月前患者曾因生气后出现中上腹痛,间歇性发作,未予诊治。近4个月来患者逐渐出现腹部胀痛加重,初为中上腹部,渐发展为全腹,胀气严重伴频繁嗳气及烧心,几乎每天均出现,不伴腹泻、呕血、黑便等不适。曾服用铝碳酸镁片(达喜)、莫沙必利、奥美拉唑及消化酶等多种药物,效果不佳。患者自发病以来食欲好,有饥饿感,但因腹痛不敢多吃,食量减半。夜间时有嗳气和排气,夜眠欠佳。无胸闷、心悸,无咳嗽、胸痛,无意识丧失,大小便正常。发病以来体重减轻约3 kg。

2. 既往史

原发性高血压12年,BP最高为154 mmHg/95 mmHg,平素服用盐酸贝那普利片(洛汀新),血压控制满意;2型糖尿病史10年,服用二甲双胍和阿卡波糖,血糖控制尚可;慢性胃炎8年,不规则服用达喜、吗丁啉等治疗。无血脂异常,无腹部外伤及手术史;停经18年;无烟酒嗜好;否认家族性遗传病史。

3. 体格检查

T 37.1 ℃, P 100 次/min, R 24 次/min, BP 145 mmHg /94 mmHg, SaO_2 95%。神志清楚,对答切题,检查合作。慢性消瘦面容,平卧位,皮肤巩膜未见黄染。两肺呼吸音清,未闻及干湿啰音。HR 100 次/min,律齐,各瓣膜区未闻及杂音。腹部平坦,未见皮肤瘀斑,未见肠型及蠕动波;肠鸣音4次/min,未闻及气过水声;剑突及中上腹可触及轻压痛,无肌紧张,Murphy征(一)麦氏点无压痛及反跳痛,肝脾肋下未触及,肝区叩痛(一),腹水征(一)。双下肢无水肿。

4. 实验室及影像学检查或特殊检查

(1) 实验室检查。外周血:WBC $7.1×10^9$/L, N 76.2%,Hb 122 g/L, PLT $155×10^9$/L;尿常规:尿蛋白2.5 mg/L;血淀粉酶96 IU/L,尿淀粉酶105 IU/L;肝功能:TP 57.7 g/L, ALB 36.7 g/L, ALT 36.5 IU/L, AST 34.5 IU/L, LDH 96 IU/L, γ - GT 48.8 IU/L;肾功能:BUN 7.02 mmol/L, Cr 78.2 μmol/L;血钙2.05 mmol/L;CRP 3.6 mg/L;空腹血糖6.5 mmol/L,餐后2 h血糖8.4 mmol/L, HbA1c 7.6%;血钾、钠、氯、磷、镁、血脂、CK及其同工酶(CK - MB)水平均正常;病毒性肝炎标志物全套均阴性;肿瘤标志物均阴性;甲状腺功能测定正常。

(2) 胸部X线片检查:心肺未见明显异常,双肋膈角稍钝。

(3) ECG检查:窦性心律,正常心电图。

(4) 腹部B超检查:胆囊壁毛糙增厚,余未见明显异常。

（5）影像学检查：肠道 CT 重建（小肠＋结肠）显示小肠、结肠无明显异常，肝囊肿，左肾多发小囊肿；上消化道钡餐示胃食管反流、胃炎。

（6）胃镜检查：慢性萎缩性胃炎，HP（＋）；病理：萎缩（＋＋）、肠化（＋）。

二、诊治经过

1. 病史特点

（1）老年女性，因生气后出现上腹痛、烧心、嗳气 9 个月，加重伴消瘦 4 个月就诊。近 4 个月来逐渐出现腹胀痛加重，由上腹发展为全腹，胀气严重；伴频繁嗳气及烧心，不伴反酸、反胃等不适。患者曾服用达喜、莫沙必利、奥美拉唑及消化酶等多种药物，效果不佳。患者发病以来食欲好、有饥饿感，但因腹痛不敢多吃，食量减半；夜间时有嗳气和排气；发病以来体重减轻约 3 kg。患者以往有高血压、慢性胃炎及糖尿病史，停经 18 年。

（2）体格检查：T 37.1 ℃，生命体征正常，慢性病面容，平卧位。全身各系统规范检查无特殊阳性特征。

（3）实验室检查提示血、尿淀粉酶水平正常，外周血常规正常，肝肾功能正常，肿瘤标志物均阴性；甲状腺功能测定正常。腹部 B 超示胆囊壁毛糙图像。入院后完善肠道 CT 重建未见明显异常；胃镜及上消化道钡餐提示胃炎，HP（＋）。

2. 初步诊断

根据病史、体格检查及辅助检查，本病例初步诊断为①功能性消化不良（functional dyspepsia，FD），上腹痛综合征（epigastric pain syndrome，EPS）；②慢性萎缩性胃炎；③原发性高血压 3 级，高危组；④2 型糖尿病。

3. 入院后具体处理措施

（1）动态观察腹部体征变化；定期血常规、CRP、降钙素原、尿常规、粪便隐血、肝肾功能、凝血常规、血糖、血气分析、血清电解质测定、肿瘤标志物测定、甲状腺功能测定。

（2）一般处理：帮助患者认识、理解病情，指导其改善生活方式、调整饮食结构和习惯、去除与症状可能相关的发病因素，提高患者应对症状的能力。

（3）药物治疗：①抗酸剂：如硫糖铝、铝碳酸镁等可减轻症状，但疗效不及抑酸剂；②抑酸剂：包括 H_2 受体拮抗剂（H_2RA）和质子泵抑制剂（proton pump inhibitor，PPI）两大类，常用 H_2RA 药物有西米替丁、雷尼替丁及法莫替丁等，常用的 PPI 制剂有奥美拉唑、兰索拉唑、泮托拉唑、雷贝拉唑和埃索美拉唑等；③促动力剂：多潘立酮、莫沙必利、依托必利；④助消化药：消化酶和微生态制剂可作为治疗消化不良的辅助用药；⑤根除 Hp 治疗：标准四联方案治疗 2 周。

（4）精神心理治疗：可选择三环类抗抑郁药或 5－HT4 再摄取抑制剂（selective serotonin reuptake inhibitor，ssRI）。

（5）行为治疗、认知治疗及心理干预等可能对这类患者十分重要。精神心理治疗不但可以缓解症状，还可明显改善患者的生活质量。

（6）补液支持治疗，改善营养状况。

三、病例分析

1. 病史特点
详见"二、诊治经过"中的"1. 病史特点"。

2. 诊断与诊断依据
（1）诊断：①功能性消化不良（上腹痛综合征）；②慢性萎缩性胃炎；③原发性高血压 3 级，高危组；

④2 型糖尿病。

（2）诊断依据。①老年女性,因生气后出现中上腹痛烧心、嗳气 9 个月、加重 4 个月伴消瘦就诊。近 4 个月来,患者逐渐出现腹部胀痛加重,初为中上腹部,渐由上腹发展为全腹,胀气严重;伴频繁嗳气及烧心,几乎每日均出现,不伴腹泻、呕血、黑便,不伴反酸、反胃等不适。患者发病以来食欲好,有饥饿感,但因腹痛不敢多吃,食量减半。夜间患者时有嗳气和排气,夜眠欠佳。大小便正常。发病以来体重减轻约 3 kg。以往有高血压、慢性胃炎及糖尿病史;无腹部外伤及手术史;停经 18 年;无烟酒嗜好。②体格检查特点：T 37.1 ℃,生命体征正常,慢性病面容,平卧位。余无特殊阳性体征。③实验室检查依据:血、尿淀粉酶活性正常,外周血常规检查正常,肝肾功能检查正常,肿瘤标志物均阴性;甲状腺功能测定正常。④影像学依据：腹部 B 超显示胆囊壁毛糙图像;肠道 CT 重建未见明显异常;胃镜示萎缩性胃炎,幽门螺杆菌(＋),上消化道钡餐提示胃炎。

参照 2014 年中华医学会消化病学分会胃肠动力学组制定的《中国消化不良诊治指南（2007,大连）》中“功能性消化不良的罗马Ⅲ诊断标准”,为本案例诊断“功能性消化不良（上腹痛综合征）”提供了确切的依据。

3. 鉴别诊断

（1）消化性溃疡。

（2）胃癌。

（3）胃食管反流病。

（4）胃轻瘫。

（5）功能性烧心。

（6）肠易激综合征。

四、处理方案及基本原则

1. 处理基本原则

消化不良的治疗目的在于迅速缓解症状,提高患者生活质量,去除诱因,恢复正常生理功能,预防复发。功能性消化不良的治疗策略应依据其可能存在的病理生理学异常进行整体调节,选择个体化的治疗方案。餐后不适综合征（post-prandial distress syndrome,PDS）者可首选促动力剂或合用抑酸剂;EPS 者可选用抑酸剂或合用促动力剂;经验治疗时间一般为 2～4 周。无效者应行进一步检查,明确诊断后有针对性地进行治疗。

2. 功能性消化不良治疗的具体处理方案

参照“二、诊疗经过”中“3. 入院后具体处理措施”。

五、要点与讨论

1. 老年消化不良的鉴别

（1）老年功能性与器质性消化不良的鉴别：①消化道肿瘤,如胃癌、结肠癌、胰腺癌等;②酸相关性疾病,如消化性溃疡和胃食管反流病;③肝胆胰疾病,如肝硬化、胆道结石和慢性胰腺炎等;④糖尿病胃轻瘫;⑤甲状腺功能亢进。

（2）功能性消化不良与其他功能性胃肠疾病的鉴别：①功能性烧心;②肠易激综合征;③功能性便秘。

2. 功能性消化不良的诊断与治疗

（1）询问病史时需了解：①消化不良症状及其程度和频度；②症状的发生与进餐的关系，有无夜间出现症状以及症状与体位、排便的关系；③进食量有无改变，有无体重下降及营养状况；④患者的进食行为，心理状态以及是否影响生活质量；⑤有无重叠症状，如烧心、反酸、腹泻或便秘等；⑥引起消化不良的可能病因，注意有无报警征象。

（2）消化不良的报警征象，包括消瘦、贫血、上腹包块、频繁呕吐、呕血或黑便，年龄 40 岁以上，尤其是围绝经期及绝经后女性的初发病者，有肿瘤家族史等。对有报警征象者建议及时行相关检查。对有精神心理障碍者，也建议及时进行心理治疗，明确排除器质性疾病对解释病情更为有利。

（3）功能性消化不良的罗马Ⅲ诊断标准见表 15-1。

表 15-1　功能性消化不良的罗马Ⅲ诊断标准

功能性消化不良的诊断标准必须包括：

1. 以下 1 项或多项：①餐后饱胀；②早饱感；③上腹痛；④上腹烧灼感

2. 无可以解释上述症状的结构性疾病的证据（包括胃镜检查）

餐后不适综合征的诊断标准必须包括以下 1 项或 2 项：

1. 发生在进平常餐量后的餐后饱胀，每周发作数次

2. 早饱感使其不能完成平常餐量的进食，每周发作数次

支持诊断的条件有：

1. 上腹胀或餐后恶心或过度嗳气

2. 可同时存在上腹痛综合征

上腹痛综合征的诊断标准必须包括以下所有项：

1. 至少中等程度的上腹部疼痛或烧灼感，每周至少 1 次

2. 疼痛为间断性

3. 不放射或不在腹部其他区域及胸部出现

4. 排便或排气后不缓解

5. 不符合胆囊或 Oddi 括约肌功能障碍的诊断标准

支持诊断的条件：

1. 疼痛可为烧灼样，但不向胸骨后传导

2. 疼痛常因进餐诱发或缓解，但也可发生在空腹状态

3. 可同时存在餐后不适综合征

注：诊断前至少已出现上述症状 6 个月，且近 3 个月符合以上诊断标准

结合此例患者，存在中上腹痛、烧心、饱胀等症状 9 月余，近 4 个月症状加重伴消瘦。胃镜、钡餐、腹部 B 超、肠道 CT 重建等检查均无明显器质性病变。符合功能性消化不良的罗马Ⅲ诊断标准中的上腹痛综合征。

（4）我国消化不良的诊治流程：参考国际消化不良的诊治流程，结合我国常见胃病以及诊治消化不良的特点，中华医学会消化病学分会胃肠动力学组提出了我国消化不良的诊治流程（见图 15-1）。

3. 老年消化不良诊治的特别注意点

（1）消化不良的临床表现本身缺乏特异性，再加上老年人机体反应能力差，且伴随的各种慢性疾病

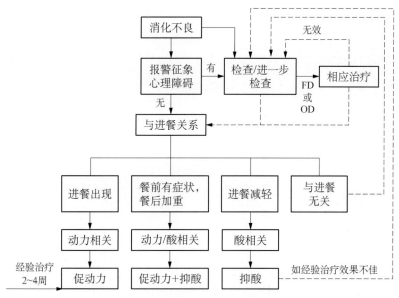

图 15-1 中国消化不良的诊治流程

注：OD(organic dyspepsia)为器质性消化不良。FD(funcutional dyspesia)为功能性消化
不良。

多，单从症状往往难以判断，详细问诊、体格检查及完善相关的辅助检查是非常必要的。首先需要排除引起消化不良的器质性疾病，对老年人来说特别是恶性肿瘤，如胃癌、肝癌、胰腺癌等。

（2）老年人伴发基础疾病多，因此需与以产生上消化道症状为突出表现的其他系统性疾病相鉴别，如糖尿病胃轻瘫、甲状腺功能亢进、充血性心衰及慢性肾功能不全等。

（3）部分老年人平时长期服用多种药物，需排除药物所致消化不良症状，如非甾体类消炎药、糖尿病药、帕金森病药及某些抗生素等。

（4）由于老年人伴随较多慢性疾病，有些患者身体状况往往不能耐受内镜等侵入性检查，临床上应该根据老年患者的实际情况选择合理、合适的检查方法，保证老年人能耐受检查。

六、思考题

1. 通过本案例的分析，你对老年消化不良病例分析的过程与规范有何体会？

2. 通过本案例的分析，你对老年功能性消化不良鉴别诊断的思路及诊治特点有哪几个方面的提高？

七、推荐阅读文献

1. 中华医学会消化病学分会胃肠动力学组. 中国消化不良的诊治指南(2007，大连)[J]. 中华消化杂志. 2007,27(12)：832-834.

2. Tack J, Talley NJ, Camilleri M, et al. Functional gastroduodenal disorders [J]. Gastroenterology，2006,130(5)：1466.

朱 琦(仁济医院)

案例 16

大肠癌

一、病历资料

1. 现病史

患者,男性,78 岁,因"解便困难 3 个月,加重 2 周伴左下腹隐痛、鲜血便"入院。近 3 个月来解便费力困难,大便有凹槽。2 周来症状加重,大便表面有鲜血附着。期间患者纳差伴体重下降,同时出现左下腹隐痛,解便后无缓解,疼痛无其他部位放射。发病期间无腹泻、呕血、黑便,无胸闷、心悸,无咳嗽、胸痛,无意识丧失,小便正常。在家休息及服用莫沙比利等药物,解便困难仍呈进行性加剧伴鲜血便,翌日门诊收入院。

2. 既往史

原发性高血压史 20 年,BP 最高为 165 mmHg/95 mmHg,平素服用苯磺酸氨氯地平片(络活喜),血压控制满意;慢性病胃炎 8 年,不规则服用达喜等治疗。无糖尿病、血脂异常;无腹部外伤及手术史;无烟酒嗜好。

3. 家族史

无家族性遗传性疾病及肿瘤史。

4. 体格检查

T 37.7 ℃, P 82 次/min, R 24 次/min, BP 135 mmHg/85 mmHg, SaO$_2$ 96%。神志清楚、对答切题、检查合作。慢性病面容,消瘦,平卧位,皮肤巩膜未见黄染。两肺呼吸音清,未闻及干湿啰音。HR 82 次/min,律齐,各瓣膜区未闻及杂音。腹部平坦,未见皮肤瘀斑,未见肠型及蠕动波。肠鸣音 6 次/min,未闻及气过水声。左下腹可触及压痛伴轻度肌紧张,未触及包块,Murphy 征(一),麦氏点无压痛及反跳痛,肝脾肋下未触及。肝区叩痛(一),腹水征(一)。肛门指检(一)。双下肢无水肿。

5. 实验室及影像学检查或特殊检查

(1) 实验室检查。外周血:WBC 10.1×10^9/L, N 78.2%, Hb 95 g/L;尿常规:尿蛋白 2.5 mg/L;肝功能:TP 56.7 g/L, ALB 32.4 g/L, ALT 36 IU/L, AST 44.5 IU/L;肾功能:BUN 7.2 mmol/L, Cr 58.2 μmol/L; CRP 10.6 mg/L;血钾、钠、氯、磷、镁、CK 及其同工酶(CK - MB)、血糖、血脂指标均在正常范围;大便隐血阳性;肝炎标志物全套均阴性。甲胎蛋白(α-fetoprotein, AFP)3.40 ng/ml,癌胚抗原(carcino-embryonic antigen, CEA)135.14 ng/ml,糖类抗原 CA199 9.90 IU/ml,糖类抗原 CA125 11.50 IU/ml。

（2）胸部 X 线片检查：心肺未见明显异常，双肋膈角稍钝。

（3）ECG 检查：窦性心律，正常心电图。

（4）腹部 B 超检查：胰体回声欠均匀。胆囊壁毛糙增厚，胆囊多发结石。

（5）胸部 CT 扫描：双肺见散在条索状改变。

（6）结肠镜检查：乙状结肠距肛门 25 cm 处见隆起性病变，表面溃疡形成，直径 2 cm×3 cm，占据肠腔半周。活检病理"乙状结肠"管状腺癌。

（7）腹部增强 CT 扫描（入院后）：乙状结肠肠壁增厚、肠腔狭窄，伴腹腔多个淋巴结肿大。

二、诊治经过

1. 病史特点

（1）老年男性，近 3 个月来解便费力困难，并伴纳差、消瘦，左下腹隐痛，解便后无缓解，无其他部位放射痛。以往有高血压、慢性胃炎史；无糖尿病、血脂异常；无腹部外伤及手术史；无家族性遗传性疾病及肿瘤史；无烟酒嗜好。

（2）体格检查：T 37.7 ℃，生命体征正常，慢性病面容，平卧位。左下腹可触及压痛伴轻度肌紧张，未触及包块，Murphy 征（一），麦氏点无压痛及反跳痛，肝脾肋下未触及。肝区叩痛（一），腹水征（一）。肛门指检（一）。双下肢无水肿。

（3）实验室检查：提示贫血，大便隐血阳性。CEA 135.14 ng/ml。腹部 B 超提示胰体回声欠均匀，胆囊壁毛糙增厚，胆囊多发结石。胸部 CT 未见肺部转移病灶。完善结肠镜检查，乙状结肠见隆起性病变，表面溃疡形成，直径 2 cm×3 cm，占据肠腔半周。活检病理"乙状结肠"管状腺癌。腹部增强 CT 见乙状结肠肠壁增厚、肠腔狭窄，相应浆膜面及邻近脂肪间隙模糊，伴腹腔多个淋巴结肿大。

2. 初步诊断

根据病史、体格检查及辅助检查，本病例初步诊断为：①乙状结肠管状腺癌（cT4aN2M0）；②胆囊炎，胆石症；③原发性高血压 3 级，中危组。

3. 入院后具体处理措施

（1）动态观察腹部体征和肠鸣音改变；记录 24 h 尿量和出入量变化。

（2）少渣半流质或软质饮食。

（3）软化粪便（乳果糖 15 g tid 口服）。

（4）控制血压稳定（氨氯地平 5 mg qd 口服）。

（5）纠正水、电解质紊乱，补液支持治疗。

（6）患者为老年男性，有长期高血压病史，需谨慎评估有无靶器官损伤及重要脏器功能障碍，明确有无手术条件：血常规、尿常规、粪便隐血检查，肝肾功能、凝血常规、血糖、血气分析、血清电解质测定；心脏彩超、肺功能测定。

（7）相关检查完成后，由消化内科、肿瘤科、肛肠外科及麻醉科联合讨论决定，做好围术期准备，讨论一致决定行择期乙状结肠癌根治术，依据术后病理再决定下一步治疗方案。

（8）术后随访：定期复查肿瘤相关标志物（CEA、CA125 和 CA199）、胸部 CT、腹部超声、腹盆腔增强 CT、结肠镜，从而及时了解肿瘤复发或者发生远处转移。

三、病例分析

1. 病史特点

详见"二、诊治经过"中的"1. 病史特点"。

2. 诊断与诊断依据

（1）诊断：①乙状结肠管状腺癌$(cT_{4a}N_2M_0)$；②胆囊炎，胆石症；③原发性高血压3级，中危组。

（2）诊断依据。①病史特点：老年男性，近3个月来解便费力困难，并伴纳差、体重消瘦，左下腹隐痛，解便后无缓解，疼痛无其他部位放射。以往有高血压、慢性胃炎史；无糖尿病、血脂异常；无腹部外伤及手术史；无烟酒嗜好。②体格检查特点：慢性病面容，左下腹可触及压痛伴轻度肌紧张，Murphy征（－），麦氏点无压痛及反跳痛。③实验室依据：贫血，大便隐血阳性，CEA 135.14 ng/ml。④影像学依据：腹部CT见乙状结肠肠壁增厚、肠腔狭窄，伴腹腔多个淋巴结肿大；结肠镜检查见乙状结肠隆起性病变，表面溃疡形成，直径2 cm×3 cm，占据肠腔半周。⑤病理学依据：结肠镜活检病理示"乙状结肠管状腺癌"。

参照2015版美国国立综合癌症网络（National Comprehensive Cancer Network，NCCN）发布的结肠癌临床实践指南及美国癌症联合委员会（American Joint Committee on cancer，AJCC）结直肠癌TNM分期系统（2010年第7版）为本案例诊断"乙状结肠管状腺癌$(cT_{4a}N_2M_0)$"提供了确切的依据。

3. 鉴别诊断

（1）肠结核。

（2）溃疡性结肠炎。

（3）肠阿米巴病。

（4）肠道血吸虫病。

四、处理基本原则及方案

患者为老年大肠癌（colon cancer），脏器功能减退，伴随慢性疾病较多，需采取多学科综合治疗（multidisciplinary comprehensive treatment，MDT）模式进行手术耐受性评估，具体如下。

1. 术前评估

明确有无手术条件：血常规、尿常规、粪便隐血、肝肾功能、凝血常规、血糖、血气分析、血清电解质测定；心脏彩色超声检查和肺功能测定。

2. 手术治疗

该患者目前分期为$T_{4a}N_2M_0$，首选的手术方式为相应结肠切除加区域淋巴结清扫。区域淋巴结清扫必须包括肠旁、中间和系膜根部淋巴结三站。肿瘤侵犯周围组织器官建议联合脏器整块切除。对于已经引起梗阻的可切除结肠癌，推荐行Ⅰ期切除吻合，或Ⅰ期肿瘤切除近端造口远端闭合，或造瘘术后Ⅱ期切除，或支架植入术后Ⅱ期切除。

3. 辅助化疗

该患者目前分期为$T_{4a}N_2M_0$，属于Ⅲ期大肠癌，推荐辅助化疗。化疗方案推荐选用氟尿嘧啶或亚叶酸钙、卡培他滨、FOLFOX或FOLX（奥沙立铂＋氟尿嘧啶＋亚叶酸钙）或CapeOx方案。化疗时间不应超过6个月。

4. 支持治疗

目的是改善症状、减少痛苦、提高生活质量，包括纠正贫血、改善营养状况、改善食欲、解除梗阻、镇痛、心理辅导等。

5. 随访

该患者目前分期为T4aN2M0，属于Ⅲ期大肠癌。参照2015版美国国立综合癌症网络（National Comprehensive Cancer Network，NCCN）发布的结肠癌临床实践指南，推荐其每3～6个月进行一次病史询问和体格检查，共2年；然后，每6个月一次共3年。CEA检查推荐基线时每3～6个月一次共2

年,然后每 6 个月一次共 3 年。结肠镜检查推荐切除术后 1 年一次,然后 3 年一次,然后每 5 年一次;除非发现进展期腺瘤(绒毛状息肉、息肉>1cm 或高级别异型增生)时应每年进行一次结肠镜检查。胸、腹及盆腔 CT 检查推荐每年一次共 5 年,主要适用于高复发风险的 Ⅱ 或 Ⅲ 期患者。5 年后不推荐常规监测 CEA 及 CT 检查,PET - CT 不是理想的常规监测检查。

五、要点与讨论

1. 老年人出现什么症状应警惕大肠癌?

(1)最常见的症状是腹部肿块。老年人大肠癌从有自觉症状到确诊时间一般为 3 个月到 3 年,平均 8.5~9.5 个月。老年人结直肠癌的临床症状缺乏特异性,往往临床症状不典型,容易与胃肠道和腹腔其他疾患的症状相混淆,最常见的症状是腹部肿块、血便和黏液血便及大便习惯的改变。由于老年人的生理功能逐渐衰退,对疼痛的反应能力差,故以腹痛就诊的比例低,加之分化较好的癌肿比例较高,生长缓慢,临床上以腹部包块就诊的比例较高,特别是结肠癌患者几乎都是以此为主诉。

(2)出现血便和黏液血便应高度警惕。出现血便和黏液血便的老年患者应考虑与痔疮或肠道炎性疾病等鉴别,即便已明确了长期的痔或炎症性肠道疾病,仍应做肠镜检查,以排除合并大肠肿瘤的可能性。

(3)老年人结直肠癌的大便习惯改变以便秘为主,其次是大便频繁和形状改变。这是由于老年人代谢功能差,肠蠕动较缓慢,加之肿瘤对粪便的阻挡而造成,若肿瘤位于直肠,则可出现大便形状改变或频繁。应予特别注意的是很多老年人结直肠癌呈隐匿性生长,临床上早期无任何症状,加之老年人反应迟钝,对一般的腹部不适容易忽视,导致延误诊断及延期诊断。

2. 大肠癌的诊断包括那些方面?

大肠癌的完整诊断应该包括病史、症状与体征及分期诊断。大肠癌的临床诊断依据:①患者出现最常见的报警症状如腹部肿块、血便和黏液血便及大便习惯改变;②粪便隐血试验阳性,影像学检查(腹部 CT 及结肠镜)可见肠壁病变;③活检病理学检查明确为大肠癌。正确进行肿瘤 TNM 分期是治疗的关键。T 代表原发肿瘤的范围;N 代表区域淋巴结转移的存在与否及范围;M 代表远处转移的存在与否。大肠癌的分期详见 AJCC 结直肠癌 TNM 分期系统(2010 年第 7 版)。

3. 老年大肠癌诊疗的特别注意点

(1)临床表现不典型,需高度警惕,避免漏诊、误诊、误治。老年人由于脏器功能减退,反应能力降低,对疼痛的反应能力差,故以腹痛就诊的比例低,往往临床症状不典型,容易与胃肠道及腹腔其他疾患的症状相混淆,最常见的症状是腹部肿块、血便和黏液血便及大便习惯的改变。

(2)老年大肠癌诊断的金标准是肠镜检查和组织病理学检查。

(3)对计划手术的老年大肠癌患者,应该充分做好术前准备,包括纠正贫血、电解质紊乱、营养不良,感染、心血管和肺部共患病的优化治疗,以及药物使用。有上述情况的患者,对于需要大的切除应当推迟并避免急症手术;急症手术应当最小限度地进行;紧急操作联合大切除或综合治疗应避免在短时间内进行;患者及其家属在同意一项治疗计划之前需被告知该治疗的风险,可能的功能性损伤及肿瘤学结果;应当给高危者提供替代性治疗方案,从不控制肿瘤的治疗到姑息治疗,再到完全治疗。理想的情况下,如果发生严重的并发症,应当对患者优选的方案进行讨论。

(4)辅助化疗:关于对老年患者应用基于奥沙利铂的辅助治疗,临床数据很难得到一个明确的结论。当然,评估剩余寿命期限(无复发性)及辅助化疗的花费与收益比率是需要考虑的因素。可以明确的是:对于结肠癌 Ⅲ 期的辅助治疗,XELOX 和 FOLFOX 被作为标准的治疗选择。但对于年龄大于 70 岁的患者使用该药具有不确定性;鉴于与联合化疗药物有关的严重不良反应事件增多,对于老年患者是否要用包含奥沙利铂的联合治疗或者氟嘧啶单独治疗应当取决于治疗医师的临床判断及个体患者的复发风险。使用奥沙利铂收效甚微,大部分效果仍然来源于氟嘧啶;单独使用氟嘧啶、5-FU/LV 或卡培他滨,对于许多 70 岁以上的患者都是合适的辅助治疗手段。

六、思考题

1. 通过本案例的分析,你对老年腹痛病例分析的过程与规范有何认识?
2. 通过本案例的分析,你对老年大肠癌的认识有哪几个方面的提高?
3. 在诊疗中,如何关注老年大肠癌的特点,确保医疗安全?

七、推荐阅读文献

1. Brenner H, Kloor M, Pox CP. Colorectal cancer [J]. Lancet, 2014, 383(9927):1490-502.
2. Colon Cancer. NCCN Guidelines Version 2 [S]. 2015.
3. Rectal Cancer. NCCN Guidelines Version 2 [S]. 2015.
4. 白春梅. 肿瘤内科诊疗常规[M]. 北京:人民卫生出版社,2012:158-173.
5. 万德森. 结直肠癌[M]. 北京:北京大学医学出版社,2008:187-220.
6. 徐瑞华. 晚期结直肠癌化疗的研究进展[J]. 癌症,2008,27(6):661-666.

王震华(仁济医院)

案例 17

贫 血

一、病历资料

1. 现病史

患者,女性,62 岁,因"头晕乏力 4 月余"入院。于 2014 年 12 月起,无明显诱因下出现乏力,近 4 个月来进行性加重,时有头晕,无视物旋转、黑矇、晕厥。1 周前(2015 年 3 月 5 日左右)患者因乏力无好转再次于社区医院就诊,查血常规示 WBC $4.1×10^9$/L,Hb 77 g/L,红细胞平均体积(mean corpuscular volume, MCV)89.5fl,红细胞平均血红蛋白含量(MCH)20.1 pg,红细胞平均血红蛋白浓度(MCHC)292 g/L,PLT $312×10^9$/L。患者无发热、鼻衄、便血、黑便、皮疹、关节酸痛等不适。未有刻意饮食控制。现为求进一步诊疗,拟诊"贫血原因待查"收住入院。

发病以来,胃纳欠佳,夜眠可,两便无殊。半年来,体重下降 2 kg。

2. 既往史

否认肝炎、血吸虫、结核病等传染病史;否认痔疮,特殊服药史,既往无贫血病史;无腹部外伤及手术史。已婚,子女及丈夫体健,月经史 15 岁 4～5 天/29～30 天,已停经 8 年。

3. 体格检查

T 37 ℃,P 90 次/min,R 18 次/min,BP 110 mmHg/60 mmHg。患者神清,中度贫血貌,皮肤黏膜巩膜无黄染。眼睑略苍白,心律齐,各瓣膜区未及明显杂音,两肺呼吸音清。腹部:肠鸣音 3 次/min,未闻及气过水声,腹软,无压痛,肝脾肋下未及,剑突下偏左季肋部可及一个直径约 5 cm 的肿块,无压痛,移动可。无杵状指,双下肢无水肿。

4. 实验室及影像学检查或特殊检查

(1) 实验室检查。血常规:WBC $5.8×10^9$/L,网织红细胞百分比(Ret)2.4%,Hb 70 g/L,HCT 0.228,MCV 82.9 fl,MCH 25.5 pg,MCHC 307 g/L,PLT $494×10^9$/L。大便常规和大便隐血(OB)均阴性。ESR>140 mm/h。肝肾功能:ALB 31.0 g/L,ALT 24 IU/L,AST 31 IU/L,LDH 211 IU/L,TB 7.8 μmol/L,CB 3.8 μmol/L。蛋白电泳:清蛋白 40%,α1 球蛋白 8.9%,α2 球蛋白 22.4%,β球蛋白 13%,γ球蛋白 15.7%;Cr 56.0 μmol/L。铁代谢:血清铁 3.2 μmol/L,不饱和铁结合力29.2 μmmol/L,总铁结合力 72.4 μmol/L,铁蛋白 4 ng/ml;叶酸 7.48 ng/ml,VitB12 628 pg/ml。肿瘤标志物:CEA 2.63 μg/L,AFP 1.18 ng/ml,CA724 9.78 IU/ml,CA199 18.37 IU/ml,CA211 1.68 ng/ml,CA125 59.18 IU/ml,CA50 12.39 IU/ml。

(2) 腹部 B 超检查:胆囊壁毛糙,左肾结石,腹腔胀气,胰尾显示不清,另见左上腹低回声团块(6 cm× 7 cm),与脾脏关系密切;肝脏、右肾未见明显异常。

（3）骨髓检查。骨髓细胞学：增生活跃，巨核细胞易见，血小板散在可见，粒细胞系 30％，红细胞系 40％，淋巴细胞系 30％，偶见花环样；铁染色：外铁阴性，内铁阴性。骨髓病理：增生活跃，造血组织 60％，脂肪组织 40％，粒系各期可见，未见成熟障碍，红细胞系幼红细胞簇状分布，巨核细胞13 个/mm²。

（4）腹部 CT 增强扫描：①脾胃间隙占位伴局部钙化灶，病灶与胰腺尾部及脾脏分界不清，脾脏局部密度欠均匀；②后腹膜多发小淋巴结影。

二、诊治经过

1. 病史特点

（1）老年女性，乏力，头晕 4 月余，无齿衄、鼻衄，无黑便，无痔疮；无特殊服药史。发病以来胃纳欠佳，有消瘦。

（2）体格检查：神清，贫血面容，腹部剑突下偏左季肋部可及 5 cm 左右包块，无压痛，移动可。肠鸣音 3 次/min，未闻及气过水声。

（3）辅助检测：实验室检查提示小细胞低色素性贫血，骨髓检查提示铁缺乏，无异常造血表现。肿瘤指标提示 CA724 及 CA125 升高。腹部超声及腹部 CT 扫描提示胰体尾部占位。

2. 初步诊断

根据病史、体格检查及辅助检查，本病例初步诊断为：①营养性贫血（缺铁性贫血）；②消化道肿瘤。

3. 入院后具体处理措施

（1）入院后完善相关辅助检查如前述，予口服铁剂纠正贫血，卧床休息，吸氧改善组织器官氧供。

（2）请外科会诊，明确手术指征。会诊后转入外科病房，择期手术。患者于 2015 年 4 月 1 日行胰体尾切除术＋左上腹肿块切除术＋脾切除术＋复杂肠粘连松解术。术中见：肿瘤位于胰体尾处，直径 10 cm，与胃、脾脏、结肠粘连严重。术后病理：胰体尾肉瘤样癌（9.5 cm×7 cm×7 cm），累及脾脏包膜。胰腺切缘阴性。

三、病例分析

1. 病史特点

详见"二、诊治经过"中的"1. 病史特点"。

2. 诊断与诊断依据

（1）诊断：①缺铁性贫血；②胰体尾肉瘤样癌。

（2）诊断依据。①病史特点：老年女性，乏力，头晕起病，发病以来胃纳欠佳，有消瘦。②体格检查特点：神清，左中上腹部可及一个约 5 cm 的包块，无压痛；肠鸣音 3 次/min，未闻及气过水声。③实验室依据：实验室检查提示小细胞低色素性贫血，肿瘤指标提示 CA724 及 CA125 水平升高。④骨髓检查特点：骨髓未及明显病态造血，骨髓铁染色提示缺铁。⑤影像学检查：腹部 CT 和 B 超检查均提示腹部占位性病灶。⑥术后病理：胰体尾肉瘤样癌（9.5 cm×7 cm×7 cm），累及脾脏包膜。胰腺切缘阴性。

3. 鉴别诊断

（1）阵发性睡眠性血红蛋白尿。

（2）环状铁粒幼细胞性贫血。

（3）骨髓增生异常综合征。

（4）白血病。

（5）肾性贫血。

四、处理方案及基本原则

1. 缺铁性贫血治疗的原则

（1）明确贫血病因：①消化系统肿瘤；②消化道出血（长期服用阿司匹林，或其他 NSAIDs 药物等）；③饮食摄入不足（因糖尿病，高血压等刻意饮食控制或生长发育期等）；④育龄女性，月经量多（子宫肌瘤或宫内节育环），是否怀孕、哺乳；⑤溶血性贫血（药物性、结缔组织疾病、肿瘤）。⑥寄生虫（钩虫病，日本血吸虫病）；⑦其他：心脏人工瓣膜，行军性血红蛋白尿（长跑运动员）。

（2）对症及去除病因的治疗。原则：补充足够的铁以补充造血及组织需要的铁，积极做好围术期准备。

2. 治疗

（1）口服铁剂：口服铁剂是治疗缺铁性贫血的首选方法。若患者骨髓造血功能正常，明显的出血已经停止，口服铁剂见效较快，最早出现的现象是骨髓中铁粒幼红细胞和外周血网织红细胞增多，网织红细胞上升高峰在 5~10 d。治疗开始 2 周后，Hb 浓度上升。如果要补足体内贮存铁，则铁剂治疗在 Hb 水平恢复正常后至少还要持续 3~6 个月。

（2）注射铁剂：注射铁剂的不良反应多，有时甚至可以发生致命的过敏反应，且注射治疗对患者既不方便又不经济，故凡是可以采用口服铁剂治疗者，就不应采用铁剂注射治疗，必须严格掌握其适应证。注射铁剂的适应证包括：①有胃肠道疾患如溃疡性结肠炎、胃切除后胃肠功能紊乱；②有慢性腹泻，脂肪痢或吸收不良综合征，有铁吸收障碍者；③严重缺铁性贫血又需要在短期内提高 Hb 水平者；④血液透析或自体输血采血量较大，需要短期内维持体内铁平衡；⑤确实不能耐受铁剂治疗。所需铁(mg)＝[目标 Hb(g/L)－患者 Hb(g/L)]×患者体重(kg)×0.33。

（3）缺铁性贫血除补充铁剂外，增加营养也是非常重要的，增加优质动物蛋白质的摄入可增加铁吸收和生物利用度。

该患者予琥珀酸亚铁口服补充铁剂。手术后可根据胃肠恢复情况选择补铁。除非口服铁剂不能耐受，否则不推荐静脉铁剂。

五、要点与讨论

1. 贫血的鉴别

（1）按循环中成熟红细胞的形态分类见表 17-1。

表 17-1　按血循环中成熟红细胞的大小进行的贫血分类

贫血分类	MCV	MCH	MCHC	贫血
正细胞贫血	正常	正常	正常	再生障碍性贫血，急性失血性贫血等
大细胞贫血	↑	↑	正常	巨幼红细胞性贫血，骨髓增生异常综合征
单纯小细胞贫血	↓	↓	正常	慢性感染，慢性肝病疾病贫血
小细胞低色素贫血	↓	↓	↓	缺铁性贫血，铁失利用贫血，慢性失血性贫血

（2）按产生贫血的原因分类。①红细胞生成不足：造血原料的缺乏，如铁、叶酸、VitB$_{12}$ 缺乏等）；继发贫血，如慢性肝病、慢性肾病和恶性肿瘤；②红细胞消耗过多：失血性贫血，溶血性贫血；③红细胞生成不良：原发性再生障碍性贫血。

本例患者的贫血,从形态学上来看,属于小细胞低色素性贫血,多见于缺铁性贫血、慢性失血性贫血。辅助检查提示血清铁、铁蛋白低,叶酸、VitB$_{12}$正常;从贫血原因分类,是红细胞生成不足、造血原料缺乏的贫血。根据手术后的病理报告证实为恶性肿瘤的继发性贫血。

2. 缺铁性贫血的国内诊断标准

(1) 小细胞低色素性贫血:男性 Hb<120 g/L,女性 Hb<110 g/L,孕妇 Hb<l00 g/L;MCV<80 fl,MCH<26 pg,MCHC<310 g/L;红细胞形态可有明显低色素表现。

(2) 有明确的缺铁病因和临床表现。

(3) 血清(血浆)铁<10.7 μmol/L(5 μg/L),总铁结合力>64.44 μmol/L(36 μg/L)。

(4) 血清铁饱和度<15%;

(5) 骨髓铁染色显示骨髓小粒可染铁消失,铁粒幼红细胞比例<15%;

(6) 红细胞游离原卟啉(FEP)>0.9 μmol/L(50 μg/dl)(全血),或血液锌原卟啉(ZPP)>0.96 μmol/L(6 μg/L)(全血),或 FEP/Hb>4.5 μg/gHb;

(7) 血清铁蛋白(SF)<14 μg/L。

(8) 铁剂治疗有效。

符合第(1)条和(2)~(8)条中任何两条以上者,可诊断为缺铁性贫血。

该患者血常规:Hb 70 g/L,HCT 0.228,MCV 82.9 fl,MCH 25.5 pg,MCHC 307 g/L,总铁结合力 72.4 μmol/L,铁蛋白 4 ng/ml;血清铁 3.2 μmol/L,考虑中度贫血、继发缺铁性贫血。

3. 老年贫血诊疗特别注意要点

(1) 消化道症状隐匿:老年患者大部分的缺铁性贫血与慢性消化道出血相关,由于每次出血量较小,临床上容易忽视。因此,多次检测粪便隐血非常重要。本例患者的粪便常规 OB 即为阴性,但并没有因此排除消化道疾病,完善腹部 B 超、CT 后发现消化道占位。

(2) 心肺功能代偿能力较差:老年患者心肺功能衰退,且多伴有多种慢性并发症,如糖尿病、高血压、冠心病等。贫血后代偿能力较差,头晕、乏力、心悸的症状明显;有些患者尚未出现明显的贫血面容,却已经诱发心绞痛、心肌梗死等。不论口服铁剂或者注射铁剂,血色素的改善都需要一定的时间。因此,对于老年患者,可以根据具体情况放宽输血指征,改善临床症状,减少并发症的发生。

(3) 警惕恶性肿瘤:大样本临床调查显示,60 岁以上老年男性出现缺铁性贫血是恶性肿瘤的首要危险因素,其中大部分为消化系统恶性肿瘤。因此,老年患者的贫血一定要注意排查恶性疾病。缺铁是老年贫血的常见原因,约占 30%左右,但单纯由于饮食中铁缺乏所致少见,常由其他疾病间接所致引起,如相关胃肠并发症,胃黏膜溃疡和出血较为常见。居第 2 位的是慢性病贫血,约占 25.74%。其他原因,如肾病、白血病、骨髓增生异常综合征等都会导致贫血。

本例老年女性患者是由消化道肿瘤所致贫血,除了造血原料的检查之外,临床医师需要完善相关的消化系统检测。胰体尾肉瘤样癌是一种恶性程度极高的肿瘤,对放化疗均不敏感,除了手术,没有特别有效的治疗措施。从另一个角度来说,贫血也是很多老年患者恶性肿瘤的一个信号,值得引起我们重视。

很多老年患者在贫血早期出现的头晕、乏力、心悸、纳差,都被认为是身体机能自然衰退所致"老年综合征"的表现而未被重视,直到出现心力衰竭、心律失常等症状就诊才发现贫血。另一方面,贫血涉及多个脏器而没有特异典型的症状。因此,老年患者的贫血尤其要重视规范询问病史和体格检查,如该患者未及时发现腹部肿块,就可能被延误诊治。

六、思考题

1. 通过本案例的分析,你对老年贫血的鉴别诊断有哪些思路?

2. 老年患者贫血的治疗有什么特点?

3. 针对老年患者的特点,你认为应该如何预防贫血的发生?

七、推荐阅读文献

1. 李浩,付美兰. 缺铁性贫血诊断的研究进展[J]. 医学综述,2015,(3):465-467.

2. 展筱林,王凤山,王京端,等. 缺铁性贫血治疗药物研究进展[J]. 齐鲁医学杂志,2008,23(5):467-468,470.

3. 邓家栋. 临床血液学[M]. 上海:上海科学技术出版社,2001.

4. Lee G R, Bithell TG, Foerster J, et al. Wintrobe's Clinical Hematology [M]. 9th ed. Philadelphia, London:lead Febigger, 1993.

5. 张之南. 血液病诊断及疗效标准[M]. 2版. 北京:科学出版社,1998.

刘　佳　陈芳源(仁济医院)

案例 18

慢性淋巴细胞白血病

一、病历资料

1. 现病史

患者,男性,65 岁,因"乏力、腹胀、消瘦半年余,颈部淋巴结肿大 1 个月"入院。半年前无诱因下自觉乏力,进行性加重,胃纳差,稍进食后即出现中上腹饱胀,未就诊。1 个月前患者洗澡时发现颈部淋巴结肿大,呈蚕豆大小,无压痛,活动度差,当时无咽痛、发热、咳嗽等不适。患者 1 周前来我院就诊,查血常规示:WBC 144.6×10⁹/L, Hb 99 g/L, PLT 91×10⁹/L。外周血分类示:中性粒细胞占比 3%,淋巴细胞占比 97%。为进一步诊治收入病房。患者起病来,夜间盗汗,胃纳差,二便如常,半年内体重下降 10%。

2. 既往史

原发性高血压史 5 年,BP 最高为 185 mmHg/95 mmHg,服用硝苯地平控释片(拜新同),血压控制满意;慢性乙型肝炎史 20 余年,无特殊治疗。否认糖尿病史,无腹部外伤及手术史,无特殊药物摄入及特殊化学物质接触史,无过敏史,无烟酒嗜好。

3. 体格检查

T 37.0 ℃, P 80 次/min, R 16 次/min, BP 130 mmHg /84 mmHg, SaO₂ 98%。神志清楚、对答切题、检查合作。皮肤巩膜未见黄染,轻度贫血貌。双侧颈部、颌下、腋下和腹股沟均可扪及多枚肿大淋巴结,最大直径约 3 cm,质地硬,无明显压痛,活动度差。胸骨无压痛。两肺呼吸音清,未闻及干湿啰音。HR 80 次/min,律齐,各瓣膜区未闻及杂音。腹部微隆,无压痛、反跳痛,肝肋下未触及,脾肋下 4 cm,无压痛,脾边缘及表面光滑,腹水征(一)。双下肢无水肿。

4. 实验室及影像学检查或特殊检查

(1) 实验室检查。血常规:WBC 144.6×10⁹/L, Hb 99 g/L, PLT 91×10⁹/L,外周血分类示 N 3%, LY 97%。肝功能:TP 57.7 g/L, ALB 43.7 g/L, ALT 19 IU/L, AST 27 IU/L, LDH 536 IU/L。肾功能:BUN 6.7 mmol/L, Cr 68.2 μmol/L; CRP 1.41 mg/L;血钾、钠、氯、磷、镁、CK 及其同工酶(CK - MB)、血糖、血脂均在正常范围;血清铁 44.5 μmol/L,总铁结合力 45.7 μmol/L,铁蛋白 394 ng/ml,叶酸 5.03 ng/ml,维生素 B₁₂ 428 pg/ml, Coomb's 试验(一);肝炎标志物 HBs - Ag(+), HBs - Ab(一),HBc - Ab(+),HBe - Ag(一),HBe - Ab(+),HBV - DNA 9.98×10² 拷贝/ml;血 β₂ 微球蛋白5 785 ng/ml。细胞免疫功能测定:CD3⁺ 细胞 3%, CD3⁺ CD4⁺ 细胞 2%, CD3⁺ CD8⁺ 细胞 1%, CD19⁺ 细胞 97%, CD16⁺ CD56⁺ 细胞。肿瘤指标阴性;风湿免疫指标阴性。

(2) ECG 检查:正常心电图。

（3）腹部及浅表淋巴结B超检查：双侧颌下多发淋巴结肿大，右侧最大 27 mm×14 mm，左侧最大 20 mm×12 mm；双侧颈部多发淋巴结肿大，右侧最大 25 mm×10 mm，左侧最大 20 mm×10 mm；双侧锁骨上未见明显肿大淋巴结；双侧腋下多发肿大淋巴结，右侧最大 22 mm×11 mm，左侧最大 19 mm×11 mm；双侧腹股沟多发淋巴结肿大，右侧最大 17 mm×11 mm，左侧最大 15 mm×12 mm，以上肿大淋巴结边界清，皮质增厚。肝外形欠规则，回声增多增粗，分布欠均匀，脾门厚 68 mm，长径 160 mm，右侧卧位肋下 40 mm，回声分布均匀。

（4）胸部及腹部增强CT扫描：两肺少许条索灶，左侧胸膜局部结节样增厚，双侧腋下多发淋巴结肿大。后腹膜及胃小网膜囊多发淋巴结影，部分增大，脾脏增大及小斑片状低密度影。

（5）骨髓检查。①细胞学检查：骨髓增生正常偏高，巨核可见，原始淋巴细胞占 1%，幼稚淋巴细胞占 3%，成熟淋巴细胞占 74.5%，其他系统受抑，考虑慢性淋巴细胞白血病（chronic lymphocytic leukemia，CLL）骨髓象。②活检：骨髓组织增生明显活跃，造血组织占 80%，脂肪组织占 20%，小淋巴样细胞弥漫增生，粒、红两系细胞少量散在，巨核细胞 8 个/mm²。免疫酶标检测结果提示增生的小淋巴样细胞 CD3（－）、CD5（＋）、CD20（＋）、CD79a（－）、Ki67（占 1%）、CyclinD1（－）、MPO（－）、PG－M1（－）、CD21（－）、CD10（－）、κ（＋）、λ（－）。③流式细胞学检查：淋巴细胞占有核细胞 85%，其中 B 淋巴细胞占淋巴细胞 95.3%，表达 CD20、CD5、CD23、CD19 和 HLA－DR，不表达 FMC－7，考虑 CLL。④ZAP－70 抗原检测：CD5⁺CD19⁺ 细胞/淋巴细胞：95.92%；ZAP－70⁺CD5⁺CD19⁺ 细胞/CD5⁺CD19⁺ 细胞：0.15%；CD38⁺CD5⁺CD19⁺ 细胞/CD5⁺CD19⁺ 细胞：0.27%。⑤FISH 检查：D13S25（13q14.3 SR）异常；ATM（11q22.3 SR）无异常发现；TP53/CEP17（17p13.1 SR/17p11.1－q11.1 SG）无异常发现。⑥染色体检查：46，XY[20]。

二、诊治经过

1. 病史特点

（1）老年男性，半年前无诱因下出现乏力，进食后腹胀。1 个月前患者发现颈部淋巴结肿大。1 周前查血常规提示白细胞异常升高，淋巴细胞比例明显升高，轻度贫血，血小板减少。半年内出现盗汗，体重减轻 10%。既往有高血压（最高 BP 185 mmHg/95 mmHg）和慢性乙肝史。无特殊药物摄入及特殊化学物质接触史，无过敏史。

（2）体格检查：生命体征正常，轻度贫血貌；双侧颈部、颌下、腋下和腹股沟均可扪及多枚肿大淋巴结，最大直径约 3 cm，质地硬，无明显压痛，活动度差。腹部微隆，肝肋下未及，脾中度肿大，左肋下 4 cm，质韧，无压痛，脾边缘及表面光滑。

（3）实验室检查：提示外周血 WBC 异常升高，LY 比例明显升高，Hb 下降和 PLT 减少；LDH 和血 β_2 微球蛋白升高；细胞免疫功能明显降低；B超和影像学提示多发浅表淋巴结、脾肿大；骨髓以及流式检查提示 CLL；FISH 检查提示存在 D13S25（13q14.3 SR）异常；ZAP－70（－）。肝炎标志物 HBs－Ag（＋），HBc－Ab（＋），HBe－Ab（＋），HBV－DNA 9.98×10² 拷贝/ml。

2. 初步诊断

根据病史、体格检查及辅助检查，本病例初步诊断为：①CLL（Rai 分期Ⅲ，Binet 分期 C 期）；②慢性乙型肝炎（活动期）；③高血压 3 级，中危组。

3. 入院后具体处理措施

（1）完善骨髓检查（包括细胞学、活检、免疫表型、细胞遗传学等），进行贫血原因（血清铁、总铁结合力、铁蛋白、叶酸、维生素 B₁₂ 和 Coomb 检查）、风湿指标、肝肾功能、细胞和体液免疫功能、血微球蛋白、乙肝抗原抗体和 HBV－DNA 等检查。

（2）因患者存在 HBV－DNA 复制，予恩替卡韦抗病毒治疗，后复查 HBV－DNA 转阴。

（3）评估患者疾病活动，且存在不良预后因素，故予利妥昔单抗＋氟达拉滨＋环磷酰胺（RFC）方案化疗。

（4）化疗同步保肝、护胃等支持治疗。

三、病例分析

1. 病史特点

详见"二、诊治经过"中的"1. 病史特点"。

2. 诊断与诊断依据

（1）诊断：①CLL（Rai 分期Ⅲ，Binet 分期 C 期）；②慢性乙型肝炎（活动期）；③高血压 3 级，中危组。

（2）诊断依据。① 病史特点：老年男性，半年前无明显诱因下出现乏力，进食后腹胀。1 个月前患者发现颈部淋巴结肿大。1 周前查血常规提示 WBC 异常升高，淋巴细胞比例明显升高，轻度贫血和血小板减少。半年内出现盗汗，体重减轻 10%。

② 体格检查特点：轻度贫血貌；双侧颈部、颌下、腋下和腹股沟均可扪及多枚肿大淋巴结，最大直径约 3 cm，质地硬，无明显压痛，活动度差。脾肋下 4 cm，无压痛，边缘及表面光滑。

③ 实验室检查提示外周血 WBC 异常升高，淋巴细胞比例明显升高，贫血和血小板减少；LDH 和血 β_2 微球蛋白升高；细胞免疫功能明显减低；B 超和影像学提示浅表淋巴结、脾肿大；骨髓检查提示 CLL；FISH 检查提示存在 D13S25（13q14.3 SR）异常；ZAP-70 阴性。肝炎标志物 HBs-Ag 阳性，HBc-Ab 阳性，HBe-Ab 阳性，HBV-DNA 9.98×10^2 拷贝/ml。

④ 影像学依据：全身多区域淋巴结肿大，脾脏增大及小斑片状低密度影。

3. 鉴别诊断

（1）病毒或细菌感染引起的反应性淋巴细胞增多。

（2）小 B 细胞淋巴瘤白血病期。

（3）幼淋巴细胞白血病。

（4）毛细胞白血病。

四、处理基本原则及方案

1. 治疗指征

大多数 CLL 呈惰性过程，Rai 分期 0～Ⅱ期或 Binet A 可采用等待观察，无需化疗。Rai 分期Ⅲ～Ⅳ期和 Binet B/C 应及早治疗。无论分期如何，出现病情活动或 TP53 异常或不良预后因素［del(17p)、del(11q)、12 三体，IgHV 无突变，血 β_2 微球蛋白＞3.5 mg/L］，应及早行个体化治疗。

治疗指征如下，具有下列情况之一，即为病情活动：①6 个月内，无明显原因体重下降≥10%；②明显疲劳、乏力，ECOG 体能状态≥2 分，不能工作，不能进行日常活动；③无任何感染，发热（T＞38 ℃）持续≥2 周；④无任何感染，盗汗＞1 个月；⑤进行性骨髓衰竭，出现贫血和（或）血小板减少，或原有症状加重；⑥巨脾（超过左肋缘下 6 cm），或进行性症状性脾肿大；⑦巨大淋巴结肿大（直径＞10 cm），或进行性症状性淋巴结肿大；⑧进行性淋巴细胞增高，2 个月内绝对值增加＞50%或倍增时间＜6 个月，排除其他引起淋巴细胞增高和淋巴结肿大的原因；⑨自身免疫性溶血性贫血（autoimmune hemolytic anemia，AIHA）和（或）特发性血小板减少性紫癜（idiopathic thrombocytopenic purpura，ITP），对皮质激素或其他标准治疗反应差；⑩CLL 转化；⑪出现低丙种球蛋白血症，或单克隆或寡克隆副蛋白血症，或原有病情加重。

该老年患者至少符合①②⑤⑥⑦,确诊为 CLL 活动期,需及早行个体化干预治疗。

2. 治疗方法

(1) 化学治疗。①烷化剂:苯丁酸氮芥(CLB)或环磷酰胺(CTX),完全缓解率(CR)<10%。②核苷类似物:氟达拉滨(Flu)和克拉屈滨(2-CDA),CR 20%~40%。③化疗联合免疫治疗:FCR,具体方案 Flu 25~30 mg/m^2,$d_{1\sim3}$;CTX 250~300 mg/m^2,$d_{1\sim3}$;利妥昔单抗(rituximab,R)375~500 mg/m^2,d_0,每 4 周为 1 个疗程。据文献报道 CR 可达 72%,部分缓解率(PR)达 22%。

(2) 免疫治疗。①利妥昔单抗:人鼠嵌合性抗 CD20 单克隆抗体,作用于靶细胞表面的 CD20 抗原。CD20 在 CLL 细胞表面表达较低,而在血浆中水平较高,故单用利妥昔单抗疗效较差,需联合化疗。据文献报道 R 可引起乙肝病毒再激活,故乙肝患者在治疗过程中需密切随访 HBV-DNA。②阿伦单抗(campath-1H):人源化的鼠抗人 CD52 单克隆抗体,作用于 CLL 细胞表面 CD52 抗原。抗瘤活性仅限于血液和骨髓,对淋巴结疗效差。阿伦单抗可使淋巴细胞长期减少,导致体内潜在的巨细胞病毒激活。

(3) 造血干细胞移植。CLL 患者早期治疗后取得 CR,可考虑对以下情况进行造血干细胞移植:①患者<50 岁,有合适供者最好行清髓性异基因造血干细胞移植;②患者>50 岁,可行非清髓性异基因造血干细胞移植或自体造血干细胞移植。

(4) 并发症治疗:①抗感染治疗,应积极控制感染,反复感染者可输注免疫球蛋白;②合并 AIHA 或 ITP 可使用糖皮质激素,治疗无效且脾大明显者可考虑切脾。本例患者老年男性,根据临床表现、体格检查、实验室检查结果可明确诊断为 CLL(Rai 分期Ⅲ,Binet 分期 C 期),虽然无细胞遗传学和分子生物学的预后不良因素,但根据患者的临床分期已需要临床干预治疗。按 CLL 的美国国家综合癌症网(National Comprehensive Cancer Network,NCCN)指南可选择 FCR 方案化疗。因利妥昔单抗可能导致乙肝病毒再激活,故患者应进行抗乙肝病毒治疗,监测 HBV-DNA,转阴后使用利妥昔单抗靶向治疗,但仍需密切随访 HBV-DNA 和肝功能。

3. 本例 CLL 患者治疗的具体处理方案

参照"二、诊疗经过"中"3. 入院后具体处理措施"。

五、要点与讨论

1. CLL 的临床分期标准

(1) Rai 分期标准及其修订标准如表 18-1 所示。

表 18-1 Rai 分期标准及其修订标准

修订分期	分期	标　准	中位生存时间(月)
低危	0 期	仅淋巴细胞增多(外周血/骨髓淋巴细胞>30%)	>120
中危	Ⅰ期	0 期+淋巴结肿大	95
中危	Ⅱ期	0 期+脾和(或)肝大	72
高危	Ⅲ期	0 期+贫血	30
高危	Ⅳ期	0 期+血小板减少(<100×10^9/L)	30

(2) Binet 分期标准如表 18-2 所示。

表 18-2 Binet 分期标准及其修订标准

分期	标 准	中位生存时间(月)
A 期	累及 0~2 个淋巴结区,Hb≥100 g/L, PLT≥100×10⁹/L	>120
B 期	累及 3~5 个淋巴结区,Hb≥100 g/L, PLT≥100×10⁹/L	61
C 期	无论淋巴结区受累与否,Hb<100 g/L, PLT<100×10⁹/L	32

注:淋巴结区分为 5 个区域:头颈部(含 Waldeyer 环)、腋下、腹股沟淋巴结(双侧或单侧)、脾和肝。

2. CLL 的诊断

按照 1988 年美国 NCI 慢性淋巴细胞白血病协作组及 1989 年慢性淋巴细胞白血病国际工作会议及 2001 年 WHO 采用的标准进行诊断。

(1) 外周血:淋巴细胞绝对计数(ALC)>5×10⁹/L 持续≥4 周,或 ALC>10×10⁹/L 持续存在。

(2) 以成熟的小淋巴细胞为主,形态分型包括①典型 CLL:不典型淋巴细胞≤10%;②CLL/PL(幼淋巴细胞白血病):外周血幼淋巴细胞 11%~54%;③不典型 CLL:外周血中有不同比例的不典型淋巴细胞,幼淋巴细胞<10%。

(3) 免疫表型 sIgM(±),呈 κ 或 λ 轻链型;CD5(+)、CD19(+)、CD20(+)、CD23(+)、CD22(±)和 FMC7(±)。

(4) 骨髓象增生活跃或明显活跃,淋巴细胞>30%;活检呈弥漫或非弥漫浸润。

3. CLL 的预后

病程长短不一,CLL 确诊后需进行分期,不少血清学和生物遗传学因素影响预后,如 del(17 p)、del(11 q)者预后较 del(13 q)者差,对烷化剂和(或)嘌呤类似物耐药;高 β_2 微球蛋白和高 LDH 均提示预后不良。多数 CLL 患者死于骨髓衰竭导致的严重贫血、出血或感染。

4. 老年白血病诊治的注意事项

(1) 老年白血病患者的临床特点:①骨髓造血功能减退,心、肝、肾等重要脏器功能退化,血管硬化、冠心病、糖尿病等合并症多,贫血、出血等症状明显,尤其易发生严重颅内出血;②机体抵抗力及免疫功能低下,化学治疗后易发生骨髓抑制,粒细胞缺乏,更易造成重度感染;③化学治疗耐受性差,肝、肾的解毒能力下降,药物排泄减慢,更易发生化学治疗药物导致的不良反应。化学药物治疗仍是治疗白血病的主要手段,故对老年白血病的化学治疗方案更应提倡个体化,针对病人的白血病类型、全身状况、合并症的情况及经济状况,选定合适的方案进行治疗,努力使其达到缓解,延长生存期的目的。

(2) 在诊治过程中,应尽可能地创造无菌环境,加强对口、咽、鼻、眼、肛门等部位的护理,合理选用抗生素,控制由于疾病本身和化学药物治疗因素造成的严重感染,预防真菌感染。

(3) 化学药物治疗的不良反应可引起患者厌食、恶心、呕吐,更易造成老年负氮平衡、营养不良、水电解质紊乱及酸碱失衡,应鼓励患者主动进食,并在化学治疗期间给予止吐药物。

(4) 由于老年病人内脏功能减退,化学治疗期间要注意保护心脏、肝脏(可给予还原型谷胱甘肽等保肝治疗)、肾脏(碱化、水化尿液,用别嘌醇预防高尿酸肾病)等。化学药物治疗后若出现骨髓抑制,WBC 减少,可选用造血生长因子,如粒细胞集落刺激因子促进白细胞尽快恢复,减少感染的发生。贫血严重时,可输注浓缩红细胞,使血红蛋白维持在 70 g/L 以上。若血小板少于 20×10⁹/L 并有出血倾向时,应及时输注单采血小板悬液。

本例患者为慢性乙型肝炎(活动期),又有 3 级高血压给治疗带来了复杂性和矛盾,一定要严密监测,定期与消化病科、心血管病科、老年病科联合制定个体化治疗方案。

六、思考题

1. 通过本案例的分析,你对慢性淋巴细胞白血病病例分析的过程与规范有何体会?

2. 通过本案例的分析,你对慢性淋巴细胞白血病的认识有哪几个方面的提高?

3. 通过本案例的分析,你认为老年慢性淋巴细胞白血病合并活动期乙肝、高血压患者的治疗是否需个体化? 如何抉择?

七、推荐阅读文献

1. 张之南,沈悌. 血液病诊断及疗效标准[M]. 3 版. 北京:科学出版社,2007.

2. Swerdlow SH, Campo E, Harris NL, et al. WHO classification of tumors of haematopoietic and lymphoid tissues [M]. 4th ed. Lyon:IARC Press, 2008.

3. Greer J, Foerster J, Rodgers GM, et al. Wintrobe's Clinical Hematology [M]. 12th ed. Chieago:Lippincott Williams & Wilkins, 2008.

4. Hallek M, Cheson BD, Catovsky D , et al. Guidelines for the diagnosis and treatment of chronic lymphocytic leukemia:a report from the International Workshop on Chronic Lymphocytic Leukemia updating the National Cancer Institute-Working Group 1996 guidelines. Blood, 2008,111 (12):5446－5456.

朱坚轶　陈芳源(仁济医院)

案例 19

骨髓增生异常综合征

一、病历资料

1. 现病史

患者,女性,68 岁,因"头晕、乏力伴牙龈出血半年,加重 1 个月"入院。近半年来反复觉头晕、乏力,劳累后觉胸闷气促,且经常有牙龈出血,曾至社区医院查血常规示血红蛋白 80 g/L,WBC、PLT 正常(具体不详),未予重视。近 1 个月来乏力感越发明显,且经常有盗汗,牙龈出血也更严重,皮肤也常有淤青,胃纳也有所减退,故今来我院门诊,查血常规示:白细胞 2.6×10⁹/L,血红蛋白 56 g/L,红细胞平均体积(MCV)108 fl,红细胞平均血红蛋白(MCH)36 pg,红细胞平均血红蛋白浓度(MCHC)38%,PLT 15×10⁹/L,分类:N 33%,LY 60%,MO 6%,幼稚细胞 1%。病程中无发热,无胸痛,无腹痛、腹泻,无尿频、尿急、尿痛,无鼻衄,无血尿、黑便,无关节酸痛、光敏、口腔溃疡等症状。否认特殊药物和毒物接触史。大小便正常,夜眠欠佳,体重下降 2 kg。

2. 既往史

有高血压病史,长期服用苯磺酸氨氯地平片(络活喜),血压控制在 130 mmHg/80 mmHg 左右。否认其他重要脏器疾病史。退休前从事营业员工作 10 余年。无疫水、疫区接触史。无烟酒嗜好。否认药物过敏史及手术外伤史。否认遗传性及家族性疾病史。

3. 体格检查

T 36.7 ℃, P 90 次/min, R 24 次/min, BP 135 mmHg/80 mmHg,神志清楚、对答切题、检查合作。重度贫血貌,全身皮肤可见散在出血点,浅表淋巴结未及明显肿大。胸骨无压痛。两肺呼吸音清,未闻及干湿啰音。HR 90 次/min,律齐,各瓣膜区未闻及杂音。腹软,无压痛及反跳痛,肝脾肋下未触及。双足背轻度凹陷性水肿。病理征阴性。

4. 实验室及影像学检查或特殊检查

(1)实验室检查。外周血:WBC 2.6×10⁹/L, Hb 56 g/L, MCV 108 fl, MCH 36 pg, MCHC 38%,PLT 15×10⁹/L;分类:N 53%,LY 40%,MO 6%,幼稚细胞 1%,Ret 1.2%。尿常规:正常。肝功能:TP 80 g/L, ALB 36 g/L, ALT 56 IU/L, AST 20 IU/L, LDH 260 IU/L。肾功能:Cr 65 μmol/L。血钙 2.20 mmol/L, CRP 12 mg/L,血钾、钠、氯、磷、镁、CK 及其同工酶(CK - MB)、血糖、血脂均在正常范围。出凝血系列指标正常;肝炎标志物全套均阴性;ESR 20 mm/h;抗核抗体、抗可溶性核抗原抗体、抗心磷脂抗体、双链 DNA 等免疫指标均阴性;血清铁、总铁结合力、铁蛋白、维生素 B₁₂、叶酸均在正常范围;Coombs 试验阴性。

(2)胸部 X 线片检查:两肺未见明显异常,心影略增大。

（3）ECG 检查：窦性心律，正常心电图。

（4）腹部 B 超检查：肝、胆、胰、脾、双肾未见明显异常。

（5）骨髓细胞学检查：骨髓增生正常偏高，红系增生比例增高，可见部分红细胞巨幼样改变，有双核红细胞，部分中性粒细胞有分叶过少现象，可见巨大血小板和小巨核细胞，原始细胞占 12%（图 19-1）。

（6）骨髓免疫分型：表达异常表面标记的细胞占 15%，主要表达 cMPO 的细胞占 50%，主要表达 CD13 的细胞占 45%，主要表过 CD117 的细胞占 60%，主要表达 CD33 的细胞占 35%。

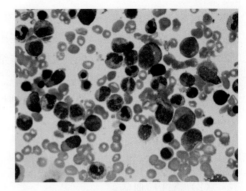

图 19-1　MDS 患者骨髓象
注：MDS 是骨髓增生异常综合征

（7）染色体检查：46，XX，+8，-7[15/20]/46，XX[5/20]。

二、诊治经过

1. 病史特点

（1）老年女性，反复头晕、乏力，劳累后胸闷气促半年，有牙龈出血。症状加重 1 个月，且出现纳差、消瘦、盗汗等。有高血压史，否认外伤及手术史，无烟酒嗜好，否认家族史。

（2）体格检查：生命体征正常，重度贫血貌，全身皮肤可见散在出血点，双足背轻度水肿。胸骨无压痛，肝脾肋下未及。

（3）实验室检查提示：外周血全血细胞减少，贫血呈大细胞性，分类见到少量幼稚细胞。骨髓细胞学检查见到原始细胞 12%，并可见病态造血。骨髓免疫分型提示异常细胞表达髓系标记。染色体有异常。

2. 初步诊断

根据病史、体格检查及辅助检查，本病例初步诊断为：①骨髓增生异常综合征（myelodysplastic syndrome，MDS）-难治性贫血伴有原始细胞增多-2（RAEB-2）；②原发性高血压 2 级，中危组。

3. 入院后具体处理措施

（1）进行国际预后积分系统（IPSS）预后分层，制定相应的治疗方案；定期检测血常规、肝肾功能、凝血常规、血糖、血清电解质等。

（2）若经济情况允许，首选含去甲基化药物的方案，即含地西他滨[15~25 mg/(m² · d)，iv，共 5 天]的方案。

（3）也可选择类似白血病的化疗，如预激方案 CAG 等。

（4）加强支持治疗：预约单采血小板、输红细胞悬液、止血敏（0.75 g bid，静脉滴注）预防出血等。

（5）加强感染防治：漱口、肛周清洁等。

（6）加强宣教：卧床休息，合理清淡饮食等。

三、病例分析

1. 病史特点

详见"二、诊治经过"中的"1. 病史特点"。

2. 诊断与诊断依据

（1）诊断：①MDS-RAEB-2；②原发性高血压 2 级，中危组。

（2）诊断依据。①病史特点：老年女性，有头晕乏力的贫血症状，也有牙龈出血的出血症状。②体格检查特点：重度贫血貌，全身皮肤散在出血点，双足背凹陷性水肿。③实验室依据：外周血全血细胞减少，贫血呈大细胞性，分类见到1%幼稚细胞。骨髓细胞学检查发现病态造血，原始细胞增多达12%。骨髓免疫分型示异常细胞表达髓系标记。染色体发现＋8，－7异常。

参照WHO 2008年的MDS的分型标准，患者属RAEB-2这个亚型，根据IPSS预后积分，患者为3分，因此归入高危组。

3. 鉴别诊断

（1）巨幼细胞性贫血。

（2）急性白血病。

（3）再生障碍性贫血。

（4）阵发性睡眠性血红蛋白尿。

（5）骨髓纤维化。

（6）系统性红斑狼疮。

四、处理基本原则及方案

1. MDS治疗的基本原则

（1）个体化治疗：①MDS的异质性，各亚型间发病机制和临床转归存在差异，不应过度治疗；②根据IPSS进行预后分层；③同时考虑患者年龄、重要脏器的功能、有无合并症、经济状况和选择国内药物的可行性，进行综合判断。

（2）分层治疗：①对于大多数病程平稳、主要表现顽固性血细胞减少，而基本上没有恶性表征的患者，治疗目标则应是提高血细胞数量和保持较好的生活质量；②对于有明确白血病基本表征的患者，治疗目标是杀灭恶性克隆，恢复正常造血功能。

2. MDS治疗的具体处理方案

（1）低危、中危-1患者的治疗措施。①单纯支持治疗：粒细胞集落刺激因子、促红细胞生成素等；②免疫抑制剂：环孢素A；③免疫调节剂：沙立度胺、雷那度胺。

（2）中危-2、高危患者的治疗措施：参照"二、诊疗经过"中"3.入院后具体处理措施"。

五、要点与讨论

1. 老年MDS的鉴别

（1）老年MDS与大细胞性贫血的鉴别：①营养性巨幼细胞性贫血；②溶血性贫血；③急性失血性贫血。

（2）老年MDS与其他全血细胞减少性疾病的鉴别：①再生障碍性贫血；②巨幼细胞性贫血；③急性白血病；④急性造血功能停滞；⑤阵发性睡眠性血红蛋白尿；⑥骨髓纤维化。

根据患者病史、体征及客观检查的特点可排除巨幼细胞性贫血、急性白血病、再生障碍性贫血、溶血性贫血、骨髓纤维化及结缔组织病，结合其疾病发展来看，有半年的病史，从最初的中度贫血发展至现在的全血细胞减少，符合MDS的发病特点。

2. MDS的分型

MDS的分型有FAB分型和WHO分型两种，如今一般采用后者，WHO分型结合形态学、免疫学、细胞遗传学及分子生物学，可以更好地帮助诊断，还能进行预后分层，指导个体化治疗。

（1）FAB 分型：①难治性贫血（RA）；②难治性贫血伴有环状铁粒幼细胞（RARS）；③难治性贫血伴有原始细胞增多（RAEB）；④难治性贫血伴有原始细胞增多转化型（RAEB-T）；⑤慢性粒单核细胞白血病（CMML）。

（2）WHO 分型（2008 年）：如表 19-1 所示。

表 19-1　WHO 分型（2008 年）

亚型	外周血特征	骨髓特征	WHO 估计的患者比例
难治性贫血伴一系发育异常（RCUD）	贫血	仅有红系发育异常（≥10%*）	10%～20%
难治性贫血（RA）	<1%原始细胞	<5%原始细胞	
难治性中性粒细胞减少（RN）	中性粒细胞减少，<1%原始细胞	仅粒系发育异常，<5%原始细胞	<1%
难治性血小板减少（RT）	血小板减少，<1%原始细胞	仅巨核发育异常，<5%原始细胞	<1%
难治性贫血伴有环状铁粒幼细胞（RARS）	贫血，无原始细胞	仅红系发育异常，环状铁粒幼细胞≥15%，<5%原始细胞	3%～11%
难治性血细胞减少伴有多系发育异常（RCMD）	血细胞减少，<1%原始细胞无 Auer 小体	多系发育异常±环状铁粒幼细胞，<5%原始细胞，无 Auer 小体	30%
难治性贫血伴有原始细胞增多-1（RAEB-1）	血细胞减少，<5%原始细胞，无 Auer 小体	1 系或多系发育异常，5%～9%原始细胞，无 Auer 小体	40%
难治性贫血伴有原始细胞增多-2（RAEB-2）	血细胞减少，5%～19%原始细胞，±Auer 小体	1 系或多系发育异常，10%～19%原始细胞，±Auer 小体	
MDS 伴有孤立[Del（5q）]	贫血，血小板数正常或增高，<1%原始细胞	孤立 5q31 染色体缺失，贫血，低分叶巨核细胞，<5%原始细胞	罕见
MDS 不能分类（MDS-U）	血小板减少，≤1%原始细胞	不符合其他诊断标准，发育异常和<5%原始细胞，如无发育异常，有 MDS 相关核型	？

（3）MDS 细胞发育异常的特点：发育异常的细胞占该系 10%以上。①红系：外周血可见有核红细胞、巨大红细胞；骨髓红系比例过多（>60%）或过少（<15%）；多核红细胞，奇数核、核碎裂、核凹陷及核分叶过多；核质发育不平衡，巨幼样变；成熟红细胞大小、染色不均，有点彩和多嗜性；环状铁粒幼细胞>15%；核出芽、核间桥、巨幼样变等。②粒-单核系：外周血出现幼稚粒细胞；骨髓原幼细胞比例增高；核分叶过多或过少，可见 Pelger-Huët 样畸形；核质发育不平衡；粒系细胞颗粒过多或过少。③巨核系：外周血小巨核细胞，巨大血小板；骨髓小巨核细胞、大单圆核巨核细胞，多核巨核细胞；胞质中颗粒加大或形状异常；低分叶小巨核，不分叶巨核细胞，多核多分裂核巨核细胞。

（4）MDS 的预后分析系统：①IPSS；②IPSS-R（修订的 IPSS）；③WPSS（基于 WHO 分型的预后积分系统）。

3. 老年 MDS 处理的特别注意点

（1）临床表现不典型：老年人由于脏器功能减退，反应能力降低，患者的症状体征常不明显，头晕乏力的贫血症状往往误认为是年老体虚所致,常不引起重视。对于老年人出现贫血,患者本人及医生往往缺乏警惕,应至血液专科进一步检查,必要时进行骨髓检查,以早期诊断,及时治疗。

（2）发展缓慢而延误治疗:老年人较年轻人病情发展较缓慢,而且运动量较小,贫血呈缓慢进行性,机体有慢性适应过程,且老年人往往症状比较明显时才来就诊,可因病情发展比较严重而失去最佳治疗时机。

（3）对化疗耐受性差:由于老年人脏器功能减退,无法耐受强化疗,需综合考虑患者全身情况、进行脏器功能评估后适当调整化疗剂量,加强支持治疗。对于全身情况较差的患者不宜行常规化疗,而以对症支持治疗为主。

六、思考题

1. 通过本案例对老年骨髓增生异常综合征病例分析,你是否体会临床病例分析包括哪两大阶段,每个阶段的具体内容?

2. 通过本案例的分析你对老年骨髓增生异常综合征的诊治特点有何新认识? 什么情况下患者需进行化疗。

七、推荐阅读文献

1. 中华医学会血液学分会.骨髓增生异常综合征诊断与治疗中国专家共识(2014 年版)[J].中华血液学杂志,2014,35(11):1042 - 1048.

2. Greenberg PL, Tuechler H, Schanz J, et al. Revised international prognostic scoring system for myelodysplastic syndromes [J]. Blood, 2012,120(12):2454 - 2465.

3. Garcia-Manero G. Myelodysplastic syndromes:2014 update on diagnosis, risk-stratification, and management [J]. Am J Hematol, 2014,89(1):97 - 108.

4. Kaushansky K, Lichtman MA, Bentler E, et al. Williams Hematology [M]. 8th ed. McGraw-Hill Professional,2011.

韩晓凤　陈芳源(仁济医院)

多发性骨髓瘤

一、病历资料

1. 现病史

患者,男性,78 岁,因"发现血肌酐升高 9 年,腰背痛 2 年,泡沫尿 2 个月"入院。1996 年体格检查发现血肌酐升高至 140 μmol/L,尿常规检查示尿蛋白(＋＋),尿 pH 为 6.5～7.5,24 h 尿量约 2 000 ml,平素无血尿、水肿、血压升高。患者拒绝肾活检。拟诊为慢性肾小球肾炎、慢性肾功能不全,氮质血症期。普内科门诊就诊后予口服包醛氧化淀粉、开同等治疗。2003 年患者出现腰背部疼痛,活动后加重。常感乏力,牙齿易脱落。胸部 X 线片示左侧 4～6 肋骨陈旧性骨折。骨密度示骨质疏松。24 h 尿 κ、λ 轻链正常。尿 pH 为 6.5～7.5;血二氧化碳结合力 18.4 mmol/L,血清 K^+ 3.4 mmol/L,血清 Cl^- 111 mmol/L,血磷 0.65 mmol/L,血 pH 为 7.3,$PaCO_2$ 32.6 mmHg,PaO_2 87.1 mmHg,BE 为 －5.0 mmol/L,HCO_3^- 18.8 mmol/L。临床诊断为Ⅲ型肾小管酸中毒,口服复方枸橼酸钾、复方枸橼酸钠治疗。患者治疗后自觉乏力改善,骨痛减轻。2004 年尿 κ 水平为 673.00 mg/L(正常值 0～7.10 mg/L)、λ 水平升高为 56.40 mg/L(正常值 0～4.10 mg/L),血蛋白电泳及固定免疫电泳无异常,骨髓穿刺活检示增生活跃,浆细胞占 4%。拟诊为多发性骨髓瘤(multiple myeloma),继续随访。近 2 个月因反复泡沫尿收治入院。病程中无反复发热、咽痛、咳嗽;无尿频、尿急、尿痛;无手指麻木、皮疹;无鼻衄、牙龈出血。

2. 既往史

患者有高脂血症史 5 年,服用阿托伐他汀钙片(立普妥)治疗后控制良好。无糖尿病、高血压、慢性支气管炎史;无吸烟、酗酒等不良嗜好;否认外伤史;无毒物接触史;无家族遗传病史。

3. 体格检查

T 37.0 ℃,P 65 次/min,呼吸 18 次/min,血压 110 mmHg/60 mmHg。神清,气平,步入病房,检查合作,对答切题。体形消瘦,背微驼;毛发稀疏;牙齿稀疏。皮肤巩膜无黄染、无出血点、无贫血貌,浅表淋巴结未及肿大。口唇无发绀,双侧扁桃体无肿大。颈部无抵抗,甲状腺未及肿大。胸骨无压痛。心肺和腹部检查未见异常。双肾区叩痛(－)。双下肢无水肿,双侧足背动脉搏动减弱。椎体无压痛,四肢肌力、肌张力正常,病理征(－)。

4. 实验室及影像学检查或特殊检查

(1) 实验室检查。血常规:WBC $4.4×10^9$/L,RBC 3.65 $1×10^{12}$/L,Hb 117 g/L,PLT $226×10^9$/L,中性粒细胞占 58.9%,淋巴细胞占 26.1%,单核细胞占 9.0%,嗜酸性粒细胞占 6.0%;血钙浓度 2.14 mmol/L;血清总胆固醇浓度 5.3 mmol/L,三酰甘油浓度 1.31 mmol/L。尿常规:尿蛋白(＋＋＋),pH 7.5;24 h 尿蛋白定量 3.35 g;血尿素 8.3 mmol/L、肌酐 187 μmol/L、尿酸 124 μmol/L;肾小球

滤过率 36～25 ml/min。血气分析：血 pH 7.42，$PaCO_2$ 32.6 mmHg，PaO_2 93 mmHg，BE -0.7 mmol/L，HCO_3^- 浓度 22.6 mmol/L。血 β_2 微球蛋白 6 438 $\mu g/L$；尿 α_1 微球蛋白 182.43 mg/L；尿白蛋白和 IgG 水平正常。尿 κ 轻链 673.00～754.20 mg/L，尿 λ 轻链 56.40～72.80 mg/L。血蛋白电泳示基底较窄单峰突起的 M 蛋白；血清免疫固定电泳示免疫球蛋白 A 单克隆增高 κ 型轻链，血清 IgG 7.69 g/L，血清单克隆 IgA 31.05 g/L，血 IgM<0.178 g/L，血清单克隆 κ 轻链 3.84 g/L，血清 λ 轻链 0.69g/L，κ/λ 比值 3.04。

（2）骨髓象检查：骨髓有核细胞增生活跃，浆细胞占 10%。

（3）胸部 X 线片检查：两肺纹理增多，左侧 5～7 肋骨及右侧第 5 肋骨皮质欠光整，考虑陈旧性肋骨骨折改变。头颅平片：颅骨隐约见低密度影，考虑骨髓瘤可能。腰骶椎平片：腰骶椎退变、骨质疏松，L_5 椎弓峡部崩裂伴 L_5 椎体轻度前滑脱，L_{1-3} 椎体轻度楔形变。右足正斜位：右第 2、3、5 跖骨陈旧性骨折后。

（4）ECG 检查：窦性心律，正常心电图。

（5）腹部 B 超检查：肝胆胰脾双肾未见异常。

（6）骨密度检查示骨质疏松，T 值为 -3.7。

（7）CT 检查：胸部未见异常。腹部见肝内胆管胆总管轻度扩张；右肾高密度影，结石可能大；余未见异常。

（8）MRI 检查：头颅示双侧额叶少许缺血灶，老年脑，颅骨骨质信号异常。

二、诊治经过

1. 病史特点

（1）老年男者，起病隐匿。体格检查发现肾功能异常。腰背痛 2 年，泡沫尿 2 个月。否认外伤史；无毒物接触史；否认家族遗传史。

（2）体格检查：生命体征正常，体形消瘦，背微驼。牙齿稀疏；无贫血貌；眼睑无水肿；浅表淋巴结未及肿大；胸骨无压痛；心肺检查未见异常；肝脾肋下未及；双下肢无水肿。

（3）实验室检查：Hb 117 g/L；血肌酐 187 $\mu mol/L$；肾小球滤过率 36～25 ml/min；24h 尿蛋白定量 3.35 g；尿 α_1 微球蛋白 182.43 mg/L；尿 pH 7.5；血气分析示代谢性酸中毒。血 β_2 微球蛋白 6 438 $\mu g/L$；尿 κ 轻链 673.00～754.20 mg/L，尿 λ 轻链 56.40～72.80 mg/L；血清免疫固定电泳示免疫球蛋白 A 单克隆增高 κ 型轻链，血清单克隆 IgA 31.05 g/L。骨髓穿刺活检显示骨髓有核细胞增生活跃，浆细胞占 10%。

2. 初步诊断

根据病史、体格检查及辅助检查，本病例初步诊断为：①多发性骨髓瘤（免疫球蛋白 A，κ 轻链），ISS 分期Ⅲ期；②肾小管型酸中毒（Ⅲ型），慢性肾脏病（chronic kidney disease，CKD）4 期；③骨质疏松；④高脂血症。

3. 入院后具体处理措施

（1）肾功能衰竭治疗：低盐优质低蛋白饮食、复方 α 酮酸片（开同）、包醛氧化淀粉。

（2）肾小管性酸中毒治疗（复方枸橼酸钠、复方枸橼酸钾）。

（3）骨质疏松治疗：如钙尔奇 D、阿法骨化醇软胶囊（阿法迪三）、阿仑膦酸钠片（福善美）、鲑鱼降钙素（密盖息）鼻喷剂。

（4）中医中药治疗。

（5）维持降血脂治疗。

（6）遵循患者意愿，未行多发性骨髓瘤针对性化疗。

三、病例分析

1. 病史特点

详见"二、诊治经过"中的"1.病史特点"。

2. 诊断与诊断依据

（1）诊断：①多发性骨髓瘤（IgA，κ 轻链型），ISS 分期Ⅲ期；②肾小管型酸中毒（Ⅲ型），CKD4 期；③骨质疏松；④高脂血症。

（2）诊断依据：①老年男性，主诉腰背痛 2 年。血清蛋白电泳示基底较窄单峰突起的 M 蛋白，血清单克隆 IgA 31.05 g/L，血免疫固定电泳示免疫球蛋白 A 单克隆增高 κ 型轻链；骨髓有核细胞增生活跃，浆细胞占 10%。有多处多发性病理性骨折和溶骨性破坏特征。②血肌酐升高 9 年伴有低分子蛋白尿，肾小球滤过率降低（25 ml/min）。碱性尿（尿 pH 6.5～8.0），同时有代谢性高氯性酸中毒（血 pH 3.45，血清 Cl^- 111 mmol/L）；血清 K^+ 3.4 mmol/L，HCO_3^- 18.8 mmol/L。③骨密度示骨质疏松。④有高脂血症史。

3. 鉴别诊断

（1）反应性浆细胞增多症。

（2）原发性巨球蛋白血症和重链病。

（3）转移性癌的溶骨性病变。

（4）意义未明的单克隆丙种球蛋白病。

（5）系统性轻链淀粉样变性。

（6）孤立性髓外浆细胞瘤。

四、处理基本原则及方案

1. 多发性骨髓瘤治疗的基本原则

（1）无症状多发性骨髓瘤或 Durie-Salmon 分期Ⅰ期患者不建议化疗：至少每 3 个月复查相关指标，直至出现症状后再治疗。

（2）有症状的多发性骨髓瘤患者应积极治疗。

（3）年龄≤65 岁适合自体干细胞移植者，避免使用干细胞毒性药物（烷化剂和亚硝基脲类药物）。

（4）所有适合临床试验者，应优先考虑进入临床试验。

2. 多发性骨髓瘤治疗的具体处理方案

（1）年龄≤65 岁或适合自体干细胞移植者：可选择以下方案之一诱导治疗 4 个疗程，达到部分缓解以上疗效者，可进行干细胞动员采集。具体方案建议选择以硼替佐米为基础，如硼替佐米＋地塞米松（Bortezomib＋Dexamethasone，BD）、硼替佐米＋多柔比星（阿霉素）＋地塞米松（Bortezomib＋Adriamycin＋Dexamethasone，PAD）、硼替佐米＋沙利度胺＋地塞米松（Bortezomib＋Thalidomide＋Dexamethasone，BTD）等。

（2）年龄＞65 岁或不适合自体干细胞移植者，同时血 Cr≥176 mmol/L 者：可以选择以下方案之一治疗，如 PAD、沙利度胺＋地塞米松（Thalidomide＋Dexamethasone，TD）、多柔比星（阿霉素）＋地塞米松±长春新碱（Adriamycin＋Dexamethasone＋Vincristine，VAD）等。

（3）年龄＞65 岁或不适合自体干细胞移植者，血 Cr≤176 mmol/L 者：除以上方案外，还可选择以下方案之一治疗，如美法仑＋泼尼松（Melphalan＋Prednisone，MP）、美法仑＋泼尼松＋硼替佐米

（Melpualan ＋ Prednisone ＋ Bortezomib，MPV）、美法仑 ＋ 地塞米松 ＋ 沙利度胺（Melphalan ＋ Dexamethasone＋Thalidomide，MPT）等。

（4）支持治疗。①骨病的治疗：使用双磷酸盐。有长骨病理性骨折、脊柱骨折压迫脊髓或脊柱不稳者可行外科手术治疗；对于不能控制的骨痛、即将发生的病理性骨折或即将发生的脊髓压迫，可行低剂量放疗作为姑息治疗。②并发症的治疗：高钙血症、肾功能衰竭、贫血、感染、凝血/血栓、高黏滞血症等。

五、要点与讨论

1. 老年多发性骨髓瘤的鉴别

（1）老年多发性骨髓瘤骨痛的鉴别：①广泛的骨质疏松；②腰椎间盘突出；③原发骨肿瘤；④实体瘤骨转移。

（2）老年多发性骨髓瘤肾功能不全的鉴别：①高血压肾病；②糖尿病肾病；③缺血性肾病；④药物性肾病。

根据患者病史、体征及客观检查的特点，血免疫固定电泳示免疫球蛋白 A 单克隆增高 κ 型轻链；骨髓有核细胞增生活跃，浆细胞占 10％，可以排除上述疾病，结合其疾病发展和治疗结果证实，符合多发性骨髓瘤的病情演变特点。

2. 多发性骨髓瘤的诊断标准、分类及分期

（1）诊断标准。①血/尿 M 蛋白：无血、尿 M 蛋白量的限制，大多数患者 IgG＞30 g/L 或 IgA＞25 g/L 或 24 h 尿轻链＞1 g，但有些有症状的骨髓瘤患者低于此水平。②骨髓单克隆浆细胞或浆细胞瘤：单克隆浆细胞通常＞10％，但有约 5％有症状骨髓瘤患者骨髓浆细胞＜10％，单克隆浆细胞需行免疫组化染色证实 κ 或 γ 轻链限制性表达。③出现骨髓瘤相关器官或组织损害（CRAB）：高钙血症、肾功能不全、贫血、溶骨损害。

（2）临床分类：依照增多的异常免疫球蛋白重链类型可分为 IgG、IgA、IgD、IgM、IgE、轻链型。每一种可再根据轻链类型分为 κ、λ 型。

（3）分期：Durie-Salmon 分期体系（见表 20 - 1）以及国际分期体系（ISS）（见表 20 - 2）。

表 20 - 1　多发性骨髓瘤 D - S 分期系统（Durie/Salmon 分期）

分期	瘤细胞数（$\times 10^{12}/m^2$）	特征
Ⅰ期：低肿瘤负荷	＜0.6	符合下列各项： （1）血红蛋白＞100 g/L （2）副蛋白合成率低：IgG＜50 g/L；IgA＜30 g/L；尿 κ 或 λ 轻链＜4 g/24 h （3）血钙正常 （4）无骨质破坏
Ⅱ期：中等肿瘤负荷	0.6～1.2	介于Ⅰ期和Ⅲ期之间
Ⅲ期：高肿瘤负荷	＞1.2	符合下列一项或一项以上： （1）血红蛋白＜85 g/L （2）副蛋白合成率高：IgG＞70 g/L，IgA＞50 g/L，尿 κ 或 λ 轻链＞12 g/24 h （3）高钙血症 （4）进展性溶骨病变

表 20‑2　多发性骨髓瘤 ISS 分期

分　期	标　　准	中位生存期(月)
Ⅰ 期	低血清 β_2‑M<3.5 mg/L,白蛋白≥35 g/L	62
Ⅱ 期	介于 Ⅰ～Ⅲ 之间	44
Ⅲ 期	高血清 β_2‑M≥5.5 mg/L	29

3. 老年多发性骨髓瘤诊疗特别注意要点

(1) 临床症状隐匿不典型:本例老年男性患者最初体格检查发现血肌酐升高、慢性肾功能不全,逐渐出现骨骼损害及肾小管性酸中毒,最后出现单克隆浆细胞增生、大量 M 蛋白血症,确诊为多发性骨髓瘤,临床表现病程迁延、不典型给诊断造成困难。临床医师应对老年多发性骨髓瘤的发病特点、临床表现的多样性和复杂性有充分认识。老年多发性骨髓瘤 50% 的患者早期出现蛋白尿、肾功能不全,可误认为是高血压、糖尿病等疾病累及肾脏所致。骨痛等症状常误认为腰椎退行性改变所致。因此,老年人若有骨痛伴有肾功能不全、低分子蛋白尿、贫血、持续性高钙血症等,应高度警惕骨髓瘤可能。

(2) 免疫力低下,化疗耐受性差:老年人各组织器官功能都处于衰老退化过程,免疫功能减低,易发生各种感染。多种慢性疾病的基础,对化疗的耐受性较差,不良反应增加。这些情况都使化疗的困难度增加。需综合考虑老年患者的全身情况,进行脏器功能评估后选择合适的化疗方案,同时需加强支持治疗。对于全身情况较差无法耐受常规化疗的患者,以对症支持治疗、减轻痛苦、改善生活质量为主。

六、思考题

1. 通过本案例的分析,你对老年多发性骨髓瘤病例分析的过程与规范有何体会?
2. 通过本案例的分析,你对老年多发性骨髓瘤的诊治特点有哪几方面的提高?

七、推荐阅读文献

1. 陈灏珠,林果为,王吉耀. 实用内科学[M]. 14 版. 北京:人民卫生出版社,2014:9.

2. 中华医学会血液学分会中国多发性骨髓瘤工作组. 中国多发性骨髓瘤诊治指南(2013 年修订)(2013)[J]. 中华内科杂志,2013,52(9):791‑795.

3. 王海燕. 肾脏病学[M]. 3 版. 北京:人民卫生出版社,2008:1.

4. Gao MJ,Yang G,Kong YY,et al. Smoldering multiple myeloma[J]. BioMed Res Int,2015,2015:1‑7.

5. Dimopoulos MA,Terpos E,Chanan‑Khan A,et al. Renal impairment in patients with multiple myeloma:a consensus statement on behalf of the International Myeloma Working Group[J]. J Clin Oncol,2010,28(33):4976‑4984.

冯缨缨　钟　远(上海市第六人民医院)

案例 21

恶性淋巴瘤

一、病历资料

1. 现病史

患者,女性,67 岁,因"反复腹痛、腹胀 1 年余,发现小肠占位 1 月余"入院。4 年前开始无诱因下出现腹痛,为全腹痛,呈钝痛,与进食、大便无关,未予重视。3 年半前患者未服用减肥药自觉体重减轻,1个月体重下降 5 kg,无咳嗽咳痰,无腹泻便秘等不适。遂于当地医院就诊,查血常规示 Hb 60 g/L;粪便隐血示(+);胃肠镜检查未见明显异常(均未见报告),给予对症解痉制酸治疗。患者自觉腹痛发作较前频繁,2 年半前于我院行下腹部增强 CT 示:小肠占位性病变,盆腔积液,肠系膜及双侧腹股沟多发淋巴结。随后于我院普外科行全麻下小肠肿瘤切除术,术中见肿瘤位于小肠距屈氏韧带约 1.5 m 处,大小约 8 cm×6 cm×6 cm,行病理检查示:小肠弥漫性大 B 细胞淋巴瘤(diffuse large B-cell lymphoma, DLBCL),侵至肠壁全层。免疫组织化学示:CD(−)、LCA(+)、CD20(+)、CD79a(+)、PAX5(+)、CD3(−)、CD43(+/−)、CD30(−)、CyclinD1(−)、MUM1(−/+)、CD10(−)、Bc12(+)、Bc16(+/−)、Ki67 阳性率 50%,考虑为 DLBCL,非生发中心表型。追问病史,病程中无发热、盗汗。

2. 既往史

既往体健,否认高血压、糖尿病等慢性病史;长期务农,有农药接触史(具体患者讲述不清),无药物过敏史。

3. 体格检查

T 36.3 ℃, P 72 次/min, R 18 次/min, BP 118 mmHg/76 mmHg, SaO_2 98%(未吸氧)。神志清楚,对答切题,查体合作。全身皮肤黏膜无黄染,左侧锁骨上可触及多枚肿大淋巴结,其中最大约1.0 cm×1.0 cm,质硬,边缘清,无压痛,活动度大,与周围组织无粘连。余浅表淋巴结未及肿大。双肺呼吸音清,未及干湿啰音。HR 72 次/min,律齐,各瓣膜听诊区未及杂音。腹平,腹正中可见手术瘢痕,约 6 cm,已结痂。全腹软,无压痛、反跳痛,肝脾肋下未及,移动性浊音阴性。双下肢水肿(−)。

4. 实验室及影像学检查或特殊检查

(1) 实验室检查。血常规:WBC $4.21×10^9$/L、N 58.3%、Hb 136 g/L、PLT $252×10^9$/L。ESR 114 mm/h,血 LDH 288 μmol/L。肝炎标志物:HBsAg(−)、HBsAb(−)、HBcAb(+)、HBeAg(−)、HBeAb(−),HBV-DNA<500 拷贝/ml。免疫球蛋白 G 16 g/L,免疫球蛋白 A 1.68 g/L,免疫球蛋白 M 2.17 g/L,免疫球蛋白 κ 轻链 3.29 g/L,免疫球蛋白 λ 轻链 1.76 g/L,β_2 微球蛋白 1.92 mg/L。总 T 细胞($CD3^+$)46.35%,Th 细胞($CD3^+CD4^+$)13.41%,Ts 细胞($CD3^+CD8^+$)30.36%,Th/Ts 0.44,NK 细胞($CD3^+CD16^+CD56^+$)31.22%。肝功能和肾功能以及血钾、钠、氯、磷、镁、CK 及 CK-MB、血糖浓度

均在正常范围。

（2）ECG 检查：窦性心律，正常心电图。

（3）腹部 B 超检查：肝脏、胆囊、胰腺、脾脏、双肾目前未见明显异常。

（4）浅表淋巴结 B 超检查：左侧锁骨上可见数枚淋巴结肿大（10 mm×8 mm），边界清，内部回声不均匀，彩色血流少量），双侧颈部、右侧锁骨上、双侧腋下、双侧腹股沟未见明显异常肿块图像。

（5）PET-CT 检查：小肠 NHL 术后，吻合口处炎性改变。腹腔多发肿大淋巴结及肝脏、脾脏病灶，考虑淋巴瘤累及。脑 FDG 代谢未见明显异常。

（6）骨髓细胞学及骨髓病理检查：提示正常骨髓象，未见异常细胞。

（7）心脏彩色超声检查：静息状态下室壁各节段收缩活动未见异常。左心功能测定：左心室射血分数（LVEF）62%。检查结论：主动脉瓣环钙化，左室舒张顺应性降低。

二、诊治经过

1. 病史特点

（1）老年女性，反复腹痛腹胀，近期有明显体重下降。病程中无发热、盗汗。既往体健，长期务农，有农药接触史。大小便无异常。

（2）体格检查：生命体征正常，左侧锁骨上可触及多枚肿大淋巴结，其中最大约 1.0 cm×1.0 cm，质硬，边缘清，无压痛，活动度大，与周围组织无粘连。余浅表淋巴结未及肿大。腹平软，腹正中可见手术瘢痕，已结痂，肝脾肋下未及。

（3）实验室检查：入院前小肠术后病理示小肠 DLBCL，血 β_2-微球蛋白升高；ESR 114 mm/h，血 LDH 288 μmol/L；肝炎标志物示 HBcAb（+），余阴性，HBV-DNA<500 拷贝/ml。PET-CT 提示腹腔淋巴结及肝、脾累及。骨髓细胞学及病理提示骨髓未累及。

2. 初步诊断

根据病史、体格检查及辅助检查，本病例初步诊断为：①DLBCL，非生发中心型 IVB 期；②小肠肿瘤切除术后。

3. 入院后具体处理措施

（1）完善 PET-CT 及骨髓检查（包括细胞学和活检），明确恶性淋巴瘤（lymphoma）的分期。

（2）完善风湿指标、肝肾功能、细胞和体液免疫功能、血微球蛋白、乙肝抗原抗体、HBV-DNA 等检查，排除化疗禁忌证。

（3）评估患者疾病为ⅣB 期，且无化疗禁忌证，故予 R-CHOP 方案化疗；

（4）化疗同步给予保肝、肾及护胃等支持治疗。

三、病例分析

1. 病史特点

详见"二、诊治经过"中的"1. 病史特点"。

2. 诊断与诊断依据

（1）诊断：①DLBCL，非生发中心型，Ⅳ 期；②小肠肿瘤切除术后。

（2）诊断依据。①老年女性，反复腹痛腹胀，近期有明显体重下降；病程中无发热、盗汗；既往体健，长期务农，有农药接触史；大小便无异常。②体格检查：生命体征正常，左侧锁骨上可触及多枚肿大淋巴结，最大约 1.0 cm×1.0 cm，质硬，边缘清，无压痛，活动度大，与周围组织无粘连。余浅表淋巴结未及肿大。腹平软，腹正中可见手术瘢痕，已结痂，肝脾肋下未及。③实验室检查：入院前小肠术后病理示小肠 DLBCL,血 β_2-微球蛋白升高;ESR 114 mm/h,血 LDH 288 μmol/L;肝炎标志物示 HBcAb(＋),余阴性,HBV‐DNA<500 拷贝/ml。PET‐CT 提示淋巴瘤累及腹腔淋巴结及肝脏、脾脏。骨髓细胞学及病理提示骨髓未累及。

3. 鉴别诊断

(1) 肠结核。

(2) 小肠恶性肿瘤:如间质瘤。

(3) 克罗恩病。

四、处理基本原则及方案

1. DLBCL 治疗的基本原则

DLBCL 的治疗模式是化疗、生物免疫治疗与放疗联合的综合治疗。作为侵袭性淋巴瘤中最多见的病理类型,DLBCL 具有易于全身播散的特点,因此以化疗为主,放疗主要用于局限性和有巨大肿块的患者。近年来生物靶向治疗,尤其是利妥昔单抗的应用,显著提高了 DLBCL 患者的治愈率。

(1) Ⅰ、Ⅱ期 DLBCL 的治疗。①无巨块型(<7.5 cm):可予 R‐CHOP 方案化疗 3 个疗程＋局部放疗;或 R‐CHOP 方案化疗 6 个疗程。②巨块型(≥7.5 cm):予 R‐CHOP 方案化疗 6 个疗程,根据情况选择局部放疗。

(2) Ⅲ、Ⅳ期 DLBCL 的治疗:予 R‐CHOP 方案化疗 6～8 个疗程。

(3) 造血干细胞移植:大剂量化疗联合造血干细胞移植已经成为治疗失败患者的标准疗法,也可作为预后差的高危淋巴瘤的初次 CR 期巩固强化的治疗选择,也是复发性 NHL 的标准治疗。该患者入院后予以完善相关检查,明确诊断为:弥漫性大 B 细胞淋巴瘤(非生发中心型)Ⅳ B 期。根据 NCCN 指南,首选 R‐CHOP 方案化疗,同时予保肝、护胃、护心等对症支持治疗。

2. 治疗方案(见表 21‐1)

表 21‐1　弥漫性大 B 细胞淋巴瘤常用化疗方案

常用化疗方案	组　成
R‐CHOP	d0:美罗华 375 mg/m²
	d1:环磷酰胺 750 mg/m²
	d1:多柔比星(阿霉素)50 mg/m²
	d1:长春新碱 1.4 mg/m²(最大剂量 2 mg)
	d1～d5:泼尼松 60 mg/m²
hyper‐CVAD(A 方案)	d1～d3:环磷酰胺 300 mg/m²
	d1～d3:美司钠 600 mg
	d4、d11:长春新碱 2 mg
	d4:多柔比星(阿霉素)50 mg/m²
	d1～d4、d11～d14:地塞米松 40 mg
hyper‐CVAD(B 方案)	d1:甲氨蝶呤 1 g/m²
	d2～d3:阿糖胞苷 3 g/m²

五、要点与讨论

1. 淋巴瘤的诊断

恶性淋巴瘤必须依赖组织病理学检查明确诊断。最初诊断时需要详细询问病史和全身规范体格检查。例如,无明显感染灶的淋巴结肿大,淋巴结无压痛性、饱满、质硬,应考虑到本病,需做淋巴结活检或穿刺,组织标本行病理学检查。怀疑皮肤淋巴瘤时可做皮肤活检。根据组织病理学检查结果做出完整的分类、分型诊断。应尽量采用免疫组织化学、细胞遗传学和分子生物学检查,按世界卫生组织(World Health Organization,WHO)制订的造血和淋巴组织肿瘤分型标准做出诊断。同时,还应该完善实验室检查(包括全血细胞检查、肝肾功能、免疫球蛋白以及骨髓细胞学检查等)和影像学检查(B 超、全身增强CT、PET－CT 检查等),必要时还需要进行内窥镜检查。

2. 淋巴瘤的临床分期

(1) 目前 Ann Arbor 临床分期是广泛采用的简单易行的分期方法(见表 21－2)。

表 21－2　Ann Arbor 临床分期(1971)

分期	特　征
Ⅰ期	侵及一个淋巴结区(Ⅰ)一个单一的结外器官或部位,或侵及(ⅠE)
Ⅱ期	在横膈的一侧,侵及两个或更多的淋巴结区(Ⅱ)或外加局限侵犯一个结外器官或部位(ⅡE)
Ⅲ期	受侵犯的淋巴结区在横膈的两侧(Ⅲ)或外加局限性侵犯一个结外器官或部位(ⅢE)或脾(ⅢS)或两者(ⅢES)
Ⅳ期	弥漫性或播散性侵犯一个或更多的结外器官,同时伴有或不伴有淋巴结侵犯
A组	无全身症状
B组	①无原因的发热,体温超过 38 ℃;②盗汗;③体重下降:6 个月内无明显原因的体重下降>10%

(2) 对于胃肠道淋巴瘤,采用 Musshoff 分期(见表 21－3)

表 21－3　Musshoff 分期

分期	特　征
Ⅰ期	肿瘤局限于胃肠道在横膈一侧,无淋巴结转移
1期	病变局限于黏膜层和黏膜下层
2期	病变累及肌层、浆膜及浆膜下
Ⅱ期	肿瘤从病变部位侵及腹腔,淋巴结受累
1期	引流区淋巴结转移(胃旁淋巴结)
2期	远处淋巴结转移(肠系膜、腹主动脉旁、腔静脉旁或腹股沟等膈下淋巴结)
E期	病变穿透浆膜累及邻近器官或组织
Ⅲ期	肿瘤局限于胃肠道有(或)横膈两侧淋巴结转移
Ⅳ期	肿瘤巨大,伴有或不伴有淋巴结转移和弥漫性非胃肠道器官或组织累及

3. 国际预后指数(International prognostic index，IPI)分组及预后(见表 21-4、表 21-5)

表 21-4　国际预后指标(IPI)

预后	IPI 数
低危	0～1
低中危	2
高中危	3～4
高危	5

表 21-5　年龄≤60 岁患者国际预后指标
(age-adjusted IPI，aa-IPI)

预后	IPI 数
低危	0
低中危	1
高中危	2
高危	3

以下每项计分为 1 分:结外累及部位的数目＞1;血清 LDH＞正常;分期Ⅲ～Ⅳ期。

以下每项计分为 1 分:年龄＞60 岁;血清 LDH＞正常;分期Ⅲ～Ⅳ期;美国东部肿瘤协作组(ECOG)行为状态(PS)评分≥2;结外累及部位的数目＞1。

4. 淋巴瘤的疗效考核标准

(1) 完全缓解(complete remission，CR):所有病灶均消失。

(2) 部分缓解(partial remission，PR):可测量病灶缩小(6 个最大病灶最大垂直径乘积之和缩小≥50%),没有新发病灶。

(3) 疾病稳定(stable disease，SD),未达 CR 或 PR。

(4) 疾病复发或疾病进展(progressive disease，PD):任何新增加的病灶或原有病灶直径增大≥50%。

5. 诊疗和近期随访结果

该老年患者根据手术及病理结果,明确诊断后经病区讨论与家属同意决定接受 R-CHOP 方案化疗。3 个疗程结束后进行全身增强 CT 评估疗效,提示疾病 PR,继续接受 3 个疗程 R-CHOP 化疗。6 个疗程化疗结束后全身 PET-CT 评估疗效提示 CR。为巩固治疗效果,患者再接受 2 个疗程单药美罗华维持治疗。以后,第 1 年内每 3 个月一次随访,第 2 年内每半年一次随访,至今疾病无进展。

6. 老年淋巴瘤的治疗特点

老年人的治疗基本同非老年 DLBCL 的治疗,但需要注意以下几点。

(1) 心脏毒性:老年患者心脏毒性反应较非老年患者高,老年患者初始治疗时有心功能异常或心律失常,需予心脏彩色超声和 24 h 动态心电图检查等予以评估,调整蒽环类药物剂量,如有严重心脏基础疾病,需要停用蒽环类药物。在治疗过程中也需严密监测患者心脏彩色超声及 24h 动态心电图,及时调整化疗方案。

(2) 肾毒性:老年患者需严格检测肾功能及肌酐清除率,根据肌酐清除率调整化疗方案及化疗剂量。若患者平素身体较差,目前一般情况差,需调整化疗剂量;若患者化疗后出现严重的骨髓抑制,亦需调整患者化疗剂量。

六、思考题

1. 通过本案例的分析,你对弥漫性大 B 细胞淋巴瘤的诊断及分期的标准有何提高?

2. 通过本案例的分析,你对弥漫性大 B 细胞淋巴瘤的治疗有哪几个方面的新认识?

3. 通过本案例的分析,你对弥漫性大 B 细胞淋巴瘤的 IPI 与预后的关系有何认识?

4. 对于老年弥漫性大 B 细胞淋巴瘤应该如何治疗?

七、推荐阅读文献

1. 张之南，郝玉书，赵永强. 血液病学[M]. 2 版. 北京：人民卫生出版社，2012：1045 - 1051.

2. NCCN Clinical Practice Guildelines on Oncology：Non-Hodgkin's Lymphomas，Version 3[OL]. 2012：1487 - 1498. http：//www. NCCN. org/

3. Khan AB，Barrington SF，Mikhaeel NG，et al. PETCT staging of DLBCL accurately identifies and provides new insight into the clinical significance of bone marrow involvement [J]. Blood，2013，122(1)：61 - 67.

徐　岚　肖　丹　陈芳源(仁济医院)

案例 *22*
肾病综合征

一、病历资料

1. 现病史

患者,男性,68岁,因"感冒后双下肢水肿、尿泡沫增多3月余"入院。入院前3个月,感冒后次日出现双下肢水肿,尿中泡沫增多,无尿频、尿急、尿痛,无特殊尿味,尿色正常。于我院就诊,查尿常规:蛋白(＋＋＋),RBC 3～5个/HP,24 h尿蛋白5.5 g,肾功能:Cr 73 μmol/L, UA 410 μmol/L,估算的肾小球滤过率(estimated glomerular filtration rate, eGFR)91 ml/(min・1.73 m^2),为进一步诊治收入院。发病以来患者尿量较前略减少,无发热、皮疹、关节酸痛等症,体重3个月内增加3 kg。胃纳稍差、大便正常。

2. 既往史

患者有高血压史10余年,最高 BP 160 mmHg/110 mmHg,口服氨氯地平治疗,BP 控制在120 mmHg/70 mmHg。有糖尿病史2年,口服阿卡波糖片(拜糖平),血糖控制在正常范围内。否认结核、肝炎等传染病史,无外伤及手术史。否认食物及药物过敏史。久居原籍,否认疫水及有毒、放射性物质接触史;无烟酒嗜好;父亲有高血压史。

3. 体格检查

T 36.7 ℃,P 80次/min,R 18次/min,BP 125 mmHg/75 mmHg,体重62 kg。神志清楚,呼吸平稳,无明显发绀,无贫血貌,巩膜无黄染,双眼睑水肿,浅表淋巴结无肿大。双肺呼吸音略低,未闻及干湿啰音,HR 80次/min,律齐,各瓣膜区未闻及杂音。腹软,无压痛及反跳痛,肝脾肋下未触及,移动性浊音阳性,未闻及震水音。腰骶部、阴囊及双下肢水肿。

4. 实验室及影像学检查或特殊检查

(1) 实验室检查。血常规:WBC 4.9×10^9/L, N 71%, Hb 120 g/L, PLT 235×10^9/L;尿常规:比重1.015,蛋白(＋＋＋),RBC(－);24 h尿蛋白定量:8.3 g;尿微量白蛋白肌酐比值(ACR):4 500 mg/L;肾功能:BUN 11.3 mmol/L, Scr 189 μmol/L, UA 460 μmol/L, eGFR 31 ml/(min・1.73 m^2)(EPI公式);肝功能:ALB 22.6 g/L, ALT 20 IU/L;空腹血糖5.4 mmol/L;血脂:Ch 7.9 mmol/L, TG 3.8 mmol/L, LDL 5.6 mmol/L, HDL 1.21 mmol/L。肿瘤指标:AFP、CEA、CA199、CA125、SPA均在正常范围。M蛋白、尿本周蛋白、乙肝病毒五项及丙肝抗体均阴性。免疫学指标:抗 dsDNA 抗体(－),ANA(－),ENA(－),ANCA(－),抗 GBM 抗体(－)。免疫球蛋白和C3、C4未见异常。甲状腺功能正常。出凝血系列:PT 10.5 s, APTT 32.5 s, INR 1.0,D-二聚体325 μg/L。ESR:15 mm/h。静脉血气:HCO$_3^-$浓度为21 mmol/L,血 K$^+$浓度为4.6 mmol/L, pH 7.35。

（2）胸部 X 线片：双肺纹理增多，双侧胸腔积液。

（3）心电图：窦性心律，左室高电压（RV5：2.8 mV）。

（4）腹部 B 超：双肾形态、大小正常，左肾 103 mm×48 mm，右肾 100 mm×37 mm，脂肪肝，胆囊、胰腺、脾脏未见异常。

（5）肾脏穿刺检查。免疫荧光：IgG 2＋呈细颗粒状，沿毛细血管袢沉积。光学显微镜（光镜）：镜下共见 28 个肾小球，其中 1 个小球呈球性硬化，余小球毛细血管袢均匀一致增厚，过碘酸六胺银染色（PASM）下上皮侧可见空泡状结构和钉突，各小球节段性系膜基质及系膜细胞轻度增生，小管间质大致正常，小叶间动脉节段性硬化，可符合膜性肾病Ⅱ期。电子显微镜（电镜）：足突广泛融合，基膜弥漫性增厚，上皮下可见大量电子致密物沉积，刺激基膜增生形成钉突，系膜基质轻度增多，系膜区未见电子致密物沉积（见图 22-1）。

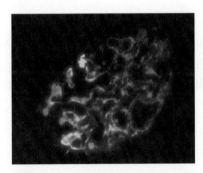
免疫荧光×400

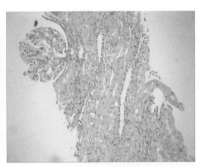
IgG 糖原染色（PAS）×200

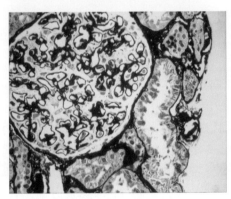
PASM 染色×400

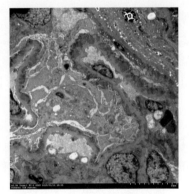
电镜×7 500

图 22-1　肾脏穿刺检查结果

二、诊治经过

1. 病史特点

（1）老年男性，感冒后双下肢水肿、尿泡沫增多 3 月余伴体重增加入院，入院后出现急性肾损伤。既往有高血压史 10 年，糖尿病史 2 年。

（2）体格检查：T 36.7 ℃，P 80 次/min，R 18 次/min，BP 125 mmHg/75 mmHg，双肺呼吸音略低，移动性浊音阳性，眼睑、腰骶部、阴囊及双下肢水肿。

（3）实验室检查提示：大量蛋白尿、低蛋白血症、高脂血症，血 Cr 浓度升高。肿瘤、免疫、肝炎等继发性指标阴性。肾穿刺病理学检查提示膜性肾病。

（4）影像学检查：B超提示肾脏大小、形态正常；胸部X线片提示双侧胸腔积液。

2. 初步诊断

根据病史、体格检查及辅助检查，本病例初步诊断为：①原发性肾病综合征（nephrotic syndrome）（膜性肾病Ⅱ期）合并急性肾损伤；②高脂血症；③原发性高血压2级，极高危组；④2型糖尿病；⑤脂肪肝。

3. 入院后具体处理措施

（1）记录24 h尿量和出入量变化；血压监测；定期复查尿常规、24 h尿蛋白、血浆白蛋白、肝肾功能、静脉血气和血糖等指标。

（2）卧床休息，低盐饮食（<3 g/d）；适量优质蛋白0.8～1.0 g·kg^{-1}·d^{-1}）。

（3）利尿消肿呋塞米20 mg bid 口服。

（4）降脂治疗阿托伐汀20 mg qn 口服。

（5）抗凝低分子肝素1支 qod 皮下注射。

（6）免疫抑制治疗。①糖皮质激素：泼尼松60 mg qd 清晨顿服；②环磷酰胺（CTX）：1.0 g qm 静脉滴注。

（7）预防激素和免疫抑制治疗的不良反应：①奥美拉唑（20 mg qd 口服）保护胃黏膜；②碳酸钙（0.5 tid 口服）和维生素 D$_3$（0.25 μg qd 口服）预防骨质疏松；③拜糖平（50 mg tid 餐时嚼服）控制血糖；④氨氯地平（5 mg qd 口服）控制血压。

三、病例分析

1. 病史特点

详见"二、诊治经过"中的"1. 病史特点"。

2. 诊断与诊断依据

（1）诊断：①原发性肾病综合征（膜性肾病Ⅱ期）合并急性肾损伤；②高脂血症；③原发性高血压2级，极高危组；④2型糖尿病；⑤脂肪肝。

（2）诊断依据。①病史特点：老年男性，感冒后双下肢水肿，尿泡沫伴体重增加3月余，入院后出现急性肾损伤。既往有高血压史10年，糖尿病史2年。②体格检查特点：T 36.7 ℃，P 80次/min，R 18次/min，BP 125 mmHg/75 mmHg，双肺呼吸音略低，移动性浊音阳性，眼睑、腰骶部、阴囊及双下肢水肿。③实验室依据：提示大量蛋白尿、低蛋白血症、高脂血症，血Cr浓度升高。肾穿刺病理学检查提示膜性肾病。肿瘤、免疫、肝炎等继发性指标阴性。④影像学检查：B超提示肾脏大小形态正常。

根据该老年男性，上尿路感染后出现大量蛋白尿、低蛋白血症、高脂血症以及水肿的典型"三高一低"，临床上肾病综合征诊断明确。肾病综合征分为原发性和继发性，经积极筛查后排除了肿瘤、免疫、肝炎等继发性疾病，同时行肾活检明确病理为膜性肾病。此外，患者入院后出现血Cr浓度升高，结合患者既往肾功能及双肾大小，初步考虑为合并急性肾损伤。

3. 鉴别诊断

（1）肿瘤相关性肾病。

（2）糖尿病肾病。

（3）血管炎性肾损害。

（4）肾淀粉样变性。

（5）肝炎相关性肾病。

四、处理基本原则及方案

包括一般治疗、对症治疗、并发症防治和免疫抑制治疗。

1. 一般治疗

(1) 卧床休息,待水肿和一般情况好转后,可起床活动。

(2) 饮食治疗:水肿严重者限制水钠摄入,低盐饮食($<$3 g/d);适量优质蛋白饮食 $0.8 \sim 1.0 \text{ g} \cdot \text{kg}^{-1} \cdot \text{d}^{-1}$;热量摄入不少于 $126 \sim 147 \text{ kJ}(30 \sim 35 \text{ kcal}) \cdot \text{kg}^{-1} \cdot \text{d}^{-1}$。

2. 对症治疗

(1) 利尿消肿:经限制水钠摄入后仍水肿明显者,可考虑适当使用利尿剂,包括噻嗪类利尿剂、袢利尿剂和潴钾利尿剂(适用于低钾患者),必要时也可以间歇使用人体白蛋白提高血浆渗透压。

(2) 减少尿蛋白:如无禁忌可使用 ACEI/ARB 类药物降蛋白尿。但该患者目前出现急性肾损伤,可能存在肾脏有效灌注不足,故暂不考虑。待肾功能恢复后,可以考虑选用 RAS 抑制剂降压、减少尿蛋白,但应注意除外肾动脉狭窄,密切监测肾功能和血钾浓度。

(3) 降脂治疗:合并高脂血症患者可予以他汀类、贝特类等药物降脂,密切监测肝肾功能。

3. 并发症的防治

(1) 抗凝、抗血小板聚集:肾病综合征患者常处于高凝状态,尤其是膜性肾病患者更易发生静脉栓塞。有学者建议当白蛋白$<$20 g/L 时应常规应用抗凝剂。此外,也可口服抗血小板药物,如双嘧达莫、阿司匹林等,需排除药物的不良反应。

(2) 防治感染:一旦发现感染应及时选用对致敏菌敏感、无肾毒性的抗生素积极治疗。严重感染难以控制时,应减少或停用免疫抑制治疗。

(3) 防治急性肾损伤的进展和加重:参照"案例 25 急性肾损伤"。

4. 免疫抑制治疗

免疫抑制治疗是肾病综合征的主要治疗方式,原则上应根据肾活检病理结果选择治疗药物和疗程。糖皮质激素可能是通过抑制炎症反应、免疫反应以及抑制醛固酮和抗利尿激素分泌,影响肾小球基膜通透性等综合作用而发挥其利尿、消除尿蛋白的疗效。对于"激素依赖型"或"激素无效型"患者可联用其他免疫抑制剂,如环磷酰胺、钙调磷酸酶抑制剂、来氟米特和霉酚酸酯等。

(1) 糖皮质激素:起始足量(泼尼松/泼尼松龙 $1 \text{ mg} \cdot \text{kg}^{-1} \cdot \text{d}^{-1}$,维持 $8 \sim 12$ 周),缓慢减量(足量治疗后每周或每 2 周减量 10%,减至 20 mg/d 时进一步降低减药速度),长期维持(维持最小有效剂量半年或更长)。

(2) 免疫抑制剂:需根据临床和病理类型综合判断。膜性肾病低危患者可暂时予以保守治疗,中危或高危患者单用激素效果不佳,应同时使用免疫抑制剂。

(3) 减少激素的不良反应:保护胃黏膜、预防骨质疏松和防止血糖升高等。

5. 肾病综合征治疗的具体处理方案

参照"二、诊疗经过"中"3. 入院后具体处理措施"。

五、要点与讨论

1. 原发性肾病综合征的定义及五大病理类型

原发性肾病综合征的定义:表现为大量蛋白尿($>$3.5 g/d)、低蛋白血症(血浆白蛋白$<$30 g/L)、水肿和高脂血症的一组临床症候群。其中,前两项为诊断所必需。肾病综合征可分为原发性和继发性两大类,只有排除了继发性肾病才能诊断为原发性肾病综合征。

肾病综合征五大病理类型：①微小病变性肾病；②系膜增生性肾小球肾炎；③局灶节段性肾小球硬化；④膜性肾病；⑤系膜毛细血管性肾小球肾炎。

该患者病理显示免疫荧光 IgG 呈细颗粒状沿毛细血管袢沉积；光镜提示各小球毛细血管袢均匀一致增厚，上皮侧可见空泡状结构和钉突；电镜可见上皮下大量电子致密物沉积，刺激基膜增生形成钉突，可符合膜性肾病Ⅱ期。膜性肾病是老年肾病综合征患者最常见的病理类型，值得注意的是对于病理表现为膜性肾病的老年患者要筛查继发性因素，避免漏诊。

2. 老年人肾病综合征的常见类型的特点

原发性肾病综合征以膜性肾病最为常见，其次为系膜增生性病变等，微小病变的发生比例较年轻人减少。继发性肾病综合征以糖尿病肾病最为常见。此外，肿瘤相关性肾病（骨髓瘤、淋巴瘤或实体肿瘤）、肾淀粉样变性、抗中性粒细胞胞质抗体相关性肾病等类型在老年患者中明显增多。相反，狼疮性肾炎、过敏性紫癜等疾病在老年患者中相对少见。

3. 老年肾病综合征患者常见的并发症及发生机制

（1）感染：是肾病综合征患者常见的并发症，主要和免疫球蛋白大量丢失、免疫功能紊乱、营养不良、免疫抑制剂使用有关。与青年患者比较，老年肾病综合征患者表现为更严重的低蛋白血症，伴随机体本身抵抗力下降，感染风险也相对明显增加，且感染起病隐匿，症状不典型，常易漏诊。

（2）血栓和栓塞：由于有效血容量减少导致血液浓缩，高脂血症造成血液黏稠度进一步增加，此外尿中丢失大量抗凝物质，引起机体凝血、抗凝和纤溶系统失衡。激素、利尿剂的使用以及血小板功能亢进可进一步加重高凝状态。老年患者由于血管硬化、血脂升高、血液黏滞度增加，以及部分患者长期卧床，因此血栓栓塞事件的发生率也明显上升。

（3）急性肾损伤：有效血容量不足可致肾血流量下降，引起肾前性氮质血症；此外，肾间质高度水肿压迫肾小管、肾小管管腔蛋白管型堵塞、肾静脉血栓形成等因素亦可致急性肾衰竭。老年患者由于肾脏组织结构的退化，导致其对外界刺激如缺血、氧化应激、血管紧张素等的防御能力减弱，更容易出现急性肾损伤。

（4）蛋白质和脂肪代谢紊乱：老年患者血浆白蛋白、免疫球蛋白丢失更为严重，其可导致营养不良、机体免疫力低下、内分泌紊乱等。而高脂血症可增加血液黏稠度，促进血栓、栓塞并发症的发生，是冠心病的独立危险因素，同时也可加重肾小球硬化。

4. 老年肾病综合征患者处理的特别注意点

（1）筛查继发性肾病：继发性肾病在老年人群中发病率明显增高，尤其对于病理表现为膜性肾病或系膜毛细血管性肾炎的患者，更应进行积极排查以免漏诊。

（2）注意并发症的防治：老年患者因其本身增龄性失能的特殊性，伴随疾病和易患因素增多，发生感染、血栓栓塞、急性肾损伤及蛋白质脂肪代谢紊乱等并发症的风险显著增加。在病程中，医生应密切监测及随访患者病情，一旦出现上述并发症及时干预。

（3）注重个体化治疗：老年患者合并症及并发症较多，药物不良反应发生率增高，如免疫抑制治疗使用过程中可能出现感染风险显著增加，发生骨质疏松、消化道溃疡，血糖浓度和血压升高等；利尿剂使用可能会带来电解质紊乱、低血压、急性肾损伤、血管栓塞等风险。另外，老年患者对治疗的敏感性较差，因此，治疗方案的选择需根据老年人的特点，兼顾全局，谨慎选择，从而尽量减少药物的不良反应，以受益和安全为目标。

六、思考题

1. 通过本案例的分析，你对老年肾病综合征的诊治特点有何体会？
2. 通过本案例的分析，对你防止老年肾病综合征患者并发症的发生、发展有何启示？

七、推荐阅读文献

1. 黎磊石,刘志红.中国肾脏病学[M].北京:人民军医出版社,2008.

2. 王海燕.肾脏病学[M].3 版.北京:人民卫生出版社,2008.

3. Brenner BM. The Kidney [M]. 9th ed. Saunders:Elsevier,2012.

4. Kidney Disease:Improving Global Outcomes(KDIGO)Glomeru lonephritis Work Group. KDIGO Clinical Practice Guideline for glomerulonephritis [J]. Kidney international,2012,2(suppl):139-274.

周文彦　倪兆慧(仁济医院)

案例 23

急性肾盂肾炎

一、病历资料

1. 现病史

患者,女性,68岁,因"发热伴左侧腰痛,尿频2天"入院。2天前无明显诱因下出现发热,体温最高38.9℃,伴左侧腰痛、尿频,感乏力、恶心,无尿痛、尿急;无咽痛、流涕;无咳嗽、咳痰;无腹痛、呕吐、腹泻;无头痛、头晕;无尿色加深等;曾自服感冒退热冲剂+诺氟沙星,体温可降至37.5℃,次日体温再次升高至38.6℃,仍有腰痛。外院血常规:WBC 12.1×10⁹/L,N 80%;尿常规:WBC 25个/HP,RBC 3个/HP。追问病史,半年前有一次尿路感染史,有尿频、尿急症状,无发热、腰痛。当时曾行中段尿培养提示"大肠埃希菌生长",服用诺氟沙星后好转,此后未再复查尿常规和中段尿培养,也无类似发作史,无泌尿系结石病史。

2. 既往史

有糖尿病史3年,口服格列齐特(达美康)治疗,餐后血糖浓度控制欠佳。否认高血压、冠心病等其他系统疾病。否认外伤及手术史。停经17年。无烟酒嗜好。

3. 体格检查

T 38.8℃,P 96次/min,R 16次/min,BP 132 mmHg/71 mmHg。神志清楚、对答切题、检查合作。皮肤巩膜未见黄染。两肺呼吸音清,未闻及干湿啰音。HR 96次/min,律齐,各瓣膜区未闻及杂音。腹部平坦,未见皮肤瘀斑,未见肠型及蠕动波。肠鸣音3次/min,未闻及气过水声。肝脾肋下未触及,无压痛、无反跳痛,腹水征(一)。左肾区叩痛(＋),右肾区叩痛(一)。双下肢无水肿。

4. 实验室及特殊检查

(1) 实验室检查。血常规:WBC 16.7×10⁹/L,N 86%,CRP 63 mg/L,ESR 56 mm/h。尿常规:WBC 80个/HP,RBC 5个/HP。中段尿培养:大肠埃希菌,菌落计数>10⁵ cfu/ml。药敏试验:敏感药物为亚胺培南、阿米卡星、呋喃妥因、磷霉素、舒普深、特治星;耐药药物为头孢唑啉、头孢他啶、环丙沙星、哌拉西林、头孢吡肟。血培养:阴性。空腹血糖浓度6.0 mmol/L,餐后2 h血糖浓度12.4 mmol/L。

(2) 泌尿系B超:双肾、输尿管、膀胱无明显异常。

(3) 腹部B超:肝胆胰脾无明显异常。

(4) 心电图:窦性心律,正常心电图。

（5）胸部 X 线片：心肺未见明显异常。

二、诊治经过

1. 病史特点

（1）老年女性，发热、腰痛伴尿频、乏力、恶心 2 天。既往有尿路感染史、糖尿病史。否认高血压等其他系统疾病。停经 17 年。否认外伤及手术史。

（2）体格检查：T 38.8 ℃，左侧肾区叩痛（＋）。

（3）实验室检查：血 WBC、N 增高，尿 WBC、CRP、ESR 均明显升高。中段尿培养：大肠埃希菌，菌落计数＞10^5 cfu/ml，餐后血糖浓度升高 12.4 mmol/L。

2. 初步诊断

根据病史、体格检查及辅助检查，本病例初步诊断为：①急性肾盂肾炎（acute pyelonephritis）；②2 型糖尿病。

3. 入院后具体处理措施

（1）完善相关检查，行白带常规排除阴道炎症，监测体温、尿常规、血常规、CRP、ESR，复查中段尿培养。

（2）抗感染治疗：注射用亚胺培南西司他丁钠（泰能）0.5 gq8h 静脉滴注；体温恢复正常后 3 天改为敏感抗生素口服，总疗程 14 天。

（3）水化治疗：嘱多饮水，0.9％生理盐水 500 ml qd 静脉滴注。

（4）碱化尿液：SB 1.0 g tid 口服。

（5）加用阿卡波糖片（拜糖平）控制餐后血糖浓度，并监测空腹及三餐后血糖浓度。

三、病例分析

1. 病史特点

详见"二、诊治经过"中的"1. 病史特点"。

2. 诊断与诊断依据

（1）诊断：①急性肾盂肾炎；②2 型糖尿病。

（2）诊断依据。①病史特点：老年女性，尿频、发热、腰痛 2 天；②体格检查特点：体温升高，肾区叩痛（＋）；③实验室依据：尿 WBC 升高，血 WBC 升高，N 增高，CRP 浓度升高，ESR 增快，中段尿培养提示大肠埃希菌，细菌计数＞10^5 cfu/ml。

上海市肾内科 2014 年质控手册《尿路感染诊疗规范》及 2015 年中国女医师协会肾内科医师分会女性尿路感染诊疗共识为本案例诊断为"急性肾盂肾炎"提供了确切的依据。

3. 鉴别诊断

（1）下尿路感染。

（2）尿道综合征。

（3）慢性肾盂肾炎。

（4）泌尿道结石。

（5）腰肌劳损。

四、处理基本原则及方案

1. 急性肾盂肾炎治疗的基本原则

(1) 排查老年易感因素,及时祛除诱因:①行泌尿道超声检查以排除尿路结构异常、尿路梗阻;②女性行白带常规检查排除妇科炎症,老年女性可在医生指导下口服或阴道局部应用雌激素软膏,有助于恢复下尿路生理状态,降低尿路感染的发生率;③糖尿病患者积极控制血糖;④免疫力低下者增强免疫力等。

(2) 一般治疗:急性期注意休息,多饮水。膀胱刺激征明显者可口服碳酸氢钠碱化尿液,缓解症状。

(3) 抗感染治疗:① 留取尿液标本行细菌学检查后,立即开始经验治疗,首选对革兰阴性杆菌有效的药物,72 h 显效者无须换药,否则应根据药敏结果更改抗生素。

② 轻、中度肾盂肾炎的治疗:推荐以口服药物治疗为主,疗程 10～14 天。推荐首选喹诺酮类、第三代头孢菌素类药物治疗。不推荐克拉维酸(β-内酰胺酶抑制剂)及复方磺胺甲恶唑作为经验用药的首选药物,但当药敏试验结果显示敏感时,可考虑应用。

③ 重症肾盂肾炎的治疗:推荐以静脉用药治疗为主。推荐首选喹诺酮类、第三代头孢菌素类药物治疗;当药敏结果为革兰阳性病原菌时,选择应用氨基青霉素＋β内酰胺酶抑制剂;必要时联合用药。氨基糖苷类抗生素肾毒性大,应慎用。患者体温恢复正常后 3 天改为口服抗生素,完成 14 天疗程。当药敏结果为耐甲氧西林金黄色葡萄球菌(MRSA)阳性时,选择应用替考拉宁、利奈唑胺或万古霉素,总疗程 14～21 天。

(4) 疗效评定:药物治疗 72 h 后评价临床症状改善情况及治疗效果。治疗 3 天内症状没有改善或症状消失后 2 周内再次出现,应复查尿培养,并进一步行肾脏超声、肾脏 CT 或肾动态显像等检查排除泌尿系结构异常。否则应考虑机体对于初始治疗药物不敏感,并根据药敏结果调整治疗方案。

2. 急性肾盂肾炎治疗的具体处理方案

参照"二、诊疗经过"中"3. 入院后具体处理措施"。

五、要点与讨论

1. 尿路感染的定义和临床分类

尿路感染是指病原微生物在尿路异常繁殖所致的尿路急性或慢性炎症。临床上可以分为:①单纯下尿路感染;②急性单纯性肾盂肾炎;③复杂性尿路感染;④反复发作性尿路感染;⑤无症状菌尿;⑥慢性肾盂肾炎。

其中,急性单纯性肾盂肾炎临床表现为尿急、尿频、尿痛等尿路刺激症状,同时伴有肋脊角压痛及肾区叩痛,可伴有发热、寒战、恶心、呕吐、腹泻等全身症状;老年患者感觉迟钝,尿路刺激征可不明显,而以肾外表现为主。尿常规检查有脓尿和(或)血尿。血 WBC 常升高,N 占比增高,核左移;清洁中段尿定量细菌培养 $\geqslant 10^4$ cfu/ml。本病例中的老年女性患者,存在尿频、腰痛、发热症状 2 天,尿液及血液检查也证实有感染证据,符合急性单纯性肾盂肾炎的特点。

2. 老年急性肾盂肾炎的鉴别要点

(1) 与其他发热性疾病鉴别:老年急性肾盂肾炎患者可能以发热等全身感染症状更为突出,而尿路刺激症状不明显,易与其他发热性疾病混淆,造成误诊。因此,老年人不明原因发热需考虑尿路感染,在本病例中患者仅有尿频症状,尿痛、尿急症状均未表现,容易被忽略。因此需详细询问病史,注意尿路局部症状,并做尿常规和尿细菌学检查,有助于鉴别。

(2) 与其他腹部器官疾病鉴别:有些患者表现为腹痛、恶心、呕吐、发热等,而无明显的尿路刺激症状易误诊为急性胃肠炎、阑尾炎、女性附件炎等。需详细询问病史,及时做尿常规和尿细菌学检查进行鉴别。

（3）与其他腰部疾病鉴别：有些患者主要表现为腰痛,但发热和尿路刺激症状等表现不典型,易与腰肌劳损、泌尿道结石相混淆。本例老年女性患者腰痛症状明显,如不结合发热和尿频等其他临床表现,易被误诊。因此,医生需及时进行详细的问诊和全身体格检查,并结合尿常规、尿培养、血常规及其他感染指标,以助鉴别。

3. 老年患者易发生尿路感染的原因

（1）免疫力减退,抗感染能力低下。

（2）泌尿道上皮细胞对细菌黏附敏感性增加,可能与雌激素水平低下有关。

（3）男性前列腺肥大、女性子宫下垂、尿路结石、肿瘤等引起的尿路梗阻。

（4）前列腺液有抗细菌作用,而老年男性前列腺液分泌减少。

（5）神经性膀胱炎。

（6）老年肾血管硬化,肾脏和膀胱黏膜处于相对缺血状态,骨盆肌肉松弛,进一步加剧局部黏膜血循环不良。另外,老年肾脏退行性变,特别是远曲小管和集合管的憩室或囊肿形成,也是尿路黏膜防御机制低下的原因之一。

（7）生理性渴感减退,饮水减少,肾小管浓缩稀释功能减退,尿路冲洗作用减弱。

（8）常伴有高血压、糖尿病、长期卧床、营养不良等全身性因素。

（9）常因病服用药物,尤其止痛药、非甾体类消炎药易导致慢性间质性肾炎。

（10）老年性痴呆,自行卫生处理差,会阴粪便污染。

本例老年女性患者有糖尿病史,绝经后雌激素水平低下导致泌尿道上皮细胞对细菌黏附敏感性增加;肾血管硬化,肾脏和膀胱黏膜缺血,局部黏膜血循环不良;老年尿路黏膜防御机制低下;生理性渴感减退,饮水减少,肾小管浓缩稀释功能减退,尿路冲洗作用减弱等易感因素,因此易发生尿路感染。

4. 老年患者尿路感染的特点

（1）临床症状不典型。由于老年患者感觉迟钝,尿路刺激征可不明显,而以肾外非特异性症状表现如发热、下腹不适、骶底部酸痛等。老年人不明原因发热需考虑尿路感染,因有时合并败血症,在做尿培养的同时,需要同时做血培养。更多病例以慢性肾盂肾炎表现,症状不明显,往往呈隐匿型菌尿,尿中有少量蛋白和 WBC,肾小管功能损害,尿浓缩功能差,酸化功能障碍等,有些病例不知不觉中已进入肾功能衰竭期。

（2）难治易复发。老年人常合并较多尿路感染的易感因素,因此感染常难以治愈且易反复发作。在治疗过程中,应仔细排查老年易感因素,及时祛除诱因。另外,在药物治疗中应根据老年人的代谢水平,选择合适药物,调整药物剂量、间隔时间等。我国女性尿路感染的病原菌以革兰阴性杆菌为主,大肠埃希氏菌是首位的病原菌,其次是肠球菌和肺炎克雷伯菌。由于抗生素的广泛应用,尿路感染的菌种和耐药性发生了变化,产超广谱 β-内酰胺酶（ESBLs）大肠埃希氏菌、肺炎克雷伯菌和耐万古霉素肠球菌成为主要病原菌。泌尿系统结构和功能异常的老年人中,真菌或 L 型细菌感染明显增加。在本病例经验性抗感染治疗时,我们选择了对产 ESBLs 的大肠埃希菌敏感的碳青霉烯类抗生素泰能,其后细菌学检查证实该药物为敏感药物,继续抗感染治疗。体温正常后 3 天后改为敏感抗生素口服,总疗程 14 天。

六、思考题

1. 通过本案例的分析,你是否掌握了老年尿路感染的诊断、鉴别诊断及治疗的特点？

2. 通过本案例的分析,你是否掌握了老年急性肾盂肾炎的抗生素治疗方案的临床应用？

七、推荐阅读文献

1. 中国泌尿外科疾病诊断治疗指南编写委员会. 中国泌尿外科疾病诊断治疗指南[M]. 北京：人民卫生出版社，2014：424－434.

2. 王海燕等. 肾脏病学[M]. 3 版. 北京：人民卫生出版社，2008：1246－1280.

庞慧华　倪兆慧（仁济医院）

案例 24

慢性肾衰竭

一、病历资料

1. 现病史

患者,男性,65岁,因"眼睑水肿5年,夜尿增多2年,厌食伴乏力1个月"入院。5年前无明显诱因下出现晨起眼睑水肿,尿泡沫增多,无腰痛、尿频、尿急、尿痛,无特殊尿味,在当地医院查尿常规示"蛋白(++)、RBC(++)",曾予中药治疗1月余,未随访。此后,眼睑水肿时有间断出现,但未予重视。入院前2年,患者夜尿次数增多,每晚2或3次。入院前1月余,患者自觉乏力、厌食,偶伴恶心,无呕吐、腹痛、腹泻、气促或发热,双下肢轻度水肿,自服奥美拉唑无效,遂就诊。患者自发病以来睡眠尚可,大便正常,24 h尿量无明显改变。

2. 既往史

高血压病史2年,最高BP 185 mmHg/100 mmHg,未予正规治疗;否认糖尿病、冠心病史;否认结核、肝炎等传染病史;无过敏、外伤及手术史。无烟酒嗜好。家族史无特殊。

3. 体格检查

T 36.8 ℃,P 90次/min,R 20次/min,BP 180 mmHg/100 mmHg。反应稍迟钝,意识清晰、对答尚切题、检查合作。轻度贫血貌,双眼睑水肿,浅表淋巴结无肿大,颈静脉无怒张,皮肤及巩膜无黄染。双肺呼吸音清,未闻及干湿啰音,HR 90次/min,律齐,心音A2明显高于P2,各瓣膜区未闻及杂音。腹软,无压痛及反跳痛,肝脾肋下未触及。双肾区扣痛(一)。双下肢轻度水肿。神经系统检查(一)。

4. 实验室及影像学检查或特殊检查

(1) 实验室检查。血常规:WBC 4.0×10^9/L, N 71%, Hb 94 g/L, PLT 130×10^9/L。尿常规:比重1.010,蛋白(++),RBC(++)。24 h尿蛋白定量:1.8 g。肾功能:BUN 15.0 mmol/L, Cr 320 μmol/L, UA 576 μmol/L, eGFR 17 ml/(min • 1.73 m^2)(EPI公式)。静脉血气:HCO_3^- 17 mmol/L,血 K^+ 5.6 mmol/L, pH 7.31。肝功能:ALB 36.6 g/L, ALT 25 u/L。空腹血糖浓度5.8 mmol/L。血脂:TC 5.9 mmol/L, TG 1.5 mmol/L, LDL 4.6 mmol/L, HDL 1.12 mmol/L。血磷1.81 mmol/L,血钙1.92 mmol/L(矫正钙1.99 mmol/L);血清全段甲状旁腺激素162.8 pg/ml。血清铁蛋白98 ng/ml,血清铁7.1 μmol/L,总铁结合力36.9 μmol/L,转铁蛋白饱和度19.2%。免疫学指标:抗dsDNA抗体(一),ANA(一),ENA(一),ANCA(一),抗GBM抗体(一);免疫球蛋白和C3、C4水平未见异常。肿瘤指标:AFP、CEA、CA199、CA125、SPA均在正常范围。M蛋白、尿本周蛋白、乙肝病毒五项及丙肝抗体均阴性。甲状腺功能正常。

(2) 胸部X线片检查:两肺纹理增多。

(3) ECG 检查:窦性心律,正常心电图。

(4) 腹部 B 超检查:左肾 8.9 cm×4.0 cm,右肾 9.0 cm×4.1 cm,皮髓质分界不清;胆囊壁毛糙,肝、胰、脾未见异常;肾动脉未见狭窄。

二、诊治经过

1. 病史特点

(1) 老年男性,反复眼睑水肿、尿蛋白阳性 5 年,夜尿次数增多 2 年,厌食、乏力偶伴恶心 1 个月。高血压史 2 年,否认糖尿病、肝炎及冠心病史,否认家族史。

(2) 体格检查:BP 升高(180 mmHg/100 mmHg),反应稍迟钝,轻度贫血貌,双眼睑及下肢轻度水肿。心音 A2 明显高于 P2。胸部和腹部检查未见明显异常。

(3) 实验室检查:尿蛋白阳性,血 Cr 水平升高,双肾萎缩,轻度贫血,铁缺乏,代谢性酸中毒,高钾血症,高磷低钙血症,血脂升高。

(4) 腹部 B 超:左肾 8.9 cm×4.0 cm,右肾 9.0 cm×4.1 cm,皮髓质分界不清。

2. 初步诊断

慢性肾衰竭(chronic renal failure,CRF),慢性肾脏病 4 期合并①肾性贫血;②代谢性酸中毒;③高钾血症;④高血压病 3 级,极高危组;⑤高脂血症;⑥慢性肾脏病-矿物质和骨异常(chronic kidney disease-mineral and bone disorder,CKD-MBD)。

3. 入院后具体处理措施

(1) 记录 24 h 尿量和出入量变化;血压监测;定期复查血常规、肾功能、尿常规、血气分析、血清电解质测定。

(2) 低盐优质低蛋白等热卡饮食(蛋白质摄入 0.6 g·kg^{-1}·d^{-1},热卡 35 kcal·kg^{-1}·d^{-1})。

(3) 纠正水电解质酸碱平衡紊乱(碳酸氢钠 125 ml 静脉滴注,后改 1.0 g tid 口服;口服降钾树脂降血钾);

(4) 纠正肾性贫血(速力菲 0.2 g tid 口服,随访 1~3 个月后复查 Hb,如仍低于 10 g/dl,则使用益比奥 1 万单位 qw 皮下注射);

(5) 控制血压(洛活喜 5 mg qd 口服);

(6) 纠正钙磷代谢紊乱(碳酸钙 0.5 g tid 嚼服或醋酸钙 0.667 g tid 口服纠正高磷血症);

(7) 口服吸附疗法肠道排毒(包醛氧淀粉 1 包 tid 口服)。

三、病例分析

1. 病史特点
详见"二、诊治经过"中的"1.病史特点"。

2. 诊断与诊断依据

(1) 诊断。CRF,慢性肾脏病 4 期合并:①肾性贫血;②代谢性酸中毒;③高钾血症;④继发性高血压病 3 级,极高危组;⑤高脂血症;⑥慢性肾脏病-矿物质和骨异常。

(2) 诊断依据。①病史特点:老年男性,反复眼睑水肿、尿蛋白阳性 5 年,夜尿次数增多 2 年,厌食、乏力偶伴恶心 1 个月。②体格检查特点:BP 180 mmHg/100 mmHg,反应稍迟钝,轻度贫血貌,双眼睑及双下肢水肿,心音 A2 明显＞P2。肺部检查阴性。③实验室依据:尿蛋白阳性,血 Cr 升高,轻度贫血,铁缺乏,代谢性酸中毒,高钾血症,高磷低钙血症,血脂升高。继发性因素如肿瘤标志物、血糖、甲状腺指标、免疫学指标等均阴性。④影像学依据:双肾萎缩。患者蛋白尿史 5 年,目前发现血 Cr 升高,双肾缩小,参照 2012 年改善全球肾脏病预后组织(Kidney Disease：Improving Global Outcomes，KDIGO)发布的 CKD 指南,符合慢性肾脏疾病。根据肾功能评估 eGFR 为 17 ml/(min·1.73 m²),属于慢性肾脏病 4 期。此外,根据体格检查和实验室指标,该患者存在以下并发症:肾性贫血、水电解质代谢紊乱、高血压、高脂血症、CKD-MBD。诊断 CKD 的原发疾病对于指导治疗、延缓肾衰竭具有重要意义,必要时可考虑肾穿刺检查,但该患者已双肾萎缩,目前不宜行肾穿刺明确病理。

3. 鉴别诊断

该患者发现血 Cr 异常(时间不详),应与急性肾损伤相鉴别。另外,患者存在眼睑及双下肢水肿,需与水肿相关病因鉴别。

(1) 急性肾损伤。

(2) 肝源性水肿。

(3) 心源性水肿。

(4) 甲状腺功能减退。

四、处理基本原则及方案

1. CRF 治疗的基本原则

(1) 原发疾病和加重因素的治疗:针对病因治疗,如对肾小球肾炎、肾小管间质病变、肾血管病变、代谢性及结缔组织病等原发疾病坚持长期合理治疗。纠正加重肾功能恶化的可逆因素包括积极控制上呼吸道感染,纠正容量不足,解除梗阻,控制血压、血糖等。

(2) 饮食控制和营养治疗:如有条件可加用复方 α-酮酸。维持每日充足热量,同时补充适量维生素、矿物质等营养素。注意少食动物内脏等高嘌呤食物,控制钾,如有条件可加用复方 α-酮酸。维持每日充足热量,同时补充适量维生素、矿物质等营养素。注意少食动物内脏等高嘌呤食物,控制钾和磷的摄入。

(3) 药物治疗:旨在延缓 CRF 的进展,防治并发症。①选择合理的降压药物将血压控制在靶目标范围。肾性高血压较难控制,常需要联合使用几种降压药。老年患者合并症较多,用药应综合考虑。②肾性贫血的治疗在处理各种导致贫血的可纠正原因(包括铁缺乏和炎症状态)后,如 Hb 仍低于 10 g,可酌情使用促红细胞生成素(促红素)。不推荐刻意应用促红素将 Hb 升高至 1.3 g/L 以上。③慢性肾脏病-矿物质和骨异常的治疗包括纠正低钙、高磷血症(含钙或非含钙磷结合剂),治疗继发性甲旁亢(活性维生素 D 及其类似物,钙敏感受体激动剂等)。④维持水电解质酸碱平衡(纠正代谢性酸中毒、高钾血症的防治)。⑤防治感染应注意预防各种病原体的感染,使用剂量要根据肾功能调整,尽量选用肾毒性较小的药物。⑥防治心血管并发症。⑦口服吸附疗法和导泻疗法:口服氧化淀粉、活性炭制剂或大黄制剂等,增加肠道排毒。

(4) 肾脏替代治疗:①CRF 患者 GFR≤10 ml/(min·1.73 m²),或糖尿病患者 GFR≤15 ml/(min·1.73 m²),特别是有明显尿毒症症状时,应考虑进行肾脏替代治疗。②紧急透析指征:包括内科治疗难以纠正的急性左心衰、严重高钾血症、严重代谢性酸中毒、尿毒症脑病、尿毒症性心包炎等。

2. CRF 治疗的具体处理方案

参照"二、诊疗经过"中的"3.入院后具体处理措施"。

五、要点与讨论

1. 慢性肾脏疾病的定义与分期

慢性肾脏病的定义[2002 年肾脏疾病患者生存质量(Kidney Disease Outcomes Quality Initiative,

KDOQI)指南]:为各种原因引起的肾脏结构和功能异常≥3 个月,包括血液或尿液成分异常,影像学检查异常,病理学改变异常,伴或不伴 GFR 下降;或 GFR 下降<60 ml/(min・1.73 m²)超过 3 个月。2002 年 KDOQI 指南慢性肾脏病的分期见表 24-1。

表 24-1 2002 年 KDOQI 指南慢性肾脏病的分期

分期	GFR[ml/(min・1.73 m²)]
1 期	≥90
2 期	60~89
3 期	30~59
4 期	15~29
5 期	<15

2012 年 KDIGO 指南对 CKD 的定义进行了修正,具体如下:肾脏结构或功能异常(以下任何一项)>3 个月,对健康有影响。①存在以下一项或一项以上的肾脏损伤标志:白蛋白尿(白蛋白排泄率 AER ≥30 mg/24 h;尿白蛋白/Cr 比值 ACR≥30 mg/g)、尿沉渣异常、肾小管病变导致电解质或其他异常、组织学检查异常、影像学检查异常或肾脏移植病史;②GFR 下降<60 ml/(min・1.73 m²)。推荐 CKD 根据病因、GFR 级别和白蛋白尿级别进行分级。根据病因可分为原发性或继发性肾小球疾病,肾小管间质疾病,肾血管疾病,囊肿性和先天性疾病;根据 GFR 水平进行分期,共分为 5 期,原 CKD3 期被细化为 3a 和 3b,以 GRF 45 ml/min 为界;根据尿白蛋白水平[AER(mg/24 h)或 ACR(mg/g)以 30 和 300 为界]分为 3 级。

CKD 囊括了疾病的整个发展过程,而 CRF 则代表了 CKD 的失代偿阶段,是原发性和继发性 CKD 持续进展的共同结局。CRF 晚期称之为尿毒症。

2. 老年 CRF 急性加重的危险因素有哪些

(1)肾前性因素血容量不足(低血压、脱水、休克等);肾脏局部血供急剧减少(如肾动脉狭窄患者应用 ACEI、ARB 等药物);组织创伤或大出血;严重感染;其他器官功能衰竭:严重心衰,严重肝衰竭等。

(2)肾性因素累及肾脏的疾病复发或加重、肾毒性药物或其他理化因素致肾损伤、严重高血压、高钙血症等。

(3)肾后性因素泌尿道梗阻等。

老年患者因其本身增龄性失能的特殊性,伴随疾病和易患因素增多,如心功能不全、感染、液体丢失、前列腺肥大、泌尿道结石、医源性损伤(手术、介入、肾毒性药物)等的机会增加,更应注重筛查和预防。

3. 老年 CRF 患者的血压控制

2012 年 KDIGO 指南推荐无白蛋白尿的 CKD 患者 BP 靶目标值<140 mmHg/90 mmHg,如存在白蛋白尿,则推荐更低的靶目标(<130 mmHg/80 mmHg)。2014 年美国 JNC8 高血压指南提出对于≥18 岁的 CKD 患者血压应降至 140 mmHg/90 mmHg,但老年患者必须≥120 mmHg/70 mmHg,避免 J 点效应,保证重要脏器血供。研究表明 ACEI、ARB 类药物不仅能够降低血压,同时可以减少蛋白尿、延缓肾功能进展,因此在 CKD 患者中优选此类药物。但由于 ACEI 或 ARB 类药物会出现血钾增高及一过性血 Cr 浓度升高,因此 CKD 患者使用此类药物应严密随访并监测血钾和肾功能的变化。如血压控制不佳可联用钙离子拮抗剂、利尿剂等其他类型的降压药物。值得注意的是 ACEI 和 ARB 这两类药物联合需谨慎。本例患者由于存在高钾血症,且基础血压较高,故选用钙离子拮抗剂(CCB)类降压药。

由于老年患者并发症和合并症较多,在治疗时应综合患者具体情况考虑,如肾功能的水平,是否存在双侧肾动脉狭窄,是否合并心、脑血管疾病,基础血压水平,是否存在水肿等,重视个体化治疗。另外,老年患者降压应循序渐进,从小剂量开始,逐步平稳地将血压控制在靶目标范围内。

　　4. 老年 CRF 的特点

　　(1) 老年 CRF 的病因以糖尿病肾病、高血压肾硬化、动脉粥样硬化性肾血管闭塞以及各种原发性肾脏病为主。此外,还应注意排查因肾毒性药物如部分抗生素、非甾体类抗炎药、中药等引起的小管间质病变所导致的 CRF。

　　(2) 临床起病隐匿,症状不典型,发展缓慢但变化迅速。一旦肾功能急剧恶化,患者易并发多器官功能障碍,危及生命。高血压是老年 CRF 患者常见的并发症或伴发症。除了高血压、贫血、代谢性酸中毒及一般尿毒症症状外,神经精神症状较突出,如淡漠、发音含糊、肌肉震颤及意识障碍等常可见到。

　　(3) 老年患者常一人多病,治疗矛盾较多,应采取个体化用药原则,尽量减少并发症及药物不良反应。

六、思考题

　　1. 通过本案例的分析是否有助你提高对老年慢性肾衰竭病例进行科学规范地分析的能力与水平?

　　2. 通过本案例的分析你对老年慢性肾衰竭的特点及治疗进展有哪几方面的提高,请具体描述其临床应用的意义?

七、推荐阅读文献

　　1. 黎磊石,刘志红. 中国肾脏病学[M]. 北京:人民军医出版社,2008.

　　2. 王海燕. 肾脏病学[M]. 3 版. 北京:人民卫生出版社,2008.

　　3. Brenner BM. The Kidney [M]. 9th ed. Saunders:Elsevier, 2012.

　　4. Kidney Disease:Improving Global Outcomes (KDIGO) CKD Work Group. KDIGO 2012 Clinical Practice Guideline for the evaluation and management of chronic kidney disease [J]. Kidney Int,2013,3(suppl):1 - 150.

周文彦　倪兆慧(仁济医院)

案例 25

急性肾损伤

一、病历资料

1. 现病史

患者，男性，73 岁，因"呕吐、腹痛、腹泻 3 天，伴少尿 1 天"入院。3 d 前因进食不洁食物后出现恶心呕吐，呕吐物为胃内容物，伴腹泻，呈水样，3～5 次/d。有腹痛，疼痛无其他部位放射，解便后疼痛缓解。在家休息及服用黄连素等药物后，症状未缓解，同时伴有纳差。尿量与前相比明显减少 1 d 的量，无心悸、胸闷、胸痛，无发热、咳嗽，无意识丧失。患者至急诊就诊，查血 Cr 浓度升至 478.2 μmol/L，拟诊"急性肠胃炎，肾功能不全"收治入院。

2. 既往史

高血压病史 20 年，最高 BP 158 mmHg/95 mmHg，平素服用厄贝沙坦片（安博维）150 mg/d 治疗，血压波动尚可。近 3 d 仍继续服用安博维，血压降至 95 mmHg/55 mmHg。2 型糖尿病史 8 年，饮食控制，服用格列齐特（达美康）30 mg/d 治疗，血糖控制佳。无烟酒等不良嗜好，无药物滥用史，无过敏史。1 个月前体格检查提示尿常规未见异常，肾功能正常：血 Cr 浓度 87 μmol/L。

3. 体格检查

T 38.7 ℃，P 110 次/min，R 26 次/min，BP 98 mmHg/50 mmHg，SaO$_2$ 95%。神萎，意识清楚，对答切题，检查合作。皮肤干瘪，眼眶有凹陷，巩膜未见黄染，结膜无水肿。两肺呼吸音清，未闻及干湿啰音。HR 110 次/min，律齐，各瓣膜区未闻及杂音。腹部平坦，未见皮肤瘀斑，未见肠型及蠕动波。肠鸣音 5 次/min，未闻及气过水声。腹壁皮肤干瘪，弹性差，脐周有压痛，无反跳痛，Murphy 征阴性，麦氏点无压痛及反跳痛，肝脾肋下未触及。肝区叩痛（－），腹水征（－）。双下肢无水肿。

4. 实验室及影像学检查或特殊检查

（1）实验室检查。外周血指标：WBC 12.3×10^9/L，N 82.4%，Hb 110 g/L；尿常规：pH 6.5，比重 1.008，蛋白 2.5 mg/L，酮体（－），RBC 0/HP，WBC 0/HP；尿钠 87 mmol/L，尿 Cr 浓度 8 950.2 μmol/L；粪常规：WBC 15～20 个/HP，隐血（－）；血酮体（－）；肝功能指标：TP 62.3 g/L，ALB 38.7 g/L，ALT 18 IU/L，AST 20 IU/L，LDH 45 IU/L，γ-GT 68 IU/L；肾功能指标：BUN 14.12 mmol/L，Scr 478.2 μmol/L，UA 410 μmol/L，eGFR 10 ml/（min·1.73 m^2）（EPI 公式）；空腹血糖 5.3 mmol/L；血脂：TG 1.65 mmol/L，TC 4.98 mmol/L，LDL 3.10 mmol/L，HDL 1.23 mmol/L；CRP 81.6 mg/L；血气分析：pH 7.31，血 Na$^+$ 130 mmol/L，血 K$^+$ 3.5 mmol/L，血 Cl$^-$ 100 mmol/L，HCO$_3^-$ 18 mmol/L。降钙素原、血钙、血磷、iPTH、肝炎标志物、p-ANCA 和 c-ANCA 指标均正常。

（2）胸部 X 线片：心肺未见明显异常，主动脉钙化。

（3）心电图：窦性心律，正常心电图。

（4）腹部 B 超：左肾 110 mm×65 mm×45 mm，右肾 112 mm×62 mm×47 mm；实质回声稍强，皮髓质分界清，双肾形态饱满，大小正常；双侧输尿管和膀胱未见异常。

二、诊治经过

1. 病史特点

（1）老年男性，3 d 前进食不洁食物后出现恶心、呕吐伴腹泻。尿量较前明显减少 1 d 的量，每天 300 ml 左右。近 3 d 仍继续服用安博维，BP 降至 95 mmHg/55 mmHg。以往有高血压、糖尿病史。无药物滥用史。

（2）体格检查：神志较萎，T 38.7 ℃，BP 98 mmHg/50 mmHg，HR 110 次/min。腹软，脐周可触及压痛，无反跳痛，皮肤干瘪呈脱水状态，双下肢无水肿。

（3）实验室检查：肾功能损伤（血 Cr 浓度较 1 个月前明显升高），炎症指标外周血 WBC、粪常规 WBC 及 CRP 浓度明显升高，同时存在电解质酸碱平衡紊乱（低钠，代谢性酸中毒）。

（4）腹部 B 超提示肾脏实质回声稍强，大小正常，皮髓质分界清，急性肾损伤（acute kidney injury，AKI）表现。计算钠排泄分数为 3.58%，肾衰指数为 4.65 mmol/L，尿 Cr/血 Cr 为 18.72。

2. 初步诊断

①AKI 3 期［急性肾小管坏死（acute tubular necrosis，ATN）］；②急性胃肠炎；③原发性高血压 1 级，极高危组；④2 型糖尿病。

3. 入院后具体处理措施

（1）严密检测生命体征及重要脏器功能：监测心电、血压、指脉氧饱和度；记录 24 h 尿量和出入量变化；定期检测血常规、CRP、尿常规、粪便常规，行肝肾功能测定，血气分析、血清电解质测定。

（2）暂停用血管紧张素受体拮抗剂（安博维），密切观察血压变化，尽可能提升至 120 mmHg/70 mmHg 以上，保证重要脏器血供。

（3）抗感染治疗（可乐必妥 0.5 g qod iv）。

（4）护胃，止泻对症处理（奥克 40 mg qd iv＋蒙脱石散 1 包 tid 口服）。

（5）纠正水、电解质酸碱紊乱（碳酸氢钠 250 ml qd iv）。

（6）营养补液支持治疗后，如尿量不增加，可给予间歇性利尿（呋塞米 iv）。

（7）停用达美康，改用胰岛素控制血糖，密切观察血糖变化。

（8）如为进行性无尿，出现紧急透析指征，可予透析治疗。

三、病例分析

1. 病史特点

详见"二、诊治经过"中的"1. 病史特点"。

2. 诊断与诊断依据

（1）诊断：①AKI 3 期（ATN）；②急性胃肠炎；③原发性高血压 1 级，极高危组。④2 型糖尿病。

（2）诊断依据。①病史特点：老年男性，3 d 前进食不洁食物后出现恶心、呕吐伴腹泻。尿量较前明显减少 1 d 的量。近 3 d 仍继续服用安博维，BP 降至 95 mmHg/55 mmHg。②体格检查特点：神志较萎，T 38.7 ℃，BP 98 mmHg/50 mmHg，HR 110 次/min。腹软，脐周可触及压痛，无反跳痛，双下肢无水肿。③实验室依据：血 Cr 浓度明显升高，外周血 WBC、粪常规 WBC 及 CRP 浓度明显升高，同时存在低钠和代谢性酸中毒。计算尿钠排泄分数为 3.58%，肾衰指数为 4.65，尿 Cr/血 Cr 为 18.72。④影像学依据：腹部 B 超提示肾脏实质回声稍强，大小正常，皮髓质分界清，AKI 表现。

2012 年 3 月改善全球肾脏病预后组织（KDIGO）发布的《KDIGO 急性肾损伤临床实践指南》中"急性肾损伤定义和分期标准"为本案例诊断"AKI 3 期"提供了确切的依据。

3. 鉴别诊断

（1）慢性肾脏疾病（chronic kidney disease，CKD）。

（2）慢性肾脏疾病急性加重（A-on-C）。

（3）肾前性 AKI。

（4）急性小球性肾损伤。

（5）急性间质性肾损伤（acute interstitial nephritis，AIN）。

（6）肾后性 AKI。

四、处理基本原则及方案

1. 老年 AKI 处理的基本原则

早期诊断及密切监测；仔细排查并去除诱因、原发病或加重因素；对症支持治疗；保持内环境稳定，纠正水、电解质、酸碱紊乱；预防和治疗感染等并发症。

2. 老年 AKI 处理方案

（1）非透析治疗。①临床评估、严密监护、早期诊断、去除病因及加重因素。a. 识别 ATN 的高危人群，包括对 AKI 损伤因素易感的人群（尤其是老年患者）。采取预防措施，纠正可逆的危险因素（如感染、低血压、低血容量、贫血、低蛋白血症等），力争预防 AKI 发生。b. 对高危人群（如老年患者伴有高血压、糖尿病等）严密监测肾功能（Scr、尿量、尿标志物），早期发现和诊断 ATN。c. 已经发生 ATN 时，及时去除病因，停用肾毒性药物、治疗药物的剂量需根据 GFR 调整、重新评估肾脏灌注保证容量和灌注压、评估尿路引流情况，以避免发生再次肾损伤。②维持血流动力学稳定。a. 液体治疗：注意晶体和胶体的选择及"量出为入"的原则。b. 利尿剂：在评估容量情况后，选择性应用利尿剂，有助于维持体液平衡、纠正高钾血症和高钙血症。但没有证据显示利尿剂能够预防、减轻 AKI，或降低患者的病死率。c. 血管活性药：在败血症、补液不能纠正的休克状态常需要联合应用血管活性药物来提高血压、保证组织的血流灌注。但低剂量多巴胺并不能扩张肾脏血管以改善肾脏预后，相反可能诱发心律失常和心肌缺血。③营养支持。a. 能量：$20 \sim 30 \ kcal \cdot kg^{-1} \cdot d^{-1}$。b. 蛋白质：$0.8 \sim 1.0 \ g \cdot kg^{-1} \cdot d^{-1}$；如行透析治疗，$1.0 \sim 1.5 \ g \cdot kg^{-1} \cdot d^{-1}$。c. 途径：推荐使用胃肠内营养。④治疗并发症。a. 纠正电解质紊乱，特别是高钾血症。b. 维持酸碱平衡。c. 防治感染。d. 其他并发症治疗：包括急性肺水肿、出血、贫血等。

（2）肾脏替代治疗：包括血液透析和腹膜透析，紧急透析指征。①内科治疗不能纠正的高钾血症；②严重的代谢性酸中毒；③急性肺水肿；④出现毒素引起的脑病等急性并发症。

3. AKI 治疗的具体处理方案

参照"二、诊疗经过"中的"入院后具体处理措施"。

五、要点与讨论

1. 老年 AKI 的鉴别

（1）老年 AKI 与 CKD 及 CKD 急性加重的鉴别。如患者出现以下方面时倾向于 CKD 的诊断：①既往有慢性肾病史，有多尿或夜尿增多现象；②B 超显示双肾缩小、皮髓质分界不清；③指甲 Cr 异常增高；④患者呈慢性肾病面容、具有 CKD 相关的肾性贫血、继发性甲状旁腺机能亢进等并发症表现。

该患者没有 CKD 证据,且 1 个月前体格检查提示尿常规和肾功能指标均正常,可排除 CKD 或 A - on - C 可能。同时,根据病史和实验室检查,尤其是 B 超提示肾脏大小结构正常,皮髓质分界清晰,可以判断为 AKI。

(2) ATN 和其他病因 AKI 的鉴别。①肾前性 AKI:肾前性 AKI 与 ATN 是肾脏低灌注状态过程中的不同阶段,两者的本质区别为肾小管的结构和功能是否完整,主要鉴别点见表 25 - 1,亦可以根据中心静脉压采用补液试验或利尿试验进行鉴别肾前性 AKI 或 ATN。②急性小球性肾损伤:包括各种原发性或继发性肾小球肾炎如系统性红斑狼疮、系统性血管炎等引起的 AKI。因肾小球损伤,大多有白蛋白尿,且肾功能恢复较慢,甚至发展为 CKD。③AIN:一般由抗生素、非甾体类抗炎药等多种药物引起。典型的 AIN 可出现全身过敏表现、血嗜酸细胞增高、尿中出现嗜酸细胞、无菌性白细胞尿和白细胞管型,临床容易诊断。不典型病例有时临床鉴别困难,需要肾穿刺活组织检查明确诊断。④肾后性 AKI:主要临床特点为有导致尿路梗阻的器质性或功能性疾病;常出现突发无尿、无尿与多尿交替出现等与梗阻发生或解除相平行的尿量变化;影像学检查发现尿路梗阻积水征象。

表 25 - 1 ATN 和肾前性 AKI 的鉴别诊断

	ATN	肾前性 AKI
尿检查典型表现	少量尿蛋白,肾小管上皮细胞及管型,泥棕色颗粒管型	正常,或透明管型增加
尿比重	<1.010	>1.020
尿渗透压[mOsm/kg · H_2O]	<350	>500
尿 Cr(mg/dl)/血 Cr(mg/dl)	<20	>40
血尿素氮/血 Cr	<10~15	>20
尿钠(mmol/L)	>40	<20
尿钠排泄分数(FeNa,%)	>2	<1
肾衰指数(mmol/L)	>1	<2
尿低分子量蛋白	升高	不升高
尿酶	升高	不升高

根据患者病史、体征及实验室检查(尤其是尿钠排泄分数、肾衰指数、尿 Cr/血 Cr 比值及 B 超)等特点,可排除 CKD、肾前性 AKI、急性小球性肾损伤、AIN 和肾后性 AKI,考虑 ATN。

2. AKI 的诊断

(1) AKI 的诊断和分期标准见表 25 - 2。

表 25 - 2 AKI 的诊断和分期标准(KDIGO)

分期	血清 Cr	尿量
1	升高达基础值的 1.5~1.9 倍或≥0.03 mg/L (26.5 μmol/L)	<0.5 ml · kg^{-1} · h^{-1},持续 6~12 h
2	升高达基础值的 2.0~2.9 倍	<0.5 ml · kg^{-1} · h^{-1},持续≥12 h
3	升高达基础值的 3.0 倍;或≥0.4 mg/L(353.6 μmol/L);或开始肾脏替代治疗;或年龄<18 岁的患者,eGFR 下降达<35 ml/(min · 1.73 m^2)	<0.3 ml · kg^{-1} · h^{-1},持续≥24 h;或无尿≥12 h

（2）TN 的诊断：①尿比重 1.008；②尿钠 87 mmol/L；③尿钠排泄分数 3.58%；④肾衰指数 4.65 mmol/L；⑤尿 Cr/血 Cr 18.72。

（3）ATN 的并发症。①感染：是 ATN 最常见的并发症，是导致患者死亡的主要原因之一，在老年人及营养不良患者更为多见。②各器官系统受累：ATN 患者，特别是老年、少尿性 ATN 和高分解型 ATN 患者，常发生多器官系统功能异常。③营养和代谢异常：ATN 患者往往处于高分解状态，感染、代谢性酸中毒、机械通气等更加速蛋白消耗，而老年患者通常进食差、消化道功能失调，摄取热量和蛋白等营养物质减少，因此常发生营养不良。

3. 老年 AKI 的特点

（1）老年 AKI 的易感因素：①合并多种慢性病，如高血压、糖尿病、动脉粥样硬化和心力衰竭等，这些疾病均为 AKI 的危险因素，损伤肾脏的自我调节功能，使患者在低血压、低血容量、感染时很容易发生 AKI。②老年患者常服用多种药物，在特殊情况（如低血容量）下若同时服用血管紧张素转换酶抑制剂或血管紧张素受体拮抗剂，容易发生 AKI。③老化的肾脏结构、功能和血流动力学发生增龄性失能，使肾脏承受损伤的能力下降，容易发生更广泛、更严重的损伤。④老化肾脏细胞和分子改变使肾脏易于发生 AKI 并且不易恢复，包括氧化应激反应增加、肾小管上皮再生能力降低、老化基因表达等变化。

因此，老年患者发生 AKI，肾脏预后较差，常会发展为慢性肾脏损害甚至终末期肾脏病。AKI 的早期诊断和正确判断病因对于老年患者的疾病预后和肾脏预后尤为重要。

（2）老年 AKI 的防治：重在预防。①做好老年患者全面整体风险评估，避免 AKI 发生；②去除 AKI 可逆性危险因素，缩短 AKI 病程；③对 AKI 患者进行合理的、持续的肾脏功能监测，及时透析替代以防止多器官功能衰竭的发生；④重视老年急性肾脏病，进行 AKI 的筛查和鉴别诊断。

六、思考题

1. 通过本案例的分析，你对老年急性肾损伤的特点有何体会？

2. 通过本案例的分析，你对老年急性肾损伤的病因鉴别诊断尤其是肾前性急性肾损伤和急性肾小管坏死有何认识？

3. 通过本案例的分析，你对如何预防和治疗老年性急性肾损伤有哪些体会？在诊疗中应如何关注老年患者的特点，确保医疗安全？

七、推荐阅读文献

1. 王海燕. 肾脏病学[M]. 3 版. 北京：人民卫生出版社，2008：826 - 934.

2. Brady HR, Clarkson MR, Lieberthal W. Acute renal failure. In: Brenner BM. The Kidney [M]. 9th ed. Saunders: An Imprint of Elsevier，2012:1044.

3. National-Kidney-Foundation. KDIGO Clinical Practice Guideline for Acute Kidney Injury [EB/OL]. http://www.kdigo.org/clinical practice guidelines/AKI.php. (2012).

陆任华　倪兆慧（仁济医院）

案例 *26*

良性前列腺增生

一、病历资料

1. 现病史

患者,男性,69 岁,因"进行性排尿困难 10 余年,加重半年"入院。10 余年前无明显诱因下出现排尿踌躇、尿线变细、尿后滴沥,且症状进行性加重。伴有尿频尿急、夜尿增多,每晚 3 或 4 次,不伴肉眼血尿,无尿痛、发热、腰痛、恶心呕吐。曾于当地医院就诊,超声检查显示前列腺体积增大,大小约 55 mm×52 mm×48 mm,诊断为良性前列腺增生(benign hyperplasia of prostate),予口服药物治疗(盐酸坦索罗辛缓释片,每晚 1 粒),症状略有改善。半年来,患者排尿困难较前明显加重,不伴发热和尿痛,入院前至我院就诊,经直肠前列腺 B 超(transrectal ultrasonography, TRUS)检查示前列腺增大,大小为 60 mm×50 mm×47 mm。腹部 B 超检查提示残余尿 260 ml。血清总前列腺特异性抗原(total prostate specific antigen, tPSA) 5.59 ng/mL,游离前列腺特异性抗原(free prostate specific antigen, fPSA) 2.08 μg/L,尿流率示最大尿流率(Q$_{max}$) 18 ml/s,尿量 191 ml,国际前列腺症状评分(international prostate symptom score, IPSS) 24 分、刺激症状 6 分、梗阻症状 18 分、生活质量(quality of life, QOL)评分5 分。为求进一步诊治收入病房。患者自起病以来,精神可,胃纳可,大便如常,小便如上述,睡眠尚可,饮食未见异常,体重无明显下降。

2. 既往史

原发性高血压病史 5 年,最高 BP 174 mmHg/92 mmHg,平素服用苯磺酸氨氯地平片(络活喜),血压控制满意;30 年前阑尾炎发作,行阑尾切除术。36 年前患肺结核,抗结核治疗 9 个月后治愈。无糖尿病、心脑血管病史,无外伤及其他手术史,无烟酒嗜好,无食物和药物过敏史,无输血史。

3. 体格检查

T 37.1 ℃,P 74 次/min,R 20 次/min,BP 145 mmHg/94 mmHg,SaO$_2$ 97%。神志清楚、对答切题、检查合作。全身皮肤巩膜未见黄染。两肺呼吸音清,未闻及干湿啰音。HR 74 次/min,律齐,各瓣膜区未闻及杂音。腹部平坦,无压痛、反跳痛;未触及肝脾,肝颈静脉回流征(一);未见皮肤瘀斑;未见肠型及蠕动波,肠鸣音 2 次/min,未闻及气过水声。双下肢无水肿。神经系统检查未见异常。耻骨联合上方无压痛,双肾区叩痛(一),输尿管行径压痛阴性。肛检:前列腺Ⅲ度肿大,中央沟变浅,质韧感,压痛(一),肛门括约肌收缩有力。

4. 实验室及影像学检查或特殊检查

(1) 实验室检查:tPSA 5.59 ng/mL, fPSA 2.08 μg/L;肝肾功能、血尿常规、血糖血脂、血电解质、CRP 及出凝血功能均在正常范围;肝炎标志物全套、梅毒均阴性。

（2）胸部 X 线片检查：心肺未见明显异常。

（3）ECG 检查：窦性心律，正常心电图。

（4）TRUS 检查：前列腺增大，大小 60 mm×50 mm×47 mm，体积 73.32 ml，移行带可见偏高回声结节，大小 15 mm×12 mm。

（5）腹部 B 超检查：肾脏输尿管未见明显积水，残余尿 260 ml。

（6）尿流率检查：最大尿流率（Q_{max}）5 ml/s，尿量 191 ml。

（7）经会阴前列腺穿刺活检病理检查：前列腺穿刺 1～12 针，诊断为良性前列腺增生。

二、诊治经过

1. 病史特点

（1）老年男性，进行性排尿困难 10 余年，伴有尿频尿急和夜尿增多，不规律服药，症状无明显好转，近半年来排尿困难症状明显加重。IPSS 评分 24 分、刺激症状 6 分、梗阻症状 18 分（增高），QOL 评分 5 分（降低），下尿路症状严重影响患者生活。

（2）体格检查：肛检显示前列腺Ⅲ度肿大，中央沟变浅，质韧感，压痛（－），肛门括约肌收缩有力。

（3）实验室检查提示血 tPSA 升高，前列腺穿刺活检提示良性前列腺增生。TRUS 检查提示前列腺增大。腹部 B 超提示残余尿（＋），最大尿流率显著降低。

2. 初步诊断

①良性前列腺增生；②高血压 2 级，中危组。

3. 入院后处理措施

（1）完善相关检查及术前准备。

（2）对症支持治疗（维持生命体征平稳，控制血压等）。

（3）为改善老年患者的生活质量，全面评估患者无手术绝对和相对禁忌证，故可择期行全麻下经尿道前列腺电切术（transurethral resection of prostate，TURP）。

4. 术前谈话

（1）告知患者和家属手术的必要性、手术的方法和过程以及麻醉情况，并征得其同意。

（2）告知患者和家属麻醉可能引起的并发症以及并发症的处理方法，并征得其同意。

（3）告知患者和家属可能出现的与 TURP 手术相关的并发症及并发症的处理方法并征得其同意，包括①术中、术后出血，需输血或进行二次手术止血；②前列腺包膜穿孔、膀胱破裂或出现难以控制的出血，需中转开放手术；③术中、术后出现前列腺电切综合征（transurethral resection syndrome，TURS）甚至危及生命；④因合并膀胱功能障碍，术后排尿困难、特别是尿频、尿急等尿路刺激症状改善不明显；⑤术后压力性尿失禁甚或真性尿失禁可能；⑥术后病理结果为前列腺偶发癌可能，需进行进一步相关治疗。

（4）告知患者术前、术后注意事项及出院后随访事宜。

三、病例分析

1. 病史特点

详见"二、诊治经过"中的"1.病史特点"。

2. 诊断与诊断依据

（1）诊断：①良性前列腺增生；②原发性高血压 2 级，中危组。

（2）诊断依据。①病史特点：老年男性，10 余年前开始出现进行性排尿困难，伴有尿频、尿急和夜尿增多,不规律服药,症状无明显好转,近半年来排尿困难症状明显加重。IPSS和生活质量评分较高,下尿路症状严重影响患者生活。②体格检查特点:生命体征、腹部体征、神经系统体征正常。肛检:前列腺Ⅲ度肿大,中央沟变浅,质韧感,压痛(一),肛门括约肌收缩有力。③实验室及影像学依据:血tPSA升高,前列腺穿刺活检提示前列腺增生。尿常规(一)。TRUS检查提示前列腺增大;腹部B超检查提示残余尿(+),肾脏输尿管积水(一);SCr水平正常;最大尿流率显著降低。

3. 鉴别诊断

(1) 前列腺癌。

(2) 神经源性膀胱。

(3) 膀胱颈挛缩。

(4) 尿道狭窄。

(5) 膀胱癌。

四、处理方案及基本原则

1. 良性前列腺增生治疗的基本原则

(1) 观察等待:患者教育,生活方式指导和密切随访。适合对象:①轻度下尿路症状患者(IPSS评分≤7);②中度以上症状(IPSS评分≥8)同时生活质量尚未受到明显影响的患者。

(2) 药物治疗:α受体阻滞剂、5α还原酶抑制剂、联合治疗、中药和植物制剂。①α受体阻滞剂:有中重度下尿路症状的患者,如坦索罗辛、多沙唑嗪;②5α还原酶抑制剂:前列腺体积增大伴中重度下尿路症状的患者,如非那雄胺、度他雄胺;③M受体拮抗剂:储尿期症状为主的患者,如托特罗定、索利那新;④联合治疗:前列腺体积增大伴中重度下尿路症状尤其临床进展危险较大的患者;⑤中药和植物制剂。

(3) 手术治疗:TURP、经尿道钬激光前列腺剜除术(holium laser enucleation of prostate,Holep)、经尿道绿激光前列腺汽化术(photo selective vaporization of prostate,PVP)、经尿道等离子前列腺剜除术(transurethral plsmakinetic enucleation of prostate,TUKEP)、开放前列腺摘除术等。手术指征如下:①具有中重度下尿路症状并已影响生活质量;②反复尿潴留(至少在一次拔管后不能排尿或两次尿潴留);③反复血尿,5α还原酶抑制剂治疗无效;④反复泌尿系感染;⑤膀胱结石;⑥继发上尿路积水(伴或不伴有肾功能损害);⑦良性前列腺增生合并腹股沟疝、严重的痔疮或脱肛,临床判断不解除下尿路梗阻难以达到治疗效果者。

2. 良性前列腺增生治疗的具体处理方案

参照“二、诊疗经过”中的“3.入院后具体处理措施”。

五、要点与讨论

1. 良性前列腺增生的诊断

(1) 良性前列腺增生的初始评估。①病史询问:包含IPSS评分、QOL评分。IPSS评分的第1～7个问题列出了前列腺增生症主要的7种排尿症状,第8个问题是用来评估良性前列腺增生导致的症状对患者QOL的影响程度。该患者IPSS评分24分,刺激症状6分,梗阻症状18分,QOL评分5分。因此,该患者临床症状较重,具有较强的外科干预指征。②直肠指检:用以收集及判断前列腺的体积、质地、是否合并前列腺硬结及肛门括约肌收缩力等临床重要参数,为进一步明确诊断提供依据。该患者表现为前列腺Ⅲ度肿大,未及明显结节,肛门括约肌收缩有力,无明显前列腺癌征象,同时,因肛门括约肌收缩有力,可基本排除神经源性膀胱导致的动力性排尿梗阻可能。③尿常规:用以发现良性前列腺增生患者可能合并的泌尿道感染。④血清 PSA 和 fPSA：PSA 是由前列腺上皮细胞分泌产生的一种丝氨酸蛋白酶。血清 PSA<4.0 ng/ml 为正常，PSA>10 ng/ml 则患前列腺癌的危险性增加。fPSA 是指游离在血浆中不被结合那部分 PSA，表示为 fPSA，fPSA/tPSA 比值<0.16 则患前腺癌的可能性高。fPSA 的百分比越低，提示患前列腺癌的可能性越高。该老年患者 tPSA 5.59 ng/mL，fPSA 2.08 μg/L，可基本排除前列腺癌可能。⑤超声检查（经直肠前列腺 B 超、腹部 B 超，包括残余尿测定）：用以测定前列腺体积，发现前列腺低回声可疑结节、测定残余尿等。与此同时，腹部超声检查还可排除由于前列腺增生导致的肾后性梗阻，双侧上尿路积水。该患者腹部 B 超虽未提示肾脏输尿管积水，但残余尿 260 ml，有较强的外科干预指征。⑥尿流率：最大尿流率是尿流动力学检查中的重要数据之一。最大尿流率正常值：男性 Q_{max}>15 ml/s，女性 Q_{max}>20 ml/s。该患者 Q_{max} 5 ml/s，提示存在膀胱出口梗阻可能性极大。

（2）良性前列腺增生的进一步评估：①排尿日记；②SCr；③尿动力学检查；④尿道膀胱镜检查。

（3）良性前列腺增生的并发症诊断。肾功能损害判断：长期排尿障碍，残余尿较多，肾输尿管积水，可能会造成肾功能损害；腹部 B 超检查残余尿和肾脏积水情况以及检查 SCr 水平判断肾脏功能。当老年患者有尿潴留需应用 α 受体阻滞剂，一定要告知患者及家属，该类药物可导致体位性低血压而致跌倒。

2. 良性前列腺增生的鉴别诊断

（1）良性前列腺增生与局部器质性疾病的鉴别。①前列腺癌：前列腺增生伴有前列腺癌或前列腺癌累及尿道或膀胱颈，可能会出现类似症状，前列腺穿刺活检病理可予以鉴别；②膀胱癌：膀胱颈附近的膀胱癌，可能会出现类似症状，但膀胱癌会有无痛性血尿，膀胱镜及膀胱内新生物活检病理可予以鉴别；③膀胱颈挛缩或尿道狭窄：可能会出现尿道梗阻症状，膀胱镜、尿道探子检查可予以鉴别。

（2）良性前列腺增生与神经源性疾病的鉴别：神经源性膀胱可引起排尿困难，尿潴留或泌尿系感染等与前列腺增生相似的症状。但神经源性膀胱患者常有明显的神经系统损害的病史和体征。直肠指诊前列腺并不增大。尿流动力学检查具有较高的鉴别诊断价值。根据患者病史、主观感受、体征及客观检查的特点可排除可能会出现类似症状的局部器质性疾病及神经源性疾病，考虑良性前列腺增生。

3. 良性前列腺增生诊治的特别注意点

（1）大部分老年人随着年龄增加，雄激素水平下降，下尿路症状都会出现，一定要向患者耐心解释症状发生的原因及治疗方法，解除患者紧张。

（2）老年男性前列腺癌的发病率，在美国位于第一位，在中国近几年呈现明显升高的趋势，一定要注意鉴别良性前列腺增生和前列腺癌。

（3）下尿路症状及其所致的生活质量下降是患者寻求治疗的主要原因，因此病史询问非常重要，应包含以下内容：下尿路症状的特点、持续时间及其伴随症状；手术史、外伤史；药物史；患者一般情况；IPSS 评分、QOL 评分。

（4）药物疗效的异质性在不同的患者中很明显，要根据患者的症状及既往药效选择药物。5α 还原酶抑制剂会降低血清 PSA 值，需要附加考虑。

（5）根据患者前列腺情况（如大小、形态、既往手术史等）、患者的伴发疾病和全身状况、患者意见及手术医师的经验选择合适的手术方式。手术不一定能改善患者症状。行 TURP 手术时必须注意患者水、酸碱、电解质平衡，防止稀释性低钠血症。行 PVP 手术患者，因无标本，必须注意排除前列腺癌可能。

六、思考题

1. 通过本案例的分析，你对老年良性前列腺增生病例分析的过程有何体会？
2. 通过本案例的分析，你对老年男性国际前列腺症状（IPSS）评分、刺激症状、梗阻症状、生活质量

(QOL)等临床评分标准是否明确及如何应用?

3. 通过本案例的分析,你对老年良性前列腺增生的治疗选择及随访有哪些体会?

七、推荐阅读文献

1. 那彦群,叶章群,孙颖浩,等.(2014 版)中国泌尿外科疾病诊断治疗指南[M].北京:人民卫生出版社,2014:245 - 266.

2. Wein AJ, Kavaussi LR, Novick AC, et al. Campbell-Wash Urology [M]. 10th ed. Philadelphia: Elsevier, 2012:2571 - 2704.

潘家骅　薛　蔚(仁济医院)

案例 27

前列腺癌

一、病历资料

1. 现病史

患者，男性，70岁，因"尿频、尿急、夜尿增多3年余"入院。尿频、尿急、夜尿增多3年余，每晚3或4次。不伴排尿困难、肉眼血尿、尿痛，不伴发热和腰痛，无恶心呕吐。当年体格检查发现前列腺特异抗原（prostate specific antigen，PSA）、游离前列腺特异抗原（free prostate specific antigen，fPSA）升高，PSA 8.43 μg/L，fPSA 1.88 ng/ml，超声示"前列腺体积增大，大小45 mm×32 mm×41 mm"，诊断为"良性前列腺增生"，予口服药物治疗（盐酸坦索罗辛缓释片，1粒/d，1次/晚），症状略有缓解。1年后，复查PSA 10.13 μg/L，fPSA 2.38 ng/ml，于我院行前列腺穿刺活检术，病理检查示"个别腺体基底细胞不连续"，建议定期随访。入院前，再次至我院复诊，查PSA 15.53 μg/L，fPSA 3.88 ng/ml，MRI扫描示"前列腺增大伴不均匀强化"。PE检查示"前列腺Ⅱ度增生，质韧，左侧叶质偏硬"。为求进一步诊治，拟"前列腺恶性肿瘤"收治入院行手术治疗。患者自起病以来，精神可，胃纳可，大小便如常，睡眠尚可，饮食未见异常，体重未见明显下降。

2. 既往史

原发性高血压病史5年，最高BP 162 mmHg/98 mmHg，平素服用苯磺酸氨氯地平片（兰迪），血压控制满意。糖尿病病史8年，空腹血糖浓度最高15 mmol/L，血糖控制方法为胰岛素皮下注射（早18 IU，晚16 IU），空腹血糖控制于7 mmol/L。发生脑梗死已有3年，平素服用阿司匹林、阿托伐他汀钙片（立普妥），未复发。无冠心病史，无外伤及手术史，无烟酒嗜好，无食物和药物过敏史，无输血史。

3. 体格检查

T 36.9 ℃，P 79次/min，R 18次/min，BP 135 mmHg/89 mmHg，SaO$_2$ 98%。神志清楚、对答切题、检查合作。全身皮肤巩膜未见黄染。两肺呼吸音清，未闻及干湿啰音。HR 79次/min，律齐，各瓣膜区未闻及杂音。腹部平坦，未见皮肤瘀斑，未见肠型及蠕动波。肠鸣音2次/min，未闻及气过水声。腹部平坦，无腹部压痛、反跳痛，未触及肝及脾脏，肝颈静脉回流征（一）。双下肢无水肿。神经系统检查（一）。耻骨联合上方无压痛，左肾区叩痛（一），右肾区叩痛（一），输尿管行径压痛阴性。肛检：前列腺Ⅱ度增生，质韧，左侧叶质偏硬，压痛（一），肛门括约肌紧。

4. 实验室及影像学检查或特殊检查

（1）实验室检查：外周血PSA 15.53 ng/mL，fPSA 3.88 ng/L；肝肾功能、血尿常规、血糖血脂、血电解质、CRP均在正常范围；肝炎标志物全套、梅毒RPR试验均阴性。其他肿瘤标志物正常。

（2）胸部X线片：心肺未见明显异常。

（3）心电图：窦性心律，正常心电图。

（4）MRI：前列腺增大伴不均匀强化。

（5）骨扫描：未见明显异常。

（6）经会阴前列腺穿刺活检病理：前列腺穿刺 12（30％）示前列腺腺癌Ⅱ级，Gleason 评分 3＋4＝7 分；前列腺穿刺 1～11 未见癌组织。

二、诊治经过

1. 病史特点

（1）老年男性，70 岁，尿频、尿急、夜尿增多 3 年余。体格检查发现 PSA 水平进行性升高，不伴排尿困难、肉眼血尿、尿痛，口服药物治疗后症状缓解。以往有高血压、糖尿病和脑梗死病史。平素口服阿司匹林抗血小板聚集，已停药 1 月余。无冠心病病史，无外伤及手术史，无烟酒嗜好。目前一般情况良好。

（2）体格检查：生命体征、腹部体征、神经系统体征正常。肛检：前列腺Ⅱ度增生，质韧，左侧叶质偏硬，压痛（一），肛门括约肌紧。

（3）实验室检查提示血 PSA 15.53 ng/mL，MRI 检查见前列腺增大伴不均匀强化，未见精囊、膀胱颈部及盆腔淋巴结异常。前列腺穿刺活检提示 1/12 阳性，Gleason 评分 7 分。骨扫描未见明显骨转移。

2. 初步诊断

根据病史、体格检查及辅助检查，本病例初步诊断为：①前列腺恶性肿瘤，中危组；②高血压 2 级，极高危组；③2 型糖尿病；④脑梗死后。

3. 入院后处理措施

（1）完善相关检查（胸部 X 线片、心电图、血尿常规、肝肾功能、血糖血脂、血电解质、CRP、肝炎标记物、梅毒等）及术前准备（健康宣教、备皮）。

（2）对症支持治疗（维持生命体征平稳，控制血压、血糖、血脂等）。

（3）限期行全麻下前列腺癌（prostate cancer）根治术。

4. 术前谈话

（1）告知患者和家属手术的必要性、手术的方法和过程以及麻醉情况，并征得其同意。

（2）告知患者和家属麻醉的可能并发症及并发症的处理方法，并征得其同意。

（3）告知患者和家属可能出现的与前列腺癌根治术相关的并发症及并发症的处理方法，并征得其同意，包括：①术中、术后出血，需输血或进行二次手术止血；②术中肠道损伤，需二次手术造瘘；③术后出现尿瘘、淋巴囊肿、深静脉血栓，肺栓塞甚至危及生命；④术后压力性尿失禁甚或真性尿失禁可能，需加强自我提肛训练或尿失禁康复训练；⑤术后阴茎勃起功能障碍；⑥术后膀胱尿道吻合口狭窄、尿道狭窄，需进行尿道扩张或尿道内切开。

三、病例分析

1. 病史特点
详见"二、诊治经过"中的"1. 病史特点"。

2. 诊断与诊断依据
（1）诊断：①前列腺恶性肿瘤，中危组；②原发性高血压 2 级，极高危组；③2 型糖尿病；④脑梗死后。

（2）诊断依据。①老年男性，70 岁，体格检查发现 PSA 进行性升高 3 年余，伴有尿频尿急、夜尿增多。②体格检查：生命体征、腹部体征、神经系统体征均正常。肛检：前列腺Ⅱ度增生，质韧，左侧叶质偏硬，压痛（一），肛门括约肌紧。③实验室检查提示血 PSA 15.53 ng/mL，MRI 检查显示前列腺增大伴不均匀强化，未见精囊、膀胱颈部及盆腔淋巴结异常。前列腺穿刺活检提示 1/12 阳性，Gleason 评分 7 分。骨扫描未见明显骨转移。2014 年中华医学会泌尿外科学分会制定的《前列腺癌诊治指南（2014）》中

"前列腺癌的诊断和危险分层"为本案例诊断"前列腺恶性肿瘤，中危组"提供了确切的依据。

3. 鉴别诊断

（1）前列腺增生症。

（2）神经源性膀胱。

（3）膀胱颈挛缩。

（4）尿道狭窄。

（5）膀胱癌。

四、处理方案及基本原则

1. 前列腺癌治疗的基本原则

（1）观察等待或主动监测：每 3 个月复查 PSA、直肠指检（DRE）和影像学检查，进展的患者可考虑转为其他治疗。适合对象为低危前列腺癌（PSA<10 ng/ml，Gleason≤6 分，临床分期≤T_{2a}）、预期寿命短的患者或晚期前列腺癌患者。本例患者根据 D'Amico 危险分级为早期中危前列腺癌患者，故不适合观察等待或主动监测。

（2）前列腺癌根治性手术治疗：耻骨后前列腺癌根治术、腹腔镜前列腺癌根治术、机器人辅助前列腺癌根治术。适合对象：局限性前列腺癌（$T_{1\sim2c}$）；预期寿命≥10 年；身体一般情况良好，无严重心、肺、脑疾病。该患者为早期中危前列腺癌，且全身情况良好，无严重内科合并症，预期寿命≥10 年。前列腺癌根治术是该患者的首选治疗方案。

（3）前列腺癌外放射治疗（EBRT）：三维适形放疗（3D - CRT）和强调放疗（IMRT）。指征如下：①早期患者（$T_{1\sim2}N_0M_0$）根治性放疗；②局部晚期前列腺癌（$T_{3\sim4}N_0M_0$）辅助性放疗＋内分泌治疗；③转移性癌姑息性放疗。该患者符合 ERBT 的指征，且 ERBT 可获得与前列腺癌根治术类似的远期疗效，是该患者可选的治疗方案。但需要向患者说明放疗术后尿路刺激症状及直肠刺激症状对生活质量可能产生的严重影响。

（4）前列腺癌内分泌治疗。①方法：去势治疗［手术去势（双睾切除）或药物去势（黄体生成素释放激素类似物（luteinizing hormone releasing hormone analogue，LHRH - A），如亮丙瑞林、戈舍瑞林、曲普瑞林）］；抗雄治疗（比卡鲁胺或氟他胺）；最大限度雄激素阻断治疗（抗雄＋去势治疗）；间歇性内分泌治疗；根治性治疗前新辅助内分泌治疗；辅助内分泌治疗。②适应证：a. 转移性前列腺癌；b. 局限早期前列腺癌或局部进展前列腺癌，无法行根治性前列腺切除或放疗；c. 根治性前列腺切除术或根治性放疗前的新辅助内分泌治疗；d. 配合放疗的辅助内分泌治疗；e. 治愈性治疗后局部复发，但无法再行局部治疗；f. 治愈性治疗后远处转移；g. 雄激素非依赖期的雄激素持续抑制（仅去势）。本例为早期前列腺癌患者，全身情况较好。考虑到内分泌治疗的远期预后明显不如局部根治性治疗，且其对心血管系统、内分泌系统、骨骼肌肉系统存在的较大潜在风险，故对于该患者，内分泌治疗并不是最佳的选择。

2. 前列腺癌治疗的具体处理方案

参照"二、诊疗经过"中"3. 入院后具体处理措施"。

五、要点与讨论

1. 前列腺癌的随访

（1）前列腺癌治愈性治疗（根治性前列腺切除或放疗）后的随访。①随访指标：PSA、DRE、经直肠 B 超（必要时穿刺）、骨扫描或腹部 MRI 或 CT 扫描（必要时），治疗相关并发症如尿失禁、性功能状态以及肠道症状。②随访指南：治疗后每 3 个月进行 PSA、DRE 检测，2 年后每 6 个月检测，5 年后每年检测；无特殊症状者，骨扫描和其他影像学检查不推荐使用；骨扫描与腹部 MRI 或 CT 可用于肛门指诊阳性或 PSA>20 ng/ml 或前列腺特异性抗原倍增时间(PSADT)<6 个月或每个月的 PSA 速率>0.75 ng/ml或存在骨痛者。

(2) 前列腺癌内分泌治疗后的随访。①随访指标:PSA、骨扫描(必要时,如骨痛或 PSA 升高),治疗相关并发症如肝肾功能、血常规、血糖、血脂,以及出凝血状态。②随访指南:治疗后每 3 个月进行PSA 检测,抗雄治疗应注意肝功能情况。

2. 前列腺癌治愈性治疗后复发的诊治

(1) 前列腺癌根治术后复发的诊治。①生化复发的定义:血清 PSA 水平连续 2 次≥0.2 ng/ml;②临床复发的评估方法:对生化复发的患者全面评估判断其是否临床复发,如已临床复发应判断属局部复发,还是区域淋巴结转移或远处转移;③根治术后复发的治疗。目前根治术后生化复发的治疗选择还有争议:如观察等待、挽救性放疗、内分泌治疗(最大限度雄激素阻断、间歇内分泌治疗、单纯去势或抗雄激素药物单药治疗)。局部复发可能性大者可选用观察等待或挽救性放疗,广泛转移可能性大者选用内分泌治疗。如已明确临床局部复发应选用挽救性放疗,如已临床广泛转移应采用内分泌治疗。

(2) 前列腺癌放疗后复发的诊治。①生化复发的定义:放疗后 PSA 值降至最低点后的连续 3 次PSA 升高,复发的确切时间是 PSA 最低值与第 1 次升高时间之间的中点。②临床复发:包含放疗后局部复发和远处转移。局部复发指 CT、MRI、骨扫描等影像学检查排除淋巴结或远处转移,经前列腺穿刺证实的放疗后前列腺癌复发。远处转移:指影像学检查发现远处播散的证据。③前列腺癌放疗后复发的治疗。生化复发者,经过恰当的诊断评估后针对不同的患者选择观察等待治疗或其他合适的治疗方法。临床局部复发者,可选用挽救性治疗(如挽救性前列腺癌根治术、挽救性近距离放疗、挽救性高能聚焦超声治疗或挽救性冷冻治疗)或内分泌治疗。远处转移者,只能内分泌治疗。

3. 老年前列腺癌诊治的特别注意点

(1) 前列腺癌早期症状不典型与前列腺增生不易鉴别,中老年人应常规行 PSA 筛查。

(2) 前列腺穿刺活检阴性的患者仍需每 3~6 个月复查 PSA,如 PSA 持续升高(每年升高超过0.75 ng/ml),需要进行第 2 次穿刺活检,尤其对初次穿刺病理提示高级别前列腺上皮内瘤形成(PIN)或不典型增生的患者。

(3) 前列腺癌内分泌治疗的患者,初次药物去势前应先进行抗雄治疗 2 周,因为初次药物去势时有睾酮一过性升高。

六、思考题

1. 通过本案例的分析,你对前列腺癌病例分析的过程与规范有何体会?

2. 通过本案例的分析,你对前列腺癌的认识有哪几个方面的提高?

3. 通过本案例的分析,你对前列腺癌治疗选择及随访有哪些体会?在诊疗中如何关注老年患者的特点,确保医疗安全?

七、推荐阅读文献

1. 那彦群,叶章群,孙颖浩,等.(2014 版)中国泌尿外科疾病诊断治疗指南[M].北京:人民卫生出版社,2014:61-89.

2. Wein AJ, Kavaussi LR, Novick AC, et al. Campbell-Wash Urology [M]. 10th edition. Philadelphia: Elsevier, 2012:2704-2971.

3. Heidenreich A, Bastian PJ, Bellmunt J, et al. EAU guidelines [J]. Eur Urol, 2014,65:184-355.

薛 蔚 金贤一(仁济医院)

案例 28

肾输尿管结石

一、病历资料

1. 现病史

患者,女性,62岁,因"右侧腰背部酸胀伴阵发性绞痛2月余"入院。2个月前无明显诱因下出现右侧腰背部酸胀,伴阵发性绞痛,疼痛剧烈,不伴肉眼血尿,疼痛多与强烈体力活动有关。病程中不伴尿频尿急,不伴发热、恶心呕吐等其他不适。为解除痛苦明确诊断来我院就诊。腹部B超示右肾积水,右肾实质变薄,右肾多发结石,右肾盂旁囊肿,右输尿管扩张伴结石。尿常规示RBC 4~6/HP, WBC 10~12/HP。血常规示RBC $5.13×10^{12}$/L, WBC $9.66×10^9$/L, N 68.5%。肾输尿管CT平扫示右肾多发结石,右侧输尿管上段结石伴其上游尿路明显扩张积水。肾小球滤过率(glomerular filter rate, GFR)示右肾15.26 ml/(min·1.73 m^2),左肾29.8 ml/(min·1.73 m^2)。为求进一步治疗,收入我院。患者起病以来,精神、胃纳可,大便、小便如常,睡眠尚可,饮食未见异常,体重未见明显下降。

2. 既往史

原发性高血压病史16年,最高血压152 mmHg/100 mmHg,平素服用盐酸贝那普利片(洛汀新),血压控制满意;糖尿病史4年,空腹血糖浓度最高为9.3 mmol/L,平素服用盐酸二甲双胍片(格华止),空腹血糖控制于7.3 mmol/L。无心脑血管病史,无外伤及手术史,无烟酒嗜好,无食物和药物过敏史,无输血史,无家族性遗传疾病史,否认泌尿系结石家族史。

3. 体格检查

T 36.7℃, P 78次/mim, R20次/mim, BP 132 mmHg/90 mmHg, SaO$_2$ 98%。神志清楚、对答切题、检查合作。全身皮肤巩膜未见黄染。两肺呼吸音清,未闻及干湿啰音。HR 78次/mim,律齐,各瓣膜区未闻及杂音。腹部平坦,腹部无压痛、反跳痛;未触及肝脾,未触及包块,肝颈静脉回流征(一);未见皮肤瘀斑及皮疹;未见肠型及蠕动波,肠鸣音2次/mim,未闻及气过水声。双下肢无水肿。神经系统查体(一)。耻骨联合上方无压痛,左肾区叩痛(一),右肾区叩痛(+),双输尿管行径压痛阴性。

4. 实验室及影像学检查或特殊检查

(1) 实验室检查:血常规示RBC $5.13×10^{12}$/L, WBC $9.66×10^9$/L, N 68.5%;尿常规示RBC 4~6/HP, WBC 10~12/HP。肝肾功能、血糖血脂、血电解质、CRP、降钙素原(procalcitonin, PCT)水平均在正常范围;肝炎标志物全套、梅毒均阴性。

(2) 胸部X线片检查:心肺未见明显异常。

(3) ECG检查:窦性心律,正常心电图。

(4) 腹部B超检查:右肾积水,右肾实质变薄,右肾多发结石,右肾盂旁囊肿,右输尿管扩张伴结石。

（5）肾输尿管 CT 平扫：右肾多发结石，右侧输尿管上段结石伴其上游尿路明显扩张积水。

（6）GFR：右肾 15.26 ml/(min · 1.73 m²)，左肾 29.8 ml/(min · 1.73 m²)。

二、诊治经过

1. 病史特点

（1）老年女性，2 个月前开始出现右侧腰背部酸胀，伴阵发性绞痛，不伴肉眼血尿，不伴发热等其他不适。以往有高血压、糖尿病史；无脑血管病史，无外伤及手术史，无过敏史，无烟酒嗜好。

（2）体格检查：生命体征、神经系统体征正常。腹部平坦，腹部无压痛及反跳痛，左肾区叩痛（－），右肾区叩痛（＋）。

（3）实验室及影像学检查提示血常规及 CRP、PCT 水平均正常。尿常规：RBC 4～6/HP，WBC 10～12/HP。腹部 B 超和 CT 检查示右肾多发结石，右侧输尿管上段结石伴其上游尿路明显扩张积水。GFR 示右肾 15.26 ml/(min · 1.73 m²)，左肾 29.8 ml/(min · 1.73 m²)。

2. 初步诊断

①右肾、输尿管结石伴积水、尿路感染；②原发性高血压 2 级，中危组；③2 型糖尿病。

3. 入院后处理措施

（1）完善相关检查（胸部 X 线片、心电图、血尿常规、肝肾功能、血糖血脂、血电解质、CRP、PCT、肝炎标记物、梅毒等）及术前准备（健康宣教）。

（2）对症支持治疗（维持生命体征平稳，预防抗感染，控制血压，血糖等）。

（3）为解除梗阻，保护肾功能，限期 Ⅰ 期行局麻下右侧经皮肾穿刺造瘘术（percutaneous nephrostomy，PCN），Ⅱ 期行全麻下右侧经皮肾镜取石术（percutaneous nephrolithotomy，PNL）。

（4）术前谈话：老年患者术前谈话需慎重，高龄患者更需慎之又慎。①告知患者和家属手术的必要性、手术的方法和过程及麻醉情况，并征得其同意。②告知患者和家属麻醉的可能并发症及并发症的处理方法，并征得其同意。③告知患者和家属可能出现的与 PCN 或 PNL 相关的并发症及并发症的处理方法，并征得其同意。包括术中、术后出血：需输血，甚至肾动脉造影后行超选择性动脉栓塞；损伤：肾、肺、胸膜、结肠等部位损伤，根据具体损伤部位行相应的外科处理；感染、高热：需要进一步抗炎支持治疗；尿源性脓毒症：需进行进一步相关治疗。④告知患者术前、术后注意事项及出院后随访事宜。

三、病例分析

1. 病史特点

详见"二、诊治经过"中的"1. 病史特点"。

2. 诊断与诊断依据

（1）诊断：①右肾、输尿管结石伴积水，尿路感染；②原发性高血压 2 级，中危组；③ 2 型糖尿病。

（2）诊断依据。①老年女性，2 个月前开始出现右侧腰背部酸胀，伴阵发性绞痛。②体格检查：生命体征、神经系统体征正常。腹部平坦，腹部无压痛、反跳痛，左肾区叩痛（－），右肾区叩痛（＋）。③实验室及影像学检查提示血常规及 CRP、PCT 均正常；尿常规示 RBC 4～6/HP，WBC 10～12/HP。腹部 B 超和 CT 示右肾多发结石，右侧输尿管上段结石伴其上游尿路明显扩张积水。右肾 GFR 为 15.26 ml/(min · 1.73 m²)，左肾 GFR 为 29.8 ml/(min · 1.73 m²)。2014 年中华医学会泌尿外科学分会制定的《尿石症诊治指南（2014）》中"肾结石和输尿管结石的诊断"为本案例诊断"右肾输尿管结石（kidney and ureter calculus)伴积水"提供了确切的依据。

3. 鉴别诊断

(1) 急性阑尾炎。

(2) 胆石症。

(3) 妇产科急腹症:卵巢囊肿蒂扭转,急性盆腔炎等。

(4) 肾结核及肾脏肿瘤。

(5) 急性肾盂肾炎。

四、处理基本原则及方案

1. 泌尿系结石治疗的基本原则

(1) 肾绞痛的治疗。①药物治疗:如非甾体镇痛抗炎药、阿片类镇痛药、解痉药等积极控制疼痛,改善生活质量;②外科治疗:疼痛不能被药物缓解或结石直径大于 6 mm,如体外冲击波治疗(extracorporeal shockwave lithotripsy,ESWL)、输尿管内支架植入、PCN 和 PNL 等。

(2) 排石治疗。①适应证:结石直径 0.5~1.0 cm;结石表面光滑;结石以下尿路无梗阻;结石未引起尿路完全梗阻,停留于局部的时间短于 2 周;特殊成分的结石如尿酸结石和胱氨酸结石;PCN、PNL 及 ESWL 术后辅助治疗。②排石方法:每日饮水 2 000~3 000 ml;双氯芬酸钠栓剂肛塞;口服坦索罗辛;溶石治疗;中医中药;适度运动。

(3) 手术治疗:泌尿系结石的手术治疗方法多种多样,要根据患者的一般情况、结石负荷、结石位置、感染情况、既往手术史、是否存在肾脏或输尿管畸形,以及患者意愿、医生习惯等选择合适的手术方法。手术方法包括:①体外冲击波碎石术;②输尿管镜下碎石术;③经皮肾镜取石术;④输尿管镜下碎石术;⑤开放或腹腔镜下肾盂或肾窦内切开取石术;⑥开放或腹腔镜下失功肾切除术。

2. 肾输尿管结石伴积水治疗的具体处理方案

参照"二、诊疗经过"中的"3. 入院后具体处理措施"。

五、要点与讨论

1. 老年泌尿系结石症状(急性腰腹痛)的鉴别

(1) 老年泌尿系结石与体表疾病急性腰腹痛的鉴别:胸、腹壁带状疱疹等疾病;腹壁挫伤等。

(2) 老年泌尿系结石与内科急腹症的鉴别:心绞痛、急性心肌梗死、肺栓塞、心包炎和胸膜炎等。

(3) 老年泌尿系结石与普外科、妇产科急腹症的鉴别:腹盆腔内实质性脏器的挫伤、破裂;腹盆腔内空腔脏器的炎症、穿孔、梗阻、狭窄和出血等。

泌尿系结石引起的疼痛多为绞痛,呈阵发性,疼痛难忍,多位于腰背部,根据患者病史、体征及辅助检查的特点均符合上述特点,故首先考虑泌尿系结石。

2. 双侧上尿路结石的处理原则

(1) 双侧输尿管结石:如果总肾功能正常或处于肾功能不全代偿期,SCr<178 μmol/L,先处理梗阻严重一侧的结石;如果总肾功能较差,处于氮质血症或尿毒症期,先治疗肾功能较好一侧的结石,条件允许,可同时行对侧 PCN,或同时处理双侧结石;如果双侧客观情况类似,先处理主观症状较重或技术上容易处理的一侧结石。

(2) 一侧输尿管结石,一侧肾结石,先处理输尿管结石。

(3) 双侧肾结石,一般先治疗容易处理且安全的一侧,如果肾功能处于氮质血症或尿毒症期,梗阻严重,建议先行 PCN,待肾功能与患者一般情况改善后再处理结石。

（4）孤立肾上尿路结石或双侧上尿路结石致急性梗阻性无尿,只要患者情况许可,应及时外科处理,如不能耐受手术,应积极试行输尿管逆行插管或 PCN,待患者一般情况好转后再选择适当的治疗方法。

（5）对于肾功能处于尿毒症期,尤其是年老并有水电解质和酸碱平衡紊乱的患者,必须先行血液透析,尽快纠正其内环境紊乱,并同时行输尿管逆行插管或 PCN,引流尿液,待病情稳定后再处理结石。

3. 老年泌尿系结石诊治的特别注意点

（1）病因与预防:老年泌尿系结石形成的高危因素为下尿路梗阻(男性以前列腺肥大为主要因素)、长期卧床少动、留置导尿、高钙(为防治老年骨质疏松过度治疗)、高蛋白饮食、原发性甲状腺功能亢进等,平时应该多饮水,适当活动,控制动物蛋白和糖摄入。

（2）临床特征不典型,病程演变隐匿:老年人由于脏器功能减退,反应能力降低,症状体征可能并不明显。患者可能没有出现腹痛症状就进展为梗阻性肾衰,肾脏丧失功能。由于症状体征常常与病理变化不符合,容易漏诊。该患者就属于此类型。

（3）泌尿系和全身感染:泌尿系结石常伴发感染,老年人免疫力下降,当存在泌尿系感染或全身感染时,血尿常规中的 WBC 和血常规中的中性粒细胞变化不显著,容易低估疾病的严重程度。应常规检查患者的 CRP 和 PCT 浓度,必要时行尿培养,对于感染患者和存在感染高危因素(如糖尿病)的患者应加强预防性抗感染。该患者有 2 型糖尿病,已有尿路感染、肾积水极易发展为全身血流感染,故动态监测血糖和控制血糖对该患者极为重要。

（4）分期手术:如果患者存在感染或直接碎石的风险较大,可行I期置管(造瘘管或 D-J 管)、Ⅱ期碎石。

（5）PNL 术后随访:术后 2 周或 4 周常规随访,拍摄 KUB(阴性结石患者 CT 或 B 超)。如结石残留,可建议行 ESWL 或再次手术。如结石排尽,可分次拔除 D-J 管及 PCN 管(拔除顺序按引流量多少及患者的解剖特点决定)。此后 3 个月、6 个月、1 年、2 年、5 年复查 B 超,了解结石复发情况。该患者Ⅰ期行 PCN 术后每日患肾尿液引流约 1 200～1 500 ml,尿色清。术后 2 周门诊随访,右肾 GFR 上升至 24.38 ml/(min・1.73 m²)。于 PCN 术后 3 周行Ⅱ期 PNL 术,术中完全清除右输尿管上段结石与右肾多发结石。Ⅱ期手术后 2 周门诊随访,复查全尿路 CT 未见结石残留,遂拔除 D-J 管与右侧 PCN 管。术后 1 年随访,未见右侧上尿路结石复发,右肾积水消失。

六、思考题

1. 通过本案例的分析,你对老年急性腰腹痛病例分析的过程与规范有何收获?
2. 通过本案例的分析,你对老年泌尿系结石的认识有哪几个方面的提高?
3. 通过本案例的分析,你对老年泌尿系结石在诊疗中的特别注意点有何新认识?如何应用于临床?

七、推荐阅读文献

1. 那彦群,叶章群,孙颖浩,等.(2014 版)中国泌尿外科疾病诊断治疗指南[M].北京:人民卫生出版社,2014:129-242.

2. Wein AJ, Kavaussi LR, Novick AC, et al. Campbell-Wash Urology [M]. 10th edition. Philadelphia:Elsevier,2012:1257-1412.

潘家骅　薛　蔚(仁济医院)

案例 29

肺癌

一、病历资料

1. 现病史

患者,女性,66 岁,因"发作性干咳 50 年,加重伴咳痰、消瘦 6 个月,胸闷半个月"入院。青少年起发作性干咳,少痰,春冬季好发,遇冷后加重,无明显活动后胸闷、气促,1 周左右自行好转。发作期间不伴发热,无胸痛,无夜间阵发性呼吸困难,无吸气性呼吸困难。近 10 年来,症状有所加重,需服用口服药或补液 1 至 2 周缓解。6 个月前患者"感冒"后再次出现咳嗽,伴咳痰,初起为黄黏痰,痰量约 20 ml/d 左右,无咯血、无痰中带血丝,自服止咳糖浆、抗生素,于当地诊所静脉应用抗生素,症状均无明显改善。半月前咳嗽、咳黄黏痰时伴胸闷不适,无痰中带血丝,无明显纳差、乏力,来我院门诊就诊。门诊胸部 X 线片示慢性支气管炎改变,进一步行胸部 CT 平扫显示,右肺下叶厚壁空洞性病灶:恶性肿瘤待排查,纵隔多发淋巴结肿大。为求进一步明确诊断,收治入院。

患者自起病以来,精神可,胃纳可,大便如常,小便如常,睡眠尚可,饮食未见异常,近 6 个月体重下降约 5 kg 左右。

2. 既往史

有原发性高血压 6 年,血压最高 180 mmHg/100 mmHg,平素口服珍菊降压片,血压控制可。无外伤及手术史。无烟、酒嗜好。无肿瘤家族史。

3. 体格检查

T 36.8 ℃, P 84 次/min, R 20 次/min, BP 138 mmHg/90 mmHg,卡氏评分(karnofsky performance status, KPS)80 分,SaO$_2$ 97% 。神志清晰,步行时气短,问答切题,查体合作。全身皮肤黏膜未及黄染,全身浅表淋巴结无肿大。口唇无发绀,颈软,无抵抗,颈静脉无怒张,气管居中,无"三凹征",无胸腹矛盾运动。胸廓对称,叩诊呈清音,双肺呼吸音稍粗,双肺闻及湿啰音;HR 80 次/min,律齐,未及杂音;腹部平软,腹部无压痛、反跳痛,肝脾肋下未及;双下肢无凹陷性水肿;神经系统检查无殊。

4. 实验室及影像学检查或特殊检查

(1)实验室检查。血常规:WBC 8.52×10^9/L, N 83.4%, Hb 133 g/L, PLT 314×10^9/L; ESR 42 mm/h, CRP 50.10 mg/L;动脉血气分析(未吸氧):PaCO$_2$ 40.0 mmHg, PaO$_2$ 66.3 mmHg,SaO$_2$ 95.8%, HCO$_3^-$ 27.2 mmol/L, pH 7.448;肿瘤标志物:AFP 1.41 ng/ml,糖类抗原 CA724 0.863 IU/ml, NSE 12.26 ng/ml, CEA 2.90 μg/L,糖类抗原 CA199 7.23 IU/ml,糖类抗原 CA125 51.66 IU/ml,鳞癌抗原为 0.11 ng/ml,糖类抗原 CA50 4.58 IU/ml 。

(2)ECG 检查:窦性心律,正常心电图。

（3）肺功能检查：重度阻塞性通气功能障碍，残总比基本正常，弥散功能显著减退，支气管舒张试验阴性。

（4）胸部CT平扫＋增强检查：右肺下叶占位伴空洞形成，大小约2.5 cm×3.0 cm，边缘不规则，伴长毛刺，强化明显，肿瘤性病变首先考虑，右肺门及纵隔多发肿大淋巴结，右下肺局部阻塞性病变。

（5）气管镜检查：喉部畅，声带活动好，气管畅，黏膜光整，隆突略增宽，右侧右小隆突明显增宽，中下叶黏膜明显肿胀伴不规则隆起，管腔狭窄，上叶黏膜略肿胀，各管腔尚通畅，左侧未见异常，右下叶活检、灌洗、刷检、送细胞涂片。

（6）支气管镜病理检查：涂片见异型细胞，倾向腺癌。

二、诊治经过

1. 病史特点

（1）老年女性，发作性干咳50年，加重伴咳痰、消瘦6个月胸闷半个月。无烟、酒嗜好。

（2）体格检查：步行时气短。全身皮肤黏膜未及黄染，全身浅表淋巴结无肿大。口唇无发绀，颈静脉无怒张，气管居中，无"三凹征"，双肺呼吸音稍粗，可闻及湿啰音。双下肢无凹陷性水肿。神经系统检查无殊。

（3）实验室检查显示ESR和CRP增高；胸部CT示右肺下叶厚壁空洞性病灶，伴长毛刺，双侧纵隔多发淋巴结肿大。气管镜涂片见异型细胞，倾向腺癌。

2. 初步诊断

①右肺下叶腺癌 $T_2N_3M_X$；②右肺感染，慢性阻塞性肺病；③原发性高血压3级，中危组。

3. 入院后具体处理措施

（1）完善各项检查，如血常规、肝肾功能、尿常规、粪便隐血、出凝血系列、血糖、肿瘤标志物测定、肺功能、血清呼吸道病毒九联、痰涂片及药敏检查。

（2）完善特殊检查：腹部超声（肝、胆、脾、胰、肾、腹腔淋巴结）、骨扫描、头颅MRI等，如经济条件允许，考虑行全身PET-CT检查；进一步行右肺肿块穿刺病理检查，明确表皮生长因子受体（epidermal growth factor receptor，EGFR）及间变性淋巴瘤激酶（anaplastic lymphoma kinase，ALK）状态，依据结果选择化疗或分子靶向治疗。

（3）吸氧，氨溴索等止咳化痰对症治疗。

（4）控制感染：患者院外使用头孢替安半个月，症状无明显改善，结合肺内占位伴长毛刺及中性粒细胞绝对值、ESR、CRP升高等情况，予以第四代头孢菌素头孢吡肟抗感染。

（5）等待明确分期及分子分型后行多学科讨论，制定手术、放化疗或分子靶向治疗等计划。

三、病例分析

1. 病史特点
详见"二、诊治经过"中的"1. 病史特点"。

2. 诊断与诊断依据
（1）诊断。①右肺下叶腺癌 $T_2N_3M_X$；②右肺感染，慢性阻塞性肺病；③原发性高血压3级，中危组。

（2）诊断依据。①病史特点：老年女性，发作性干咳50年，加重伴咳痰6个月，伴胸闷、消瘦。②体格检查特点：步行时气短，双肺呼吸音稍粗，可闻及湿啰音。③实验室依据：中性粒细胞绝对值、ESR、CRP及肿瘤标志物NSE及CA125水平升高。④影像学依据：胸部CT示肺部肿块，边缘不规则，伴长毛刺,其内厚壁空洞。⑤气管镜显示支气管腔肿胀狭窄,不规则隆起。病理涂片提示可见异型细胞,倾向腺癌,但需要进一步活检明确病理及分子分型。因此,收入院后拟行右肺肿块活检穿刺检查,并进一步行全身各项检查。

3. 鉴别诊断

(1) 良性疾病。

(2) 结核性病变。

(3) 肺炎。

(4) 其他:少见的良、恶性肿瘤,如肺纤维瘤、肺脂肪瘤等,术前往往难以鉴别。

四、处理基本原则及方案

1. 无驱动基因突变的肺癌患者的治疗方案

标准的一线化疗方案:铂类联合吉西他滨、长春瑞滨、紫杉类、培美曲塞等两药方案。在化疗基础上可选择性联合贝伐单抗。EGFR 基因突变或 ALK 融合基因阳性患者,选择靶向药物治疗。

2. Ⅲb 期肺癌患者的治疗方案

患者如完善相关检查,明确无远处转移,则分期为Ⅲb 期。局部晚期肺癌患者,标准治疗方案为同步化放疗。患者病理类型为腺癌,可选用铂类联合培美曲塞或紫杉类的化疗药物。放疗对于肺癌的治疗范围仅限于可见肿瘤及转移淋巴结区域。同步化放疗时,放疗剂量应降低为 60~66Gy。如治疗周期中出现严重的不良反应,如重度骨髓抑制、严重消化道反应等,则需改为铂类单药同步治疗或化疗药物减量;如出现放射性肺炎、气管炎及食道炎等症状时,需要对症支持治疗改善症状。对于老年患者,尤其合并症较多的人群,因不良反应较多,更应慎重选择同步化放疗。本例患者伴发慢性阻塞性肺病,状态欠佳,可选择单药顺铂联合同步放疗或者化疗后序贯放疗。

3. 局部晚期非小细胞肺癌的后续辅助治疗

根据 EGFR 检测结果,如为阳性突变,则辅以小分子靶向药物治疗;如为野生型,目前对同步化放疗后的辅助治疗尚无明确定论。可以根据患者的一般状态、治疗后的不良反应、肿瘤退缩情况等选择性予以辅助化疗。如同步化放疗中的药物有效,且不良反应可耐受,则可以原药物维持;否则可改为铂类联合吉西他滨、长春瑞滨、多烯紫杉醇等其他药物的换药方案。

4. Ⅳ期肺癌患者的治疗方案

如辅助检查发现有远处转移,则患者分期为Ⅳ期。可首选全身治疗;如患者一般状态差,耐受性差,亦可选择培美曲塞等单药治疗。若出现由于肿瘤压迫等原因造成的呼吸困难、咯血、胸痛等局部症状,以及有骨痛、头痛及功能障碍等转移病灶引起的症状,可予以针对性姑息减症放疗。

5. 肺癌的免疫治疗

免疫治疗是肺癌治疗中的新兴领域。目前,美国 FDA 已批准程序性死亡分子(programmed death - 1,PD - 1)及其配体 PD - L1 抑制剂上市并应用于肺癌治疗。这一针对肿瘤免疫逃逸机制研发的免疫制剂,在临床试验中获得了很好的疗效。如患者经济状况允许,将是晚期肺癌患者的另一个选择方案。

五、要点与讨论

1. 老年肺癌特征及其治疗中的特别关注点

该病例的临床演进过程体现了老年肺癌的特点:①起病缓慢,病程较长;②临床症状多不典型,以咳嗽、胸痛、痰中带血多见,而该患者也无此症状;③伴发病多,尤其是肺部基础疾病。本例患者就是伴发慢性阻塞性肺病,因此很容易掩盖和混淆肺癌本身的症状,造成漏诊、误诊和误治。以上特点使得老年肺癌一般在疾病早期未能及时发现,尤其是合并肺结核、慢性阻塞性肺疾病、哮喘等疾病的患者更是易延误病情。老年人,尤其有长期吸烟史的患者,一旦发生下列情况,如刺激性咳嗽 2 周以上治疗无效、原有慢性呼吸道症状如咳嗽或喘息等性质或程度发生改变、无诱因痰中带血等,需及时行胸部 X 线片或胸部低剂量 CT 等检查以排除肺癌。

2. 肺癌同步放化疗方案及老年人方案使用的注意事项

资料显示,年龄≥71 岁(中位年龄 77 岁),Ⅱa 期(除外 $T_3N_1M_0$)或Ⅲb 期非小细胞肺癌患者接受卡铂化疗联合同步放疗时,中位生存期优于单纯接受放疗的患者。化放疗组有效率为 52%,单纯放疗组为 45%。但化放疗组发生 3/4 级 WBC 减少和中性粒细胞减少的患者分别占 64% 和 59%,而单纯放疗组无血液学不良反应,而且化放疗组 3/4 级感染率也高于单纯放疗组(分别为 15% 和 4%)。因此在治疗非高龄(<80 岁)老年肺癌患者时,生理年龄并不是唯一的决定因素,要从患者的整体状态和生理功能出发,选择适当病例予以积极治疗,以获得更好的治疗效果。但注意化放疗同步要根据患者一般状态及治疗过程中的反应及时调整化放疗剂量,尤其是骨髓功能的抑制是在治疗的中后期发生为多,必须加强监测。

3. 肺癌小分子靶向药物治疗的进展

所谓分子靶向治疗,是在细胞分子水平上针对已经明确的致癌位点(该位点可以是肿瘤细胞内部的一个蛋白分子,也可以是一个基因片段),来设计相应的治疗药物,药物进入体内会特异性地与致癌位点结合发生作用,使肿瘤细胞特异性死亡,而不会波及肿瘤周围的正常组织细胞。EGFR 在 50% 的非小细胞肺癌中有表达,而且其表达常常提示预后不良。小分子 EGFR 酪氨酸激酶抑制剂(tyrosine kinase inhibitor,TKI)如吉非替尼(gefitinib)、厄洛替尼(erlotinib)及埃克替尼(icotinib)用于 EGFR 突变的非小细胞肺癌患者。ALK 基因重排在非小细胞肺癌中的发生率约 3%~5%。克唑替尼(crizotinib)是一种 ALK/c - MET 的小分子抑制剂。Ⅲ期随机对照试验显示克唑替尼组患者的 1 年生存率为 84%,化疗组为 79%。提示克唑替尼治疗 ALK 阳性晚期非小细胞肺癌的疗效明显,耐受性好。IPASS 研究表明,有 EGFR 基因突变的患者首选小分子靶向治疗,会获得较长的中位无进展生存期(progression free survival,PFS);而没有 EGFR 基因突变的患者,接受化疗的中位 PFS 比接受吉非替尼治疗患者的中位 PFS 显著延长。目前对于 EGFR 突变患者,一般首选 EGFR - TKI 靶向治疗。

相对化疗来说,分子靶向治疗疗效好,药物不良反应较少及较轻。而老年肺癌患者,一般合并症较多,全身情况比较差,可以把分子靶向治疗作为这类老年患者的一线治疗。目前,大量临床研究证明在化疗失败后,二、三线用靶向治疗也是有效的。

该患者病理证实为右下肺腺癌,基因检测显示 EGFR 18 外显子有突变,而 19、20 及 21 外显子未见突变,患者拒绝接受全身化疗,故接受靶向治疗:吉非替尼 250 mg qd 口服。皮疹 2 级,疗效为部分缓解,口服药物 18 个月后出现耐药,病情进展接受姑息性放疗和化疗。

六、思考题

1. 从该老年肺癌患者的临床演变过程,如何体会老年肺癌易被漏诊、误诊和误治?
2. 老年肺癌患者放化疗治疗方式和剂量与非老年患者有什么不同?
3. 何谓肺癌分子靶向治疗,目前进展现状如何?老年肺癌患者应用的特点是什么?

七、推荐阅读文献

1. Ettinger DS, Wood DE, Akerley W, et al. Non-small cell lung cancer, version 6. 2015 Featured Updates to the NCCN Guidelines [J]. J Natl Compr Canc Netw, 2015,13:515 - 524.

2. Gottlieb M，Marsaa K，Godtfredsen NS，et al. Prevalence and management of pulmonary comorbidity in patients with lung and head and neck cancer [J]. Acta Oncol，2015,54(5):767 - 771.

3. Hanna N. Current standards and clinical trials in systemic therapy for stage Ⅲ lung cancer: what is new? [J] Am Soc Clin Oncol Educ Book，2015,35:e442 - e447.

4. Lampaki S，Lazaridis G，Zarogoulidis K，et al. Defining the role of tyrosine kinase inhibitors in early stage non-small cell lung cancer [J]. J Cancer，2015,6(6):568 - 574.

5. Suzanne L，Topalian F，Hodi S，et al. Safety，activity，and immune correlates of anti - PD - 1 antibody in cancer [J]. N Engl J Med，2012,366(26):2443 - 2454.

6. Bradley JD，Paulus R，Komaki R，et al. Standard-dose versus high-dose conformal radiotherapy with concurrent and consolidation carboplatin plus paclitaxel with or without cetuximab for patients with stage ⅢA or ⅢB non-small-cell lung cancer (RTOG 0617): a randomised，two-by-two factorial phase 3 study [J]. Lancet Oncol，2015,16(2):187 - 199.

马秀梅　白永瑞(仁济医院)

案例 30

乳腺癌

一、病历资料

1. 现病史

患者,女性,68岁,因"发现右乳肿块进行性增大3月余"入院。3个月前洗澡时无意间扪及右乳外上象限肿块,初期发现时肿块直径约2 cm,可活动,无触痛,不伴乳头溢液或渗血。无明显发热、咳嗽、咳痰、骨痛等,未予以重视。后肿块逐渐增大,至今直径约5 cm,仍无触痛,不伴乳头溢液或渗血。就诊于我院门诊,给予双侧乳腺、腋窝及颈部淋巴结B超检查,结果提示右侧乳腺外上象限肿块,直径约5.8 cm,BIRADS分级4级;右侧腋窝可及2枚淋巴结,直径分别为1.0 cm和0.7 cm,考虑右侧乳腺癌(breast carcinoma)可能。针对右侧乳腺肿块空心针穿刺,病理为右侧乳腺浸润性导管癌,Ⅱ级,雌激素受体(estrogen receptor,ER)占60%(+),孕激素受体(progesterone receptor,PR)占20%(+),人类表皮生长因子受体-2(human epidermal growth factor receptor-2,Her-2)(+++),Ki67占10%(+)。予以收治入院。自起病以来,患者食欲可,夜眠正常,大小便无殊,体力和体重较前无明显变化。

2. 既往史

否认心脏病、糖尿病、高血压、脑血管疾病、肺部慢性疾病、结缔组织病等病史。月经史:13岁月经初潮,4~5 d/28 d,经量正常,末次月经45岁。孕产史:已婚已育,育有1儿1女,均体健。家族史:否认恶性疾病家族史(其直系女性亲属无乳腺癌家族史)。

3. 体格检查

BP 120 mmHg/80 mmHg, HR 78次/min,呼吸20次/min。神清,精神可,应答切题。双侧颈部及锁骨上区未及明显肿大淋巴结,左侧腋窝未及肿大淋巴结,右侧腋窝可触及约1 cm左右结节,质韧,可活动,无触痛。双侧乳腺外观不对称,右侧乳腺外上象限10~11点钟距乳头2 cm方向可及一个5.5 cm肿块,边界尚清楚,可推动,表面皮肤无橘皮样改变,无发红及肿胀,乳头无溢液;左侧乳腺无异常。双侧肺部听诊呼吸音清,未闻及明显干湿啰音,心脏听诊未及明显异常。神经系统检查无殊。

4. 实验室及影像学检查或特殊检查

(1)实验室检查:血常规、出凝血、肝肾功能指标以及血糖、肿瘤标志物等水平均正常。

(2)双侧乳腺或腋窝及颈部淋巴结B超检查:右侧乳腺外上象限肿块,直径约5.8 cm,BIRADS分级4级;右侧腋窝可见2枚淋巴结,直径分别为1.0 cm和0.7 cm。考虑右侧乳腺癌可能。

(3)右侧乳腺肿块空心针穿刺检查:病理回报为右侧乳腺浸润性导管癌,Ⅱ级,ER占60%(+),PR占20%(+),Her-2(+++),Ki67占10%(+)。

二、诊治经过

1. 病史特点

（1）老年女性，绝经 23 年。出现右乳肿块 3 个月，局部无疼痛，无发热，无乳腺癌家族史，无心脏病、肺部慢性疾病史，否认结缔组织病史，无胸壁外伤及放疗史。

（2）体格检查：全身营养状况尚佳，生命体征正常。专科体格检查：颈部未及淋巴结，右侧腋窝可扪及约 1 cm 左右结节，质韧，可活动，无触痛。双侧乳腺外观不对称，右侧乳腺外上象限 10～11 点钟距乳头 2 cm 方向可及一个 5.5 cm 肿块，边界尚清楚，可推动，表面皮肤无橘皮样改变。神经系统检查无殊。

（3）实验室检查：血常规、出凝血以及肝肾功能、血糖检查结果均正常。双侧乳腺、腋窝及颈部淋巴结 B 超检查，结果提示右侧乳腺外上象限肿块，直径约 5.8 cm，BIRADS 分级 4 级；右侧腋窝可见两枚淋巴结，直径分别为 1.0 cm 和 0.7 cm。考虑右侧乳腺癌可能。右侧乳腺空心针穿刺，病理回报为右侧乳腺浸润性导管癌，Ⅱ级，ER 占 60%（+），PR 占 20%（+），Her-2（+++），Ki67 占 10%（+）。

2. 初步诊断

根据患者症状、体征、B 超检查及活检病理结果，初步诊断为右乳浸润性导管癌 $T_3N_1M_x$，待完善检查排除远处转移。

3. 入院后具体处理措施

（1）完善检查：①复查血常规及肝肾功能、电解质、大小便常规、出凝血指标、输血前全套检查，均未见异常；②心脏全面评估：心电图、24 h 动态心电图及心脏超声等检查，结果回报均未见异常；③肿瘤标志物检查：CEA 55 IU/ml，CA125 和 CA153 水平正常；④胸部 CT 检查：右侧乳腺肿块，边缘结节状，约 5.7 cm×3.5 cm 大小；右侧腋窝可见数枚肿大淋巴结，最大者直径 1 cm，初步诊断为右侧乳腺癌；⑤妇科 B 超检查子宫内膜厚度 4 mm，双侧卵巢无异常；⑥腹部 CT 及骨扫描检查未见明显异常。

（2）明确有无手术禁忌：综合患者的全部资料，证明患者无绝对与相对禁忌证。后行右侧乳腺癌改良根治术，术后病理：右侧乳腺肿块 5.8 cm×3.3 cm×3.5 cm，浸润性导管癌Ⅱ级，ER 占 60%（+），PR 占 20%（+），Ki67 占 10%（+），Her-2（+++），FISH 检测阳性；腋窝淋巴结 2/15 见淋巴结转移。

（3）手术结束后予以全身化疗。

（4）化疗结束后予以右侧胸壁及锁骨上区域的放疗。

（5）待放疗结束后给予 5 年内分泌治疗。

三、病例分析

1. 病史特点
详见"二、诊治经过"中的"1. 病史特点"。

2. 诊断与诊断依据
（1）诊断：右乳浸润性导管癌 $T_3N_1M_0$ Ⅲa 期
（2）诊断依据：老年绝经后女性，右乳肿块 3 个月，进行性增大。B 超提示右乳肿块，合并右侧腋窝肿大淋巴结，辅助检查未见远处转移征象，手术病理为右侧乳腺肿块 5.8 cm×3.3 cm×3.5 cm，浸润性导管癌Ⅱ级，ER 占 60%（+），PR 占 20%（+），Ki67 占 10%（+），Her-2（+++），FISH 检测阳性；腋窝淋巴结 2/15 见淋巴结转移。骨扫描排除骨转移。

3. 鉴别诊断
（1）乳腺纤维腺瘤。

（2）乳腺增生。

（3）乳腺结核。

四、处理基本原则及方案

1. 右侧乳腺癌改良根治术

患者明确诊断为右侧乳腺癌Ⅲa期，肿块较大，且患者自身无保乳要求和必要，无绝对与相对禁忌证，故给予右侧乳腺癌改良根治术。术后病理：右侧乳腺肿块 5.8 cm×3.3 cm×3.5 cm，浸润性导管癌Ⅱ级，ER占60%（＋），PR占20%（＋），Ki67占10%（＋），Her-2(＋＋＋)，FISH检测阳性；腋窝淋巴结2/15见淋巴结转移。

2. 术后化疗

患者术后诊断为右乳浸润性导管癌 $T_3N_1M_0$ Ⅲa期，有术后化疗指征。经全面评估，无绝对与相对禁忌证，给予全身化疗。剂量密度化疗：AC方案，阿霉素 60 mg/m²、环磷酰胺 600 mg/m²，每2周一次，共4个周期；随后，序贯紫杉醇 175 mg/m²，每2周一次，共4个周期，或者紫杉醇 80 mg/m²，每周一次共12个周期。

3. 靶向治疗

患者 Her-2 检测阳性，如患者经济情况允许，自化疗开始可给予赫赛汀靶向治疗（第一周 4 mg/kg，后每周 2 mg/kg，共1年；或者每3周 6 mg/kg，每3周一次，共1年）。

4. 联合放疗

术后针对右侧胸壁及锁骨上区域给予放疗 50Gy/25Fx。

5. 内分泌治疗

患者 ER 阳性，已绝经，放疗结束后给予芳香化酶抑制剂口服内分泌治疗共5年。

五、要点及讨论

1. 老年女性出现哪些征象应该警惕乳腺癌？

（1）逐渐增大的乳房肿块。

（2）乳头异常溢液或者血水。

（3）乳头表皮出现橘皮样外观或红肿甚至溃破。

（4）双侧乳头不对称，乳腺肿块伴或不伴颈部或者腋窝结节，尤其是直系亲属有乳腺癌病史，既往接受过胸壁照射等。

2. 如何进行乳腺癌常规筛查？

（1）无特殊症状、年龄25～40岁者，每1～3年接受临床查体，关注自身乳腺变化；≥40岁者应每年临床查体，并接受钼靶检查（虽然B超检查的敏感度和特异度均较高，但目前仍不常规推荐B超替代钼靶检查）。老年人每年常规接受体格检查，必要时进行B超和钼靶检查。

（2）如果患者出现以下情况：①既往有乳腺癌病史；②既往有小叶原位癌或者不典型增生病史；③30岁以前接受过胸壁照射者；④根据乳腺癌风险评估工具（breast cancer risk assessment tool）计算出乳腺癌风险＞20%者，应加强监测，包括每6～12个月接受临床体格检查，每年一次钼靶检查，有条件者可考虑每年乳腺 MRI 检查。

3. 该68岁女性患者是否有接受保乳手术的可能？

该老年患者乳腺肿块较大，原则上接受保乳手术的可能性很小，除非患者的乳房体积足够大。但该患者可以接受新辅助化疗,化疗方案可以选择每周的 AC 序贯 T+赫赛汀,如果肿块消退至足以接受小叶切除,则可以考虑行保乳手术;如果肿块消退不理想,则给予乳腺癌改良根治术。

4. 老年乳腺癌患者治疗时需要注意哪些可能引起心血管损伤的药物?

乳腺癌治疗中可能导致心脏损伤的药物主要包括蒽环类药物(阿霉素等)、紫杉类药物,赫赛汀、芳香化酶抑制剂(aromatase inhibitors,AI)类内分泌治疗药物等。

蒽环类药物引起的心脏损伤为 Ⅰ 型心脏损伤,可以表现为急性、亚急性和慢性。急性心脏损伤在输注药物时出现,表现为短暂的心肌收缩功能异常,发生率小于 1%,一般可以自行恢复;亚急性损伤发生在化疗后 1 年内,发生率为 1.6%～2.1%;而慢性心脏毒性则发生在化疗 1 年后,发生率在 1.6%～5%,亚急性和慢性心脏损伤均为不可逆性改变。在阿霉素累积剂量<400 mg/m² 时,心功能损伤的发生率为 3%～5%;达到 550 mg/m² 时,发生率为 7%～26%;达到 700 mg/m² 时,发生率为 18%～48%。因此,推荐终身使用累积剂量控制在 550 mg/m² 以内。

赫赛汀引起的心脏损伤为 Ⅱ 型心脏损伤,多不伴有明显的心肌结构等变化,多为可逆性,大多数在用药后 2～4 个月内恢复,呈非剂量依赖性,其发生多见于同时合并使用蒽环类药物的患者,发生率低于 4.1%。

AI 类药物引起的损伤主要是心肌缺血性改变,其绝对发生风险小于 0.5%,是他莫西芬的 1.31 倍。它的发生主要是因为改变了血脂代谢,从而影响血管结构等。使用 AI 类药物需要检测血脂改变,血脂异常者慎用。

多西紫杉醇等微管类药物通过影响心肌细胞的收缩以及心脏血管结构影响心功能,部分患者可能出现一过性的心律异常,有症状性心功能异常的发生率为 2.3%～15%。

老年患者无论是否罹患冠心病,术前均必须做好心脏全面评估。该患者结果回报均未见异常。如有冠心病者更应慎用蒽环类药物、紫杉类药物以及赫赛汀、AI 类药物;如使用,则需严密监测心脏相关症状、心电图、心脏超声、血脂等变化。

六、思考题

1. 老年乳腺癌病例分析的规范程序与思维过程有哪些?
2. 老年患者放疗指征与非老年患者有何区别? 乳腺癌常用内分泌治疗药物及其适应证有哪些?
3. 何为靶向治疗? 该患者是否有适应证? 理由何在?

七、推荐阅读文献

1. Early Breast Cancer Trialists' Collaborative Group (EBCTCG). Effect of radiotherapy after breast-conserving surgery on 10 - year recurrence and 15 - year breast cancer death: meta-analysis of individual patient data for 10 801 women in 17 randomised trials [J]. Lancet,2011,378(9804):1707 - 1716.

2. Giordano SH,Temin S,Kirshner JJ,et al. Systemic therapy for patients with advanced human epidermal growth factor receptor 2 - positive breast cancer: American society of clinical oncology clinical practice guideline [J]. J Clin Oncol,2014,32(19):2078 - 2099.

陈海燕 白永瑞(仁济医院)

一、病历资料

1. 现病史

患者,男性,71 岁,因"中上腹疼痛 10 个月,加重 2 个月伴消瘦"入院。患者于 10 个月前无明显诱因下感中上腹疼痛,性质为胀痛,不剧烈,无放射痛,进食后略缓解,不伴恶心呕吐,偶伴反酸嗳气,伴腹泻、黑便。近 2 个月来,患者反复发作上述症状,餐前、过度劳累、情绪激动后尤甚,并伴有反酸嗳气,时有恶心、呕吐。自服制酸药(法莫替丁片)后症状缓解不明显,为进一步治疗而入院。起病至今体重减轻 5 kg。

2. 既往史

既往有原发性高血压病史 10 年,最高 BP 为 168 mmHg/90 mmHg,平素规律服用苯磺酸氨氯地平片(安内真),血压控制满意。无糖尿病和血脂异常,无腹部外伤及手术史,无过敏史,无烟酒嗜好,无家族遗传性疾病及肿瘤史。

3. 体格检查

T 36.9 ℃, P 80 次/min, R 20 次/min, BP 120 mmHg/84 mmHg,神清,气平,精神可,对答切题、检查合作。贫血貌,皮肤巩膜无黄染,眼结膜及口腔黏膜稍苍白。双侧颈部锁骨上淋巴结未触及,双肺呼吸音清,未闻及干湿啰音。HR 80 次/min,心律齐,无杂音,腹平坦,未见肠型及蠕动波,肠鸣音 3~5 次/min,腹部无压痛及反跳痛,肝脾肋下未及,移动性浊音(-),双下肢无水肿。

4. 实验室及影像学检查或特殊检查

(1) 实验室检查。外周血:WBC 8.2×10^9/L, N 73%, Hb 97 g/L, PLT 101×10^9/L;粪常规及 OB (++);肝功能:TP 58.4 g/L, ALB 35 g/L, ALT 23 IU/L, AST 18 IU/L, LDH 121 IU/L;肾功能:BUN 5.6 mmol/L, Cr 68.2 μmol/L;肿瘤标志物:CEA 107.2 ng/ml, AFP 3.8 ng/ml, CA199 863.2 IU/ml, CA125 13.2 IU/ml。血钾、钠、氯、血糖、血脂均在正常范围;出凝血系列及 D-二聚体水平均正常。

(2) 胸部 X 线片检查:心肺未见明显异常。

(3) ECG 检查:窦性心律,正常心电图。

(4) 胃镜检查:胃体小弯处见一不规则溃疡,大小约 18 mm×9 mm,上覆白苔,周围充血水肿。胃底黏膜光整,大弯侧黏膜皱壁排列整齐,幽门舒缩良好,十二指肠球部黏膜光滑色泽正常。活检病理"胃体"黏液腺癌。

(5) 上腹部 CT 扫描(入院后):胃体小弯侧胃壁明显不规则增厚,相应浆膜面及邻近脂肪间隙模糊,考虑胃癌(gastric carcinoma),未见肿大淋巴结。

二、诊治经过

1. 病史特点

（1）老年男性，中上腹疼痛 10 个月，加重 2 个月，伴腹泻及黑便，起病至今体重下降 5 kg。既往有高血压史，无糖尿病及血脂异常，无腹部外伤及手术史。

（2）体格检查：生命体征正常。轻度贫血貌，眼结膜及口腔黏膜稍苍白。双侧锁骨上未及肿大淋巴结。心肺正常，腹部无压痛及反跳痛，未触及肿块，移动性浊音（一）。

（3）实验室检查提示肿瘤标志物（CEA、CA199）水平明显升高，大便隐血（＋），轻度贫血。

（4）影像学依据：胃镜示胃体小弯处见一不规则溃疡，大小约 18 mm×9 mm。上腹部 CT 示：胃体小弯侧胃壁明显不规则增厚，相应浆膜面及邻近脂肪间隙模糊。

（5）病理学依据：胃镜活检病理"胃体"黏液腺癌。

2. 初步诊断

①胃体黏液腺癌（$cT_{4a}N_0M_x$）；②轻度贫血；③原发性高血压 2 级，中危组。

3. 入院后具体处理措施

患者诊断为胃癌，需进一步完善各项检查明确肿瘤分期后制定治疗方案，肿瘤早期可行手术切除，晚期行放化疗或者最佳支持治疗。该患者为老年胃癌，老年人脏器功能减退，伴随慢性疾病、高血压，需要进行手术耐受性评估。

（1）完善血常规、尿常规、粪便隐血、肝肾功能、肿瘤标志物、出凝血系列、电解质、心脏彩超以及肺功能检查。

（2）完善上腹部增强磁共振、胸部 X 线片、骨扫描，各项检查结果提示肿瘤局限胃小弯，未发现区域淋巴结肿大及远处转移灶。

（3）多学科讨论，包括普外科、肿瘤科、放疗科、放射科、麻醉科和病理科，讨论一致决定先行胃癌根治术，依据术后病理再决定下一步治疗方案。

（4）心理疏导，控制血压，行围手术期准备。

（5）术后随访：定期复查肿瘤相关标志物（CEA、CA125、CA199）、胸部 X 线片、腹部超声、腹盆腔增强 CT 以及胃镜。该患者发病时肿瘤标志物水平明显升高，应密切关注指标变化，从而及时了解肿瘤复发或者发生远处转移。

三、病例分析

1. 病史特点

详见"二、诊治经过"中的"1. 病史特点"。

2. 诊断与诊断依据

（1）诊断：①胃黏液腺癌（$cT_{4a}N_0M_x$）；②轻度贫血；③原发性高血压 2 级，中危组。

（2）诊断依据。①病史特点：老年男性，中上腹疼痛 10 个月，加重 2 个月，伴腹泻及黑便，起病至今体重下降 5 kg。既往有高血压史，无糖尿病和血脂异常。无腹部外伤及手术史。②体格检查特点：神清，精神可；轻度贫血貌；双侧锁骨上未及肿大淋巴结；心肺正常，腹部无压痛及反跳痛，未触及肿块，移动性浊音（一）。③影像学依据：胃镜示胃体小弯处见一不规则溃疡，大小约 18 mm×9 mm；上腹部 CT 示胃体小弯侧胃壁明显不规则增厚，相应浆膜面及邻近脂肪间隙模糊。④病理学依据：胃镜活检病理"胃体"黏液腺癌。⑤骨扫描排除骨转移。

2015 版美国国立综合癌症网络(National Comprehensive Cancer Network，NCCN)发布的胃癌临床实践指南及美国癌症联合会(American Joint Committee On Cancer，AJCC)胃癌 TNM 分期(2009 年第七版)为本案例诊断"胃黏液腺癌($cT_{4a}N_0M_x$)"提供了确切的依据。

3. 鉴别诊断

(1) 胃溃疡。

(2) 胃息肉。

(3) 胃平滑肌瘤。

(4) 胃巨大皱襞症。

(5) 胃淋巴瘤。

四、处理基本原则及方案

老年患者因增龄性生理机能减退，尤其是合并各种慢性疾病，对手术、放化疗耐受能力较差，在进行治疗前应该评估患者的整体状况，采取多学科综合治疗(MDT)模式。

1. 手术治疗

胃癌的主要治疗手段是手术，分为 D1 及 D2 术式，D1 手术指清扫区域淋巴结至第 1 站，D2 手术指清扫区域淋巴结至第 2 站。

根治术禁忌证：①全身状况无法耐受手术；②局部浸润广泛无法完整切除；③已有远处转移的确切证据，包括远处淋巴结转移、腹膜广泛播散、肝脏 3 个以上转移灶等情况；④存在心、肺、肝、肾等重要脏器功能明显缺陷，严重的低蛋白血症、贫血、营养不良等情况无法耐受手术者。

2. 放疗

适用于胃癌术后的辅助治疗，局部晚期胃癌的同步放化疗，以及晚期转移性胃癌姑息性治疗，具体适应证如下。

(1) 胃癌根治术后(R0)，病理分期为 $T_{3\sim4}$ 或淋巴结阳性($T_{3\sim4}N_+M_0$)者；

(2) 局部晚期不可手术切除的胃癌($T_4N_xM_0$)，可以考虑术前同步放化疗，降期后争取行根治性手术。

(3) 胃癌非根治性切除，有肿瘤残存患者(R1 或 R2 切除)，建议行术后同步放化疗。

(4) 局部区域复发的胃癌，建议放疗或放化疗。

(5) 病变范围相对局限、骨转移引起的疼痛和脑转移等转移性胃癌，考虑肿瘤转移灶或原发病灶的姑息减症放疗。

3. 化疗

胃癌的化疗分为新辅助化疗、辅助化疗和姑息性化疗，应当严格掌握临床适应证，及时评估化疗疗效，监测不良反应，酌情调整药物和(或)剂量。胃癌常用的化疗药物：5-氟尿嘧啶、卡培他滨、替吉奥、顺铂、依托泊苷、阿霉素、表柔比星、紫杉醇、多西他赛、奥沙利铂、伊立替康等。

对 HER-2 表达阳性的晚期胃癌患者，可考虑在化疗的基础上联合使用分子靶向治疗药物曲妥珠单抗。

4. 支持治疗

目的是为了缓解症状、减轻痛苦、改善生活质量，包括纠正贫血、改善营养状况、改善食欲、缓解梗阻、镇痛、心理治疗等。

5. 随访

2 年内每隔 3~4 个月应全面复查一次，2~5 年内每半年复查一次，5 年以后每年复查一次。检测内容包括肿瘤相关标志物、胸部 X 线片、腹部超声、腹盆腔增强 CT 以及胃镜等。

　　该老年患者经多学科讨论，一致决定先行胃癌根治术，术后病理为"胃小弯侧"低分化腺癌（20 mm×1 mm×5 mm，浸润溃疡型），侵至浆膜外脂肪组织，小弯淋巴结（2/6），大弯淋巴结（0/7），"第五组淋巴结"（0/1），"第七组淋巴结"（0/1），"第八组淋巴结"（0/1），"第九组淋巴结"（0/3），"第 12B 组淋巴结"（0/1）见癌转移。"上下切缘"、网膜、"第 12A 组淋巴结"神经纤维组织均阴性。免疫组织化学报告："胃小弯侧"低分化腺癌；肿瘤细胞：CK7（＋），CK20（＋），Ki67（50%），P53（－），VILLIN（＋），CHG（－），HER-2（－），TOPO Ⅱa（＋＋）。依据术后病理，分期为 $pT_4N_1M_0$ Ⅲa 期，对于Ⅲa 期患者有术后辅助放化疗指征，故该老年患者的下一步治疗计划为 4～6 个周期的化疗，化疗期间严密监测胃肠道反应和骨髓抑制状况，从而变更药物或者调整剂量，方案选择 5-FU 类药物（5-FU，替吉奥，希罗达）联合奥沙利铂 6 个疗程；若患者术后恢复尚可，建议 1 个月内接受术后辅助放疗，放疗靶区包括高危复发区域及高危区域淋巴结，放疗剂量 45～50Gy。

五、要点与讨论

1. 老年人出现什么症状应警惕胃癌？

老年胃癌常见症状为上腹不适，或饱食后剑突下胀满、烧灼或轻度痉挛性痛，可自行缓解，或食欲减退、少食即饱，容易以为是胃炎而延误诊治。少数患者因上腹部肿物或因消瘦、乏力、胃穿孔或转移灶而就诊。该患者有上腹痛，但进食后缓解的不典型表现。

早期胃癌无特异性体征。晚期胃癌患者可打及上腹部包块，发生远处转移时，根据转移部位可出现相应的体征。当发现左侧锁骨上淋巴结肿大时应警惕胃癌来源。出现上消化道穿孔、出血或消化道梗阻等情况时，可出现相应体征。

2. 胃癌的诊断包括哪些方面？

胃癌的完整诊断应该包括临床及分期诊断。胃癌的临床诊断依据：①患者的症状、体征及无明显诱因的体重下降；②特异的肿瘤标志物水平升高，影像学检查（上腹部 CT 及胃镜可见胃壁的新生物）；③活检病理学检查明确为胃癌。正确进行肿瘤 TNM 分期是治疗的关键。T 代表原发肿瘤的范围；N 代表区域淋巴结转移的存在与否及范围；M 代表远处转移的存在与否。胃癌的分期详见 AJCC 胃癌 TNM 分期（2009 年第七版）。

3. 老年胃癌诊疗的特别注意点

（1）临床表现不典型：老年人由于脏器功能减退，反应能力降低，早期无特异症状，对一般的腹痛、腹胀、反酸等症状不重视，以为胃炎、胃溃疡等慢性疾病所致不能早期发现。随着病程的延长而出现肿瘤局部压迫症状或转移时就已经为肿瘤晚期。

（2）老年人合并症较多，临床上较常见的是高血压、冠心病、肺心病、糖尿病、脑血管疾病、肝硬化、胆石症等，往往增加了诊断及治疗胃癌的难度。随着年龄的增长，其伴随疾病的发生率也逐渐增高。伴随疾病是影响老年人胃癌预后的重要因素。

（3）手术及放化疗耐受性：由于老年人器官功能减退，手术创伤较大，放化疗后不良反应明显，尤其要注意骨髓抑制等中长期的不良反应，应严格掌握适应证，并密切监测并发症，及时处理。

4. 老年胃癌手术术式有哪些？

（1）标准手术：D2 根治术是胃癌的标准术式，肿瘤浸润深度超过黏膜下层（肌层或以上），或伴有淋巴结转移但尚未侵犯邻近脏器的，均应当行标准手术（D2 根治术）。

（2）标准手术＋联合脏器切除：肿瘤浸润邻近脏器者。

（3）姑息性手术：姑息性手术以减轻症状、提高生活质量为目的。仅适用于有远处转移或肿瘤侵犯重要脏器无法切除而同时合并出血、穿孔、梗阻等情况者。

六、思考题

1. 通过本案例的分析，你对老年胃癌发病症状及体征有何认识？
2. 老年胃癌规范诊断应该包括哪些方面？
3. 通过本案例的分析，你对老年胃癌诊疗有何新认识？该患者标准治疗模式是什么？

七、推荐阅读文献

1. Waddell T，Verheij M，Allum W，et al. Gastric cancer：ESMO-ESSO-ESTRO clinical practice guidelines for diagnosis，treatment and follow-up [J]. Eur J surg Oncol，2014，40(5)：583 - 591.

2. 季加孚，梁寒，詹友庆，等. Classic 研究(胃癌 D2 切除术后 XELOX 辅助化疗)中国亚组报告[J]. 中华胃肠外科杂志，2014，17(2)：133 - 138.

3. 徐泽宽. 2015 年 V1 版《NCCN 胃癌临床实践指南》更新解读[J]. 中国实用外科杂志，2015，35 (5)：506 - 508.

黄仁华　白永瑞(仁济医院)

案例 *32*

直肠癌

一、病历资料

1. 现病史

患者,男性,68 岁,因"间断性便血 9 个月,加重 1 个月伴体重下降"入院。于 9 个月前无明显诱因下出现便血,量少,色鲜红,与大便混杂,无黏液血便,无里急后重,无大便习惯及性状改变。起初每周发生 1 或 2 次,自以为"痔疮",未予重视。近 1 个月来上述症状进行性加重,发作频繁,每日均有 1 或 2 次,量如前,无发热,无头晕,无腹痛及肛门坠胀感,起病至今体重减轻 3 kg,为进一步诊治收入院。

2. 既往史

原发性高血压病史 8 年,最高 BP 175 mmHg/95 mmHg,平素服用贝那普利片(洛汀新),血压控制满意。无糖尿病、血脂异常,无腹部外伤及手术史,未服阿司匹林类抗血小板及抗凝药物,否认传染性疾病及寄生虫史。吸烟史:20 支/d×40 年,无酒嗜好。

3. 家族史

无家族性遗传性疾病及肿瘤史。

4. 体格检查

T 37.2 ℃,P 80 次/min,R 18 次/min,BP 135 mmHg /80 mmHg,SaO$_2$ 100%。神志清楚,对答切题,检查合作。轻度贫血貌。皮肤巩膜未见黄染。双侧锁骨上未及肿大淋巴结。两肺呼吸音清,未闻及干湿啰音。HR 80 次/min,律齐,各瓣膜区未闻及杂音。腹部平坦,未见皮肤瘀斑,未见肠型及蠕动波,肠鸣音正常,腹部无压痛、反跳痛,肝脾肋下未触及,肝区叩痛(一),腹水征(一)。双下肢无水肿。肛指:肛周皮肤完整,未及外痔。距肛门 4 cm 处可扪及一个 3 cm×4 cm×4 cm 直肠肿块,质硬,表面菜花样,基底部宽,无明显肠腔狭窄,指套染血(+)。

5. 实验室及影像学检查或特殊检查

(1)实验室检查。外周血:WBC 7.3×10^9/L,N 73%,Hb 98 g/L,PLT 101×10^9/L;粪 OB(++);肝功能:TP 57.4 g/L,ALB 37 g/L,ALT 19 IU/L,AST 35 IU/L,LDH 180 IU/L;肾功能:BUN 4.6 mmol/L,Cr 78.2 μmol/L;CRP 63.1 mg/L;肿瘤标志物:CEA 7.98 ng/ml,AFP 3.54 ng/ml,CA199 10.56 IU/ml,CA125 23.17 IU/ml。血钾、钠、氯、血糖、血脂均在正常范围;肝炎标志物全套均阴性。出凝血系列及 D-二聚体指标水平均正常。

(2)胸部 X 线片:心肺未见明显异常。

(3)心电图:窦性心律,正常心电图。

(4)肠镜:无痔疮。距肛门 4 cm 处见溃疡型新生物,绕肠 3/4 周,质脆,易出血。病理检查示:直肠腺癌。超声肠镜：直肠占位，超声内镜见病灶突破外膜外，前列腺边界清晰，未见肿大淋巴结。

（5）盆腔增强 MRI（入院后）：直肠下段管壁不规则增厚，下缘距肛门约 40 mm，首先考虑直肠癌（rectal carcinoma），病灶侵及肌层，未见明显突破外膜表现。前列腺增生。

二、诊治经过

1. 病史特点

（1）老年男性，间断性便血 9 个月，症状进行性加重，大便混杂鲜血，起病至今体重下降 3 kg。既往有高血压史，无糖尿病、血脂异常。吸烟史：20 支/d×40 年。无腹部外伤及手术史；未服阿司匹林类抗血小板及抗凝药物；否认传染性疾病及寄生虫史；无酒嗜好。

（2）体格检查：无发热，生命体征正常。轻度贫血貌。双侧锁骨上未及肿大淋巴结。肛门指检：肛周皮肤完整，未及外痔。距肛门 4 cm 处可扪及一个 3 cm×4 cm×4 cm 直肠肿块，质硬，表面菜花样，基底部宽，无明显肠腔狭窄，指套染血（＋）。

（3）实验室检查提示：贫血、CRP 及 CEA 水平升高，肠镜示：距肛门 4 cm 处见溃疡型新生物，绕肠 3/4 周，质脆，易出血。病理检测示：直肠腺癌。超声肠镜示：直肠占位，超声内镜见病灶突破外膜外，前列腺边界清晰，未见肿大淋巴结。盆腔增强 MRI 示：直肠下段管壁不规则增厚，下缘距肛门约 40 mm，首先考虑直肠癌，病灶侵及肌层，未见明显突破外膜表现。

2. 初步诊断

根据病史，体格检查及辅助检查，本病例初步诊断为（低位）直肠腺癌（$cT_{4a}N_0M_x$）。

3. 入院后具体处理措施

（1）定期血常规、尿常规、粪便隐血、肿瘤标志物、肝肾功能、出凝血系列、血气分析、血清电解质测定。

（2）完善上腹部增强 CT、骨扫描、心肺功能测定，若条件允许可行 PET - CT 替代上述检查，明确分期。

（3）多学科讨论，包括肛肠外科、肿瘤科、放疗科、放射科、麻醉科、病理科等，决定治疗方案，如手术、新辅助治疗＋手术、姑息治疗等。

（4）积极支持做好术前准备：纠正贫血、预防感染；充分与患者及家属沟通，做好心理疏导和安抚工作，避免术中、术后紧张焦虑，甚至抑郁的发生。

三、病例分析

1. 病史特点

详见"二、诊治经过"中的"1.病史特点"。

2. 诊断与诊断依据

（1）诊断：①（低位）直肠腺癌（$cT_{4a}N_0M_x$）；②贫血；②原发性高血压 2 级，中危组。

（2）诊断依据。

① 病史特点：老年男性，间断性便血 9 个月，症状进行性加重，病程中无明显里急后重及肛口坠胀感，无大出血所致晕厥等不良事件，起病至今体重下降 3 kg。未服阿司匹林类抗血小板或抗凝药物。

② 体格检查特点：生命体征正常。双侧锁骨上未及肿大淋巴结。肛门指检：距肛门 4 cm 处可扪及一个 3 cm×4 cm×4 cm 直肠肿块，质硬，表面菜花样，基底部宽，无明显肠腔狭窄，指套染血（＋）。

③ 实验室依据：轻度贫血，CRP 及肿瘤标志物 CEA 水平均明显升高。

④ 影像学依据：肠镜检查可见距肛门 4 cm 处一个溃疡型新生物，绕肠 3/4 周，质脆，易出血。超声

示:直肠占位,超声内镜见病灶突破外膜外,前列腺边界清晰,未见肿大淋巴结。盆腔增强 MRI 见直肠下段管壁不规则增厚,下缘距肛门约 40 mm,首先考虑直肠癌,病灶侵及肌层,未见明显突破外膜表现。肠周未见明显肿大淋巴结。

⑤ 病理学依据:肠镜活检病理示:直肠腺癌。

2015 年 NCCN 直肠癌临床实践指南为本案例诊断"(低位)直肠腺癌($cT_{4a}N_0M_x$)"提供了确切的依据。

3. 鉴别诊断

(1) 痔疮。

(2) 溃疡性结肠炎。

(3) 克罗恩病。

(4) 直肠息肉。

(5) 慢性细菌性痢疾。

(6) 肠结核。

四、处理基本原则及方案

1. 外科治疗

老年人必须坚持个体化的原则。年龄不是构成手术风险的绝对因素,患者的全身生理状况有无相对和绝对禁忌证,才会影响手术风险。

(1) 早期直肠癌的局部切除术。①仅适用于病灶范围小、肿瘤位于黏膜下层的病变,或患者有严格的手术禁忌证。②局部切除术后病理检查如发现下列情况之一:有脉管浸润、属于低未分化癌或印戒细胞癌、切端近旁有癌浸润、切端有癌组织残留、癌已侵及肌层,应尽早追加根治术。

(2) 进展期直肠癌根治性切除术,又名全直肠系膜切除术(total mesorectal excision,TME)。①腹会阴联合切除术(Miles 术):适用于低位直肠癌(病灶距肛缘 6 cm 以下);②低位前切除吻合术(Dixon 术):适用于高位直肠癌(病灶距肛缘 6 cm 以上)。

(3) 晚期直肠癌姑息手术:对于直肠癌伴急性肠梗阻,或老年尤其是高龄老人伴重要脏器功能不全者可采取 Hartmann 手术。

2. 化疗

化疗的应用原则同手术,老年必须个体化。常用药物有氟尿嘧啶(5 - FU)、奥沙利铂、伊立替康、卡培他滨等。

(1) 术后辅助化疗:适用于 Ⅱ 期及以上患者,常用化疗方案有 FOLFOX4、FOLFIRI 等。

(2) 术前/后同步放化疗:适用于 Ⅱ 或 Ⅲ 期直肠癌,多采用 5 - FU 或卡培他滨单药增敏治疗。

(3) 术中置管疗法:①肿瘤侵犯浆膜外或有腹膜转移者,可行腹腔置管化疗;②怀疑或已有肝转移者,可行肝血管置管灌注化疗。

(4) 姑息性化疗:适用于术后复发或转移患者。

3. 放疗

放疗的应用原则同手术,老年患者必须个体化。

(1) 术后放疗:可以降低手术后局部复发率。①适用于 T_3N_0 或任何 T、N+ 的患者;②放疗剂量宜在 DT 45~55Gy。

(2) 术前放疗:主要使病变降期,从而提高手术切除率,提高保肛率。①适用于 $T_{3\sim4}N_0$ 或任何 T、N+ 的患者;②放疗剂量宜在 DT 45~50.4Gy/25~28Fx。

（3）姑息放疗：局部不可切除直肠癌或术后复发转移患者，多为减症（减轻疼痛、止血、缓解局部症状）作用。

4. 靶向治疗

目前主要用于复发或转移性直肠癌患者，多与化疗联合应用。对于病理明确的患者，应进一步针对肿瘤组织行 KRAS、NRAS 及 BRAF 基因检测，若为野生型则具备使用靶向治疗指征，可用西妥昔单抗（抗 EGFR 抗体）；而贝伐单抗抑制肿瘤血管生成，不受 KRAS、NRAS 及 BRAF 基因检测结果限制。

五、要点与讨论

1. 老年直肠癌的鉴别

（1）老年直肠癌与良性疾病的鉴别。①痔疮、直肠息肉。②药物性消化道出血：老年患者通常有高血压、脑血管病、糖尿病、血脂异常等而服用阿司匹林类抗血小板或抗凝药物，尤其患有外痔的患者更易发生出血。故老年便血的鉴别诊断切记应询问用药史，临床亦是有教训的。③溃疡性结肠炎。④克罗恩病等。

（2）老年直肠癌与恶性疾病的鉴别。①肛管癌：肛管为直肠末端，上界起自肛直肠环，下界为肛门放松状态下的肛门缘，长度 3～4 cm。齿线以上多为肛管腺癌，治疗原则与直肠癌相同，齿线以下多为肛管鳞癌，10%～20%患者首诊时合并腹股沟淋巴结肿大，且首诊时较少出现远处转移。②前列腺癌、宫颈癌：上述肿瘤晚期患者，病灶外侵，可累及直肠，出现便血或直肠压迫症状，一般通过前列腺穿刺活检、宫颈活检以及直肠活检，通过病理可明确鉴别原发性与转移性。

根据患者病史、体征及客观检查的特点可排除良性疾病，尤其肠镜病理明确为直肠腺癌，并可排除其他恶性肿瘤转移，考虑直肠恶性肿瘤。

2. 直肠癌的诊断

直肠癌的完整诊断应该包括以下三个方面。

（1）直肠癌的疾病诊断：①有直肠癌的相关症状，如排便习惯与粪便性状改变、便血、肛门坠胀、里急后重、腹痛、贫血等；②影像学检查（直肠增强 MRI、腔内超声）符合直肠癌影像学改变，同时（上腹部 CT、胸部 X 线片、骨扫描等）明确是否合并转移；③病理学检查明确为直肠腺癌。

（2）直肠癌的分期：参见 AJCC/国际抗癌联盟（Union for International Cancer Control，UICC）直肠癌 TNM 分期系统（第七版）。

（3）直肠癌的病理分型：①乳头状腺癌；②管状腺癌：高、中、低分化；③黏液腺癌；④印戒细胞癌；⑤未分化腺癌；⑥小细胞癌；⑦其他：腺鳞癌、鳞癌、类癌。

3. 老年直肠癌诊疗的特别注意点

（1）临床表现不典型：由于老年人的生理功能逐渐衰退，对疼痛的反应能力差，故以腹痛就诊的比例低，严重者直到患者出现肠梗阻，甚至肠穿孔才来医院就诊。老年直肠癌患者的大便习惯改变以便秘为主，其次是便频和大便形状改变。这是由于老年人代谢功能差，肠蠕动较缓慢，加之肿瘤对粪便的阻挡而造成的。应予特别注意的是不少老年人结直肠癌呈隐匿性生长，临床上早期无任何症状，加之老年人反应迟钝，对一般的腹部不适容易忽视，以致延误诊断及延期诊断。

（2）老年直肠癌患者的并存疾病多，用药多，治疗矛盾多。临床上较常见的是高血压、冠心病、肺心病、糖尿病、脑血管疾病、肝硬化、胆石症等，往往增加了治疗直肠癌的难度。如服用阿司匹林类抗血小板或抗凝药物，尤其患有外痔的患者更易发生出血。随着增龄，其并存疾病率也逐渐增高，并存疾病是影响老年人直肠癌预后的重要因素。

（3）影响老年人直肠癌预后的因素：高龄在同一疾病、同一期已被确认是一个独立的危险因素；其他危险因素包括组织学类型、淋巴转移与分期、大体类型、发病部位（一般来讲，老年人结直肠癌越接近肛管，其预后越差）、病程、伴发疾病的并发症。

六、思考题

1. 通过本案例，你对老年直肠癌病例分析的过程与规范有何体会？

2. 结合该患者请简述美国癌症联合委员会（AJCC）和国际抗癌联盟（UICC）直肠癌 TNM 分期系统（第七版）的标准及该患者直肠癌的规范分期是什么？

3. 通过本案例的分析，在老年直肠癌诊疗中如何关注老年患者的特点，确保医疗安全？

七、推荐阅读文献

1. Hermann, Matthias B, Peter KC, et al. Colorectal cancer [J]. Lancet 2014,383(992):1490 - 502.

2. 中华人民共和国卫生和计划生育委员会医政医管局，中华医学会肿瘤学分会. 中国结直肠癌诊疗规范(2015 版)[J]. 中华消化外科杂志,2015,14(10):783 - 799.

3. 孙燕,石远凯,乔友林. 临床肿瘤学高级教程[M]. 北京:人民军医出版社,2011:529 - 550.

周　荻　白永瑞(仁济医院)

一、病历资料

1. 现病史

患者,男性,62 岁,因"多尿、口干 1 年,双下肢麻木疼痛 2 个月"入院。入院前 1 年起无明显诱因下出现多尿,易口干,当时无体重变化,无泡沫尿,无视物模糊,无四肢指端麻木、疼痛。于我院就诊,空腹血糖浓度为 8.2 mmol/L,餐后 2 h 血糖浓度为 17.2 mmol/L, HbA1c 为 8.2%,诊断为 2 型糖尿病(diabetes mellitus),未进行并发症筛查。门诊给予二甲双胍 500 mg tid po,阿卡波糖(拜唐苹)50 mg tid po。曾复查空腹血糖浓度为 7.5 mmol/L,餐后 2 h 血糖浓度为 14.6 mmol/L,但患者未复诊继续原方案治疗。平时患者未监测血糖,无固定运动时间,饮食控制不严格。

2 个月前患者自觉上述症状较前加重,且出现双下肢麻木疼痛感,似袜套样,夜间为甚。无肌肉酸痛,无行走困难。病程中,无头晕头痛,无晕厥,无心悸,无胸闷胸痛,无排尿困难,无食欲亢进,无泡沫尿,无下肢水肿。为求进一步诊治收入院。

自发病以来,患者精神可,饮食可,睡眠不佳,二便正常,体重无明显改变。生活完全自理。

2. 既往史

有高血压病史 2 年,最高血压 180 mmHg/100 mmHg,目前服用厄贝沙坦片(安博维)150 mg qd+苯磺酸氨氯地平片(络活喜)5 mg qd 口服,血压为 120～130 mmHg/70～80 mmHg。否认心脏病等其他慢性疾病史,否认肝炎、结核病等传染疾病史,否认手术外伤史,否认药物、食物过敏史,否认烟酒史。母亲及一兄有糖尿病史,否认家族性心血管病史。

3. 体格检查

T 36.5 ℃, P 82 次/min, R 18 次/min, BP 135 mmHg/80 mmHg;身高 175 cm,体重 76 kg,体质指数(BMI)24.8 kg/m²,腰围 92 cm,臀围 86 cm,腰臀比 1.06。神清,精神可,查体合作,对答切题,浅表淋巴结未及肿大,皮肤及巩膜无黄染,颈软,两肺呼吸音清,未及明显干湿啰音,HR 82 次/min,律齐,各瓣膜区未闻及杂音。腹软,无压痛、反跳痛,肝脾肋下未及,肾区叩痛(一)。双下肢无水肿,双侧足背动脉搏动较弱,四肢肌力、肌张力正常,病理反射(一)。

4. 实验室及影像学检查或特殊检查

(1)实验室检查。血常规:WBC 4.64×10⁹/L, N 57.7%, RBC 5.27×10¹²/L, Hb 158 g/L, PLT 164×10⁹/L;尿常规:阴性;肝功能:ALT 21 IU/L, AST 24 IU/L, TB 9.4 μmol/L, CB 1.8 μmol/L, ALB 41 g/L;肾功能:BUN 6.1 mmol/L, Cr 93 μmol/L, UA 362 μmol/L,估算肾小球滤过率(eGFR) 86 ml/(min · 1.73 m²);尿微量白蛋白/尿肌酐 1.85 mg/g;血电解质:Na⁺ 142 mmol/L, K⁺

4.10 mmol/L，Cl⁻ 106 mmol/L，Ca^{2+} 2.36 mmol/L，磷 0.97 mmol/L；血脂：TG 1.27 mmol/L，TC 5.31 mmol/L，HDL 1.28 mmol/L，LDL 3.50 mmol/L，脂蛋白(a) 0.28 g/L；心肌酶谱全套：正常；DIC 全套：正常；糖代谢：空腹血糖 7.7 mmol/L，餐后 2 h 血糖浓度 15.2 mmol/L；HbA1c 7.9%；动态血糖浓度(72 h 内)：空腹或餐前为 7.7~8.2 mmol/L，餐后 2 h 为 15.2~16.8 mmol/L，睡前为 10.6~11.4 mmol/L。全天无低血糖发生。血胰岛素水平：空腹 15 μIU/ml，餐后 2 h 为 130 μIU/ml；肿瘤指标：均正常。

(2) ECG 检查：正常范围。

(3) 胸部 X 线片检查：两肺未见明显异常。

(4) B 超检查：肝、胆、胰、脾、肾、输尿管、膀胱、前列腺、甲状腺均未见明显异常。

(5) 心脏彩色超声检查：左心室射血分数 70%，超声未见明显异常。

(6) 动态血压监测：全天平均收缩压、舒张压均在正常范围，血压昼夜节律消失。

(7) 动态 ECG 检查：HR 平均为 70 次/min，最高为 118 次/min，最低为 62 次/min。房早 15 次/24 h，ST 段未见有明显异常。

(8) 血管超声检查：双下肢动脉见少量粥样斑块形成。

(9) 眼底检查：未见明显异常。

(10) 神经传导速度检测：双侧胫神经及腓总神经感觉传导速度减慢。

(11) 胸腔、腹腔、盆腔 CT 扫描：未见明显异常。

(12) 头颅 MRI：双侧基底节区少许缺血灶。

二、诊治经过

1. 病史特点

(1) 老年男性，确诊糖尿病 1 年余，服用二甲双胍、阿卡波糖治疗已 1 年，血糖控制不佳。近 2 个月出现双下肢麻木疼痛，似袜套样，夜间为甚。

(2) 体格检查：BMI 24.8 kg/m²；血压、心率正常；双侧足背动脉搏动较弱。

(3) 实验室及辅助检查。糖代谢：空腹血糖浓度 7.7 mmol/L，餐后 2 h 血糖浓度 15.2 mmol/L；HbA1c 7.9%；动态血糖(72 h 内)：空腹或餐前 7.7~8.2 mmol/L，餐后 2 h 为 15.2~16.8 mmol/L，睡前为 10.6~11.4 mmol/L。全天无低血糖发生。血胰岛素：空腹 15 μIU/ml，餐后 2 h 为 130 μIU/ml；血管超声：双下肢动脉见少量粥样斑块形成。神经传导速度：双侧胫神经及腓总神经感觉传导速度减慢。

2. 初步诊断

根据病史、体格检查及辅助检查，本病例初步诊断为：①2 型糖尿病；②糖尿病性周围神经病变；③原发性高血压 3 级，极高危组；④下肢动脉粥样斑块形成；⑤缺血性脑病。

3. 入院后具体治疗措施

加强糖尿病教育，饮食和运动指导的基础上，调整治疗方案。

(1) 控制血糖：调整降糖药，格列美脲(亚莫利)2 mg qd po＋阿卡波糖(拜糖平)50 mg tid po＋盐酸二甲双胍片(格华止)0.5 g tid po。

(2) 控制血压：厄贝沙坦片(安博维)150 mg qd po＋苯磺酸氨氯地平片(络活喜)5 mg qd po。

(3) 抗血小板聚集：拜阿司匹林 100 mg qn po。

(4) 调脂及抗氧化：普伐他汀钠片(美百乐镇)40 mg qn po。

(5) 营养神经：甲钴胺片(弥可保)500 μg tid po。

三、病例分析

1. 病史特点

详见"二、诊治经过"中的"1.病史特点"。

2. 诊断与诊断依据

(1) 诊断:①2 型糖尿病;②糖尿病性周围神经病变;③原发性高血压 3 级,极高危组;④下肢动脉粥样斑块形成;⑤缺血性脑病。

(2) 诊断依据。①临床特点:老年男性,有糖尿病家族史,确诊糖尿病 1 年,血糖控制不理想。高血压病史 1 年余,服用 2 种降压药物,血压控制稳定。近 2 个月出现双下肢对称性袜套样分布麻木疼痛。②体格检查特点:BMI 24.8 kg/m²,血压 135 mmHg/80 mmHg;双侧足背动脉搏动较弱,余查体示阴性。③实验室及辅助检查:空腹血糖浓度>7.0 mmol/L,餐后 2 h 血糖浓度>11.1 mmol/L,HbA1c 7.9%。神经传导速度示双侧胫神经及腓总神经感觉传导速度减慢。血管超声示双下肢动脉少量粥样斑块形成。头颅 MRI 示双侧基底节区少许缺血灶。

3. 鉴别诊断

(1) 1 型糖尿病。

(2) 特殊类型糖尿病,尤其是胰腺肿瘤。

(3) 非糖尿病相关周围神经病变:格林巴利综合征,严重维生素 B12 缺乏。

四、处理基本原则及方案

1. 血糖管理

根据患者糖代谢系列检查结果,全天血糖均波动于较高水平,HbA1c 7.9%,未见低血糖发生,表明患者血糖控制不理想。而患者在餐后 2 h 血糖浓度为 15.2 mmol/L 时,血胰岛素达 130 μIU/ml,提示患者存在胰岛素抵抗及胰岛分泌功能受损。患者 BMI 24.8 kg/m² 为亚洲人超重范围。

血糖控制目标:根据老年糖尿病患者的并发症、认知功能和体能状况分为三类及不同血糖控制目标:①健康状况良好,几乎无其他并发症,认知功能完好,身体机能正常,糖尿病控制目标 HbA1c 小于 7.0%～7.5%,空腹或餐前血糖浓度为 5.0～7.2 mmol/L。②健康状况中等,伴多种慢性疾病,轻中度认识障碍,日常活动能力多项受损,控制目标 HbA1c 为 7.0%～8.0%,空腹或餐前血糖浓度为 5.0～8.3 mmol/L。③健康状况差,伴终末期慢性疾病,或中重度认知障碍,或多项日常生活不能自理,控制目标 HbA1c 8.5%,空腹或餐前血糖浓度为 5.6～10.0 mmol/L。老年糖尿病患者血糖控制目标总体放宽,主要是避免发生严重低血糖。

药物治疗:如果没有禁忌证且能够耐受,二甲双胍是老年 2 型糖尿病起始治疗的首选药物。心力衰竭或严重肾损害,eGFR 为 30～60 ml/(min·1.73 m²)时,二甲双胍减量,eGFR<30 ml/(min·1.73 m²)时停用。噻唑烷二酮类会增加心衰和骨折的风险,老年患者慎用。磺脲类、非磺脲类胰岛素促泌剂和胰岛素均易引起低血糖,需加强观察和血糖监测。对健康状况较好的非高龄老年患者可选用缓释或控释磺脲类,体内药物浓度平缓,低血糖发生少。格列奈类药物,降餐后血糖为主,半衰期短,低血糖风险低,适合老年人选用。需要用胰岛素治疗的老年人需要评估自理能力和低血糖发生的风险。胰高血糖素样肽-1(GLP-1)受体激动剂或 DDP-4 抑制剂,低血糖风险较低,老年人群应用的经验不多。

该患者年龄为低龄老人,尚无严重并发症,既往治疗未用过胰岛素促分泌剂,且自身胰岛素分泌仍存在,故在原治疗基础上增加格列苯脲三联方案。

2. 心脑血管病风险管理

患者高血压病 2 年,服用降压药血压控制稳定。心肌酶谱、心电图、心脏彩色超声检查均未见明显异常。动态心电图见极少量房早,未见 ST 段改变。头颅 MRI 示双侧基底节区少许缺血灶。

(1)血压控制:老年糖尿病合并高血压患者的血压控制目标:健康良好及健康状况中等的患者,收缩压<140 mmHg,舒张压<90 mmHg;健康状况差的老年患者,收缩压<150 mmHg,舒张压<90 mmHg。

对确定血压≥140 mmHg/90 mmHg 的患者应在生活干预的基础上立即开始药物治疗,并及时调整药物剂量以达到血压控制目标。生活干预包括减重、低钠富钾饮食及增加体力活动。药物治疗方案中包括 1 种 ACE 抑制剂或 1 种血管紧张素受体拮抗剂(ARB),如不达标可多种药物联合治疗(噻嗪类利尿剂、钙离子拮抗剂或 β 受体阻断剂)。联合治疗者应检测肾功能、eGFR 和血钾。本例患者 ARB+CCB 治疗,血压控制达标。

(2)血脂管理。血脂控制目标:Tg 水平>1.7 mmol/L 和(或)HDL 降低(男性 HDL<1.0 mmol/L,女性 HDL<1.3 mmol/L)的糖尿病患者,强化生活方式干预并优化血糖控制。对空腹 Tg 水平≥5.7 mmol/L 者,考虑药物治疗以减少胰腺炎风险。对于年龄在 40～75 岁无其他心血管危险因素的患者,在生活方式干预基础上联合中等强度他汀类药物治疗。而对年龄在 40～75 岁伴有其他心血管危险因素者,则予生活方式干预联合使用高强度他汀类药物治疗。对健康状况差的老年糖尿病患者则需评估他汀治疗的利弊。

(3)抗血小板药物:心血管风险增加的 2 型糖尿病患者(10 年风险>10%),包括大部分>50 岁的男性或>60 岁的女性,并至少合并一项其他主要危险因素(心脑血管疾病家族史、高血压、吸烟、血脂异常或蛋白尿)者,应予阿司匹林一级预防治疗(剂量 75～162 mg qd)。对 10 年风险小于 5% 的患者,不推荐使用阿司匹林预防心血管疾病,因存在出血等不良反应风险可能抵消潜在获益。有心血管疾病史的糖尿病患者用阿司匹林(剂量 75～162 mg qd)作为二级预防治疗,若阿司匹林过敏,有高尿酸血症(痛风)、消化道出血或出血倾向者,应该使用氯吡格雷(量 75 mg qd)。高龄患者需谨慎。

(4)周围神经病变:老年糖尿病患者半数以上合并周围神经病变(DPN),应每年筛查一次。以感觉神经和自主神经受损常见。α-硫辛酸、前列地尔、甲基 B_{12} 在改善感觉异常、肢体麻木和疼痛方面有一定疗效,可用于 DPN 的治疗。

五、要点与讨论

1. 老年糖尿病防治三早原则

(1)早预防:将糖尿病高危老年人群(有家族史、腹型肥胖、高血压、高血脂、高胰岛素血症)作为重点对象,积极进行糖尿病防治知识的宣教,提倡健康生活方式和运动。

(2)早诊断:鼓励高危患者定期体格检查及糖尿病筛查。联合空腹血糖、随机或餐后 2 小时血糖和 HbA1c(国际化标准法)检查,或口服葡萄糖(75 g)耐量试验诊断,以减少漏诊率。

(3)早治疗:包括尽早开始治疗性生活方式干预(TLC)、及时降糖药物治疗和适时开始胰岛素治疗。当发现 FPG>5.6 mmol/L, 2 h PG>7.8 mmol/L,或 HbA1c>6.0%,即应开始 TLC。TLC 3 个月,患者 HbA1c>7.5%,可考虑二甲双胍或 α 糖苷酶抑制剂干预。在 TLC 基础上,HbA1c>7.0% 者可单药或联合 2 种口服降糖药物治疗。口服 2 种降糖药 HbA1c>7.0%,可开始胰岛素治疗,一般首选基础胰岛素治疗。对饮食控制差,肥胖、胰岛素水平不低者,不宜过早使用胰岛素。

2. 重视老年糖尿病患者的基础治疗

糖尿病的基础治疗包括教育和管理、饮食和运动两方面。缺乏对糖尿病的认识和防治知识是糖尿病控制难以达标的主要原因,加强对老年患者的教育和管理可提高糖尿病防治水平。

营养管理需注意老年人的特殊情况(运动机能降低、长期能量摄入超标、食欲减退、味嗅觉异常、吞咽困难、口腔牙齿问题及消化功能障碍等)。老年糖尿病的饮食管理应保证所需能量供给,合理配备饮食结构(适当限制甜食,多进食能量高富含膳食纤维、升糖指数低的食物)和进餐模式(少食多餐、慢食、后进主食),以保证良好营养状况。老年运动管理更需个体化,不同体能和智能状态选择不同的全身或肢体运动方式(主动或被动),运动前必须进行安全性评估。肥胖者适当有氧运动可消耗脂肪和减重,有利于血糖控制;适当抗阻运动改善少肌症。

3. 糖尿病并发症评估

从确诊糖尿病开始:①进行颈动脉超声检查、心电图、心彩超、头颅 MRI 检查,了解是否存在糖尿病心血管并发症;②至少每年定量评估尿白蛋白对肌酐比值(UACR)和 eGFR,有白蛋白尿的患者持续监测 UACR,以评估糖尿病肾脏疾病进展;③接受眼科检查,有否糖尿病视网膜病变;④筛查糖尿病周围神经病变(DPN)及心血管自主神经病变(CAN)(体位性血压变化测定、心率变异性),每年进行足部检查。

六、思考题

1. 老年糖尿病患者的临床特征、安全血糖控制目标是什么?
2. 何为老年糖尿病防治"三早"原则?
3. 重症低血糖如何诊断、鉴别及防治?

七、推荐阅读文献

1. 陈灏珠,林果为,王吉耀. 实用内科学[M]. 14 版. 北京:人民卫生出版社,2013:976 - 1022.
2. 王新军,王转锁,编译. 2015 年 ADA 糖尿病医学诊疗标准[J]. 糖尿病临床,2014,8(12):536 - 548.

王　巍　赵咏桔(瑞金医院)

案例 34

Graves 甲亢

一、病历资料

1. 现病史

患者,女性,85 岁,因"头晕、乏力 1 个月,心悸 10 天"入院。近 1 个月来患者反复出现头晕、站立不稳、全身乏力,易出汗,无头痛,无恶心、呕吐,无肢体活动障碍,未就诊。近 10 天来患者感心悸,略有胸闷,无胸痛、冷汗,无黑矇、意识丧失,为进一步诊治收治入院。自发病以来,患者精神较差,易疲乏,胃纳较好,夜眠欠佳,两便正常,体重下降约 4 kg。

2. 既往史

有高血压、心律失常(房性期前收缩)、高脂血症、骨质疏松、腰突症、颈椎病、胰腺囊肿病史,应用多种药物治疗。39 年前因子宫肌瘤行子宫+附件切除术。20 年前行双眼白内障手术。否认肝炎、结核等传染疾病史,否认药物、食物过敏史,否认烟酒史,否认甲状腺疾病家族史。

3. 体格检查

T 36.8 ℃, P 98 次/min, R 18 次/min, BP 142 mmHg/84 mmHg;身高 156 cm,体重 52 kg,体质指数(BMI)21.37 kg/m²;神清,精神略萎,查体合作,对答切题。皮肤稍潮热,全身皮肤及巩膜无黄染;眼裂无增宽,球结膜无充血,双瞳孔等大等圆,对光反射存在;伸舌居中,口角无歪斜。颈软,气管居中;甲状腺Ⅰ度肿大,质软,未及明显结节,可闻及血管杂音。浅表淋巴结未及肿大。两肺呼吸音清,未及明显干湿啰音,HR 118 次/min,心律绝对不规则,心音低弱,各瓣膜区未闻及杂音。腹软,肠鸣音稍亢,无压痛、反跳痛,肝脾肋下未及,肾区叩痛(一)。双手细震颤(+),双下肢无水肿,双侧足背动脉搏动可及,四肢肌力、肌张力正常,肱二头肌反射(++),膝反射(++),巴氏征(一),克氏征(一)。

4. 实验室及影像学检查或特殊检查

(1)实验室检查。血常规:WBC 6.86×10⁹/L, N 70.7%, RBC 3.32×10¹²/L, Hb 104 g/L, PLT 234×10⁹/L;尿常规:阴性;肝功能:ALT 17 IU/L, AST 16 IU/L, AKP 42 IU/L, γ - GT 29 IU/L, TB 10.2 μmol/L, CB 1.9 μmol/L, ALB 30 g/L;肾功能:BUN 4.4 mmol/L, Cr 70 μmol/L, UA 275 μmol/L;血电解质:Na⁺ 142 mmol/L, K⁺ 3.41 mmol/L, Cl⁻ 108 mmol/L, Ca²⁺ 2.16 mmol/L,磷 1.17 mmol/L;血脂:TG 1.35 mmol/L, TC 3.27 mmol/L, HDL 1.30 mmol/L, LDL 1.66 mmol/L;心肌酶谱:AST 26 IU/L, LDH 132 IU/L, CK 217 IU/L,肌酸激酶同工酶(CK - MB) 3.2 ng/ml,肌红蛋白 12.5 ng/ml,肌钙蛋白 Ⅰ 0.01 ng/ml;DIC 全套:正常;甲状腺功能:总三碘甲状腺原氨酸(TT₃) 1.85 nmol/L,总甲状腺素(TT₄)135.52 nmol/L,游离三碘甲状腺原氨酸(FT₃)5.72 pmol/L,游离甲状腺素(FT₄)22.97 pmol/L,促甲状腺素(TSH)0.004 7 IU/mL;甲状腺球蛋白抗体(TGAb)4.73 IU/ml,

甲状腺过氧化酶抗体(TPOAb)>8.39 IU/ml,促甲状腺素受体抗体(TRAb)15.38 IU/ml。血糖浓度:空腹6.0 mmol/L,餐后2 h 9.15 mmol/L,HbA1c 6.0%;9项肿瘤指标:阴性;尿微量白蛋白和Cr:正常。

(2) ECG检查:全程房颤律,心室率116次/min。

(3) 胸部CT平扫:两肺上叶及左肺下叶纤维条索灶,两肺胸膜下多发小结节。

(4) B超检查:甲状腺弥漫性肿大,血供丰富。胰体尾处囊性病灶,肝胆囊脾双肾膀胱双侧甲状旁腺区未见明显异常,双侧输尿管未见明显扩张,双侧颈部未见明显异常肿大淋巴结。

(5) 心超检查:左室射血分数(LVEF)70%,左房偏大伴轻度二尖瓣关闭不全。

(6) 头颅CT平扫:双侧基底节区、放射冠区散在小缺血灶可能,双侧脑室旁脑白质脱髓鞘改变,脑萎缩。颅底区见左侧椎动脉及基底段动脉钙化。

(7) 腰椎正侧位片:腰椎退行性改变,腰椎轻度侧弯,骨质疏松,L_5骶化,随访。

(8) 骨盆正位片:双侧髋关节退行性变;骨质疏松,右侧髂骨翼重叠区斑片状钙化影。

二、诊治经过

1. 病史特点

(1) 高龄老年女性,反复头晕、站立不稳、全身乏力、易出汗、心悸、胸闷1个月,症状加重10天,起病后体重减轻4 kg。有高血压、心房颤动、骨质疏松病史,糖耐量降低。

(2) 体格检查特点:身高156 cm,体重52 kg,BMI 21.37 kg/m²;皮肤稍有湿热。甲状腺Ⅰ度肿大,质软,可闻及血管杂音。HR 118次/min,房颤律,各瓣膜区未闻及杂音。双手震颤(+)。

(3) 实验室及辅助检查:甲状腺功能:FT₃ 35.72 pmol/L,FT₄ 22.97 pmol/L,TSH 0.004 7 μIU/mL;TRAb 15.38 IU/ml;血钾3.41 mmol/L。心电图示快室率房颤,心室率116次/min。甲状腺B超:甲状腺弥漫性肿大,血供丰富。心超:左心室射血功能正常,左房偏大伴轻度二尖瓣关闭不全。

2. 初步诊断

根据病史、体格检查及辅助检查,本病例初步诊断为:①甲状腺机能亢进;②持续性快速房颤;③低钾血症;④原发性高血压2级,极高危组;⑤骨质疏松症。

3. 治疗

(1) 忌碘饮食,予以赛治10 mg qd po,1周后复查血常规,2周后复查肝功能,1个月后复查FT₃、FT₄和TSH。

(2) 毛花苷C(西地兰)0.2 mg iv控制心室率,心率降至70次/min,但仍为房颤,未能转律,即以地高辛0.125 mg(老年尤其高龄,0.125 mg为安全)qd po,倍他乐克12.5 mg(老年尤其高龄,12.5 mg为安全)bid po控制心率。

(3) 口服氯化钾补钾。

(4) 缬沙坦胶囊(代文)80 mg qd po,苯磺酸氨氯地平片(络活喜)5 mg qd po控制血压。

(5) 钙尔奇D 600 mg qd po补钙,骨化三醇胶丸(罗盖全)0.25 μg qd po补充活性维生素D。

(6) 拜阿司匹林100 mg qn po抑制血小板聚集。

三、病例分析

1. 病史特点

详见"二、诊治经过"中的"1. 病史特点"。

2. 诊断与诊断依据

(1) 诊断:①甲状腺功能亢进(Graves病);②持续性快速房颤,心功能Ⅲ级(射血分数正常型心功能不全);③低钾血症;④原发性高血压 2 级,极高危组;⑤骨质疏松症;⑥糖耐量降低。

(2) 诊断依据。①病史特点:高龄头晕、乏力、心悸、易疲劳、精神差、胃纳较好、失眠、消瘦。既往史:有高血压、心房颤动、骨质疏松病史,糖耐量降低。②体格检查特点:偏瘦,精神略萎。皮肤潮热,甲状腺 I 度肿大,可闻及血管杂音;HR 118 次/min,心律绝对不规则,心音低弱;双手震颤(+)。③实验室及辅助检查:血钾 3.41 mmol/L;FT_3 5.72 pmol/L,FT_4 22.97 pmol/L,TSH 0.004 7 μIU/mL;TRAb 15.38 IU/ml;心电图:房颤,心室率 116 次/min。甲状腺 B 超检查:甲状腺弥漫性肿大,血供丰富。心超:左房偏大伴轻度二尖瓣关闭不全。腰椎摄片:腰椎退行性改变,骨质疏松。

3. 鉴别诊断

(1) 毒性结节性甲状腺肿。

(2) 亚急性甲状腺炎。

(3) 单纯性甲状腺肿。

(4) 自主性高功能性甲状腺结节。

四、处理基本原则及方案

1. 基本原则

(1) 恢复窦性心律,对于不能恢复窦性心律的房颤患者,可以应用药物控制心室率以防心力衰竭;预防栓塞的发生。

(2) 控制房颤的病因甲亢:抗甲状腺药物的使用。

(3) 纠正低血钾。

(4) 控制并存疾病:高血压、糖耐量降低。

(5) 治疗骨质疏松,加强预防骨折的发生(尤其加强预防跌倒重要性的宣教)。

2. 处理方案

予以甲巯咪唑片(赛治)10 mg qd po。西地兰 0.2 mg iv,继而地高辛 1.25 mg qd po、倍他乐克 12.5 mg bid po 控制心率。口服氯化钾补钾。代文 80 mg qd、络活喜 5 mg qd 降压。钙尔奇、罗盖全抗骨质疏松。拜阿司匹林抑制血小板聚集。

五、要点与讨论

1. 病史问诊

(1) 询问患者有无怕热多汗、心悸胸闷、手抖、多食消瘦、兴奋易怒或焦虑,是否大便频数、不成形;是否有颈部粗大、突眼,有无畏光、流泪、复视等症状。如为女性,应询问有无月经稀少、闭经、不孕等;如为男性,则询问有无乳房发育、阳痿。询问有无发作性低血钾、肌肉柔软无力等症状。询问是否长期服用含碘的药物(如胺碘酮)、含碘造影剂、含有海带或紫菜的保健品,如有,应询问具体名称、剂量及时间。

(2) 既往是否有甲亢病史,如有,应询问患者以往的诊治经过、所用药物及效果如何。有否甲状腺疾病家族史。

2. 体格检查注意事项

(1) 注意观察皮肤温度和湿度。

(2) 注意观察眼部体征:多为中度或重度进行性单侧或双侧突眼,眼睑水肿,眼球转动受限。因眼球突出、眼睑收缩、眼睑闭合不良或不能闭合、角膜暴露,出现角膜干燥、炎症、溃疡,甚至角膜穿孔而失明。如果有眼病的证据,且甲状腺激素水平升高,则可确诊 Graves 病。

（3）观察甲状腺大小、质地、有无结节、压痛，听诊有无血管杂音或震颤等。如果患者甲状腺有压痛，提示为亚急性甲状腺炎。

（4）观察是否有心动过速、心律失常（心房颤动）、心力衰竭以及水冲脉、股动脉枪击音、毛细血管搏动征等。

（5）做手震颤试验。部分老年甲亢患者可有甲亢肌病表现，主要是肌肉萎缩，尤其是靠近躯干的上臂和大腿部肌肉，所以走路、提物比较困难。还可有周期性瘫痪、杵状指、胫前黏液性水肿等表现。

3. 实验室检查要点

（1）甲状腺功能测定：TT_3、TT_4、FT_3、FT_4水平均升高。FT_3和FT_4不受血中甲状腺结合球蛋白浓度的影响，较TT_3和TT_4能更准确地反映甲状腺的功能状态。血清TSH水平降低（$TSH<0.1\,mIU/L$）是诊断甲亢最敏感的指标，适用于包括老年人（高龄）在内的各年龄段患者。但需注意，中枢性甲亢患者血TSH水平增高或正常。

（2）甲状腺自身抗体：$60\%\sim90\%$的初发Graves甲亢患者血TRAb阳性。TRAb是甲亢病因诊断、预后判断和停药的指标。

（3）甲状腺B超：甲亢时B超检查显示甲状腺体积增大，血流丰富，甚至呈"火焰状"。

（4）心电图检查：甲亢性周期性麻痹者心电图可见ST段压低，T波低平及出现高大U波等低钾改变。

（5）肌电图检查：甲亢合并重症肌无力患者可出现动作电位衰减现象，开始检测时电位正常，以后波幅与频率逐渐减低，提示神经-肌肉接头处病变。甲亢性肌病患者一般可出现平均动作电位时限明显缩短、动作电位电压及多相电位增多等肌病型改变。

（6）肌肉活检：慢性甲亢性肌病患者的肌肉超微结构改变主要是线粒体失去正常形态，可见到巨大线粒体，内含不平行排列的嵴、横管扩张、肌纤维内微管积聚等。

（7）新斯的明试验：甲亢合并重症肌无力患者，在注射新斯的明后肌无力症状缓解，而甲亢肌病患者对此试验无反应。但由于新斯的明兴奋胆碱能受体可引起恶心、呕吐、腹痛、心动过缓、低血压、肌肉震颤等症状，因此该试验不适用于高龄老年患者。

4. 诊断关键点

（1）高代谢症状和体征。

（2）甲状腺肿大。

（3）血清FT_3、FT_4增高，TSH减低。

淡漠型甲亢的高代谢症状不明显，仅表现为明显消瘦或心房颤动，尤其是高龄老年患者。少数患者无甲状腺肿大，T_3型甲亢仅有血清T_3水平升高。

5. 老年人甲亢的诊疗特点

（1）老年人甲亢表现多不典型，症状和体征轻微，发病较隐匿，又称为淡漠型或隐匿型甲亢，容易被误诊、漏诊。患者可无心悸、多食、怕热多汗、情绪亢奋等高代谢及交感神经兴奋的表现，反而表现为淡漠、抑郁、厌食、恶心、呕吐、体重进行性下降，甚至呈恶病质，而甲状腺肿大不明显，突眼少见，容易被误诊为恶性肿瘤。老年人甲亢常以心律失常为主要表现，其中房颤发生率最高，可诱发心力衰竭、心绞痛、心肌梗死及血管栓塞等。老年人甲亢常突出表现为某一系统症状，又称单一系统性，如心血管系统、消化系统、神经系统、肌病等。本例患者就是以房颤、心功能不全为主要表现。

（2）老年甲亢患者通常血FT_3、FT_4水平升高程度不如中青年人明显，也可仅有FT_4或FT_3升高，即T_4或T_3型甲亢。本例患者FT_3 35.72 pmol/L，FT_4 22.97 pmol/L，仅轻度升高，即已发生房颤。

（3）老年人甲亢给予抗甲状腺药物（ATD）治疗剂量应比中青年人少，因容易出现肝损及WBC降低等不良反应，应该从小剂量开始，并监测血常规、肝功能等。老年甲亢患者，尤其合并心律失常和心脏病者不主张合用甲状腺激素，以免诱发心律失常、心衰、心绞痛，甚至心肌梗死。高龄老年患者预防栓塞的治疗,应确保安全第一,无论是阿司匹林还是抗凝华法林,一定要排除禁忌证,在严密监测下小剂量应用。

老年甲亢患者发生甲亢危象时也与中青年人表现不同,缺乏高热、大汗淋漓、心率过速、呕吐、腹泻、谵妄等典型表现,而表现为体温和心率不增高或者增高不多,呈木僵或昏迷状态,甚至安静地死亡。对于能够得到及时诊断和治疗的老年甲亢患者,预后与中青年人患者相似。

六、思考题

1. 老年人甲亢的特点是什么? 应如何治疗?
2. 对照以往本人诊治甲亢患者的临床思路,有何具体获益?
3. 简述甲亢性心脏病形成机制的研究进展。

七、推荐阅读文献

黄定九. 内科理论与实践[M]. 上海:上海科学技术出版社,1611 - 1618.

沈琳辉　赵咏桔(瑞金医院)

甲状腺功能减退症

一、病历资料

1. 现病史

患者,男性,86岁,因"嗜睡伴四肢乏力、食欲减退半年"入院。患者入院前半年起无明显诱因下,出现白天嗜睡,伴四肢乏力,怕冷少汗,食欲减退,不思进食,但体重增加约2 kg。家属代诉其少言懒语,行动迟缓,易忘事。病程中,无便秘,无声音嘶哑,无关节肌肉疼痛等症状,现为求进一步诊治收入院。自发病以来,患者精神欠佳,夜眠可,二便基本正常,体重增加约2 kg。

2. 既往史

无心脏病、高血压、糖尿病等慢性疾病史;无甲状腺手术及^{131}I治疗史;无头颈部放疗史;无特殊药物(如胺碘酮等)使用史;无肝炎、结核等传染疾病史。腹壁及右侧大腿战伤史,仍有弹片残留。否认药物、食物过敏史。吸烟60余年,不饮酒。母亲有桥本氏甲状腺炎甲状腺功能减退症(hypothyroidism)病史。

3. 体格检查

T 36.0 ℃,P 58 次/min,R 18 次/min,BP 138 mmHg/85 mmHg。身高170 cm,体重68 kg,体质指数(BMI) 23.53 kg/m²。神志淡漠,精神欠佳,语速迟缓,目光呆滞。浅表淋巴结未及肿大。颜面水肿。毛发略稀疏,双侧眉毛外1/3脱落,皮肤较干燥,全身皮肤黏膜无黄染。颈软,气管居中。甲状腺Ⅱ度肿大,质地韧,未及明显结节。两肺呼吸音清,未及明显干湿啰音,HR 58 次/min,律齐,心音低弱,各瓣膜区未闻及杂音。腹软,无压痛、反跳痛,肝脾肋下未及,肾区叩痛(一)。双侧胫前区非凹陷性水肿,双侧足背动脉搏动可及,四肢肌力、肌张力正常,双侧跟腱反射延缓。

5. 实验室及影像学检查或特殊检查

(1) 实验室检查。外周血:WBC 4.64×10⁹/L, N 57.7%, RBC 5.27×10¹²/L, Hb 98 g/L, PLT 164×10⁹/L;尿常规:阴性;肝功能:ALT 21 IU/L, AST 24 IU/L,白蛋白41 g/L;肾功能:BUN 6.1 mmol/L, Cr 93 μmol/L, UA 362 μmol/L;电解质:钠、钾、钙、磷浓度正常;血脂:TG 1.92 mmol/L, TC 6.87 mmol/L, HDL 1.38 mmol/L, LDL 3.64 mmol/L;CK 345 IU/L,肌酸激酶同工酶(CK - MB) 5.2 ng/ml;甲状腺功能:三碘甲腺原氨酸(T₃) 0.64 nmol/L,甲状腺素(T₄) 47.56 nmol/L,游离三碘甲腺原氨酸(FT₃) 1.83 pmol/L,游离甲状腺素(FT₄) 6.81 pmol/L,促甲状腺素(TSH) 85 μIU/ml,甲状腺球蛋白抗体(TGAb) 873.38 IU/ml,甲状腺过氧化酶抗体(TPOAb)>1 000 IU/ml,降钙素(CT) 2.05 pg/ml;血皮质醇和24 h游离皮质醇浓度正常;空腹及餐后2 h血糖、HbA1c浓度正常;肿瘤指标:正常;尿微量白蛋白和尿肌酐:正常。

（2）ECG 检查：窦性心动过缓，低电压，HR 56 次/min。

（3）胸部 X 线片检查：两肺未见明显异常。

（4）B 超检查：双侧甲状腺弥漫性病变；肝、胆、胰、脾、肾、输尿管、膀胱未见明显异常。

（5）心脏超声检查：左心室射血分数 70%，超声未见明显异常。

（6）甲状腺摄碘率检查：摄^{131}I 率减低，呈低平曲线，24 h 摄^{131}I 率＜10%。

（7）甲状腺细针穿刺病理检查：符合桥本氏甲状腺炎表现。

二、诊治经过

1. 病史特点

（1）高龄男性，主要以白天嗜睡、反应迟钝、少言懒语、记忆力衰退等精神神经系统症状及怕冷少汗、食欲减退、体重增加等低代谢症候群起病。

（2）体格检查：低体温 36.0 ℃；神志淡漠，颜面水肿；甲状腺肿大，质地韧；HR 58 次/min；双侧胫前区非凹陷性水肿，双侧跟腱反射延缓等体征。

（3）实验室及辅助检查：FT_3、FT_4 降低，TSH 增高，TGAb 和 TPOAb 升高；混合型高脂血症；血红蛋白降低；B 超示双侧甲状腺弥漫性病变；甲状腺细胞学检查提示桥本甲状腺炎。

2. 初步诊断

根据病史，体格检查及辅助检查，本病例初步诊断为：①原发性甲状腺功能减退症；②桥本氏甲状腺炎；③窦性心动过缓；④高脂血症。

3. 入院后具体处理措施

（1）避免进食海带、紫菜、海蜇、海藻类含碘过高食品，适当进食海鱼、海虾，可食含碘盐。注意保暖，预防各种感染。

（2）每日检测体温、血压、心率等。

（3）左甲状腺素钠（$L-T_4$）起始剂量 12.5 μg qd po（早餐前 30 min）。

（4）每周增加 $L-T_4$ 12.5 μg qd，1 个月后增至 50 μg qd po，持续服用 4 周后复查甲状腺功能，调整 $L-T_4$ 用量。

（5）当 TSH 接近正常时复查血脂及血常规，若血脂和 Hb 不能纠正，酌情给予降脂药物治疗并检查贫血原因。

三、病例分析

1. 病史特点

详见"二、诊治经过"中的"1. 病史特点"。

2. 诊断与诊断依据

（1）诊断：①原发性甲状腺功能减退症；②桥本氏甲状腺炎；③窦性心动过缓；④高脂血症。

（2）诊断依据：①病史特点：以嗜睡伴四肢乏力、食欲减退半年为主要临床表现，伴有少言懒语、行动迟缓、易忘事、怕冷、少汗、体重增加。母亲有桥本甲状腺炎、甲状腺功能减退症病史。②体格检查特点：神志淡漠，语速迟缓，目光呆滞，脉率及心率偏慢，颜面水肿，毛发略稀疏，双侧眉毛外 1/3 脱落，皮肤干燥，甲状腺Ⅱ度肿大，质地韧，双侧胫前区非凹陷性水肿，双侧跟腱反射延缓。③实验室及辅助检查依据：轻度贫血；三酰甘油、胆固醇及低密度脂蛋白水平升高；CK 及 CK-MB 水平升高；T_3、T_4、FT_3、FT_4 水平均下降，TSH、TGAb、TPOAb 水平均明显升高。ECG 提示窦性心动过缓、低电压；B 超示弥漫性甲状腺病变；甲状腺摄^{131}I 率减低；甲状腺细针穿刺符合桥本氏甲状腺炎表现。

3. 鉴别诊断

（1）老年性痴呆。

（2）胃恶性肿瘤。

（3）老年抑郁症。

四、处理基本原则及方案

1. 原发性甲状腺功能减退症治疗的基本原则

（1）甲状腺激素替代治疗的目标：左甲状腺素钠（$L-T_4$）是本病替代治疗的主要药物。治疗目标是使甲状腺功能减退症的临床症状和体征消失，TSH、FT_3、FT_4 维持在正常水平，一般需要终身替代治疗。

（2）治疗剂量：治疗剂量应个体化，取决于患者的病情、年龄、体重和个体差异。成年患者 $L-T_4$ 剂量 50～200 μg qd，按体重计算 1.6～1.8 $\mu g/kg$ qd。老年患者需要较低剂量（1.0 $\mu g/kg$ qd），且初始剂量应该较小，每日 $L-T_4$ 12.5～25 μg 起始；1～2 周后逐渐加量至 25～75 μg qd（体重较轻的老年患者应低剂量给药）；每 4～6 周进行临床和生化评价后增加用量，直至血清 TSH 水平恢复正常。用药后应密切观察患者有无心率加快、心律失常、血压改变等不良反应，及早发现、及早处理，尤其高龄老人本身药物不良反应的临床表现同样不典型。

2. 桥本甲状腺炎的治疗

对甲状腺自身抗体的治疗目前尚无肯定有效的药物，免疫抑制剂和糖皮质激素的疗效均不理想，且不良反应大，临床已很少应用。由于硒元素具有抗氧化、抑制炎症反应和免疫调节作用，临床予补充硒元素 200 μg qd 治疗，部分患者可使抗体滴度下降。

五、要点与讨论

1. 病史问诊及体格检查

在多数情况下，老年尤其是高龄甲状腺功能减退症患者的特点是缺乏特异的症状和体征。症状可能很隐匿，包括声音嘶哑、耳聋、思维混乱、认知障碍痴呆、共济失调、沮丧、皮肤干燥或脱发。既往是否曾有过甲状腺手术史或[131]I 治疗史、头颈部放疗史及产后出血史；有否甲状腺疾病家族史。建议对这些个体进行血清 TSH 水平筛查，所有曾经用药物或手术方法治疗过的甲状腺疾病患者应该每年对血清 TSH 进行筛查。原有其他自身免疫病的患者以及不能解释的沮丧、认知障碍或高胆固醇血症的患者应该测定血清 TSH 进行筛查。本例患者符合老年甲状腺功能减退症的临床特点，虽无甲状腺手术、特殊药物、放化疗史，但目前患桥本甲状腺炎，为患者甲状腺功能减退症的病因诊断提供了线索。

2. 实验室检查

（1）TSH：早期指标，是诊断原发性甲状腺功能减退症的最敏感指标，垂体或下丘脑性甲状腺功能减退症 TSH 多正常或降低。本例高龄患者 TSH 85 $\mu IU/ml$ 增高尤为明显。

（2）FT_3、FT_4 测定：早期或轻型患者可仅表现为 FT_4 下降，FT_3 正常，后期两者水平均下降。

（3）甲状腺摄[131]I 率减低、呈低平曲线，24 h 后小于 10% 或更低。

（4）TGAb、TPOAb 的测定：有助于自身免疫性甲状腺疾病的诊断。

（5）生化检查：三酰甘油、胆固醇浓度均升高。

（6）心电图：可提示窦性心动过缓、低电压、T 波低平。

3. 鉴别诊断

以精神神经系统症状（如淡漠、少言懒语、沮丧、心境低落、行动迟缓、智力及记忆力减退）起病的患者,应注意与老年性痴呆、老年抑郁症相鉴别。以消化道症状如食欲减退、不思进食、便秘为临床表现时,应注意排除消化道恶性肿瘤的可能。以声音嘶哑为临床表现的患者,应注意排除五官科及呼吸科相关恶性肿瘤。

本例高龄患者的临床及实验室检查特点支持老年原发性甲状腺功能减退症的诊断,而排除了老年性痴呆、老年抑郁症、胃癌等疾病。

4. 治疗

(1) 老年甲状腺功能减退症确诊后,L-T_4治疗均能取得理想效果。原则是 L-T_4 从小剂量开始,视患者的全身情况逐渐增量,使甲状腺功能维持在正常范围。对 80 岁以上的老年人,或有心血管基础疾病的老年人,L-T_4治疗使血甲状腺激素水平维持在正常低水平,而 TSH 维持在<10 μIU/L 即可。用药后应密切观察患者有无心率加快、心律失常、血压改变等。初始剂量应较小,每日 L-T_4 12.5~25 μg(有些高龄心脏病 6.25 μg)起始,1~2 周后逐渐加量至 25~75 μg qd(体重较轻的老年患者应低剂量给药),每 4~8 周进行临床和生化评价后增加用量,直至血清 TSH 水平恢复正常。当 TSH 浓度正常之后,减少随访次数,可根据临床状况每 6~12 个月随访一次。如果患者的剂量需要调整,则应在 2~3 个月内随访,测定 TSH 浓度,调整药物剂量。每年应评估甲状腺功能状态,包括 FT_3、FT_4、TSH 以及甲状腺 B 超检查。

(2) 原发性甲状腺功能减退症替代治疗应检测血清 TSH。由于 TSH 对 L-T_4的反应达到稳定需要 4~6 周时间,剂量调整不应太频繁。患者最初应 1~2 月随访一次,逐渐增加剂量至甲状腺功能减退症症状改善,TSH 水平正常。

(3) 如果发生心悸、胸闷、房颤、注意力不集中或胸痛等症状,应予适当的检查。如果确定 L-T_4导致医源性甲亢,应该停用药物 1 周,此后以较低的剂量重新开始。若患者无症状,仅有 FT_4升高和(或)TSH 水平降低,为防止 L-T_4替代过度引起的骨矿减少,尤其是绝经后的妇女,应该减少剂量直至 TSH 浓度恢复正常。

(4) L-T_4应空腹服用,服药 2 h 后再饮用牛奶、豆浆。某些药物,例如硫酸亚铁、硫糖铝、氢氧化铝抑酸剂,可影响左甲状腺素从肠道的吸收,服用左甲状腺素应该与这些药物至少间隔 4 h。其他药物,特别是抗惊厥药苯妥英钠和卡马西平,以及抗结核药利福平会加快左甲状腺素的代谢,需要增加左甲状腺素的剂量。

六、思考题

1. 请归纳老年甲状腺功能减退症的诊疗特点。
2. 简述老年亚临床甲状腺功能减退症的临床研究进展。

七、推荐阅读文献

陈灏珠,林果为,王吉耀. 实用内科学[M]. 14 版. 北京:人民卫生出版社,2013:1226-1232.

赵雅洁　赵咏桔(瑞金医院)

案例 36

抗利尿激素不适当分泌综合征

一、病历资料

1. 现病史

患者,男性,82岁,因"左侧背部隐痛并触及肿块3个月,乏力纳差,意识淡漠3 d"入院。3个月前因自觉左侧背部隐痛并触及肿块收治入院。B超检查发现左侧腰背部肿块,PET-CT检查显示肿块代谢异常增高,怀疑为恶性肿瘤,行CT引导下穿刺活检,病理诊断:非何杰金氏淋巴瘤(弥漫性大B细胞型)。入院前2个月予以第一次mini ICHOP方案化疗:美罗华+CHOP(CTX+VDS+里葆多+DM)2/3剂量(每个疗程28天),肿块缩小(从11.5 cm×9 cm缩小至5 cm×4 cm),左背部疼痛缓解。28天后行第二次同方案化疗,完成1～3天治疗后出院。于第二次化疗第7天起患者感乏力、纳差、周身肌肉疼痛,出院后家人发现其症状加重,近3天出现精神萎靡、意识淡漠,二便无明显变化,故再次入院诊治。

2. 既往史

高血压病史10年,曾服降压药物,后因血压偏低停用,长期低钠饮食;WBC减少(从事核医学工作)、前列腺增生、营养不良性肝病、肺结核;上次住院期间发现频发房性期前收缩及阵发性心房扑动,目前服用地高辛0.125 mg qd及倍他乐克缓释片0.475 mg qd治疗。1980年因支气管扩张行左下肺切除术;1990年因视网膜剥离行视网膜修补术。有青霉素过敏史。

3. 体格检查

T 36.6 ℃, P 64次/min, R 18次/min, BP 108 mmHg/54 mmHg。神清,精神萎靡,神情淡漠,对答尚切题,查体合作。全身皮肤黏膜无黄染,浅表淋巴结未及肿大。左侧腰背部扪及肿块约4 cm×3 cm大小。两肺呼吸音清,未及明显干湿啰音;HR 64次/min,未闻及早搏,各瓣膜区未闻及杂音。腹软,肝脾肋下未及,腹部无压痛、反跳痛,肾区叩痛(一)。双下肢无水肿,皮肤弹性可,双侧足背动脉搏动存在;角膜反射及腹壁反射存在;四肢肌力3～4级,肌张力正常;巴氏征(一),克氏征(一)。

4. 实验室检查及影像学检查

(1) 实验室检查。血常规:WBC $3.99×10^9$/L, N $0.68×10^9$/L, RBC $2.94×10^{12}$/L, Hb 90 g/L, PLT $244×10^9$/L;尿常规:阴性;肝功能:ALT 30 IU/L, AST 21 IU/L, γ-GT 35 IU/L, TP 61 g/L, ALB 29 g/L;肾功能:BUN 3.5 mmol/L, Cr 52 μmol/L, UA 142 μmol/L;血电解质:Na^+ 121 mmol/L、K^+ 3.33 mmol/L、Cl^- 89 mmol/L、钙1.75 mmol/L、磷0.84 mmol/L;复查血Na^+ 119 mmol/L、K^+ 3.61 mmol/L、Cl^- 87 mmol/L、钙1.85 mmol/L、磷0.90 mmol/L;血脂:正常;心肌酶谱:正常;DIC全套:正常;血糖:空腹血糖5.4 mmol/L,餐后2 h血糖7.15 mmol/L, HbA1c 6.0%;尿微量白蛋白和尿肌酐:正常。

（2）ECG 检查：窦性节律，左室高电压，ST 段轻度变化。

（3）胸部 CT 平扫：两肺上叶及左肺下叶纤维条索灶，两肺胸膜下多发小结节。

（4）B 超检查：左侧腰背部临床所指处皮下软组织内实质性团块；肝、胆囊、胰、脾、肾未见明显异常。

（5）心脏超声检查：左室射血分数 67%。

（6）头颅 CT 平扫：双侧基底节区、放射冠区散在小缺血灶。

二、诊治经过

（一）第一阶段

1. 病史特点

高龄患者淋巴瘤化疗第二疗程第二次用药尚未到时，因纳差、萎靡、意识淡漠入院，完善相关必要辅助检查，发现患者中性粒细胞减少，贫血、低蛋白血症及电解质紊乱，其中低钠血症较为严重。

2. 初步诊断

根据病史，体格检查及辅助检查，本病例初步诊断为：①非何杰金氏淋巴瘤（大 B 细胞型）；②电解质紊乱（低钠、低钾、低钙血症）。低钠是由于摄入过少所致。

3. 具体治疗

（1）淋巴瘤按原化疗方案治疗。

（2）纠正电解质紊乱：分析患者粒细胞减少、贫血、低蛋白血症、电解质紊乱的原因均与化疗致消化道反应、胃纳减少有关，而低钠血症是患者厌食、精神萎靡、神情淡漠的主要原因。治疗以补钠、补钾纠正低钠和低钾血症为主。具体治疗方法：补充氯化钠 9～12 g qd，其中静脉 3～5 g，其余分次口服；氯化钾 3 g qd，分次口服。经上述治疗 5 天，患者血钠仍在 121～126 mmol/L 之间；补钾后血钾接近正常。

（二）第二阶段

1. 再次评估

鉴于补钠未达到预期疗效，不符合摄入过少致低钠血症。进一步检测患者同步血尿电解质 2 次、血渗透压、肾上腺皮质功能和甲状腺功能，查找低钠原因。补充检查结果如下：甲状腺功能：游离三碘甲状腺原氨酸（FT₃） 2.95 pmol/L，游离甲状腺素（FT₄） 17.3 pmol/L，促甲状腺素（TSH） 1.67 μIU/mL；甲状腺球蛋白抗体 3.06 IU/ml，甲状腺过氧化酶抗体 4.00 IU/ml；肾上腺皮质功能：血皮质醇（上午 8 点） 154.3 μg/L；24 h 尿游离皮质醇 131.62 μg/24 h；血醛固酮（Ald） 43.81 pg/ml；24 h 尿醛固酮 3.76 μg/24 h；肾素活性（激发） 0.17 ng/(ml·h)；血管紧张素（激发） 41.61 pg/mL；计算血渗透压 257～266 mmol/L；同步血尿电解质：第一次 24 h 尿量 1.85 L（尿钠 141.6 mmol/L）；第二次 24 h 尿量 1.68 L（尿钠 110.7 mmol/L），具体结果如表 36-1 所示。

表 36-1 24 h 血、尿电解质结果对照

检查次数	血电解质（mmol/L）					24 h 尿电解质（mmol/24 h）				
	钠	钾	氯	钙	磷	钠	钾	氯	钙	磷
第一次	121	3.51	90	2.0	0.88	262.7	44.3	283.1	5.55	19.91
第二次	123	3.90	91	2.03	1.11	186.0	60.24	206.4	3.86	13.33

2. 纠正诊断及治疗

(1) 初步诊断:根据临床表现和检查结果,我们考虑患者低钠血症可能为抗利尿激素不适当分泌综合征(inappropriate antidiuretic hormone syndrome,SIADH)所致。

(2) 治疗措施:①继续口服氯化钠 6～8 g qd;②限制水的摄入,每日静脉+口服总液体量控制在 1 000 ml内,后减少至 500～750 ml qd,血钠渐渐恢复正常。

三、病例分析

1. 病史特点

详见"二、诊治经过"中的"1. 病史特点"。

2. 诊断与诊断依据

(1) 诊断:①非何杰金氏淋巴瘤(大 B 细胞型);②抗利尿激素不适当分泌综合征(SIADH)。SIADH 病因为化疗药物(CTX 和 VDS)所致。

(2) 诊断依据。①非何杰金氏淋巴瘤的诊断:依据左侧腰背部肿块活检病理诊断。②SIADH 的诊断依据。(a)临床特点:患者为淋巴瘤患者,化疗后出现低钠血症的临床表现,无肝、肾、心脏功能受损的病史。(b)体格检查特点:血压、心率正常,全身无水肿或脱水的体征。(c)实验室检查:血钠浓度为 119～128 mmol/L,明显降低;尿钠浓度为 141.6 mmol/L,血浆渗透压 257 mmol/L,明显低渗透压血症;甲状腺、肾上腺、肾功能指标均正常。该高龄患者以上特点符合 SIADH 规范化诊断标准的依据。③SIADH 病因为化疗药物(CTX 和 VDS)所致的依据:化疗前无低血钠;化疗 1.5 个疗程后肿瘤明显缩小时出现低钠血症。

3. 鉴别诊断

(1) 高容量性低钠血症。

(2) 低容量性低钠血症。

(3) 假性低钠血症。

四、处理基本原则及方案

1. 基本原则

(1) SIADH 的一线治疗为限制液体的摄入。液体限制:每日入液量少于尿量+非显性失水量。

(2) 二线治疗为液体限制联合药物治疗。口服尿素 0.25～0.5 g/kg qd 或低剂量袢利尿剂和口服氯化钠联用增加溶质摄入。以往采用可作用于远曲肾小管直接抑制 AVP 作用的地美环素和锂降低尿钠排出,但疗效差、毒性大已不推荐使用。

(3) 选择性加压素受体(肾 V_2 受体)拮抗剂是一类新型药物(vaptans)已批准用于治疗 SIADH,但在临床实践中未被广泛使用。有专家认为严重低钠血症时 vaptans 易引起矫枉过正,不建议应用,但对中度低钠是否使用则要根据医师的判断。

2. 处理方案

本例患者在确定 SIADH 诊断后,继续口服氯化钠 6～8 g qd;限制全天液体入量在 1 000 ml。数日后患者血钠仍在 126～128 mmol/L,后发现患者未严格控制入液量;将液体入量控制在 500～750 ml qd,氯化钠减至 5 g qd,2 天后血钠达 130 mmol/L,继续控制入液量 750 ml qd,逐渐停服氯化钠,血钠稳定在 135～140 mmol/L。

五、要点与讨论

1. 低钠血症的定义和发生率

低钠血症是相对于血钠含量而言体水过多的状态。一般将血钠浓度低于 135 mmol/L 定义为低钠血症,住院患者低钠血症的发生率为 15%~22%;将血钠浓度低于 130 mmol/L 定义为低钠血症,住院患者低钠血症的发生率为 1%~4%。社区护理患者低钠发生率为 7.2%;重症监护病房的发生率可达 28.2%。老年人随增龄肾血流量降低、肾小球滤过率降低、尿稀释功能受损、水排泄功能受损,这些生理功能的变化容易导致低钠血症的发生。

2. 低钠血症的分类和病因诊断

根据低钠血症的病理生理机制可将低钠血症分为:假性低钠血症、非低渗性低钠血症、低渗性低钠血症。临床主要涉及的是低渗性低钠血症,因此需排除假性和非低渗性低钠血症。低渗性低钠血症是指在低血钠的同时,血清渗透压低于 280 mmol/L。

根据循环血容量状况,低渗性低钠血症又分为低容量性低钠血症、高容量性低钠血症和等容量性低钠血症。

(1)低容量性低钠血症:体内总钠减少。根据尿钠排出量,病因如表 36-2 所示。

表 36-2　低容量性低钠血症的病因

尿 钠 排 量	病　因
尿钠＜30 mmol/L	皮肤丢失:灼伤和出汗
细胞外液丢失	胃肠道丢失:呕吐和腹泻
	胰腺炎
尿钠＞30 mmol/L	利尿剂
肾脏钠丢失	失盐性肾病
	脑耗盐
	盐皮质激素缺乏

(2)高容量性低钠血症:体内总钠量过多。根据尿钠排出量病因如表 36-3 所示。

表 36-3　高容量性低钠血症的病因

尿 钠 排 量	病　因
尿钠＜30 mmol/L	充血性心衰
	肝硬化伴腹水
	肾病综合征
尿钠＞30 mmol/L	慢性肾炎

(3)等容量性低钠血症:体内总钠量接近正常,病因如表 36-4 所示。

表 36-4　等容量性低钠血症的病因

尿 钠 排 量	病　因
尿钠＞30 mmol/L	SIADH
	甲状腺功能减退

（续表）

尿 钠 排 量	病 因
尿钠>30 mmol/L	垂体前叶功能减退
	肾上腺皮质功能减退
	机体或精神应激

确定低钠血症患者低钠的类型和原因前，需要酌情做相应评估和检查（见表 36 - 5）。

表 36 - 5　低钠血症患者的检查项目

项 目	内　容
容量状态的评估	皮肤弹性、脉搏速率、体位血压
	颈静脉压
	中心静脉压测定
潜在疾病的检查	充血性心衰、肝硬化、肾病综合征
	肾上腺皮质功能减退、垂体前叶功能减退、甲减
实验室及辅助检查	血钠、24 h 尿钠、血糖、血脂、肝肾功能、甲状腺功能、皮质醇、醛固酮、肾素、血尿渗透压、心电图、心超、胸腹部 CT 及头颅 MRI 等

3. 本病例诊断分析

（1）根据患者为淋巴瘤，化疗后出现低钠血症；无心衰、肾脏损害及肝脏疾病。发病以来无呕吐、腹泻，未用过利尿剂。有低血钠的表现，无口渴，血压、心率正常，皮肤弹性可，尿量无明显变化。无水肿等临床表现和体征，可排除低容量性及高容量性低钠血症，确定患者为等容量性低钠血症。

（2）等容量性低钠血症的病因主要有 SIADH、肾上腺皮质功能减退、甲减、垂体前叶功能减退及精神应激等，而患者的甲状腺功能和肾上腺功能检查均正常，亦无精神应激等病史，故后 4 种原因可以排除，该患者应考虑为 SIADH。

（3）SIADH 的诊断标准：①低血钠（<125 mmol/L）；②低血浆渗透压（<280 mOsm/kg H_2O）；③高尿钠（>30 mmol/L）；④尿渗透压>血渗透压；⑤甲状腺、肾上腺、肾功能正常；⑥无水肿和脱水体征。该患者完全符合上述 SIADH 的诊断标准。

（4）该患者低钠发生于化疗后肿瘤明显缩小时，推测引发 SIADH 的原因是使用 CTX 及 VDS 化疗所致。

（5）正确的诊断及合适的治疗，使本例患者仅通过限水和补钠治疗，血钠水平恢复正常并完成了全部疗程的化疗。

4. 老年低钠血症治疗警示

低钠血症的发生随增龄而增高，又是肿瘤化疗在老年易发生的并发症，明确诊断需特殊检验手段，低钠血症的治疗又须个体化的特殊治疗，所有老年尤其高龄者易患，需警惕。低钠血症患者需平衡低钠血症的相关风险与纠正低钠可能引起脱髓鞘病变的风险。纠正低钠血症不宜过快，血钠突然升高会引起渗透性神经脱髓鞘。髓鞘是包围有鞘神经纤维轴索的管状外膜，具有重要的生理功能。脱髓鞘可引起不可逆脑功能损伤。过快的补钠扩容，可诱发心力衰竭。当决定治疗低钠血症时，必须考虑以下重要因素：低钠血症发生的速度及持续时间、钠缺乏的严重程度及低钠血症临床表现的严重程度，这些决定个体化治疗的策略。因此低钠血症的临床分类如下。

（1）根据血钠浓度分类：轻度，血钠浓度为 130～135 mmol/L；中度，血钠浓度为 125～129 mmol/L；重度，血钠浓度＜125 mmol/L。

（2）根据发生时间分类：急性低钠血症短于 48 h；慢性低钠血症长于 48 h。

（3）根据症状分类：中度症状表现为恶心、意识混乱、头痛；重度症状表现为呕吐、嗜睡、癫痫样发作、昏迷。

具体治疗方法请参考文献。

六、思考题

1. 简述低钠血症的诊断思路。

2. SIADH 与脑耗盐综合征的鉴别诊断要点是什么？

七、推荐阅读文献

1. 陈家伦.临床内分泌学[M].上海：上海科技出版社，2011：254－262.

2. Sherlock M，Thompson CJ. The syndrome of inappropriate antidiuretic hormone：current and future management options [J]. Eur J Endocrinol，2010，162(Suppl 1)：S13－S18.

3. Spasovski G，Vanholder R，Allolio B，et al. Clinical practice guideline on diagnosisand treatment of hyponatraemia [J]. Eur J Endocrinol，2014，170(3)：G1－G47.

赵咏桔(瑞金医院)

案例 37

痛风性关节炎

一、病历资料

1. 现病史

患者，男性，68 岁，因"跖趾关节反复发作性疼痛 10 年，右膝肿痛 2 周"入院。10 年前开始出现饮酒后关节疼痛，左第一跖趾关节为首发部位，先后累及踝、膝、指、腕关节。关节疼痛多于深夜出现，进行性加剧，在 12 h 左右达到高峰，呈咬噬样，难以忍受。受累关节发作时红肿灼热、皮肤紧绷、触痛明显、活动受限。查血尿酸偏高，WBC 升高、ESR 增快。首次发作 2 年后第一次复发，之后每年发作次数逐渐增多，以至一年达 10 次以上。早期如不处理约 5 天可自行缓解，随着病情进展，发作持续时间延长至 14 天左右。1 个月前患者再次出现左跖趾关节疼痛，2 周前又出现右膝关节剧烈疼痛，未服药，为进一步诊治来我院住院治疗。发病以来，患者无咳嗽、咳痰，无胸痛、心悸，无恶心、呕吐，无腹胀、腹泻，无尿频、尿急、尿痛，无肉眼血尿及泡沫尿。精神可，胃纳可，二便如常，睡眠差，饮食未见异常，体重未见明显变化。

2. 既往史

否认糖尿病、高血压、血脂异常史；无重大外伤及手术史；未服利尿剂、阿司匹林；无烟酒嗜好。

3. 体格检查

T 36.4 ℃，P 63 次/min，R 15 次/min，BP 118 mmHg / 70 mmHg。神志清楚、对答切题、检查合作。皮肤、巩膜未见黄染，左耳廓见 3 mm 直径黄白色隆起赘生物，颈软，两肺呼吸音清，未闻及干湿啰音。HR 63 次/min，律齐，各瓣膜区未闻及杂音。腹部平坦，未见肠型及蠕动波，未及压痛及反跳痛，肝脾肋下未触及。双下肢无水肿。右膝、左第一跖趾关节红肿伴压痛。

4. 实验室及影像学检查或特殊检查

(1) 实验室检查。血常规检查：WBC 10.18×10^9/L，RBC 3.72×10^{12}/L，Hb 109 g/L，PLT 286×10^9/L。尿液分析组合检验：尿比重 1.014，尿 WBC（－），尿蛋白（－），尿隐血（－）。粪便常规检查：粪便转铁蛋白（－），粪便隐血（免疫法）阴性。ESR 88 mm/h，CRP 106 mg/L；K^+ 4.80 mmol/L，Cr 214.0 μmol/L，BUN 13.15 mmol/L，UA 589.0 μmol/L，ALB 37.7 g/L，TG 3.98 mmol/L，TC 4.98 mmol/L，球蛋白 38.30 G/L；HLA－B27（－）。

(2) ECG 检查：窦性心律，正常心电图。

(3) 后前位胸部 X 线片检查：心肺未见明显异常。

(4) B 超检查：双肾多发泥沙样结石，肝胆脾胰未见异常。

(5) 肾输尿管平片检查：未见结石影。

(6) 膝关节滑液检查：针状晶体，偏正光镜下呈现蓝-黄双折光，滑液培养（－）。

二、诊治经过

1. 病史特点

（1）老年男性，饮酒后，深夜被第一跖趾关节痛惊醒，疼痛进行性加剧以致难以忍受，在 12 h 左右达到高峰，早期阶段单关节受累，进行性发作加频、加重及范围扩大 10 年。

（2）体格检查：体温升高 37.8 ℃，生命体征正常，耳廓见痛风石。左侧第一跖趾关节、右膝关节红肿灼热、皮肤紧绷、触痛明显、功能受限。

（3）实验室检查提示血尿酸明显升高，三酰甘油升高，外周血 WBC、CRP 明显升高，膝关节滑液检查见尿酸晶体。

（4）辅助检查：B 超检查显示双肾多发泥沙样结石，肾输尿管 X 线片检查未见异常。

2. 初步诊断

根据病史、体格检查及辅助检查，本病例初步诊断为：①慢性痛风性关节炎（gouty arthritis）；②尿酸性肾石病；③高三酰甘油血症。

3. 入院后具体处理措施

（1）低嘌呤饮食，多饮水。

（2）禁酒、禁利尿剂。

（3）抑制关节炎症反应：秋水仙碱 0.5 mg qd（首日 1 mg）口服。

（4）减轻关节疼痛：泼尼松 30 mg qd 或双氯芬酸钠缓释片（扶他林）75 mg bid 或依托考昔 120 mg qd 口服至关节痛缓解。

（5）碱化尿液，促进肾脏排泄尿酸：碳酸氢钠 500 mg tid 口服。

（6）抑制尿酸合成药（关节痛缓解后再开始用）：别嘌醇 100 mg tid 或非布司他 40 mg qd 口服。

（7）降脂药物：非诺贝特 0.1 g tid 口服。

三、病例分析

1. 病史特点

详见"二、诊治经过"中的"1. 病史特点"。

2. 诊断与诊断依据

（1）诊断：①慢性痛风性关节炎；②尿酸性肾石病；③高三酰甘油血症。

（2）诊断依据。1997 年 ACR 急性痛风性关节炎分类标准：关节液中有特异性尿酸盐结晶；或用化学方法或偏振光显微镜证实痛风石中含尿酸盐结晶；或具备以下 12 项（临床、实验室、X 线表现）中的 6 项：①急性关节炎发作＞1 次；②炎症反应在 1 天内达高峰；③单关节炎发作；④可见关节发红；⑤第一跖趾关节疼痛或肿胀；⑥单侧第一跖趾关节受累；⑦单侧跗骨关节受累；⑧痛风石；⑨高尿酸血症；⑩不对称关节内肿胀（X 线证实）；⑪无骨侵蚀的骨皮质下囊肿（X 线证实）；⑫关节炎发作时关节液微生物培养阴性。该患者关节液中找到尿酸结晶，临床符合①～⑥、⑧、⑨、⑫，明确诊断痛风，同时伴有尿酸性肾石病和高三酰甘油血症。

3. 鉴别诊断

（1）感染化脓性关节炎。

（2）创伤性关节炎。

（3）反应性关节炎。

（4）假性痛风。

（5）银屑病关节炎。

（6）骨肿瘤。

四、处理基本原则及方案

原发性痛风治疗的基本原则

（1）治疗原则：①迅速有效地缓解和消除急性发作症状；②预防急性关节炎复发；③纠正高尿酸血症，促使组织中沉积的尿酸盐晶体溶解，并防止新的晶体形成；④治疗其他伴发的相关疾病。

（2）非药物治疗。①避免高嘌呤饮食：动物内脏（尤其是脑、肝、肾）、海产品（尤其是海鱼、贝壳等软体动物）和浓肉汤含嘌呤较高；鱼虾、肉类、豆类也含有一定量的嘌呤；各种谷类、蔬菜、水果、牛奶、鸡蛋等含嘌呤最少，而且蔬菜水果等属于碱性食物，应多进食。②对于肥胖者，建议采用低热量、平衡膳食、增加运动量，以保持理想体质量。③严格戒饮各种酒类，尤其是啤酒。该患者第一次痛风发作诱因就是饮酒。④每日饮水应在 2 000 ml 以上，以保持尿量。

（3）急性发作期的治疗：非甾类抗炎药、秋水仙碱、糖皮质激素三类药物均应及早、足量使用，见效后逐渐减停。急性发作期不开始进行降尿酸治疗，已服用降尿酸药物者发作时不需停用，以免引起血尿酸波动，延长发作时间或引起转移性发作。

（4）间歇期和慢性期的治疗：治疗目标是使血尿酸浓度控制在 6 mg/dl 以下，以减少或清除体内沉积的尿酸晶体。目前临床应用的降尿酸药物主要有抑制尿酸生成药（别嘌醇、非布司他）和促进尿酸排泄药（苯溴马隆），均应在急性发作平息至少 2 周后用，从小剂量开始，逐渐加量。根据降尿酸的目标水平在数月内调整至最小有效剂量并长期甚至终身维持。仅在单一药物疗效不好、血尿酸明显升高、痛风石大量形成时可合用 2 类降尿酸药物。在开始使用降尿酸药物的同时，服用低剂量秋水仙碱或非甾类抗炎药（NSAID）至少 1 个月，以起到预防急性关节炎复发的作用。此外，尿酸作为弱有机酸在碱性环境中可转化为溶解度更高的尿酸盐，利于肾脏排泄，减少尿酸沉积造成的肾脏损害。痛风患者的尿 pH 往往低于健康人，因此在降低尿酸治疗的同时通过碳酸氢钠、枸橼酸钾钠合剂药物碱化尿液，同时保持尿量，是预防和治疗痛风相关肾脏病变的必要措施。有高尿酸血症及痛风患者禁用阿司匹林，以免诱发痛风。

五、要点与讨论

1. 原发性痛风的鉴别诊断思路

（1）感染化脓性关节炎：急性或慢性关节炎，短期内出现骨破坏，滑液培养阳性，该患者病程长，滑液培养为阴性。

（2）创伤性关节炎：发病前有明显的创伤，该患者缺少创伤史，而且反复发作。

（3）反应性关节炎：继发于尿路、肠道感染后的急性关节炎，HLA‐B27 常为阳性。该患者每次发作前没有前驱感染，HLA‐B27 为阴性。

（4）假性痛风：老年人易见，发作症状类似痛风性关节炎，膝关节半月板、腕部的三角骨软骨钙质沉积，且关节滑液中的晶体为杆状，不能发现针状尿酸晶体。

（5）银屑病关节炎：银屑病皮疹先于关节炎出现，远端指间关节最容易受累，类风湿因子阴性，该病例不符。

（6）骨肿瘤：骨肿瘤可引起剧烈疼痛，尤其累及关节附近的骨肿瘤酷似痛风，但影像学检查可发现骨侵蚀表现，疼痛持续不缓解，与此例的表现不同。

2. 老年痛风诊治特别注意点

老年痛风合并肾脏病变的诊治应特别注意以下四点。①老年痛风相关的肾脏病变均是降尿酸药物治疗的指征,应选用别嘌醇,同时均应碱化尿液并保持尿量。②避免医源性肾损伤加重:老年慢性尿酸盐肾病如需应用利尿剂时,避免使用影响尿酸排泄的噻嗪类利尿剂及呋塞米、依他尼酸;更要禁用阿司匹林等药物,其他处理同慢性肾炎。一旦老年出现肾功能不全,可行透析治疗,必要时可做肾移植。③对于尿酸性尿路结石,经过合理的降尿酸治疗,大部分可溶解或自行排出,体积大且固定者可行体外冲击碎石、内镜取石或开放手术取石。④对于老年急性尿酸性肾病这一急危重症,必须迅速有效地降低急骤升高的血尿酸,除别嘌醇外,尿酸氧化酶的使用是正确选择,其他处理同急性肾损伤。

3. 其他相关疾病的治疗

痛风常伴发代谢综合征中的一种或数种,尤其是老年患者,这些疾病的存在也增加痛风发生的危险。因此,在老年痛风治疗的同时,应积极治疗相关的伴发疾病。临床常见老年患者突发痛风,追查诱因,却是大剂量服用阿司匹林,停服后未有复发,因阿司匹林阻碍尿酸的排出,故高尿酸或痛风患者禁用阿司匹林。在治疗这些疾病的药物中有些通过增加尿酸清除等机制,兼具弱的降血尿酸作用,在治疗各类疾病时值得选用,但不主张单独用于痛风的治疗。①降脂药:非诺贝特(fenofibrate)、阿托伐他汀(atorvastatin)、降脂酰胺(halofenate);②降压药:氯沙坦(losartan)、氨氯地平(amlodipine);③降糖药:醋磺己脲(acetohexamide)等。

六、思考题

1. 血尿酸升高而没有痛风性关节炎发作的老年人需不需要降尿酸治疗? 为什么?

2. 痛风性关节炎发作期是否可以给予降尿酸治疗?

3. 诊疗老年心脑血管疾病及糖尿病时给予阿司匹林处方前,你是否需要询问患者的尿酸或痛风病史? 为什么?

七、推荐阅读文献

1. 中华医学会内分泌学分会.2013 高尿酸血症和痛风治疗中国专家共识[J].中华内分泌代谢杂志,2013,29(11):913－920

2. Khanna，Khanna，Fitzgerald，et al. 2012 American College of Rheumatology guidelines for management of gout [J]. Arthritis Care Res (Hoboken)，2012,64(10):1447－1461.

3. Hamburger M，Baraf HS，Adamson TC 3rd，et al. 2011 recommendations for the diagnosis and management of gout and hyperuricemia [J]. Phys Sportsmed，2011,39(4):98－123.

郭　强(仁济医院)

一、病历资料

1. 现病史

患者,女性,76 岁,因"对称性关节肿痛 5 个月,加重 1 个月"入院。5 个月前无明显诱因下出现双肩、腕疼痛,4 个月前出现指、趾关节肿痛,伴晨起关节僵硬感 1 h,无发热,无皮疹、红斑,无腰背痛,无腹痛、腹泻。当地医院就诊,查类风湿因子(RF)81.91 IU/ml,抗环瓜氨酸(CCP)抗体 6 RU/ml,CRP 51.57 mg/L,ESR 38 mm/h,遂诊断为类风湿性关节炎,予泼尼松 15 mg/d、MTX10 mg/周,来氟米特 10 mg/d,治疗 3 个多月,患者疼痛未明显好转,新发双膝疼痛 1 个月,伴晨僵达 1 h 以上。2 周前当地复诊后新增双氯芬酸钠缓释片(扶他林)100 mg/d 口服,痛略好转,但服用 1 周后出现上腹胀痛,饥饿时加重,自服铝碳酸镁片(达喜)可减轻。发病以来,睡眠差,二便尚可,体重无明显变化。

2. 既往史

1 年前左下肢深静脉血栓,此后服用阿司匹林 100 mg/d。否认高血压、糖尿病、血脂异常史。否认重大外伤手术史。48 岁停经,无烟酒嗜好。

3. 体格检查

T 37.7 ℃,P 70 次/min,R 14 次/min,BP 130 mmHg /75 mmHg,SaO$_2$ 95%。神志清楚、对答切题、检查合作。皮肤、巩膜未见黄染,颈软,两肺呼吸音清,未闻及干湿啰音。HR 70 次/min,律齐,各瓣膜区未闻及杂音。腹部平坦,未见肠型及蠕动波,未及压痛及反跳痛,肝脾肋下未触及;双下肢无水肿。双侧腕、掌指关节、近端指间关节肿胀伴压痛,右肘关节肿胀,左膝关节肿胀、压痛伴活动受限。

4. 实验室及影像学检查或特殊检查

(1)实验室检查。外周血常规:WBC 9.11×10^9/L,Hb124 g/L,PLT 181×10^9/L;尿蛋白(一),尿隐血(一);粪便隐血(一);Cr 56.0 μmol/L,BUN 6.12 mmol/L,ALB 30.7 g/L,ALT 18 U/L,LDH 231 U/L,TB 7.5 μmol/L,空腹血糖 5.74 mmol/L,IgM 0.82 g/L,IgA 2.69 g/L,IgG 13.80 g/L,类风湿因子(RF)81.9 IU/L,CRP 45.4 mg/L,ESR 68 mm/h。

(2)胸部 X 线片检查:心肺未见明显异常。

(3)ECG 检查:窦性心律,正常心电图。

(4)腹部 B 超检查:肝、胆、胰、脾、肾未见异常。

(5)上消化道镜检查:十二指肠球部溃疡。

(6)关节 MRI 检查:左手掌指关节滑膜及左腕关节偏内侧腱鞘稍肿胀,左腕轻度退行性变,右腕稍退变,右肩周滑膜增生肥厚,局部滑膜囊少许积液,左肩周滑膜轻度增生,局部滑膜囊少许积液,左肩袖变性。

二、诊治经过

1. 病史特点

(1) 老年女性,对称性关节肿痛 5 个月,伴明显晨僵,加重 1 个月,服用泼尼松、扶他林、阿司匹林后上腹痛 1 周。1 年前左下肢深静脉血栓。

(2) 体格检查:生命体征稳定,双侧腕、掌指关节、近端指间关节肿胀伴压痛,右肘关节肿胀、左膝关节肿胀伴压痛,伴活动受限。

(3) 实验室检查提示类风湿因子阳性,抗 CCP 抗体阳性,ESR、CRP 明显升高。

(4) 受累关节 MRI 检查提示滑膜增生伴关节积液。

(5) 胃镜检查发现十二指肠球部溃疡,HP(一)。

2. 初步诊断

根据病史,体格检查及辅助检查,本病例初步诊断为:①类风湿关节炎(rheumatoid arthritis,RA);②十二指肠球部溃疡;③左下肢深静脉血栓后。

3. 入院后具体处理措施

(1) 半流质饮食。

(2) 质子泵抑制剂(奥美拉唑 40 mg bid iv)。

(3) 铝碳酸镁 0.5 tid 嚼服。

(4) 甲氨蝶呤 10 mg qw 口服。

(5) 叶酸 5 mg qw 口服。

(6) TNF-α 拮抗剂:重组人 Ⅱ 型 TNF 受体抗体融合蛋白(益赛普)25 mg biw 皮下注射。

三、病例分析

1. 病史特点

详见"二、诊治经过"中的"1. 病史特点"。

2. 诊断与诊断依据

(1) 诊断:①早期类风湿关节炎;②十二指肠球部溃疡(糖皮质激素与 NSAID 相关)。

(2) 诊断依据:2010 年 ACR/EULAR 的 RA 分类标准如表 38-1 所示。

表 38-1   2010 年 ACR/EULAR 的 RA 分类标准

目标人群	积分
1) 至少一个明确的临床滑膜炎(肿)	
2) 不能以其他疾病解释的滑膜炎	
RA 分类标准(积分规则:合计 A~D 项积分如≥6 分,则可明确诊断为 RA)	
A. 关节累及	
1 个大关节	0
2~10 个大关节	1

（续表）

目 标 人 群	积分
1～3 个小关节(伴或不伴大关节受累)	2
4～10 个小关节(伴或不伴大关节受累)	3
＞10 个关节(累及至少 1 个小关节)	5
B. 血清学(至少有一项检验结果可供积分)	
RF(类风湿因子)或 ACPA(抗瓜氨酸蛋白抗体)阴性	0
RF 或 ACPA 低滴度阳性	2
RF 或 ACPA 高滴度阳性	3
C. 急性时相反应物(至少有一项检验结果可供积分)	
CRP 和 ESR 正常	0
CRP 或 ESR 异常	1
D. 症状持续时间	
＜6 周	0
≥6 周	1

　　该患者掌指关节存在滑膜炎,关节肿痛数 8 个(3 分),抗 CCP 抗体高滴度阳性(3 分),CRP 和 ESR 均升高(1 分),症状持续达 6 周以上(1 分),满足早期类风湿关节炎诊断标准。

　　3. 鉴别诊断

　　(1) 感染性关节炎:急性关节炎多见,短期内出现骨破坏,滑液培养阳性,往往单发,受累关节不对称,该患者不符。

　　(2) 银屑病关节炎:银屑病皮疹先于关节炎出现,远端指间关节最容易受累,类风湿因子阴性,该病例不符。

　　(3) 强直性脊柱炎:主要侵犯骶髂及脊柱关节,起病多早于 40 岁,可有家族史,90% 以上 HLA-B27 阳性。

　　(4) 系统性红斑狼疮:关节病变为非侵蚀性,关节外系统性症状如蝶形红斑、脱发、皮疹、蛋白尿等突出,血清抗核抗体、抗 dsDNA 抗体阳性。

四、处理基本原则及方案

　　1. 类风湿关节炎治疗的基本原则

　　(1) 早期治疗。

　　(2) 达到类风湿关节炎临床缓解或疾病低活动度。

　　(3) 重视老年个体化治疗方案:尤其加强并存病及药物不良反应的防治。

　　2. 一般治疗

　　包括患者教育、休息、急性期关节制动、恢复期关节功能锻炼、物理疗法等。

　　3. 药物治疗

　　(1) 非甾体类抗炎药:这一类药物可迅速改善患者关节疼痛和发僵,减轻关节肿胀,增加活动范围,无论早期或晚期 RA 患者的症状治疗都是首选的。抗炎药种类繁多,但对 RA 的疗效大致相当。吲哚美辛对 RA 的疗效尤为显著,但不良反应较多。常见的是胃肠不适,少数可引起溃疡,如此例患者;其他较少见的有头痛、头晕、肝、肾损伤,血细胞减少,水肿,高血压及过敏反应等。

(2)糖皮质激素:对于一些病情活动度高,难治性 RA,及累及内脏的 RA 患者推荐使用。能有效控制关节症状,并有潜在改变病情的作用,但如本例老年患者应慎用。

(3)缓解疾病的抗风湿药(DMARD):能阻止关节破坏,延缓病情进展,建议早期使用。包括 MTX、LEF、SASP、CQ 等。

(4)中成药制剂:雷公藤、帕夫林等可用于部分轻症 RA。

(5)生物制剂:是炎症的强力抑制剂,目前有数种,以不同的炎症因子作为各自的靶向,如 TNF、IL-6 以及淋巴细胞表面分子等。生物制剂起效快,一般在 2 周以内,可单独使用,也可与激素、DMARDs 或 NSAIDs 合用。由于价格昂贵,生物制剂的临床应用受到了限制。对于传统治疗无效或不能耐受不良反应(如本例因 NSAID 与糖皮质激素引发十二指肠球部溃疡)的患者考虑选用生物制剂,或者对于有预后不良因素的患者使用。

4. 外科手术治疗

对于关节活动受限,影响正常生活的患者可采用手术治疗,包括滑膜切除、腕管松解术和关节成形术等。

五、要点与讨论

1. 老年类风湿关节炎诊疗特别注意

目前 RA 不能根治,治疗的主要目标是达到临床缓解或疾病低活动度。临床缓解的定义是没有明显的炎症性活动症状和体征。通常使用"四个 1"标准,即患者自我评价指数、肿胀关节数、触痛关节数、CRP(mg/L)都小于或等于 1。

(1)应按照早期、达标、个体化方案来治疗,老年人因脏器增龄性功能衰退,药物耐受性差,治疗矛盾多,实施达标治疗应选择肝肾负担轻、胃肠不良反应小的药物。生物制剂起效快、安全性高,经济条件允许的情况下值得优先考虑。

(2)老年患者应强调慎重、个体化、连续全面评估及随时修改诊疗方案,确保安全第一。

2. 类风湿关节炎的治疗策略

目前在我国广为采用的是欧洲抗风湿联盟(EULAR)的 RA 治疗建议。

(1)类风湿关节炎确诊后应尽早启动缓解病情抗风湿药(DMARD)的治疗。

(2)所有类风湿关节炎患者都应以争取疾病缓解或低活动度为治疗目标。

(3)严密监测处于活动期内的类风湿关节炎,建议至少每 1~3 个月随访 1 次;如果治疗后 3 个月病情未能改善,或 6 个月时仍未能达到治疗目标,应对治疗方案做调整。

(4)甲氨蝶呤(MTX)应被纳入活动性类风湿关节炎的首个治疗方案。

(5)若患者存在 MTX 禁忌或不耐受,初次治疗可选用柳氮磺胺吡啶或来氟米特。

(6)无论糖皮质激素如何使用,所有首次接受 DMARD 治疗的患者都应优先考虑传统合成类 DMARD 的单药或联合治疗方案。

(7)首次接受合成类 DMARD 治疗时,可考虑联合使用小剂量糖皮质激素,但疗程不超过 6 个月,且用量在临床允许的情况下宜尽快减少。

(8)首个 DMARD 方案未能达成治疗目标时,若患者没有预后不良因素,应考虑改用其他合成类 DMARD 方案;若患者存在预后不良因素,可考虑加用 1 种生物类 DMARD。

(9)无论是否联用糖皮质激素,若 MTX 和(或)其他合成类 DMARD 方案未能达成治疗目标,可考虑在 MTX 治疗基础上加用生物类 DMARD(包括 TNF 抑制剂、阿巴西普、托珠单抗以及特定条件下的利妥昔单抗)。

（10）一种生物类 DMARD 治疗失败后可换用其他生物类 DMARD；一种 TNF 抑制剂治疗失败后可选择作用机制不同的另一种 TNF 抑制剂或其他生物类 DMARD。

（11）生物类 DMARD 治疗无效的类风湿关节炎患者可考虑使用托法替尼(Tofacitinib)。

（12）类风湿关节炎患者若在糖皮质激素成功减量后仍能持续保持缓解，药物撤减首先应考虑生物类 DMARD，特别是当患者同时还联用着传统合成类 DMARD。

（13）对于使用传统合成类 DMARD 而能长期保持缓解的患者，医生可与其商议是否谨慎减少药物剂量。

（14）治疗方案做调整时，需考虑的除疾病活动度外，还应包括关节结构破坏程度、并发症、药物安全等因素。

3. 生物制剂的使用

生物制剂靶向治疗是目前治疗 RA 快速发展的治疗方法，包括 TNF - α 拮抗剂、IL - 1 拮抗剂、IL - 6 拮抗剂、CD20 单克隆抗体、细胞毒 T 细胞活化抗原 - 4 抗体等，还有多种新的生物制剂在研究中。如最初 DMARDs 方案治疗未达标，或存在有预后不良因素时应考虑加用。为增加疗效和减少不良反应，多数生物制剂宜与 MTX 联合使用。在老年无法应用免疫抑制剂时，可考虑单独应用。目前发现其主要不良反应包括注射部位局部皮疹、感染（尤其是结核感染）。有些生物制剂长期使用可致淋巴系统肿瘤患病率增加。故老年患者同样要谨慎使用。

虽然本病是老年期常见的免疫性疾病，但目前尚无老年类风湿关节炎专项治疗指南，老年患者除了遵循以上治疗建议，更应重视老年个体化治疗方案，尤其加强并存病及药物不良反应的防治。

六、思考题

1. 老年患者胃黏膜保护机制弱，应如何选择非甾体类抗炎药和糖皮质激素？
2. 老年患者如何实现安全的类风湿性关节炎达标治疗？

七、推荐阅读文献

1. Smolen JS, Landewé R, Breedveld FC, et al. EULAR recommendations for the management of rheumatoid arthritis with synthetic and biological disease-modifying antirheumatic drugs: 2013 update [J]. Ann Rheum Dis, 2014, 73(3):492 - 509.

2. 中华医学会风湿病学分会. 类风湿关节炎诊断及治疗指南[J]. 中华风湿病学杂志, 2010, 14(4):265 - 270.

3. 葛均波, 徐永健. 内科学[M]. 8 版. 北京：人民卫生出版社, 2013.

郭　强(仁济医院)

案例 39

显微镜下多血管炎

一、病历资料

1. 现病史

患者,男性,70岁,因"水肿、泡沫尿2个月,左眼充血伴发热5 d"入院。于2个月前出现泡沫尿,双下肢水肿,当地就诊发现尿蛋白(+),尿隐血(+),予呋塞米20 mg利尿,2天后水肿消退,未进一步检查。近2周逐渐出现双小腿肌肉疼痛,乏力。5天前突然出现发热,最高体温38.9 ℃,左眼球充血、畏光,无畏寒、寒战,无皮疹,无咳嗽胸闷,无关节疼痛,发病以来胃纳差,体重减轻4 kg,二便无异常,既往无类似发作史。

2. 既往史

无糖尿病、血脂异常及高血压史;无重大外伤及手术史;无特殊药物摄入及过敏史;无烟酒嗜好。

3. 体格检查

T 37.7 ℃,P 86次/min,呼吸20次/min,血压159 mmHg/98 mmHg,SaO₂ 97%。神志清楚、对答切题、检查合作。皮肤无黄染,浅表淋巴结未及肿大。左眼巩膜充血。颈软,两肺呼吸音清,未闻及干湿啰音。心律齐,各瓣膜区未闻及杂音。腹平软,未及压痛和反跳痛,肝脾肋下未及。四肢关节活动好,肌力正常对称,双小腿肌肉压痛明显,未见皮疹或皮下结节,下肢可凹性水肿轻度,腹壁及腱反射引出,病理反射阴性。

4. 实验室及影像学检查或特殊检查

(1)实验室检查。外周血常规:WBC 12.27×10⁹/L, N 89.2%,淋巴细胞百分比(L) 6.1%,Hb 123 g/L, PLT 174×10⁹/L。尿常规:尿WBC(−),尿蛋白(+++),尿糖(−),尿隐血(+++),RBC(镜检)108.3/HP,WBC(镜检)1.5/HP,管型(镜检)0/LP。ESR 92 mm/h;肝功能:TP 58.7 g/L,ALB 30.7 g/L, ALT 25 IU/L, AST 16 IU/L, LDH 284 IU/L, γ-GT 59 IU/L;肾功能:BUN 15.52 mmol/L, Cr 178.2 μmol/L, UA 477.0 μmol/L;CRP 71.6 mg/L;Na⁺ 144.0 mmol/L, K⁺ 4.10 mmol/L, Cl⁻ 107.0 mmol/L,磷1.28 mmol/L,钙2.12 mmol/L,血清镁0.88 mmol/L。CK 29 IU/L,空腹血糖4.55 mmol/L,血脂指标正常;BNP 176.00 pg/ml;类风湿因子75.10 IU/ml;IgM 1.07 g/L, IgA 1.32 g/L, IgG 10.30 g/L;补体C₃ 1.20 g/L,补体C₄ 0.24 g/L;降钙素原0.110 ng/ml;凝血酶时间14.30 s, TT正常参比15.0 s,凝血酶原时间9.90 s,凝血酶原(INR)0.92,PT正常参比10.8 s, Fg 1.69 g/L,部分凝血活酶时间27.40 s,D-二聚体0.34 g/L。抗PCNA抗体弱阳性,MPO-ANCA 6.18(+), PR3-ANCA(−);24 h尿蛋白2.17 g;ANA(−),抗U1RNP(−),抗SSA/Ro(−),抗SSB/La(−),抗Jo-1(−),抗Sc1-70(−),抗核糖体(−),IgG型(−),IgM型(−),抗Sm(−),抗

核小体检测 0.175,抗双链 DNA 抗体(一)。

(2) 胸部 X 线片:两肺纹理增多,心影大小形态正常。

(3) 心电图:窦性心律,左室高电压。

(4) 腹部 B 超:双肾外形偏大,双肾实质回声增强。

(5) 胸部 CT:胸廓两侧对称,气管居中。两肺纹理增多,两肺小叶间隔增厚,局部呈网格样改变。心影大小和形态正常,纵隔内未见明显肿大的淋巴结影,双侧胸膜未见明显增厚,两侧胸腔未见明显积液。

(6) 肾脏活检病理:为肾小球毛细血管丛节段性纤维素样坏死、血栓形成和新月体形成,坏死节段内和周围见大量嗜中性粒细胞浸润。免疫荧光检查未见免疫复合物沉积。

二、诊治经过

1. 病史特点

(1) 老年男性,泡沫尿、下肢水肿 2 个月,伴双小腿肌肉疼痛、乏力、体重下降。左眼球充血、畏光伴发热 5 天,最高体温 38.9 ℃,无畏寒、寒战,无皮疹,无咳嗽胸闷,无关节疼痛,二便正常,既往无类似发作史。亦无高血压、糖尿病、血脂异常。无重大外伤及手术史,无特殊药物摄入及过敏史。无烟酒嗜好。

(2) 体格检查:T 37.7 ℃,BP 159 mmHg /98 mmHg,左眼巩膜充血。神志清楚、对答切题、检查合作。双小腿肌肉压痛明显,未见皮疹或皮下结节,双下肢可凹性水肿轻度。

(3) 实验室检查提示血尿、蛋白尿,肾功能不全,ESR、CRP 明显升高,P - ANCA 及 MPO - ANCA 阳性。

(4) 肾脏活检病理:为肾小球毛细血管丛节段性纤维素样坏死、血栓形成和新月体形成,坏死节段内和周围见大量嗜中性粒细胞浸润。免疫荧光检查未见免疫复合物沉积。

2. 初步诊断

根据病史,体格检查及辅助检查,本病例初步诊断为:① 显微镜下多血管炎(microscopic polyangiitis);②肾功能不全;③继发性高血压。

3. 入院后具体处理措施

(1) 内科护理常规,优质低蛋白饮食。

(2) 定期血常规、尿常规、CRP、ESR、肝肾功能、血清电解质测定,结核、病毒性肝炎筛查。

(3) 糖皮质激素(甲强龙 60 mg qd iv)。

(4) 质子泵抑制剂(奥美拉唑 40 mg bid iv)。

(5) 钙、维生素 D 制剂(碳酸钙 0.6 g qd 口服,维生素 D 0.5 μg qd po)。

(6) 环磷酰胺 800 mg qm iv。

(7) 氨氯地平 5 mg qd po。

三、病例分析

1. 病史特点

详见"二、诊治经过"中的"1. 病史特点"。

2. 诊断与诊断依据

(1) 诊断:①显微镜下多血管炎;②肾功能不全;③继发性高血压 2 级,极高危组。

(2) 诊断依据。①病史特点:老年男性,蛋白尿、血尿、发热、乏力、体重减轻,有肌肉、眼全身受累表现的全身症状。②体格检查特点:体温升高,巩膜炎,双下肢水肿伴小腿肌肉压痛。③实验室依据:血尿、蛋白尿、肾功能不全,ESR、CRP 明显升高,P‐ANCA 和 MPO‐ANCA 阳性。④肾脏活检病理:为肾小球毛细血管丛节段性纤维素样坏死、血栓形成和新月体形成,坏死节段内和周围见大量嗜中性粒细胞浸润。免疫荧光检查未见免疫复合物沉积。结合老年蛋白尿、血尿、肾功能不全,P‐ANCA 及 MPO‐ANCA阳性,肾组织活检为坏死性新月体肾小球肾炎,没有免疫复合物沉积的特点,诊断为显微镜下多血管炎。

3. 鉴别诊断

(1) 结节性多动脉炎。

(2) 变应性肉芽肿性血管炎(Churg‐Strauss syndrome)。

(3) 肉芽肿性多血管炎。

(4) 肺出血‐肾炎综合征(Goodpasture's syndrome)。

(5) 狼疮肾。

四、处理基本原则及方案

1. 显微镜下多血管炎治疗的基本原则

糖皮质激素＋环磷酰胺是基本的诱导缓解药物,缓解后以激素＋免疫抑制剂维持治疗,定期随访,监测复发,老年需加强预防感染、骨质疏松、血压增高、溃疡病、电解质紊乱等不良反应的发生,药物的选择与剂量需特别谨慎。

(1) 诱导期和维持缓解期:①糖皮质激素:泼尼松(龙)1 mg·kg^{-1}·d^{-1},晨顿服或分次服用,一般服用 4～8 周后减量,等病情缓解后以维持量治疗,维持量有个体差异。建议小剂量泼尼松(龙)10～20 mg/d维持 2 年或更长。对于重症患者和肾功能进行性恶化的患者,可采用甲泼尼龙冲击治疗,每次 0.5～1.0 g 静脉滴注,每日或隔日 1 次,3 次为 1 个疗程,1 周后视病情需要可重复。②环磷酰胺:可采用口服,剂量一般 2～3 mg·kg^{-1}·d^{-1},持续 12 周。亦可采用环磷酰胺静脉冲击疗法,剂量 0.5～1.0 g/m^2(体表面积),每月 1 次,连续 6 个月,严重者用药间隔可缩短为 2～3 周,以后每 3 个月 1 次,至病情稳定 1～2 年(或更长时间)可停药观察。口服不良反应高于冲击治疗。用药期间需监测血常规和肝肾功能。③由于环磷酰胺长期使用不良反应多,诱导治疗一旦达到缓解(通常 4～6 个月后)也可以改用硫唑嘌呤,1～2 mg·kg^{-1}·d^{-1}口服,至少维持 1 年。应注意 WBC 减少的不良反应。④丙种球蛋白(IVIG):采用大剂量静脉 IVIG 0.4 g·kg^{-1}·d^{-1},3～5 天为 1 个疗程,部分患者有效。在老年合并感染、体弱、病重等原因导致无法使用糖皮质激素和细胞毒药物时可单用或合用。⑤血浆置换:对就诊时已有透析指征的患者有益。由于目前资料尚不充分,应用血浆置换主要根据临床经验,需要谨慎权衡血浆置换可能带来的风险(如深静脉置管相关并发症、感染等)与其潜在获益之间的利弊。当同时出现抗肾小球基膜抗体、存在严重肺泡出血者或病程急性期存在严重肾脏病变时可考虑血浆置换。⑥生物制剂:CD20 单克隆抗体,主要应用于难治性患者或经常规治疗多次复发患者,部分患者取得较好疗效。

(2) 暴发性 MPA 治疗:此时可出现肺‐肾功能衰竭,常有肺泡大量出血和肾功能急骤恶化,可予以甲泼尼龙和环磷酰胺联合冲击治疗,以及支持对症治疗的同时采用血浆置换疗法。每次置换血浆 2～4 L,1 次/d,连续数日后依情况改为隔日或数日 1 次。该疗法对部分患者有效,不良反应有出血、感染等。血浆置换对 Cr、尿素氮等小分子毒素清除效果差,如患者 SCr 明显升高宜联合血液透析治疗。该患者尚无须进行该项措施治疗,但须加强监测和避免肾毒性药物的应用。

2. 显微镜下多血管炎治疗的具体处理方案

参照"二、诊疗经过"中"3. 入院后具体处理措施"。

五、要点与讨论

1. 老年人什么时候应警惕系统性血管炎？

一方面,老年人巨细胞动脉炎、风湿性多肌痛、显微镜下多血管炎等系统性血管炎的发病率较青壮年高;另一方面,系统性血管炎的临床表现复杂多样且缺乏特异性,早期识别困难,而诊断贻误常造成不可逆的脏器损伤。因此,熟悉老年人系统性血管炎的临床特征和鉴别诊断十分重要。当老年人出现无法解释的下列情况就应注意对血管炎进行排查:如多系统损害、急进性肾小球肾炎、肺部多变阴影、外周神经炎、不明原因发热、紫癜或网状青斑、结节坏死性皮疹、眼耳鼻病变、软骨炎、ANCA阳性。

2. 系统性血管炎各型的特点

(1) 结节性多动脉炎:本病主要累及中型和(或)小型动脉,无毛细血管、小静脉及微动脉累及,是一种坏死性血管炎,没有肉芽肿;肾损害为肾血管炎、肾梗死和微动脉瘤,而无急进性肾炎,无肺出血,ANCA较少阳性(<20%)。

(2) 变应性肉芽肿性血管炎:本病是累及小、中型血管的系统性血管炎,有血管外肉芽肿形成及高嗜酸细胞血症,临床常表现为变应性鼻炎、鼻息肉及哮喘,可侵犯肺及肾脏,并出现相应症状。

(3) 肉芽肿性多血管炎:本病为坏死性肉芽肿性血管炎,病变累及小动脉、静脉及毛细血管,偶累及大动脉,临床表现为上下呼吸道的坏死性肉芽肿、全身坏死性血管炎和肾小球肾炎,C-ANCA或PR3-ANCA阳性。

(4) 肺出血-肾炎综合征:以肺出血和急进性肾炎为特征,抗肾小球基膜抗体阳性,肾病理可见基膜有明显免疫复合物沉积。

(5) 巨细胞动脉炎:主要累及颞动脉、颈外动脉等从主动脉弓发出的动脉分支,常引起颞部头痛、间歇性下颌咀嚼障碍、失明、发热,受累血管肉芽肿形成,其内出现单核或多核的巨大细胞为其病理特征。

(6) 风湿性多肌痛:是一种以四肢及躯干近端肌肉疼痛为特点的临床综合征,常表现为颈、肩胛带及骨盆带肌中2个或2个以上部位的疼痛及僵硬,同时伴有ESR增快。对小剂量糖皮质激素治疗反应敏感是其特征。

六、思考题

1. 老年人什么时候应警惕系统性血管炎？老年人常见的系统性血管炎有哪些类型？

2. 感染是系统性血管炎最常见的死亡原因,老年人在接受糖皮质激素和免疫抑制剂治疗时如何减少感染的风险？

七、推荐阅读文献

1. 中华医学会风湿病学分会. 显微镜下多血管炎诊断及治疗指南[J]. 中华风湿病学杂志,2011,15(4):259-261.

2. Firestein GS, Budd PC, Gabriel SE, et al. Kelley's textbook of rheumatology [M]. 9th ed. 2013:1452-1460.

郭　强(仁济医院)

案例 40

脑梗死

一、病历资料

1. 现病史

患者,男性,72岁,因"突发言语不清、右侧肢体麻木无力2h"入院。于入院前2h散步时突发言语不清,右侧肢体麻木无力,跌坐在地,无头部碰撞。当时无头晕、头痛,无视物不清,无胸闷、心悸,无意识丧失,无肢体抽搐,无大小便失禁。遂送我院急诊,初步诊断为脑卒中,为进一步诊治收入院。既往无类似发作史。

2. 既往史

原发性高血压病史20年,最高BP 180 mmHg/100 mmHg,口服苯磺酸氨氯地平片(络活喜)5 mg qd,血压控制良好;糖尿病史1年,空腹血糖最高浓度为6.5 mmol/L,餐后2 h血糖浓度12.0 mmol/L,平时饮食控制。近两年时有阵发性胸闷不适,未重视就诊。吸烟史20年,20支/d;不饮酒。无药物过敏史。否认手术外伤史。右利手。

3. 体格检查

T 36.7 ℃,P 90次/min,R 16次/min,BP 150 mmHg/96 mmHg,SaO$_2$ 99%。神志清楚,言语流利,语音含糊,对答切题,检查合作。眼球活动正常,双侧瞳孔直径2.5 mm,对光灵敏,视野正常。右侧鼻唇沟浅,伸舌右偏。右侧肢体肌张力折刀样增高,肌力4级,左侧肢体肌张力、肌力正常。右侧偏身针刺觉减退。右侧指鼻顿挫,右侧跟膝胫试验差、直线行走差,Romberg实验(一),右侧巴氏征(+)。美国国立卫生研究院卒中量表(National Institute of Health stroke scale,NIHSS)评分7分,格拉斯哥昏迷量表(Glasgow coma scale,GCS)评分15分。两肺呼吸音清,未闻及干湿啰音。心率90次/min,心律绝对不规则,各瓣膜区未闻及杂音。腹部平坦,无压痛及反跳痛,肝脾肋下未触及。双下肢无水肿。

4. 实验室及影像学检查或特殊检查

(1)实验室检查。外周血常规:WBC 8.1×10^9/L,N 66.2%,Hb 130 g/L,PLT 252×10^9/L;出凝血系列:Fg 5.2 g/L,余正常;尿常规:正常;肝、肾功能:正常;空腹血糖6.5 mmol/L,餐后2小时血糖12.4 mmol/L;血脂:LDL 3.6 mmol/L,TC 6.1 mmol/L,TG 1.9 mmol/L,HDL 1.8 mmol/L;CRP 1.6 mg/L;血钾、钠、氯、CK、叶酸、维生素B$_{12}$、甲状腺功能均在正常范围。

(2)胸部X线片检查:心肺未见明显异常。

(3)ECG检查:房颤心律,心率90次/min,左室高电压。

(4)颈动脉B超检查:双侧颈动脉毛糙,IMT 0.8 mm,右侧颈动脉分叉处见8.4 mm×4.5 mm混合性斑块。

（5）急诊头颅 CT：双侧半球血管腔隙增宽，老年性脑改变。

（6）入院后头颅 MRI＋MRA：双侧半球多发腔隙灶，老年性脑改变。左侧基底节偏外侧区可见 3 cm×3 cm 新鲜梗死病灶。MRA 未见明显异常。

二、诊治经过

1. 病史特点

（1）老年男性，突发言语含糊，右侧肢体麻木无力 2 h。既往有高血压、糖尿病、血脂异常及吸烟史。

（2）体格检查：神清，构音不清，右侧偏身肌张力增高、肌力减退，右侧偏身针刺觉减退，右侧肢体共济失调。右侧病理征阳性。

（3）实验室检查提示血 Fg 升高，血糖、LDL 升高。颈动脉 B 超提示双侧颈动脉毛糙，IMT 增厚，右侧颈动脉分叉处见混合性斑块形成。急诊头颅 CT 示双侧半球血管腔隙增宽，老年性脑改变。入院后头颅 MRI＋MRA 提示：双侧半球多发腔隙灶，老年性脑改变；左侧基底节偏外侧区可见 3 cm×3 cm 新鲜梗死病灶；MRA 未见明显异常。

2. 初步诊断

（1）根据病史，体格检查及辅助检查，本病例初步诊断：①急性脑梗死（cerebral infarction）（部分前循环、心源性）；②心律失常，心房颤动，心功能Ⅱ级；③2 型糖尿病；④原发性高血压 3 级，极高危组；⑤高脂血症。

（2）初步诊断依据：①定位：患者右侧肢体肌张力增高、肌力下降、病理征阳性提示锥体束上运动神经元损伤，右侧中枢性面舌瘫，以及右侧偏身感觉减退，故定位于左侧大脑半球。②定性：老年男性，突发起病，有高血压、糖尿病、高脂血症、房颤及吸烟史，考虑血管性。无头痛、呕吐等颅高压表现，CT 未见出血灶，MRI 可见新鲜梗死性病灶，故定性为急性缺血性。

3. 入院后具体处理措施

（1）监测心电、血压、指脉氧饱和度；观察神经系统体征变化。

（2）查血常规、血气分析、电解质、出凝血系列、尿常规、粪便常规＋隐血、肝肾功能、血糖、血脂、颈动脉超声、头颅 MRI、心脏彩超、Holter 等。

（3）患者发病时间＜3 h，予以静脉溶栓治疗。重组组织型纤溶酶原激活物 rt‐PA（0.9 mg/kg）10% iv，其余持续静点 1 h；溶栓后 24 h 复查 CT，未见出血，加用阿司匹林 0.3 g qd 口服；患者病情稳定后过渡到华法林抗凝治疗，调控 INR 2～3。

（4）他汀类药物，阿托伐他汀 20 mg qn。

（5）吞咽评估，必要时留置胃管。

（6）病情平稳后尽早康复锻炼。

（7）维持内环境稳定，预防并发症。

（8）酌情使用神经保护剂及活血药物等。

三、病例分析

1. 病史特点

详见"二、诊治经过"中的"1. 病史特点"。

2. 诊断与诊断依据

（1）诊断：①急性脑梗死（部分前循环、心源性）；②心律失常，心房颤动，心功能Ⅱ级；③2 型糖尿病；④高血压 3 级，极高危组；⑤高脂血症。

（2）诊断依据。①病史特点：老年男性，突发言语含糊，右侧肢体麻木无力。既往有高血压、血糖异常、血脂异常及吸烟史等心血管危险因素，无头痛等症状。②体格检查特点：神志清楚，语音含糊，检查合作。右侧鼻唇沟浅，伸舌右偏。右侧肢体肌张力折刀样增高，肌力4级，左侧肢体肌张力、肌力正常。右侧偏身针刺觉减退。右侧指鼻顿挫，右侧跟膝胫试验差、直线行走差，右侧巴氏征（＋）。③实验室依据：血Fg升高，血糖、LDL浓度升高。④心电图：全程房颤心律。⑤影像学依据：颈动脉B超提示双侧颈动脉毛糙，IMT增厚，右侧颈动脉分叉处见混合性斑块形成。入院后头颅MRI＋MRA提示：左侧基底节偏外侧区可见3 cm×3 cm新鲜梗死病灶；MRA未见明显异常。综上所述，患者被确诊为急性脑梗死（部分前循环、心源性）。

3. 鉴别诊断

（1）短暂性脑缺血发作。

（2）脑出血。

（3）瘤卒中。

（4）多发性硬化。

四、处理基本原则及方案

1. 急性脑梗死治疗的基本原则

（1）超早期治疗：神经元的缺血耐受时间极短，而在急性脑梗死患者的缺血半暗带中每分钟大约有100万神经元死亡，正所谓"时间就是大脑"，越早治疗则脑组织损伤越小，效果越好。

（2）个体化治疗：结合患者的病因、发病机制制定治疗方案。例如对动脉狭窄明显，存在血流动力学障碍的患者应慎重使用降压药物。

（3）防治并发症：对于病情较重、老年、并发症多的急性脑梗死患者，相当部分是由于感染、深静脉血栓、窒息等导致病情加重甚至死亡，因此并发症的防治十分重要。

（4）整体化治疗：不能忽视并发症的治疗以及脑梗死药物对患者肝肾功能的影响，特别是在病情稳定后康复治疗的尽早介入有助于患者以后更好地回归家庭和社会。

2. 急性脑梗死治疗的具体处理方案

（1）对症治疗。①合理使用降压药：通常不需紧急使用抗高血压药，该患者不存在动脉夹层、心衰等情况，故血压不超过220 mmHg/110 mmHg时可不使用紧急降压药物，多数患者在数天内血压会自然下降。②保持呼吸道通畅：通过SaO_2和PaO_2测定发现低氧血症的患者，要给予吸氧治疗；如果仍不能纠正者，辅以机械通气。③纠正血糖：使用胰岛素或口服降糖药纠正空腹和餐后血糖浓度至6～9 mmol/L，过高过低均不利。④心电监护：3天内进行心电监护。

（2）溶栓治疗。①入选标准：年龄18～80岁，临床考虑为缺血性卒中引起的可评估的神经缺损，发病至治疗时间＜3 h，NIHSS评分＞4分，获得知情同意。②排除标准：CT检查发现高密度灶；颅内肿瘤、脑动静脉畸形（arteriovenous malformation，AVM）或蛛网膜下腔出血（subarachnoid hemorrhage，SAH）征象；在开始治疗前症状迅速好转；既往有脑出血、SAH、AVM、动脉瘤、肿瘤史；发作后遗留神经功能缺损的痫性发作；严重的卒中症状（NIHSS＞22）；肯定的遗传性或获得性出血素质；估计为脓毒栓子栓塞；近期的急性心肌梗死相关的心包炎；过去7天内不可压迫部位动脉穿刺；过去14天内重大手术；过去21天内胃肠道或泌尿道出血；过去3个月内心肌梗死；过去3个月内颅内手术；血糖＜5 mg/L或＞40 mg/L；妊娠期或哺乳期者；其他严重疾病（如肝肾疾病）或估计生命不足1年者；积极的降压治疗后高血压仍未得到控制者。③使用方法：静脉溶栓，10%剂量iv，余静脉滴注1 h，总剂量＜90 mg。④溶栓过程必须严密监测患者的病情（BP、NIHSS）；24 h后复查CT，如无出血需加用抗血小板药物。

（3）抗血小板聚集治疗：阿司匹林 50～300 mg qd；氯吡格雷（波立维、泰嘉）75～225 mg qd。

（4）抗凝治疗：急性期一般不主张抗凝治疗。

（5）降纤治疗：一般不需使用。

（6）脑保护治疗：多数疗效不确定，可考虑使用胞磷胆碱、依达拉奉等。

（7）手术治疗：主要为防止脑疝，包括去骨瓣减压术、坏死脑组织吸出术等。

（8）卒中单元（stroke unit）：卒中单元是一种改善卒中患者诊治管理模式、提高疗效的系统，为卒中患者提供药物治疗、肢体康复、语言训练、心理康复和健康教育。卒中单元是目前脑卒中治疗最有效的方式，有条件的患者均应鼓励收住卒中单元。

3. 脑梗死的二级预防

（1）危险因素控制：血压控制、血糖控制、血脂控制（LDL＜2.6 mmol/L，他汀类药物）、戒烟、戒酒、体育锻炼等。

（2）抗栓治疗：阿司匹林、氯吡格雷、西洛他唑；房颤患者抗凝治疗（如华法林、达比加群等）。

五、要点与讨论

1. 脑血管病的概念和分型

（1）脑血管病的概念：脑血管病是指由于各种脑血管病变引起的脑部病变的一组疾病；脑卒中（stroke）是一组急性起病，局限性或弥散性脑功能缺失为共同特征的脑血管疾病。脑梗死是脑卒中最常见的类型。

（2）脑梗死的分型：①根据症状体征分为：完全性卒中、进展性卒中。②根据临床表现分为：大面积脑梗死、分水岭梗死、出血性梗死、多发性脑梗死。③根据病变部位和程度（OCSP 分型）分为：腔隙性脑梗死、完全前循环梗死、部分前循环梗死、后循环梗死。

2. 脑梗死的诊断

根据患者的典型临床表现，结合影像学检查，诊断并不困难。理想诊断包括危险因素诊断、病因诊断和发病机制诊断。

（1）大动脉粥样硬化型卒中。

（2）心源性脑栓塞。

（3）小动脉闭塞性卒中或腔隙性卒中。

（4）其他原因所致的缺血性卒中。

（5）不明原因的缺血性卒中。

3. 老年急性脑梗死诊疗的特别注意点

（1）加强健康宣教，及时就诊。脑梗死虽属急诊，但多数没有头痛、濒死感等引起患者足够重视并及时就诊的症状。尤其老年患者，症状更不典型，导致急性脑梗死最有效的药物溶栓治疗在我国的使用率很低。

（2）密切观察病情变化。脑梗死在急性期症状可能波动、加重，老年患者因合并较多基础疾病，病情变化的可能性更大。需与患者充分沟通，积极预防并发症。窒息、心功能不全、继发感染、深静脉血栓等是导致脑梗死患者死亡的常见原因。

（3）注意脑梗死的出血转化。老年脑梗死患者的出血转化并不少见，对于突然出现头痛及病情加重，需要考虑出血转化的可能，并及时复查 CT。高龄患者、大面积梗死、发病前使用华法林等抗凝药、接受 rt-PA 治疗、酗酒、血液疾病、淀粉样变性、脑白质病变、肝功能不全等情况下发生出血转化的可能性较高。出血转化分两种情况：一种为梗死区域的渗血，另一种为血肿形成。对于出血转化的处理，首先要处理导致转化的原因，如使用维生素 K 拮抗华法林；其次是血压的控制要比一般患者低。对于较轻的渗血,如仅在 MRI 上表现渗血且出血扩大可能较小的可继续抗栓治疗,但对于出血转化形成血肿者则必须停用抗栓药,进行中性治疗。

(4) 危险因素筛查要完整:随着老年人年龄的增加,房颤的发病率明显上升,鉴于房颤患者的二级预防用药是抗凝而非抗血小板,因此完善 Holter 等检查,才能对房颤患者更好地进行二级预防。

(5) 重视康复:脑梗死治疗是综合性的,除了溶栓、抗栓和他汀类药物外,康复对于患者身心的恢复至关重要。应鼓励患者尽早康复锻炼。

(6) 注意诊断标准的把握:没有肯定的神经系统定位体征和影像学显示的新鲜梗死灶不能诊断。切忌诊断的扩大化,特别主诉是"头晕"、靠 CT 诊断的"腔隙性脑梗死",避免过度治疗。

六、思考题

1. 通过本案例的分析,你对老年急性脑梗死病例分析的过程与规范有何体会?

2. 通过本案例的分析,你对老年急性脑梗死的定性及定位的认识有哪几个方面的提高?

3. 通过本案例的学习,你对"卒中单元(stroke unit)"这个概念是如何理解的? 临床是否已经执行? 老年患者大面积脑梗死如何预防脑出血的发生?

七、推荐阅读文献

1. 中华医学会神经病学分会脑血管病学组.中国缺血性脑卒中和短暂性脑缺血发作二级预防指南 2014[J].中华神经科杂志,2105,48(4):258-273.

2. Sacco RL,Adams R,ALBers G,et al. Guidelines for prevention of stroke in patients with ischemic stroke or transient ischemic attack:a statement for healthcare professionals from the American Heart Association/American Stroke Association Council on Stroke:cosponsored by the Council on Cardiovascular Radiology and Intervention:the American Academy of Neurology affirms the value of this guidelines [J]. Stroke, 2006,37:577-617.

3. 中华神经科学会.各类脑血管疾病诊断要点[J].中华神经科杂志,1996,29:379.

林　岩　陆钦池(仁济医院)

一、病历资料

1. 现病史

患者,女性,81 岁,因"左侧肢体乏力伴口齿不清 3 h"入院。于 3 h 前起床后用力大便时突发左侧肢体无力,左上肢抬举持物不能,左下肢乏力不能站立行走,呈进行性加重;伴口齿含糊,言语不清,但能理解别人的话语;自觉头胀、眼胀、思睡,呕吐 2 次,呕吐物为胃内容物。无意识丧失,无剧烈头痛,无明显胸闷胸痛,无大小便失禁。遂送至我院急诊。急诊头部 CT 示右侧丘脑出血(cerebral hemorrhage),为进一步治疗收治入院。

2. 既往史

患者既往有高血压病史 20 余年,最高 BP 180 mmHg/100 mmHg,平素服用替米沙坦片 80 mg qd,血压控制不稳定,一般波动在(130～180)mmHg/(80～100)mmHg;冠心病史 10 余年,长期服用阿司匹林 100 mg qd,阿托伐他汀 20 mg qn;慢性胃炎病史 8 年,不规则服用埃索美拉唑镁肠溶片、铝碳酸镁片等治疗。无糖尿病、无血脂异常史;否认应用抗凝药物史;否认肝炎、结核等传染病史;无腹部外伤及手术史;无输血史;无食物药物过敏史;无吸烟、饮酒史。

3. 体格检查

T 36.7 ℃, P 64 次/min, R 16 次/min, BP 180 mmHg/106 mmHg。神志嗜睡,呼之能睁眼,对答尚切题,体格检查尚能配合。GCS 评分 14 分(E4V5M5)。全身皮肤黏膜未见苍白、黄染,全身淋巴结未触及肿大。口齿含糊,双侧额纹对称,左侧鼻唇沟浅,伸舌左偏,双侧瞳孔等大等圆,直径 3 mm,对光反射存在、对称。胸廓对称,双肺呼吸音清,未闻及干湿啰音。心界不大,心律齐,HR 64 次/min,未闻及异常心音及杂音。腹软,无压痛、反跳痛。肝、脾肋下未触及。左侧肢体无自发活动,肌张力降低,左下肢肌力近端Ⅰ级,远端 0 级;右侧肢体肌力、肌张力正常,可见自主活动。左侧肢体对针刺觉无反应,右侧肢体对疼痛刺激有反应。双侧腱反射(＋＋)。左侧巴氏征(＋),右侧病理征未引出,脑膜刺激征(－)。共济检查不合作。

4. 实验室及影像学检查

(1)实验室检查。血常规:WBC 17.53×10⁹/L, N 91%, RBC 4.58×10¹²/L, PLT 189×10⁹/L。肝功能、血清电解质、凝血功能指标均正常。肾功能:BUN 10.6 mmol/L,余正常。随机血糖浓度9.8 mmol/L。血气分析:pH 7.38, PaO₂ 96 mmHg, PaCO₂ 37 mmHg, SaO₂ 100%。心肌损伤标志物:正常。

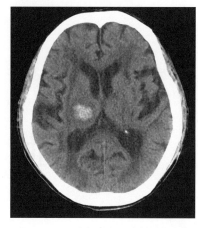

图 41-1 头部 CT 显示右侧丘脑出血，双侧基底节区腔隙灶，脑白质病，脑萎缩

（2）ECG 检查：窦性心律，70 次/min，V_4~V_6 导联 ST 段压低 0.1 mV，T 波低平＜1/10R。

（3）胸部 X 线片检查（入院后）：心肺未见明显异常，双肋膈角稍钝。

（4）颈部动脉血管超声检查（入院后）：双侧颈动脉、椎动脉粥样硬化伴斑块形成。

（5）头部 CT 扫描：右侧丘脑 4 个层面（层厚 5 mm）见高密度影，最大血肿层面约 14 mm×20 mm，CT 值约 61HU。双侧基底节区见多发斑片状低密度影。双侧脑室周围脑白质内见斑片状低密度影。脑中线结构居中。脑室系统及诸脑池显示扩大，脑沟裂增宽（见图 41-1）。检查结论：右侧丘脑出血，双侧基底节区腔隙灶，脑白质病，脑萎缩。

二、诊治经过

1. 病史特点

（1）高龄女性，用力大便后突发左侧肢体中枢性偏瘫、面瘫以及偏身感觉障碍，伴头胀痛，呕吐，随后出现嗜睡。有高血压、冠心病史。

（2）体格检查：BP 180 mmHg/106 mmHg。神志嗜睡、GCS 评分 14 分（E4V5M5），查体尚配合，简单对答。口齿含糊，双侧额纹对称，左侧鼻唇沟浅，伸舌左偏，双侧瞳孔等大等圆，直径 3 mm，对光反射存在、对称。左侧肢体肌张力降低，无自发活动，肌力 0~1 级；右侧肢体肌力、肌张力正常，可见自主活动。左侧肢体对针刺觉无反应，右侧肢体对疼痛刺激有反应。双侧腱反射（＋＋）。左侧巴氏征（＋），右侧病理征未引出，脑膜刺激征（－）。共济检查不能配合完成。

（3）实验室检查无特殊异常。

（4）影像学检查：头部 CT 提示右侧丘脑出血。

2. 初步诊断

根据病史，体格检查及辅助检查，本病例初步诊断为：①急性脑出血（右侧丘脑）；②原发性高血压 3 级，极高危组；③冠心病。

3. 入院后具体处理措施

（1）保持安静、绝对卧床。

（2）心电、血压、指脉氧饱和度和体温监测；神经功能监测。

（3）保持呼吸道通畅。

（4）控制血压，维持在（140~150）mmHg/（80~90）mmHg。

（5）维持水电解质酸碱平衡及营养支持。

（6）控制血糖在正常范围。

（7）控制脑水肿，脱水降颅压治疗。

（8）预防应激性溃疡、压疮、深静脉血栓、重要脏器功能障碍等并发症。

三、病例分析

1. 病史特点

详见"二、诊治经过"中的"1. 病史特点"。

2. 诊断与诊断依据

(1) 诊断：①急性脑出血(右侧内囊)，左侧偏瘫；②原发性高血压 3 级，极高危组；③冠心病。

(2) 诊断依据。①脑出血：定位诊断，根据患者左侧中枢性面瘫、左侧肢体偏瘫、左侧偏身感觉障碍，左侧巴氏征阳性，定位于右侧内囊；定性诊断，急性起病，病程进展迅速，结合头部 CT 提示病灶为密度增高影，定性为脑出血。②冠心病：患者为高龄女性，有高血压史 20 余年。既往有明确冠心病史，结合心电图表现，冠心病诊断成立。③原发性高血压病 3 级，极高危组：既往血压增高 20 余年，最高血压 180 mmHg/100 mmHg，一直服降压药治疗，可诊断为高血压。根据高血压水平分级，收缩压≥180 mmHg 和(或)舒张压≥110 mmHg，达到 3 级高血压标准。根据高血压患者心血管危险水平分层，患者高血压 3 级，合并冠心病和脑出血，属极高危。

3. 鉴别诊断

(1) 脑梗死。

(2) 蛛网膜下腔出血。

(3) 外伤性颅内血肿。

(4) 中毒性疾病。

(5) 代谢性疾病。

四、处理基本原则及方案

1. 监测心电、血压、指脉氧饱度及体温，监测重要脏器功能及神经功能变化

神经功能监测可采用 GCS 评分和 NIHSS 评分。发病后 8 h，最迟 24 h 内再次复查头部 CT。

2. 一般治疗

(1) 保持安静、绝对卧床。

(2) 保持呼吸道通畅，吸痰、吸氧，必要时气管插管或气管切开。

(3) 维持生命体征，维持水电解质酸碱平衡，控制液体、能量和营养的摄入量。

(4) 血压控制。①收缩压(SBP)＞200 mmHg 或平均动脉压(MAP)＞150 mmHg，建议持续静脉应用降压药物快速降压，每 15 min 监测一次血压，。②舒张压(SBP)＞180 mmHg 或 MAP＞130 mmHg，且可能存在颅内高压，可考虑监测颅内压，并间断或持续静脉应用降压药物以降压，保持脑灌注压不低于 60 mmHg。③SBP＞180 mmHg 或 MAP＞130 mmHg，且没有颅内高压的证据，可考虑间断或持续应用降压药物温和降压(如可降压至 160 mmHg/90 mmHg 或 MAP 至 110 mmHg)，每 15 分钟监测一次血压。

(5) 血糖控制：监测血糖，维持血糖在 4.4~6.1 mmol/L。

(6) 体温控制：一般控制体温在正常范围，尚无确切的证据支持低温治疗。

(7) 纠正凝血功能异常：对于凝血因子缺陷或严重血小板减少的患者，应该适当补充凝血因子或输注血小板；正在接受抗凝剂治疗者出现致命性脑出血，应该停用华法林，补充维生素 K 依赖的凝血因子，并静脉应用维生素 K；出血 8 h 内可以适当应用止血药预防血肿扩大，使用一般不超过 48 h。对于凝血功能正常的患者，一般不建议常规使用止血药，以免诱发脑梗死的发生。

3. 神经并发症的治疗

(1) 控制脑水肿、脱水降颅压治疗：不推荐所有脑出血患者均使用脱水剂。若患者具有颅内压增高的临床或影像学表现，可应用脱水剂，如 20% 甘露醇、甘油果糖、白蛋白、利尿剂等，应用上述药物均应监测肾功能，电解质，维持内环境稳定。激素治疗无明显益处，且出现并发症的风险增加(如感染、消化道出血和高血糖等)。

（2）癫痫发作的预防和处理：不推荐所有患者早期预防性治疗癫痫，但是可以选择性应用于脑叶出血的患者。对于其他的患者，当癫痫发作时再给予治疗。

（3）神经保护剂：脑出血后是否使用神经保护剂尚存在争议。

4. 内科并发症的防治

（1）应激性溃疡：脑出血急性期可有消化道出血症状，可应用质子泵抑制剂、H_2 受体阻滞剂等。

（2）泌尿系感染、肺部感染和压疮：加强基础护理，定时更换体位，保持呼吸道通畅，保持皮肤干燥清洁，对昏迷时间较长或已经发生感染的患者，应给予相应细菌培养和抗生素治疗。

（3）深静脉血栓和肺栓塞：鼓励患者尽早活动、腿抬高；尽可能避免穿刺下肢静脉输液，特别是瘫痪侧肢体；可联合使用弹力袜和间歇性空气压缩装置预防下肢深静脉血栓及相关栓塞事件。

5. 脑出血的手术治疗

对于 CT、MRI 等影像学检查显示中线结构明显移位、颞叶钩回疝，以及小脑出血超过 10 ml 的患者，可考虑紧急手术。

6. 早期康复

推荐早期康复治疗，除非有颅内压升高的表现。康复计划包括卒中机体功能障碍的康复、脑卒中后继发障碍的康复以及日常生活活动能力和生活质量的康复。

五、要点与讨论

1. 脑出血的常见病因及诊断线索

（1）高血压性脑出血：50 岁以上者多见；有高血压病史；常见出血部位是壳核、丘脑、小脑和脑桥。

（2）脑淀粉样血管病：多见于高龄老年患者或家族性脑出血患者；常有反复发作的脑出血病史；多无高血压病史；常见出血部位是脑叶；确定诊断需做病理组织学检查。

（3）溶栓或抗凝治疗所致脑出血：近期曾应用溶栓或抗凝药物病史；出血多位于脑叶或原有的脑梗死病灶附近；多有继续出血的倾向。

（4）瘤卒中：脑出血前即有神经系统局灶症状；出血多位于脑叶，大部分转移瘤位于灰质与白质交界处；CT 表现为出血后早期即有明显水肿，且水肿持续存在；血液吸收后仍有明显水肿及占位效应。

（5）脑血管畸形出血：年轻人多见；常见的出血部位是脑叶；影像学可发现血管异常影像；确诊需依据脑血管造影。

2. 鉴别诊断

（1）脑梗死：多数静态下急性起病，少数动态下起病，局灶症状有偏瘫、偏身感觉障碍、失语、共济失调等，少数患者有头痛、呕吐、昏迷等全脑症状，头部 CT 或 MRI 检查有助于鉴别。

（2）蛛网膜下腔出血：活动状态下急性起病，头痛剧烈，多数伴有恶心、呕吐症状，脑膜刺激征明显，可伴有意识障碍，头部 CT 检查可协助诊断，如果头部 CT 表现不明确者，应该进一步行腰穿检查以明确诊断。

（3）外伤性颅内血肿：患者多有明显的头部外伤史，外伤后出现意识障碍、局灶性神经功能缺损、癫痫等临床表现。出血部位多位于暴力打击的部位和对冲部位，以额颞叶和脑底多见。出血灶多呈点片状，常伴有蛛网膜和软膜损伤，因而患者可出现血性脑脊液和脑膜刺激征阳性。

（4）中毒性疾病：一氧化碳中毒、乙醇中毒、镇静催眠药中毒等。根据相应的病史、体征和辅助检查做出鉴别。

（5）代谢性疾病：低血糖、肝性昏迷、肺性脑病、尿毒症等。根据相应的病史、体征和辅助检查做出鉴别。

3. 老年脑出血的特点

（1）病因：高血压性脑动脉硬化是老年脑出血最常见最主要的病因；脑淀粉样血管病是高龄老年人群尤其是复发性脑出血的主要致病原因之一；此外，脑血管畸形、动脉瘤、原发或转移性肿瘤、血液系统疾病和抗凝或溶栓治疗等也是老年脑出血较常见的病因。

（2）临床特点：病情进展迅速，意识障碍发生率高；头痛、呕吐等颅内压增高症状不典型；易出血部位广泛，可发生多灶性脑出血；较易误诊、漏诊。

（3）并发症：老年人由于增龄性全身器官功能减退、免疫功能下降，且老年基础疾病多，如冠心病、糖尿病及营养障碍等，故易引起各种并发症。主要包括肺部感染、脑心综合征、应激性溃疡、血糖增高、癫痫等。老年脑出血患者更易出现多脏器功能衰竭，是老年脑出血的第一死因。

（4）预后：老年具有较高的再发危险性，尤其是首次多发出血病灶者。老年脑出血因代偿及恢复能力差，临床治愈率低，病死率高，预后较差。

六、思考题

1. 通过本案例的分析，你对脑出血诊断思路有何体会？

2. 通过本案例的分析，对照你以往在高龄脑出血患者的诊疗过程有哪几方面需要改进？如何改进？

3. 通过本案例的分析，你对老年疾病与青壮年疾病区别的核心要点是否更加清晰？请加以归纳。

七、推荐阅读文献

1. 中华人民共和国国家卫生和计划生育委员会. 中华人民共和国卫生行业标准：成人自发性脑出血诊断标准（WS320 - 2010）[M]. 北京：中国标准出版社，2010.

2. 国家卫生计生委脑卒中防治工程委员会. 中国脑出血诊疗指导规范[C]. 2015 中国脑卒中大会，2015.

3. Steiner T，Al-Shahi SR，Beer R，et al. European Stroke Organisation (ESO) guidelines for the management of spontaneous intracerebral hemorrhage [J]. Int J Stroke，2014，9(7)：840 - 855.

4. Morgenstern LB，Hemphill JC 3rd，Anderson C，et al. American Heart Association Stroke Council and Council on Cardiovascular Nursing. Guidelines for the management of spontaneous intracerebral hemorrhage：a guideline for healthcare professionals from the American Heart Association/American Stroke Association [J]. Stroke，2010，41(9)：2108 - 2129.

吴亦影　倪秀石（上海市第一人民医院）

案例 42

帕金森病

一、病历资料

1. 现病史

患者,男性,65岁,因"右侧肢体不利1年伴右上肢抖动、语速变慢半年"入院。1年前无明显诱因感右上肢不利,解或扣纽扣、系鞋带等动作缓慢,逐渐发展至行走时右下肢沉重。近半年来,出现右手不自主抖动,情绪紧张时加重,运动时消失,书写字体变小,患者自觉近来语音变低,语速变慢。追问病史,患者平时性格内向,夜眠多梦,流涎明显,大便每2~3天1次,活动后易出汗。自发病来无头痛头晕,无晕厥摔倒,无明显肢体瘫痪,无感觉异常,无记忆力下降,否认家族中有类似发作史,曾在外院行头颅CT检查未见明显异常,未予特殊治疗,为明确诊断来我院诊治。

2. 既往史

有慢性胃炎病史4年,不规则服用铝碳酸镁片(达喜)等治疗。有心肌缺血病史2年,不规则服用麝香保心丸。无糖尿病、高血压史,无血脂异常;无头部外伤及手术史;无烟、酒嗜好;无毒物接触史及中毒史。否认服用精神科药物史;否认既往有中风史;否认明确的颈椎病和腰椎病史。

3. 体格检查

T 36.7 ℃,P 80 次/min,R 20 次/min,立位 BP 140 mmHg/74 mmHg,卧位 BP 130 mmHg/76 mmHg,SaO$_2$ 100%。五官及心、肺、腹、四肢关节检查无特殊。神志清楚,对答切题,检查合作,表情略呆板,面具脸,时间、地点、定位、定向能力可,近记忆力及计算力基本正常,简易精神状态检查(mini-mental state examination, MMSE)评分30分,判断力正常,语言流利。音调较低。行走时头部前倾,躯干俯屈,右下肢略拖地,开步和转弯时更明显,右上肢摆臂幅度减小,右上肢肌张力高,呈铅管样强直,双上肢平举右上肢可见轻微震颤,右拇指、食指对指试验速度缓慢、幅度减小。右手书写呈小写征。四肢腱反射正常,肌力正常,面部及肢体感觉正常,病理征未引出。

4. 实验室及影像学检查或特殊检查

(1)实验室检查。外周血、尿、粪常规正常;肝功能、肾功能正常,甲状腺及甲状旁腺功能正常;血钾、钠、氯、磷、镁、CK 及 CK - MB,血糖、血脂均在正常范围;血清自身抗体及肿瘤指标正常。

(2)眼科检查:眼压正常,角膜 K - F 环(一)。

(3)肌电图检查:双正中神经及双腓神经传导速度正常,四肢肌电图未见异常。

(4)头颅 MRI 检查:双侧基底节多发腔隙灶,老年性脑改变。

(5)颈椎 MRI 检查:颈椎轻度退行性改变,无椎管狭窄。

(6)B 超检查:甲状腺 B 超(一);双肾、输尿管、膀胱、前列腺 B 超(一)。

二、诊治经过

1. 病史特点

(1) 老年男性,右侧肢体不利 1 年伴右上肢抖动、语速变慢半年,右侧起病,慢性进行性加重。时间、地点、定位、定向能力尚可,近记忆力及计算力基本正常,判断力正常。无糖尿病、高血压史,无血脂异常。无头部外伤及手术史。无烟、酒嗜好。无毒物接触史及中毒史,否认服用精神科药物史。

(2) 体格检查:面具脸,前倾步态,右侧肢体肌张力高,右上肢震颤(+),右拇指、食指对指试验速度缓慢、幅度减小。右手书写呈小写征。认知功能正常,无体位性低血压。

(3) 实验室检查提示:各项常规实验室检查未见明显异常,甲状腺及甲状旁腺功能正常,头颅及颈椎 MRI 未见明显异常。眼压正常,角膜 K‐F 环(−),B 超(−)。

2. 初步诊断

根据病史,体格检查及辅助检查,本病例初步诊断为:帕金森病(Parkinson's disease)。

3. 入院后具体处理措施

(1) 症状控制,提高生活自理能力,改善生活质量:①给予复方左旋多巴:初始剂量 62.5 mg tid,餐前 1 h 服用,并逐渐增加剂量至 187.5 mg tid。1 周后患者震颤、强直、运动迟缓等症状基本消失,疗效满意,无明显不良反应;②逐渐减少复方左旋多巴用量至初始剂量 62.5 mg tid,并逐渐增加多巴胺受体激动剂(森福罗)0.125 mg tid,餐后服用,1 周后调整至 0.25 mg tid,症状基本控制,无明显不良反应,维持两种药物剂量。嘱帕金森专病门诊长期随访。

(2) 全面评估,明确诊断:排除其他疾病和并存疾病,并进行专科帕金森病综合评定量表(Unified Parkinson's Disease Rating Scale,UPDRS)Ⅱ评分,UPDRS Ⅲ评分等。

三、病例分析

1. 病史特点

详见"二、诊治经过"中的"1. 病史特点"。

2. 诊断与诊断依据

(1) 诊断:帕金森病(H‐Y1.5 级)

(2) 诊断依据。①病史特点:老年男性,慢性起病,逐渐进展,呈持续性右侧受累,右侧肢体运动速度减慢伴右上肢静止性震颤,左旋多巴治疗反应良好。否认服用精神科药物史,无头部外伤及手术史。无烟、酒嗜好。无毒物接触史及中毒史,认知功能正常,无糖尿病、高血压史,无血脂异常。无头部外伤及手术史。无烟酒嗜好。②体格检查特点:面具脸,前倾步态,右侧肢体肌张力高,右上肢震颤(+),右拇指、食指对指试验速度缓慢、幅度减小。右手书写呈小写征。共济(−),体位性低血压(−)。UPDRS Ⅱ评分 4 分,UPDRS Ⅲ评分 11 分,H‐Y 分级 1.5 级。③实验室依据:各项常规实验室检查未见明显异常。④影像学依据:头颅 MRI 及颈椎 MRI 无特异改变。肌电图检查未见明显异常。

2006 年中华医学会神经病学分会运动障碍与帕金森病学组制订的帕金森诊断标准为本案例诊断"帕金森病"提供了支持性依据。按照改良的 Hoehn & Yahr 分级标准分为 1.5 级。UPDRS Ⅱ评分 4 分,UPDRS Ⅲ评分 11 分。

3. 鉴别诊断

(1) 特发性震颤。

(2) 继发性帕金森综合征。

　　（3）帕金森叠加综合征。

　　（4）脑积水。

　　（5）遗传变性帕金森综合征。

四、处理基本原则及方案

1. 帕金森病治疗的基本原则

　　根据 2014 年中华医学会神经病学分会帕金森病及运动障碍学组《中国帕金森病治疗指南》（第三版）的治疗原则用药应以达到有效改善症状、提高工作能力和生活质量为目标。治疗方法和手段包括药物治疗、手术治疗、运动疗法、心理疏导及照料护理等。药物治疗为首选，且是整个治疗过程中的主要治疗手段，手术治疗则是药物治疗的一种有效补充。

　　（1）药物治疗：根据临床症状严重度的不同，可以将帕金森病的病程分为早期和中晚期，即将 Hoehn & Yahr 1—2 级定义为早期，Hoehn & Yahr 3—4 级定义为中晚期。本患者 H－Y 分级 1.5 级，按早期帕金森病进行治疗。

　　在不伴有智能减退的情况下，可有如下选择：①非麦角类多巴胺受体（dopamine receptor，DR）激动剂；②单胺氧化酶－B（Monoamine Oxidase，MAO－B）抑制剂；③金刚烷胺；④复方左旋多巴；⑤复方左旋多巴＋儿茶酚－O－甲基转移酶（catechol-O-methyltransferase，COMT）抑制剂。需根据不同患者的具体情况而选择不同方案，力求显著改善运动症状，可首选方案④或⑤；也可在小剂量应用方案①②或③时，同时小剂量联合应用方案④，本患者即小剂量应用方案①＋④。

　　（2）手术治疗

　　早期药物治疗疗效明显，而长期治疗的疗效明显减退或出现严重的运动波动及异动症者可考虑手术治疗，手术方法主要包括神经核毁损术和脑深部电刺激（deep brain stimulation，DBS）。DBS 因其相对无创、安全和可调控性而作为主要选择。

　　（3）康复与运动疗法。

　　（4）心理疏导。

　　（5）照料护理。

2. 帕金森病治疗的具体处理方案

　　参照"2. 诊疗经过"中的"3. 入院后具体处理措施"。

五、要点与讨论

1. 帕金森病的鉴别诊断

　　（1）特发性震颤：①1/3 有家族史，各年龄段均可发病；②姿势性或动作性震颤为唯一表现，无肌强直和运动迟缓；③饮酒或用普萘洛尔后震颤可显著减轻。

　　（2）帕金森病与继发性帕金森综合征的鉴别：共同特点是有明确病因可寻，如感染、药物、中毒、脑动脉硬化、外伤等；相关病史是鉴别诊断的关键。继发性帕金森综合征发展快、体征多，头颅 CT 或 MRI 在相应部位有异常病灶，脑萎缩明显。

　　（3）帕金森叠加综合征。①进行性核上性麻痹（PSP）：老年起病，以垂直凝视障碍为主，特别是向下凝视障碍最早出现，姿势不稳，反复跌倒，男性多于女性，病程 6～10 年，无震颤或轻微震颤，存在精神障碍、皮层下痴呆和锥体束征，左旋多巴可能有效。②橄榄桥脑小脑萎缩（OPCA）：中年起病，男性多见，小脑性共济失调为主，锥外系症状以肌强直、运动不能为主，震颤不明显，左旋多巴治疗无效或疗效差。③Shy-Drager 综合征（SDS）：中年起病，男性多见，病程 3～9 年。自主神经功能障碍为主，如体位性低血压、阳痿、括约肌功能障碍等,可有小脑、锥体束征,左旋多巴治疗无效。④弥漫性路易体病(diffuse Lewy body disease, DLBD):肌强直为主,可伴震颤、姿势不稳、反复跌倒,左旋多巴治疗效果不明显。有波动性认知功能障碍。可伴有视幻觉、偏执性妄想。

根据该患者病史、体征及客观检查的特点可排除特发性震颤、卒中、颈椎病。尤其是患者年龄、起病方式、病情进展,以及受累不对称、左旋多巴治疗反应良好可排除继发性帕金森综合征和帕金森叠加综合征,考虑帕金森病。

2. 晚期帕金森病运动并发症的治疗

(1)症状波动(剂末恶化、开-关现象)的治疗:在不增加复方左旋多巴总剂量的条件下,调整服药次数和剂量,必要时加用 DR 激动剂,COMT 抑制剂或 MAO - B 抑制剂。

(2)异动症的治疗:减少每次复方左旋多巴的剂量,同时加用 DR 激动剂或 COMT 抑制剂;予金刚烷胺(C 级证据);对晨起肌张力障碍的处理方法为:睡前加用复方左旋多巴控释片或长效 DR 激动剂,或在起床前服用复方左旋多巴常释剂或水溶剂。

3. 老年帕金森病诊治中的特别注意点

帕金森病是一种常见于中老年的神经系统变性疾病,临床上以静止性震颤、运动迟缓、肌强直和姿势平衡障碍为主要特征。我国 65 岁人群患病率为 1 700/10 万,与欧美国家相似,随年龄增加而升高,男性稍高于女性。

(1)易与其他疾病相混淆。老年人一旦出现偏侧肢体乏力、麻木,首先想到脑梗死,用了许多活血化瘀的药不见效,或者误诊颈椎病腰椎病,甚至手术治疗后病情仍进行性加重,耽误了最佳治疗时期。强直型帕金森病在老年人中很常见。

(2)坚持"剂量滴定"原则。力求实现尽可能以小剂量达到满意临床效果,治疗上不求全效,避免或降低运动并发症,尤其是异动症的发生率。进行抗帕金森病药物治疗时,特别是使用左旋多巴时不能突然停药,以免发生撤药恶性综合征。

(3)治疗运动症状,关注患者的非运动症状。帕金森病患者在整个病程中都会伴有运动症状和非运动症状,运动症状影响患者的日常生活能力,非运动症状干扰患者的生活质量。关注帕金森早期症状,如嗅觉减退,睡眠异常,采取全面综合的治疗。

(4)预防可能引起帕金森综合征的各项危险因素。如避免或减少应用氟桂利嗪、桂利嗪、奋乃静、利舍平、氯丙嗪等诱发震颤麻痹的药物,临床上要认真治疗高血压、糖尿病、高脂血症。防治脑动脉硬化,加强体育运动及脑力活动,延缓脑神经组织衰老是预防帕金森病的根本措施。

六、思考题

1. 通过本案例的分析,你对老年帕金森病病例分析的过程与规范有何体会?

2. 通过本案例的分析,你对老年帕金森病的治疗(早期、晚期)有哪几个方面的提高?

3. 通过本案例的分析,你是否对老年帕金森病、特发性震颤、帕金森综合征、继发性帕金森综合征的鉴别要点更加明确?在诊疗中如何关注老年帕金森病患者的早期特点?

七、推荐阅读文献

1. 中华医学会神经病学分会帕金森病及运动障碍学组. 帕金森病的诊断[J]. 中华神经科杂志,2006,39(6):408 - 409.

2. 中华医学会神经病学分会帕金森病及运动障碍学组. 中国帕金森病治疗指南(第三版)[J]. 中华神经科杂志,2014,47(6):428 - 433.

3. Berardelli A，Wenning GK，Antonini A，et al. EFNS/MDS-ES/ENS [corrected] recommendations for the diagnosis of Parkinson's disease [J]. Eur J Neurol，2013,20(1):16 - 34.

4. Ferreira JJ，Katzenschlager R，Bloem BR，et al. Summary of the recommendations of the EFNS/MDS - ES review on therapeutic management of Parkinson's disease [J]. Eur J Neurol，2013,20(1):5 - 15.

王智樱　陆钦池(仁济医院)

一、病历资料

1. 现病史

患者,女性,63岁,因"发作性意识丧失、伴四肢抽搐2次"入院。傍晚18点晚饭时与儿子争吵了几句,21点上床睡觉,在似睡未睡之际患者突然大叫一声,随即意识丧失,双眼上翻,牙关紧闭,伴四肢抽搐,抽搐持续约2 min后逐渐缓解,当时无大小便失禁,因此未就医,患者随后安静入睡。第二天清晨5点左右,患者又有类似发作1次,本次发作持续约5 min,当时有小便失禁,舌咬破,二次发作清醒后患者都无法回忆发作时的情景。以往无类似发作史,也无一过性意识障碍病史。随后家属将其送至医院急诊。

2. 既往史

否认以往有类似发作。患者2年前因头痛高热数天不退,当时诊断为单纯疱疹病毒性脑炎,治疗后恢复尚可,患者家属反映其记忆力和情绪有所改变,但未重视。患者有原发性高血压病史5年,最高BP 170 mmHg/100 mmHg,服用苯磺酸氨氯地平片(络活喜),血压控制尚可。否认糖尿病和心脏病病史,否认偏头痛病史,否认家族性遗传性头痛和癫痫(epilepsy)病史,无严重头部外伤史。停经12年。无烟酒等不良嗜好。

3. 体格检查

T 37.5 ℃,P 90次/min,R 20次/min,BP 145 mmHg/90 mmHg,SaO_2 100%。神志清楚,精神萎,对答切题、检查合作。双侧瞳孔等大等圆,直径0.25 cm,对光反射存在,鼻唇沟对称,伸舌居中,颈软,双上肢肌张力正常,腱反射对称(++),肌力5级。双下肢肌张力正常,腱反射对称(++),肌力5级。Kernig征(-),双侧Babinski征(-)。

4. 实验室及影像学检查或特殊检查

(1) 实验室检查:外周血WBC $11.3×10^9$/L,N 80.2%;肝肾功能正常;空腹血糖正常。

(2) 胸部X线片检查:双肺纹理粗,未见明显渗出。

(3) ECG检查:窦性心律,正常心电图。

(4) 腹部B超检查:胆囊壁稍毛糙增厚,肝胰以及双肾未见明显异常。

(5) 腰椎穿刺检查:腰椎穿刺示脑脊液透明清亮,压力120 mmH_2O,WBC 0,蛋白230 mg/L,葡萄糖3.2 mmol/L,氯化物123 mmol/L。

(6) 头颅CT和MRI增强扫描:颅内未见明显异常。

(7) 脑电图检查:两侧半球多量短段阵发性不同步性高电位2—3 c/sδ活动及尖慢综合波,右侧偏甚(见图 43 - 1)。

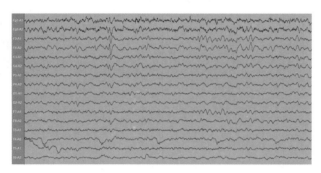

图 43 - 1 脑电图检查示两侧半球多量短段阵发性不同步性
高电位 2—3 c/s δ 活动及尖慢综合波,右侧偏甚

(8) 特殊检查。肿瘤指标(CA 系列、AFP、NSE、肺癌肿瘤指标):未见异常。副肿瘤抗体(抗 Hu、抗 Yo、抗 Ri 抗体):未见异常。膜相关抗体,包括抗电压门控性钾通道(VGKC)抗体、N -甲基- D -天冬氨酸受体(N-methyl-D-aspartic acid receptor,NMDA)抗体:未见异常。风湿免疫指标:未见异常。MMSE:20 分。汉密尔顿抑郁量表(Hamilton Depression Scale,HAMD):10 分。

二、诊治经过

1. 病史特点

(1) 老年女性,与儿子生气,情绪激动后 3 h 左右,突发意识丧失 2 次,2 次发作间隔 8 h 左右,每次发作伴双眼上翻,牙关紧闭,四肢抽搐,持续约 2~5 min 后缓解。第二次发作伴有小便失禁和舌咬破。追问病史,患者 2 年前有单纯疱疹病毒性脑炎病史,恢复尚可,稍有记忆力和情绪改变。有“原发性高血压 2 级,高危组”病史 5 年,否认糖尿病和心脏病史。否认偏头痛和癫痫病史,否认家族遗传性头痛和癫痫病史,无严重头部外伤史。

(2) 体格检查:T 37.5 ℃,P 90 次/min,R 20 次/min,BP 145 mmHg/90 mmHg,SaO$_2$ 100%。神志清楚,精神萎,对答切题、检查合作。双侧瞳孔等大等圆,直径 0.25 cm,对光反射存在,鼻唇沟对称,伸舌居中,颈软,双上肢肌张力正常,腱反射对称(++),肌力 5 级。双下肢肌张力正常,腱反射对称(++),肌力 5 级。Kernig 征(一),双侧 Babinski 征(一)。

(3) 实验室和其他辅助检查提示:外周血 WBC 11.3×10^9/L,N 80.2%;胸部 X 线片:双肺纹理粗,未见明显渗出。腰椎穿刺示:脑脊液透明清亮,压力 120 mmH$_2$O,WBC 0,蛋白 230 mg/L,葡萄糖 3.2 mmol/L,氯化物 123 mmol/L。头颅 CT 和 MRI 增强:颅内未见明显异常。脑电图:两侧半球多量短段阵发性不同步性高电位 2—3 c/s δ 活动及尖慢综合波,右侧偏甚。MMSE:20 分;HAMD:10 分。

2. 初步诊断

根据病史,体格检查及辅助检查,本病例初步诊断为:①症状性癫痫;②单纯疱疹病毒性脑炎后;③原发性高血压 2 级,中危组。

3. 入院后具体处理措施

针对癫痫的治疗:癫痫治疗的目标应该是完全控制癫痫发作,没有或只有轻微的药物不良反应,尽可能少地影响患者的生活质量。

(1) 病因治疗:患者的癫痫考虑继发于“单纯疱疹病毒性脑炎”后,属于症状性癫痫。另外,其轻度的智力障碍、抑郁症状和癫痫都是脑炎的后遗症。

(2) 保持呼吸道通畅:发作时将患者仰卧,头颈半伸位,并转向一侧,以利口腔分泌物的流出,吸痰,尽可能清除呼吸道分泌物以保持呼吸道的通畅。

（3）给氧：给氧并作好气管插管或切开准备。

（4）血压调控：老年癫痫患者平时血压需要控制在≤140 mmHg/90 mmHg。如果有癫痫持续状态，早期要注意血压过高，晚期要注意血压过低。血压监测与心电、呼吸、体温、脑电监测一样重要。

（5）防治脑水肿和其他潜在并发症。

（6）抗癫痫药物治疗：患者有 2 次癫痫发作，需要药物治疗，发作类型考虑全面性发作，可首先选择丙戊酸钠，每日 2 次，每次 500 mg。

患者本次脑脊液检查结果，不提示有"脑炎"的复发，因此不需要针对病因的治疗。

三、病例分析

1. 病史特点

详见"二、诊治经过"中的"1. 病史特点"。

2. 诊断与诊断依据

（1）诊断：①症状性癫痫；②单纯疱疹病毒性脑炎后；③原发性高血压 2 级，中危组。

（2）诊断依据。①病史特点：老年女性，生气、情绪激动后现突发意识丧失 2 次，伴双眼上翻，牙关紧闭，四肢抽搐，持续数分钟后逐渐缓解，有一次伴小便失禁。患者以往有单纯疱疹病毒性脑炎病史，后遗记忆力轻度下降，情绪改变。②体格检查特点：MMSE 20 分；HAMD 10 分。其他神经系统体格检查未见明显阳性体征。③实验室依据：外周血 WBC 稍有升高，其他未见明显异常。④影像学依据：头颅 CT 和增强 MRI 检查未见颅内占位性或其他异常病灶，脑电图检查发现有痫样放电现象。

3. 鉴别诊断

①晕厥。②短暂性脑缺血发作。③癔症样发作。④症状性癫痫病因的鉴别。

四、处理基本原则及方案

1. 癫痫治疗的基本原则

（1）病因治疗：该患者癫痫发作是继发于"单纯疱疹病毒性脑炎"，如果是急性感染，需要治疗原发疾病，但该患者的症状性癫痫考虑是脑炎的后遗症，所以本次不需要病因治疗。老年癫痫的常见病因有脑血管疾病、神经系统变性疾病、中枢神经系统感染、脑外伤和脑肿瘤等。

（2）药物治疗：属于对症治疗手段，是对各类型癫痫确诊后的重要和首要治疗措施。癫痫药物的治疗是长期的，药物的应用不能任意停止或减换，故需要和病人及家属充分沟通和合作。用药原则包括：①确定是否需要用药，一般 2 次以上发作的患者可以予以抗癫痫药物治疗；②抗癫痫药物的选择，综合考虑患者的年龄、性别、全身情况、耐受性和经济情况等选择药物；③尽量单药治疗；④注意药物的用法；⑤个体化治疗及长期监控；⑥严格观察药物的不良反应。

（3）手术治疗：难治性癫痫患者中一半可通过手术治愈或再辅以抗癫痫药物而得到控制。

2. 单纯疱疹病毒性脑炎治疗的基本原则

治疗原则包括积极抗病毒，降低炎性反应，降低颅压，防止并发症。

（1）抗病毒治疗。①阿昔洛韦：是广谱抗病毒药物，系鸟嘌呤衍生物，为首选用药，能抑制 DNA 聚合酶，可透过血脑屏障。②更昔洛韦：广谱抗病毒药物，不良反应小，选择性抑制病毒 DNA 的合成。③喷昔洛韦和泛昔洛韦：为高选择抗病毒药物。

（2）肾上腺皮质类固醇，控制炎症，减轻水肿。原则：早期、大剂量、短程。具体用法如下。①甲泼尼龙:抗感染作用最强,常在症状严重时使用,剂量 800～1 000 mg,静脉滴注,qd,连用 3～5 d 后改口服泼尼松,每日 60 mg 晨顿服,以后逐渐减量。②地塞米松:病毒性脑膜炎常用药物,先 10～15 mg 静脉滴注,qd,10～14 d,后改口服泼尼松 30～50 mg,qd,病情稳定后每 3 天减 5～10 mg,直至停止。

（3）抗菌治疗:根据是否合并感染而定。

（4）对症支持治疗:控制高热、抽搐、精神症状,预防颅内高压和脑疝的形成;维持水电解质平衡,营养支持,加强护理。

五、要点与讨论

1. 癫痫的鉴别

（1）癫痫与晕厥的鉴别:晕厥是弥漫性脑部短暂性缺血、缺氧所致,通常由精神紧张、受刺激、长时间过度疲劳、突然体位改变、闷热或者拥挤的环境和疼痛刺激等因素所诱发。表现为持续数分钟的意识丧失、跌倒,发作前后通常伴有冷汗、面色苍白、恶心、头重脚轻和乏力等症状。

（2）癫痫与短暂性脑缺血发作的鉴别:短暂性脑缺血发作一般表现为神经功能缺失症状（如运动或感觉功能缺失）,症状一般开始就达到高峰,然后逐渐缓解,患者往往有脑血管疾病的危险因素,如高血压、糖尿病、高血脂等。

（3）癫痫与癔症样发作的鉴别:癔病患者的描述通常比较模糊,缺乏明确的特征,每次发作也有不同。患者的主诉较多,癔症发作表现全身抽搐样发作而意识正常。而抽搐表现为躯干的屈伸运动,头部来回摇动或用力闭眼等,发作时脑电图正常有助于诊断。

2. 症状性癫痫的鉴别

国际抗癫痫联盟提出癫痫诊断的步骤一般分为三步:首先明确是否是癫痫,其次癫痫是原发性还是症状性,最后明确癫痫的病因。另由 5 个层次组成:

（1）发作期症状学:即根据标准描述性术语对发作时症状进行详细的不同程度的描述。

（2）发作类型:根据发作类型表确定患者的发作类型,如可能应明确在大脑的定位,如是反射性发作,则需要指明特殊的刺激因素。

（3）综合征:根据已被接受的癫痫综合征表进行综合征的诊断。

（4）病因:如考虑继发性或症状性癫痫,应尽快明确病因,如感染性、血管性、肿瘤性、外伤性、变性性或代谢性等。

（5）损伤:主要是癫痫造成患者功能损伤和残障的程度。

3. 老年癫痫诊疗的特别注意点

（1）临床新诊断的患者中,四分之一是 60 岁及以上的老年人,在总人口中的比例正不断上升。老年人癫痫的患病率高于其他任何年龄组。老年人癫痫包括两种情况:老年期发病的癫痫和癫痫发作延续到老年期。

（2）适合老年人癫痫用药应该满足以下特点:①理想的药代动力学特点;②很少相互作用;③不良反应少;④无须缓慢滴定可以达到治疗效果;⑤适合老年人服用的剂型。

（3）老年人使用的抗癫痫药物需要考虑的因素:①老年人生理变化对药效学和药代动力学的影响;②系统性考虑患者服用多种药物间的相互作用;③抗癫痫药物治疗的长期综合疗效。

六、思考题

1. 通过本案例的分析,你对老年性癫痫的病例分析的过程与规范有何体会?

2. 通过本案例的分析,你对老年性癫痫的认识有哪几方面的提高?

3. 简述老年癫痫常见病因及诱发因素。

七、推荐阅读书籍

1. 吴江. 神经病学[M]. 2版. 北京：人民卫生出版社，2010.

2. 吕传真，周良辅. 实用神经病学[M]. 4版. 上海：上海科学技术出版社，2014.

3. 何俐，游潮. 神经系统疾病[M]. 北京：人民卫生出版社，2011.

4. 中华医学会. 临床诊疗指南：癫痫病学分册[M]. 北京：人民卫生出版社，2015.

冯智英　陆钦池（仁济医院）

案例 44

阿尔茨海默病

一、病历资料

1. 现病史

患者,男性,73 岁,因"记忆下降 2 年,加重半年"入院。退休,高中学历。2 年前无明显诱因下出现近事遗忘,打牌时出错牌,语言减少,疑心,迟钝。无迷路,生活自理,能去菜场买菜,能做简单家务,无睡眠障碍和情绪异常。半年前老伴去世,症状加重,前讲后忘,说话重复,经常丢钱,反复为同一件事打电话给子女。病程中无震颤、无抽搐发作,胃纳及夜眠可,体重无明显变化。

2. 既往史

有高血压病史 10 年,最高 BP 180 mmHg/90 mmHg,口服缬沙坦胶囊(代文),血压控制可。有 2 型糖尿病史,口服格列吡嗪(瑞易宁),HbA1c 7%。否认冠心病、卒中、脑外伤、癫痫、甲状腺疾病史,无吸烟、酗酒、中毒史,否认药物过敏史。30 年前因胃溃疡大量出血行胃大部切除术。7 年前因"病态窦房结综合征"安装心脏起搏器。兄弟姐妹 7 人,其中 4 个有"痴呆"史。

3. 体格检查

(1) 一般体格检查:T 36.8 ℃, P 60 次/min, R19 次/min, BP 140 mmHg/90 mmHg。神志清楚,对答切题,查体合作。反应稍迟钝,皮肤巩膜未见黄染。双侧鼻唇沟对称,伸舌居中。颈软,颈静脉无怒张。两肺呼吸音清,未闻及干湿啰音。HR 60/min,律齐,各瓣膜区未闻及杂音。腹部平软,肝脾肋下未触及。双下肢无水肿。四肢肌张力正常,肌力Ⅴ度,病理征(一),震颤(一)。

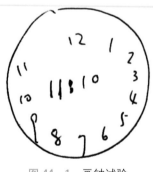

图 44-1 画钟试验

(2) 神经心理测验。①简明精神状态检查(MMSE):15/30,其中定向 7/10,即刻记忆 3/3,计算 2/5,词语回忆 0/3,语言 3/8,结构模仿 0/1。②蒙特利尔认知评估(MoCA):14/30,其中视空间执行 3/5,命名 2/3,注意力 4/6,语言 1/3,抽象 0/2,延迟回忆 0/5,定向 4/6。③画钟测验(CDT):2 分(4 分法),能画出闭锁的圆 1 分,12 个数字无遗漏 1 分,但数字位置和时针分针位置错误(见图 44-1)。④总体衰退量表(GDS):第四级。⑤临床痴呆评定量表(CDR):2 分。⑥Hachinski 缺血指数量表(HIS):5 分。⑦汉密尔顿抑郁量表(HAMD):7 分。⑧日常生活活动能力量表(ADL):24 分。

4. 实验室及影像学检查或特殊检查

(1) 实验室检查。外周血常规:WBC 7.9×10^9/L, N 68.2%, Hb 123 g/L;肝功能:TP 68 g/L, ALB 41 g/L, ALT 13 IU/L, AST 19 IU/L, TB 10.2 mmol/L;肾功能:BUN 6.2 mmol/L, Cr 78.2 μmol/L, UA 378 mmol/L;空腹血糖 6.9 mmol/L;HbA1c 7.0%;血脂:TC 4.9 mmol/L, TG 1.7 mmol/

L，HDL 1.1 mmol/L，LDL 2.8 mmol/L；叶酸 6.9 μg/L，维生素 B_{12} 189 ng/L，甲状腺功能：FT_3 4.87 pmol/l，FT_4 16.05 pmol/l，TSH 1.28 mIU/L；梅毒螺旋体特异抗体测定(－)；HIV 抗体测定(－)。

（2）ECG 检查：起搏器节律，起搏信号良好，HR 60 次/min。

（3）脑电图检查：α 波减慢。

（4）头颅 CT 扫描：额叶、颞叶萎缩，如图 44－2 所示。

（5）甲状腺 B 超检查：双侧甲状腺未见肿块，颈部未见形态饱满的淋巴结。

（6）心脏超声检查：起搏器安装术后，导线形态及位置未见明显异常；各房室大小正常范围；未见节段性室壁运动异常。

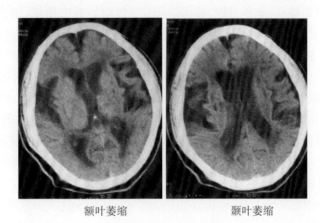

额叶萎缩　　　　　　　　颞叶萎缩

图 44－2　头颅 CT 检查

二、诊治经过

1. 病史特点

（1）病史：老年男性，高中学历。2 年前始近事遗忘，语言减少，疑心，迟钝，生活自理。半年前老伴去世，症状加重，经常丢钱。有高血压、2 型糖尿病史。有胃大部切除史，7 年前因"病态窦房结综合征"安装心脏起搏器。有痴呆家族史。

（2）体格检查：反应稍迟钝，其他一般检查和神经系统检查无明显阳性发现。

（3）神经心理测验：MMSE 15/30，MoCA 14/30，CDT 2/4，GDS 第四级，CDR 2 分，HIS 5 分，HAMD 7 分，ADL 24 分。

（4）实验室检查：血清维生素 B_{12} 降低。

（5）脑电图检查：α 波减慢。

（6）影像学检查：头颅 CT 额叶、颞叶萎缩，无明显缺血灶。

2. 初步诊断

根据病史、体格检查、神经心理测验及辅助检查，本病例初步诊断为：①阿尔茨海默病（Alzheimer disease，AD）；②维生素 B_{12} 缺乏；③2 型糖尿病；④高血压病 3 级，极高危组；⑤病态窦房结综合征，VVI 起搏器安置术后。

3. 入院后具体处理措施

（1）胆碱酯酶抑制剂：盐酸多奈哌齐 5 mg qd po，1 个月后加量为 10 mg qd po。

（2）补充维生素 B_{12}。

（3）中成药：银杏叶制剂。

（4）其他药物和干预：继续控制血糖血压。

三、病例分析

1. 病史特点

详见"二、诊治经过"中的"1. 病史特点"。

2. 诊断与诊断依据

（1）诊断：①阿尔茨海默病；②维生素 B_{12} 缺乏；③2 型糖尿病；④高血压病 3 级，极高危组；⑤病态窦房结综合征，VVI 起搏器安置术后。

（2）诊断依据。①病史特点：老年男性，高中学历。2 年前始近事遗忘，语言减少，疑心，迟钝，生活自理。半年前老伴去世，症状加重，经常丢钱。有高血压病 3 级，极高危组；2 型糖尿病史；有胃大部切除史；有痴呆家族史。②体格检查特点：反应稍迟钝，其他一般检查和神经系统检查无明显阳性发现。③神经心理测验：MMSE 15/30，MoCA 14/30，CDT 2/4，GDS 第四级，CDR 2 分，HIS 5 分，HAMD 7 分，ADL 24 分。由此可以认为该患者属于中度痴呆，认知领域的延迟回忆、视空间和执行功能、注意力、语言、命名、抽象等方面均有损害，并且对日常活动能力造成一定影响。HIS≤4 分，支持阿尔茨海默病；如果≥7 分，则支持血管性痴呆。该患者介于两者之间，但更偏向于阿尔茨海默病。HAMD<8 分，提示无抑郁状态存在。④实验室依据：血清维生素 B_{12} 降低。⑤脑电图：α 波减慢。⑥影像学依据：头颅CT 额叶、颞叶萎缩，无明显缺血灶。

2011 年中华医学会《中国痴呆与认知障碍诊治指南》为本案例诊断"阿尔茨海默病"提供了确切的依据。

3. 鉴别诊断

（1）血管性痴呆。

（2）额颞叶痴呆。

（3）路易体痴呆。

（4）帕金森病痴呆。

四、处理基本原则及方案

1. 阿尔茨海默病治疗的基本原则

（1）胆碱酯酶抑制剂：此类药物增加突触间隙乙酰胆碱含量，是现今治疗轻-中度阿尔茨海默病的一线药物。

（2）兴奋性氨基酸受体拮抗剂：阿尔茨海默病患者 N-甲基-D-天冬氨酸（NMDA）受体处于持续轻度激活状态，导致记忆-长时程效应缺失，认知功能受损，同时引发钙超载、细胞凋亡等兴奋性氨基酸毒性。NMDA 受体拮抗剂——盐酸美金刚，是 FDA 批准的第一个用于治疗中、重度痴呆的药物。

（3）中成药：如银杏叶提取物等。

（4）其他药物和干预：如降糖、降压、调脂等。

2. 阿尔茨海默病治疗的具体处理方案

参照"二、诊疗经过"中的"3. 具体处理措施"。

五、要点与讨论

1. 老年期痴呆的诊断思路

参照 2011 年中华医学会《中国痴呆与认知障碍诊治指南》。

（1）明确是否痴呆——痴呆诊断的确立。①获得性认知能力下降，妨碍患者社会活动或日常生活，可以拟诊痴呆。②排除意识障碍、谵妄，排除抑郁导致的假性痴呆以及药物、毒物等导致的短暂意识错乱和智能下降。根据该患者病史、体征、神经心理测验、实验室检查、脑电图及影像学检查的特点可拟诊"痴呆"。

（2）痴呆病因诊断——确定痴呆类型。①皮质性特征还是皮质下特征：如患者的痴呆具有皮质性特征（失语、失认、失用、失算等），则考虑患者是否为阿尔茨海默病、额颞叶痴呆；若患者的痴呆具有皮质下特征（淡漠、思维缓慢），且具有多发性缺血发作特征，则考虑血管性痴呆；血管性痴呆可因病灶部位而兼具皮质和皮质下特征。②有无多发性缺血发作特征，有无运动障碍：若患者的痴呆具有皮质下特征，无明显的缺血发作，但有明显的运动障碍，如舞蹈样动作、震颤、不自主运动、共济失调等，则考虑为锥体外系疾病导致的痴呆，如亨廷顿病、帕金森病、进行性核上性麻痹、路易体痴呆等。③有无明显的情感障碍：若患者的痴呆具有皮质下特征，无明显缺血发作，亦无上述运动障碍，但有明显情感障碍如情绪低落时，则考虑患者为抑郁性痴呆综合征（假性痴呆）。④有无脑积水：若患者痴呆具有皮质下特征，无明显缺血发作，无上述运动障碍，无明显情感障碍，但有脑积水，则考虑患者为正常颅压脑积水所致的痴呆；若患者痴呆具有皮质下特征，无明显缺血发作，无上述运动障碍，无明显情感障碍，亦无脑积水，而处于慢性意识错乱状态，则考虑患者为代谢性疾病、中毒性疾病、外伤、肿瘤、脱髓鞘性疾病或其他疾病所致（见图44-3）。根据该患者病史、体征、神经心理测验、实验室检查、脑电图及影像学检查的特点考虑为皮质性痴呆，伴有维生素 B_{12} 缺乏，排除血管性痴呆。

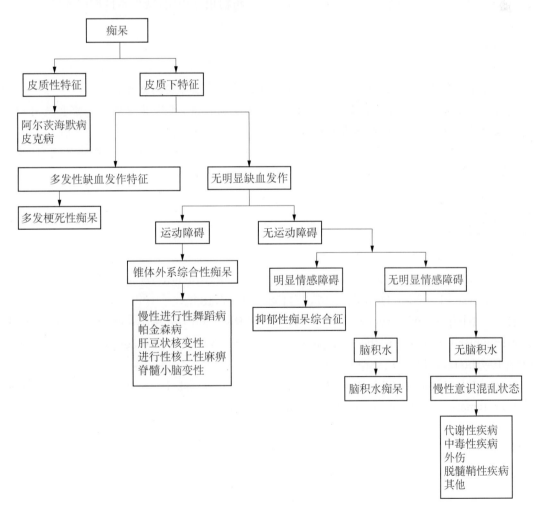

图44-3 痴呆诊断思路流程

2. 阿尔茨海默病的诊断

（1）阿尔茨海默病病因的鉴别。①遗传性因素：阿尔茨海默病患者的一级亲属患阿尔茨海默病的危险性是一般人的 4 倍左右，ApoE4 等位基因与增加阿尔茨海默病的易感性有关。②人口学因素：包括年龄、性别、文化程度、社会经济状况。③血管危险因素：包括血压、高胆固醇水平、糖尿病、肥胖等。④合并疾病：如抑郁、脑外伤。⑤职业危险因素：如有机溶剂、电磁场、铅中毒。⑥生活方式：吸烟、饮酒、体育锻炼等。⑦其他：如甲状腺功能减退、维生素 B_{12} 和叶酸缺乏、缺氧性疾病、肾透析性疾病等。根据患者病史（包括家族史）、神经心理测验、血清维生素 B_{12} 降低，结合其脑电图、影像学等检查结果，支持阿尔茨海默病、维生素 B_{12} 缺乏的诊断。

（2）痴呆严重程度的确定主要根据以下两点：①临床表现和日常能力受损情况；②认知功能的评估。患者有记忆障碍、语言减少障碍、疑心、不能管理钱财等，MMSE 15 分、MoCA 14 分、CDR 2 分、GDS 第四级，所以考虑为中度痴呆。

3. 阿尔茨海默病处理的特别注意点

（1）各种胆碱酯酶抑制剂对阿尔茨海默病的认知改善有一定作用，同时尽量控制脑血管病的危险因素。加强脑卒中的二级预防是减少血管性痴呆的必要措施。

（2）痴呆的确诊需结合临床，并需与良性老年性遗忘症及老年性抑郁症加以区别。后两者在临床上相当常见，应引起足够的重视。

（3）老年患者一人多病，同时使用多种药物，要注意药物相互作用，减少不良反应的发生。

六、思考题

1. 老年患者一人多病，对于痴呆的患者必须全面了解和掌握哪些病史资料？

2. 虽然阿尔茨海默病是发病率最高的痴呆，但仍需全面检查，排除其他病因。哪些是可以纠正的因素，以便及时去除这些因素，提高患者的认知功能？

3. 如何对阿尔茨海默病患者进行全面评估，哪几项是必须要进行的神经心理评估内容，您是否掌握这些专项评估技能，以便应用在临床实践中？

七、推荐阅读文献

1. 贾建平. 中国痴呆与认知障碍诊治指南[M]. 北京：人民卫生出版社，2011：98.

2. Emre M，Aarsland D，Brown R，et al. Clinical diagnostic criteria for dementia associated with Parkinson's disease [J]. Mov Disord，2007，22：1689 – 1707，1837.

3. Qiu C，Kivipelto M，Aguero-Torres H，et al. Risk and protective effects of the APOE gene towards Alzheimer's disease in the Kungsholmen project：variation by age and sex [J]. J Neurol Neurosurg Psychiatry，2004，75：828 – 833.

4. Anstey KJ，Lipnicki DM，Low LF. Cholesterol as a risk factor for dementia and cognitive decline：a systematic review of prospective studies with meta-analysis [J]. Am J Geriatr Psychiatry，2008，16：343 – 354.

5. Ownby RL，Crocco E，Acevedo A，et al. Depression and risk for Alzheimer disease：systematic review，meta-analysis，and metaregression analysis [J]. Arch Gen Psychiatry，2006，63：530 – 538.

李　蔚　钟　远（上海市第六人民医院）

案例 45
卒中后抑郁

一、病历资料

1. 现病史

患者,男性,78岁,因"右侧肢体无力、麻木伴情绪低落、焦虑、失眠3个月"入院。于3个月前一天早晨起床后无明显诱因突然出现右侧肢体无力、麻木,遂到外院急诊,查体神志清醒,对答切题,言语清晰,检查合作。右侧中枢性面瘫,右侧上下肢肌张力正常,肌力Ⅳ级,不能独立行走,右侧偏身痛温触觉轻度减退。右侧病理征阳性。左侧肢体肌力、肌张力正常,病理征阴性。急诊头颅MRI示双侧基底节区多发陈旧性腔梗,其中左侧基底10 mm×12 mm新鲜梗死灶。按急性脑梗死积极治疗2周后右侧肢体麻木症状逐渐好转,右侧肢体肌力恢复到Ⅴ−级。患者起病后出现情绪低落、焦虑急躁,伴有阵发性呼吸急促、胸闷、心悸、多汗。极度担忧会偏瘫卧床不起,为此消极悲观、不愿配合肢体康复锻炼。患者卒中发病已3月余,右侧肢体肌力已恢复至Ⅴ−级,而患者仍然不愿下床活动。对外界事物兴趣降低,对生活及未来充满忧虑,担忧将来无人照顾自己。发病以来夜间难以入睡,常半夜醒来而无法再入眠,且有加重趋势。全身无力,胃纳减少,大小便正常。

2. 既往史

2型糖尿病史13年,近年予二甲双胍联合甘精胰岛素注射液降糖治疗,血糖浓度控制在正常范围;原发性高血压病史10年,最高BP 180 mmHg/100 mmHg,目前口服硝苯地平控释片(30 mg qd)降压治疗,血压控制在(145～150)mmHg/(80～90)mmHg水平;冠心病史5年,长期服用阿司匹林(100 mg qd)、琥珀酸美托洛尔片(25 mg bid)和阿托伐他汀钙片(20 mg qn);否认抑郁及躁狂史;否认药物过敏史;否认手术外伤史;否认烟酒嗜好;否认精神疾病及痴呆家族史。

3. 体格检查

T 36.7 ℃, P 78次/min, R 18次/min, BP 146 mmHg/92 mmHg。搀扶步入病房。神志清楚,对答切题,检查合作,定人、定时、定向正确。皮肤黏膜未见瘀点、瘀斑,浅表淋巴结未及肿大。巩膜未见黄染,瞳孔等大等圆,对光反射存在对称。颈软,气管居中,甲状腺无肿大。两肺呼吸音清,未闻及干湿啰音。HR 70次/min,律齐,各瓣膜区未闻及杂音。腹平软,肠鸣音4次/min,无压痛、反跳痛,Murphy's征(−),移动性浊音(−),未闻及气过水声。双下肢无水肿。神经系统检查:颅神经正常,四肢张力正常,右侧上下肢肌力:Ⅴ−级,左侧上下肢肌力Ⅴ级。双侧针刺觉痛温觉存在对称,双侧腱反射正常,双侧病理反射未引出。精神状态检查:神志清晰,交谈合作,对自身健康关注度高,忧心忡忡,担心自己病情加重,担心将来给子女增加负担,承认自己存在抑郁焦虑情绪。心理测评:汉密尔顿焦虑量表(Hamilton anxiety scale, HAMA)26分,17项汉密尔顿抑郁量表(HAMD)22分,MMSE 26分。

4. 实验室及影像学检查或特殊检查

（1）影像学检查。头部 MRI：双侧基底节区多发陈旧性腔隙性梗死灶（3 个月前发病时急诊头颅 MRI 上显示的左侧基底 10 mm×12 mm 新鲜梗死灶也已经变成陈旧病灶）。颈部彩超：双侧颈总动脉分叉处可见动脉硬化斑块，右侧颈总动脉狭窄 40%，左侧颈总动脉狭窄 70%。

（2）ECG 检查：窦性心律，74 次/min，$V_4 \sim V_6$ 导联 ST 段水平型压低，T 波低平<1/10R。

（3）实验室检查：血常规正常；尿常规正常；肝功能正常；肾功能：尿素氮 9.86 mmol/L，肌酐 98.2 μmol/L；血电解质正常；心肌损伤标志物正常；血糖浓度（空腹）5.8 mmol/L、（餐后）9.9 mmol/L；糖化血红蛋白（HbA1c）6.8%；血脂正常范围；甲状腺功能正常；血叶酸、维生素 B_{12} 正常。

二、诊治经过

1. 病史特点

（1）老年男性，于 3 个月前出现右侧肢体无力、麻木，诊断左侧基底节脑梗死，治疗 2 周后右侧肢体麻木无力症状明显好转。起病后患者出现情绪低落、焦虑急躁、消极悲观、入睡困难伴早醒，且有加重趋势。

（2）体格检查：BP 146 mmHg/92 mmHg。神志清楚，对答切题。内科体格检查未见异常。搀扶下能行走。神经系统体格检查：颅神经正常，四肢张力均正常，右侧上下肢肌力 V-级，针刺觉痛温觉存在对称，双侧腱反射正常，双侧病理反射未引出。心理测评：HAMA 26 分，HAMD 22 分，MMSE 26 分。

（3）实验室检查：血糖浓度（空腹）5.8 mmol/L、（餐后）9.9 mmol/L；HbA1c 6.8%。

（4）影像学检查。头部 MRI：双侧基底节区多发陈旧性腔隙性梗死灶。颈部彩超：双侧颈总动脉分叉处可见动脉硬化斑块，右侧颈总动脉狭窄 40%，左侧颈总动脉狭窄 70%。

2. 初步诊断

根据病史，体格检查及辅助检查，本病例初步诊断为：①卒中后抑郁（post-stroke depression，PSD）；②原发性高血压 3 级，极高危组；③冠心病；④2 型糖尿病。

3. 入院后具体处理措施

（1）一般治疗：拜阿司匹林（100 mg qn）抗血小板；阿托伐他汀钙片（20 mg qn）调脂、稳定动脉斑块；二甲双胍（500 mg tid）联合甘精胰岛素（14 IU qd）降糖治疗；缬沙坦胶囊（80 mg qd）降压。

（2）药物治疗：西酞普兰（20 mg qd）抗抑郁。

（3）心理治疗：加强心理疏导。

三、病例分析

1. 病史特点

详见“二、诊治经过”中的“1. 病史特点”。

2. 诊断与诊断依据

（1）诊断：①卒中后抑郁（PSD）；②原发性高血压 3 级，极高危组；③冠心病；④2 型糖尿病。

（2）诊断依据。①病史特点：老年男性，于 3 个月前出现右侧肢体无力、麻木，诊断左侧基底节脑梗死，治疗 2 周后右侧肢体麻木无力症状好转。起病后患者出现情绪低落、焦虑急躁、消极悲观、入睡困难伴早醒，呈加重趋势。②体格检查特点：BP 146 mmHg/92 mmHg。神志清楚，对答切题。内科体格检查未见异常。神经系统体格检查：颅神经正常，四肢张力均正常，右侧上下肢肌力 V-级，针刺觉痛温觉存在对称，双侧腱反射正常，双侧病理反射未引出。心理测评显示 HAMA 26 分，HAMD 22 分，MMSE 26 分。③实验室检测：血糖浓度（空腹）5.8 mmol/L、（餐后）9.9 mmol/L；HbA1c 6.8%。④影像学检查：头部 MRI 显示双侧基底节区多发陈旧性腔隙性梗死灶；颈部彩超显示双侧颈总动脉分叉处可见动脉硬化斑块，右侧颈总动脉狭窄 40％，左侧颈总动脉狭窄 70％。

PSD 是卒中后常见的并发症，常因失语、运动或认知损害等难以主动表述而不被早期识别。同样，卒中导致的注意力差、纳差、失眠、精神运动迟缓等也容易与抑郁的自主神经症状相混淆。PSD 患者对周围环境反应迟钝、漠然、被动，情感反应与表达变少，意志要求减退、兴趣索然。除少数达到重度抑郁外，多数患者表现为轻度抑郁。PSD 目前尚无完全统一的特异性诊断标准，但 PSD 是在卒中后出现的情感障碍，所以诊断前提是卒中，且符合抑郁状态或抑郁症的临床特征。

卒中后抑郁的诊断标准包括：①卒中病史、卒中的神经体征，以及相关的神经影像学证据；②抑郁症状的临床表现，可参照中国精神障碍分类与诊断标准第 3 版（CCMD-3）抑郁症的症状诊断标准；③抑郁症状的出现和卒中的发生有明显的相关性，通常在卒中后数天或数周后出现抑郁症状；④抑郁症状通常持续 2 周以上；⑤抑郁症状影响患者的神经功能恢复和社会功能参与；⑥除外原发性抑郁症、其他原因继发的抑郁症状。

3. 鉴别诊断

（1）老年原发性抑郁症。

（2）阿尔茨海默病（AD）。

（3）血管性痴呆（VaD）。

（4）帕金森病（PD）。

四、处理基本原则及方案

1. 卒中的治疗

可参照我国指南针对卒中的类型（缺血、出血）、临床时程（急性期、恢复期）、神经功能障碍严重程度、病因和危险因素给予相应的治疗。在选用降压药物时，慎用利舍平、甲基多巴、钙离子拮抗剂和 β 受体阻滞剂等，以免可能加重抑郁的风险。

2. 老年 PSD 的筛查和诊断

所有卒中患者都应被视为抑郁的高风险人群进行情绪障碍的筛查。对 PSD 高危人群需重点筛查。高危因素包括高龄、女性、社会或家庭支持少、卒中面积大、左侧额叶和基底节附近梗死、白质损伤严重、小血管问题严重、神经功能缺损严重、既往神经功能良好自我认知度高，以及既往有抑郁史等。卒中后 1 个月内是 PSD 的发病高峰期，1 年后 PSD 发病率逐渐下降，但卒中后 1～3 年患病率仍然很高。建议在所有的治疗转变点或任何发现抑郁临床表现的时候进行抑郁的筛查。PSD 评定量表主要有：HAMA、HAMD、Zung 自我评定量表（Zung self-rating depression scale，ZSRDS）等。对 PSD 的诊断可以分 2 步：所有卒中患者在卒中后 1 个月用 ZSRDS 进行初筛；对初筛有 PSD 可能的患者进行抑郁严重度评估和治疗追踪（如 HAMA、HAMD 等）。

3. PSD 的治疗

PSD 首选药物治疗，可联合心理疏导。药物应从小剂量开始，选择最低有效剂量。首次发病者在临床痊愈后至少维持治疗 6 个月。首次复发者须服药 1～3 年，再复发者须终生服药。治疗目标：缓解症状，争取达到临床治愈，提高生活质量，恢复社会功能，预防复发。

（1）药物治疗：目前治疗抑郁症的药物主要有三环类抗抑郁剂、四环类抗抑郁剂、选择性 5-羟色胺再摄取抑制剂（SSRIs）、5-羟色胺和去甲肾上腺素再摄取抑制剂（SNRIs）等。尽量选择疗效确切、不良反应少的药物。对老年 PSD 患者，多推荐舍曲林和西酞普兰。

（2）心理治疗：包括认知行为、问题解决治疗和家庭治疗等。医生应该找到患者的"痛点"进行交流,给予支持和帮助。

五、要点与讨论

1. PSD 的临床特点

与原发性抑郁症对比,PSD 具有以下特点。

(1) 焦虑易激惹:终日担心自己或家人将遭遇不幸,以致捶胸顿足、坐卧不安、惶惶不可终日。

(2) 躯体症状化:头痛、头晕、全身酸痛、乏力、胸闷、气短、恶心、呕吐等,经反复检查均无器质性疾病征象。

(3) 认知功能障碍:常伴思维能力明显下降,注意力、记忆力减退,严重时甚至出现抑郁性假性痴呆。

2. 老年卒中后抑郁的诊疗特点

(1) 老年卒中后患者易发生急性应激反应,需要一个大约 4～6 周的正常的情绪调节过程,而急性期良好的预后转归可给患者带来正面影响。可在卒中后 2 周进行评估,若存在抑郁可以适当地给予患者自我调适的时间;国外的研究认为 7 周后进行评估,如果患者发生抑郁则给予充分治疗。

(2) 老年 PSD 发生率高,且对卒中后预后有不良影响,需要及早预防;现有证据不足以支持卒中患者常规应用抗抑郁药和心理药物治疗预防 PSD。PSD 高危人群和伴抑郁症状者选择性地采取干预措施,以心理疏导为主可能受益。因此,从总体上讲,不主张预防性治疗。对于 PSD 高危患者,应加强评估。若评估无问题应进一步观察;如有轻度抑郁给予心理支持,中重度给予特异性的治疗。该患者是应用了规范的心理疏导和药物联合疗法,收效尚佳。

(3) 老年抗抑郁药选择应更应遵循 STEPS 原则,即 Safety(安全性)、Tolerance(耐受性)、Efficacy(有效性)、Payment(经济性)和 Simplicity(简易性)。应注意以下事项:①注意增龄性失能对药效学和药代动力学的影响,兼顾合并用药,特别注意药物相互作用的安全性;②老年 PSD 抑郁障碍有持续和难治的特点,疗程宜长;③应避免使用三环类抗抑郁剂等会明显影响认知功能的药物,宜选 SSRIS 和 SNRIs 类药物;④尽量选择对血压、血糖、代谢综合征等无明显影响的药物;⑤降压药中的利舍平、甲基多巴、钙离子拮抗剂和 β 受体阻滞剂都有加重抑郁障碍的风险。

六、思考题

1. 通过本案例的分析,你对老年 PSD 分析的过程与规范有何体会?

2. 自选你所管的脑卒中患者,对其进行 HAMA、17 项 HAMD 以及 MMSE 测评后做出综合评估。

七、推荐阅读文献

1. 中华医学会. 抑郁障碍防治指南[M]. 北京:北京大学医学出版社,2007.

2. 神经系统疾病伴发抑郁焦虑障碍的诊治专家共识组. 神经系统疾病伴发抑郁焦虑障碍的诊断治疗专家共识(更新版)[J]. 中华内科杂志,2011,50(9):799-805.

吴亦影　倪秀石(上海市第一人民医院)

老年抑郁症

一、病历资料

1. 现病史

患者,女性,68 岁,因"心悸胸闷、全身乏力、失眠早醒伴情绪低落 4 个月"入院。4 个月前因其姐患急性心肌梗死行支架植入术住院而开始担心害怕,自觉也有心悸胸闷、头昏头晕、口渴难忍等症状,自疑患冠心病、脑梗死、糖尿病等而到医院反复检查,包括冠脉造影、头颅 MRI、葡萄糖耐量、血清生化、免疫学等检查未发现明确的器质性疾病。起病以来全身乏力、反应迟钝。不愿出门活动,也不愿与人交往沟通,对事物缺乏兴趣,悲观绝望,常常无缘无故一个人流泪,焦虑不安,易发脾气。经常觉得活着没意思,怕拖累家人,不如早死早解脱,但又有觉得自杀名声不好,影响家人。夜眠甚差,入睡困难且易早醒,常半夜醒来难以再眠。食欲下降,体重减轻 5 kg。

追问病史,患者既往体健,退休后与丈夫一起生活,家庭和睦,不嗜烟酒;性格内向,多思虑,喜欢读书。8 年前退休后开始自觉记忆力下降明显,缺乏耐心,情绪容易激动。

2. 既往史

有高血压病史 10 余年,最高 BP 155 mmHg/95 mmHg,一直口服苯磺酸氨氯地平片(络活喜)治疗,血压有时有波动。否认糖尿病以及冠心病等慢性病史;否认抑郁及躁狂史;否认药物过敏史;否认手术外伤史;否认烟酒嗜好。无精神疾病及痴呆家族史。月经史:12 5/29 48,无异常阴道流血史。

3. 体格检查

T 36.7 ℃,P 70 次/min,R 16 次/min,BP 146 mmHg/90 mmHg。神志清楚,无淡漠,对答切题,检查合作,定人、定时、定向好。皮肤黏膜未见瘀点、瘀斑,浅表淋巴结未及肿大。巩膜未见黄染,瞳孔等大等圆,对光反射存在对称。颈软,气管居中,甲状腺无肿大。两肺呼吸音清,未闻及干湿啰音。HR 70 次/min,律齐,各瓣膜区未闻及杂音。腹平软,肠鸣音 4 次/min,无压痛反跳痛,Murphy's 征(一),移动性浊音(一)。双下肢无水肿。神经系统检查未见异常。

精神状态检查:神志清晰,交谈合作,面部表情少,回避目光接触,语音低,语调平淡,定向力完整,记忆力无明显减退,计算力尚可,对健康状况及自我评价低,对生活不抱希望,缺乏兴趣。承认情绪抑郁,但归因于身体原因。承认有厌世观念,但否认有自杀行为,未引出幻觉和妄想。

心理测评:17 项汉密尔顿抑郁量表(HAMD)26 分,汉密尔顿焦虑量表(HAMA)18 分,简易智能量表(MMSE)29 分。

4. 实验室及影像学检查或特殊检查

(1) 实验室检查:血常规、尿常规、肝肾功能、血电解质、心肌损伤标志物、血脂、甲状腺功能、血叶酸、维生素 B_{12} 浓度均正常。血糖浓度(空腹)5.8 mmol/L、(餐后)7.9 mmol/L;HbA1c 5.8%。

（2）影像学检查。头部 MRI：颅内多发点状缺血灶，弥散加权成像呈低信号，磁共振血管成像未见颅内血管病变。冠脉造影：未见狭窄或闭塞。

（3）心电图：窦性心律，HR 72 次/min，律齐。

二、诊治经过

1. 病史特点

（1）老年女性，4 个月前，因其姐患急性心肌梗死行支架植入术住院而出现担心害怕、悲观绝望、反应迟钝、对事物缺乏兴趣，存在厌世念头。焦虑不安，易发脾气。同时伴有心悸胸闷、头昏头晕、口渴等躯体症状，以及失眠早醒、食欲下降、体重减轻。

（2）体格检查：BP 146 mmHg/90 mmHg，一般体格检查未见异常。神经系统检查未见异常。精神状态检查：神志清晰，交谈合作，面部表情少，回避目光接触，语音低，语调平淡，定向力完整，记忆力无明显减退，计算力尚可，对健康状况及自我评价低，对生活不抱希望，缺乏兴趣。承认心情不好，但归因于身体原因。承认有厌世观念，但否认有自杀行为，未引出幻觉和妄想。心理测评：17 项汉密尔顿抑郁量表（HAMD）26 分，汉密尔顿焦虑量表（HAMA）18 分，简易智能量表（MMSE）29 分。

（3）实验室检查未见异常。

（4）头部 MRI 扫描：颅内多发点状缺血灶。

（5）冠脉造影未见狭窄或闭塞。

2. 初步诊断

根据病史，体格检查及辅助检查，本病例初步诊断为：①老年抑郁症（depression in the elderly）；②原发性高血压 1 级，中危组。

3. 入院后具体处理措施

（1）心理治疗：心理治疗师对患者进行心理治疗，家庭成员也配合对患者进行安慰、沟通。

（2）药物治疗：米氮平 30 mg qn，络活喜 5 mg qd。

（3）加强看护，防止意外发生。

三、病例分析

1. 病史特点

详见"二、诊治经过"中的"1. 病史特点"。

2. 诊断与诊断依据

（1）诊断：①老年抑郁症；②原发性高血压 1 级，中危组。

（2）诊断依据。①病史特点：退休老年女性，发病年龄≥60 岁，因其姐患急性心肌梗死行支架植入术住院而出现担心害怕等现象，主要表现为抑郁状态，以心境低落为主，兴趣减少，精力减退，自责，食欲下降，体重减轻 5 kg，自我评价低，反复出现厌世念头。②体格检查特点：BP 146 mmHg/90 mmHg。内科和神经系统检查未见异常。心理测评：17 项汉密尔顿抑郁量表（HAMD）26 分，汉密尔顿焦虑量表（HAMA）18 分，简易智能量表（MMSE）29 分。③实验室依据：未见异常。④影像学依据：头部 MRI 显示颅内多发点状缺血灶。冠脉造影未见狭窄或闭塞。

老年抑郁症是指年龄在 60 岁以上的抑郁症患者。狭义的老年抑郁症是指老年期首发的原发性抑郁症。广义的老年抑郁症也包括老年前期发病持续到老年期或老年期复发的原发性抑郁症，老年期的各种继发性抑郁症。

参照中国精神障碍分类与诊断标准第 3 版（CCMD-3）的诊断标准：年龄≥60 岁的老年人，具有持续 2 周以上的抑郁、悲观、焦虑情绪，伴有下述 9 项症状中的任何 4 项以上，包括：①对日常生活丧失兴趣无愉快感；②精力明显减退，无原因的持续疲乏感；③动作明显缓慢，焦虑不安，易发脾气；④自我评价过低、自责或有内疚感，严重感到自己犯下了不可饶恕的罪行；⑤思维迟缓或自觉思维能力明显下降；⑥反复出现自杀观念或行为；⑦失眠或睡眠过多；⑧食欲不振或体重减轻；⑨性欲明显减退，排除器质性精神障碍，或精神活性物质和非成瘾物质所致抑郁，可诊断为老年抑郁症。

量表的评分能够反映患者的临床症状严重程度，可用于疗效评定、病情观察及精神药理学研究。17项 HAMD 评分＞24 分为严重抑郁，＞17 分为中度抑郁，＞7 分为可能有抑郁，＜7 分为无抑郁症状。该患者 HAMD 评分 26 分，为重度抑郁。HAMA＞29 分为严重焦虑，＞21 分为明显焦虑，＞14 分为肯定有焦虑，＞7 分可能有焦虑，＜6 分为没有焦虑症状。该患者 HAMA 得分 18 分，为中度抑郁。

3. 鉴别诊断

(1) 神经系统疾病伴发焦虑抑郁障碍：如脑卒中、阿尔茨海默病（AD）、帕金森病（PD）等。

(2) 躯体疾病。

(3) 药源性抑郁症。

四、处理基本原则及方案

1. 一般治疗

对伴发的躯体疾患给予恰当的治疗。

2. 心理治疗

心理疏导在本病治疗中的地位十分重要，但通常需与药物治疗相配合，有明显的心理社会因素及不良环境所致抑郁可选用支持性心理治疗，对明显依赖和回避行为可选用认知和行为治疗，适应证是轻度抑郁焦虑或重度抑郁恢复期。

3. 药物治疗

目前治疗抑郁症的药物主要有三环类抗抑郁剂（TCAs）、四环类抗抑郁剂、选择性 5-羟色胺再摄取抑制剂（SSRIs）、5-羟色胺/去甲肾上腺素再摄取抑制剂（SNRIs）、去甲肾上腺素和特异性 5-羟色胺能抗抑郁药（NaSSA）等。老人抗抑郁药使用应起始量低，增量慢，治疗量小。目前常用的抗抑郁药物有以下 5 类。

(1) TCAs：三环抗抑郁药，对抑郁症效果好，价格低廉，但不良反应大，有明显的抗胆碱能作用及对心脏的毒性作用，故目前已较少选用。

(2) SSRIs：疗效与 TCAs 相仿，但耐受性较好，最大的优点在于其抗胆碱能及心血管系统不良反应轻微，老年患者易耐受，可长期维持治疗。临床常用的有氟西汀、帕罗西汀、氟伏沙明、舍曲林和西酞普兰。

(3) SNRIs：如文拉法辛，比 SSRIs 起效快，缓解率高，还能改善老年抑郁症的认知功能，故作为晚发性抑郁症（≥60 岁首次发作）的一线治疗。但高血压患者慎用。某些患者服用文拉法辛后会出现血压持续高，对服用该药物的患者，应定期监测血压。若出现血压持续升高，应减小剂量或停药。

(4) NaSSA：如米氮平，作用于中枢的突触前 α_2 受体拮抗剂，可增强肾上腺素能的神经传导。它通过与中枢的 $5-HT_2$、$5-HT_3$ 相互作用起调节 $5-HT$ 的功能。米氮平的两种旋光对映体都具有抗抑郁活性，左旋体阻断 α_2 和 $5-HT_2$ 受体，右旋体阻断 $5-HT_3$ 受体。米氮平的抗组织胺受体（H_1）的特性起着镇静作用。该药有较好的耐受性，几乎无抗胆碱能作用，其治疗剂量对心血管系统无影响。米氮平在抗抑郁治疗的同时，对改善睡眠、食欲以及抗焦虑的效果更好。

(5) 苯二氮䓬类药物：一般不赞成老年抑郁症患者长期服苯二氮卓类药物，因为这类药物公认有认知损害、镇静、跌倒、髋部骨折和发生其他意外危险性的可能，但确有一些老人因焦虑和失眠而难以撤除这类药物，此时应维持最低有效量。

4. 电休克疗法（ECT）

受老年患者年龄及躯体情况的限制，很少应用。

5. 维持治疗

抑郁治疗再次复发的危险性较高,大部分研究者主张,对第一次起病的抑郁症患者,在达到临床痊愈后至少应维持治疗 1 年;若出现复发,则维持治疗 2 年或更长。

五、要点与讨论

1. 老年抑郁症的症状特点

老年期抑郁症除了具备一般抑郁障碍的主要症状外,往往还具有如下特点。

(1)疑病症状:表现为以自主神经症状为主的躯体症状。常以某一种不太严重的躯体疾病开始,虽然躯体症状日益好转,但抑郁、焦虑却与日俱增。

(2)焦虑、激越:担心自己和家庭将遭遇不幸,大祸临头,搓手顿足,坐卧不安,惶惶不可终日。

(3)躯体症状:主要表现为自主神经功能障碍或有关内脏功能障碍,如厌食、腹部不适、便秘、体重减轻、胸闷、喉部堵塞感、头痛和其他躯体各部的疼痛、性欲减退、失眠、周身乏力等。此外,入睡困难、睡眠浅,尤其是早醒更多见。

(4)精神运动性迟滞:思维迟缓,思考问题困难,思维内容贫乏、缄默、行动迟缓。重则双目凝视,情感淡漠,呈无欲状,对外界动向无动于衷。

(5)妄想:尤以疑病及虚无妄想最为常见,其次为被害妄想、关系妄想、贫穷妄想、罪恶妄想等。

(6)认知损害:可表现为各种不同类型的认知功能损害,严重时与痴呆相似,患者对自己智能降低表现出特征性的淡漠,但常有较好的定向力,且无病理反射。

(7)自杀倾向:老年抑郁障碍自杀的危险比其他年龄组大得多。有报告显示 55% 的老年患者在抑郁状态下自杀。自杀往往发生在伴有躯体疾病的情况下,且成功率高。导致自杀的危险因素主要有孤独、酒精中毒、疑病症状、激越、谵妄等。

2. 老年抑郁症的药物治疗选择

老年患者的药物治疗是一个较复杂的问题,且由于常伴有躯体疾病而服用其他药物,老年人使用抗抑郁药物时,各种药物之间相互作用问题亦应予以重视。因此,老年患者药物治疗首先考虑的是安全性与不良反应的问题,其次才是疗效问题。电休克疗法(ECT)虽效果较好,但因其受到老年患者年龄及躯体情况的限制,很少应用。心理治疗在本病治疗中的地位十分重要,但通常需与药物治疗相配合。关于维持治疗,因其再次复发的危险性较高,大部分研究者主张,对第一次起病的抑郁症患者,在达到临床痊愈后至少应维持治疗一年;若出现复发,则维持治疗二年或更长。

3. 老年期抑郁障碍的预后

老年期抑郁症的短期预后相对较好,但是由于老年期抑郁症发病期比青壮年要长,间歇期较短,有的呈迁延病程,大部分患者在治疗后会复发,所以长期的预后较差。

六、思考题

1. 通过本案例的分析,你对老年抑郁症病例分析的过程与规范有何体会?
2. 通过本案例的分析,你对老年抑郁症的临床特点及诊断特殊技能是否有所提高?
3. 作为老年医学工作者,您在老年患者诊疗过程中是否采用"双心关爱"的模式?

七、推荐阅读文献

中华医学会. 抑郁障碍防治指南[M]. 北京:北京大学医学出版社,2007.

吴亦影　倪秀石(上海市第一人民医院)

临终关怀

一、病历资料

1. 现病史

患者,男性,86 岁,因"间歇性、无痛、全程、肉眼血尿 9 月余,左下肢水肿、疼痛 1 月余"入院。9 个月前无明显诱因出现血尿,为间歇性、无痛、全程、肉眼血尿,门诊 CT 检查示膀胱多发新生物,入住泌尿外科病房,全身麻醉下行尿道膀胱肿瘤电切术(transurethral resection of bladder tumor,TUR - BT),术中见膀胱颈部与前列腺窝有一大小约 5 cm 的新生物,新生物距双侧输尿管口约 0.5 cm,表面菜花样肿物,基底部为广基实性组织。完整切除新生物。术后病理示:高级别浸润性尿路上皮癌,伴腺样分化。术后门诊放疗 20 次。1 月余前发现左侧腹股沟肿块伴疼痛,PET - CT 检查提示左锁骨上、纵隔、腹主动脉旁、左侧腹股沟区多发肿大淋巴结,同时出现左下肢水肿伴明显疼痛。B 超提示双下肢深静脉管腔通畅。考虑系髂血管处淋巴结压迫所致,拟行腹股沟区姑息性放疗再次收住院。

2. 既往史

有高血压病史 15 年,最高 BP 170 mmHg/90 mmHg,平日服用缬沙坦胶囊(代文)、苯磺酸氨氯地平片(络活喜)降压,血压控制理想;冠心病、心律失常(室早)病史 15 年,平日服用单硝酸异山梨酯缓释胶囊(异乐定)、富马酸比索洛尔片(康忻),近年来无胸闷、胸痛发作。无糖尿病、血脂异常;无药物过敏史;无烟酒嗜好。

3. 体格检查

T 36.8 ℃,P 74 次/min,R 20 次/min,BP 170 mmHg/74 mmHg。神清气平,消瘦,贫血貌,痛苦面容,对答切题,查体合作。巩膜无黄染,左侧锁骨上区可触及一枚肿大的淋巴结,大小约 2 cm×1 cm,质韧,活动度良好,无压痛。双肺呼吸音粗,未闻及干湿啰音,HR 74 次/min,律齐,各瓣膜听诊区未闻及杂音,腹平,肠鸣音正常,腹软无压痛、反跳痛,肝脾肋下未及,未及包块,左下肢重度水肿,右下肢为足背凹陷性水肿。双侧病理征(一)。

4. 实验室及影像学检查或特殊检查

(1) 实验室检查。外周血常规:WBC 5.95×10⁹/L,N 86.2%,Hb 81 g/L,PLT 62×10⁹/L;尿常规:尿蛋白 7 mg/L,WBC 258/HP,RBC 1 145/HP;肝功能:TP 69.1 g/L,ALB 32 g/L,ALT 37.0 IU/L,AST 64.0 IU/L,LDH 198 IU/L,γ - GT 47.5 IU/L;肾功能:BUN 8.10 mmol/L,Cr 118.2 μmol/L;血铁 5.00 mmol/L,空腹血糖 5.95 mmol/L;CRP 115.0 mg/L;血 K⁺ 4.1 mmol/L,血 Na⁺ 125 mmol/L,血 Cl⁻ 89 mmol/L;AFP 1.31 ng/mL,CEA 273.70 μg/L,CA199 607.2 IU/ml,CA125 1 109.00 IU/ml,CA724 33.06 IU/ml,NSE 16.45 ng/ml,DYFRA21 - 1 274.40 ng/ml,鳞癌抗原 20.13 ng/ml;铁蛋白

686.1 ng/ml；ESR105；凝血因子Ⅰ4.43 g/L，D-二聚体 9.800 μg/ml，纤维蛋白降解产物28.80 μg/ml。

（2）腹部 B 超检查：肝内多发实质性占位，胆囊壁毛糙，脾脏目前未见明显异常，腹胀气，胰腺显示不清。

（3）泌尿系 B 超检查：膀胱壁毛糙，膀胱三角区内壁增厚，肾脏、输尿管、前列腺未见明显异常。

（4）双下肢动静脉 B 超检查：双下肢动脉内膜面毛糙伴多发斑块形成，双侧足背动脉可见星点状血流信号（闭塞可能），双下肢深静脉管腔通畅。

（5）胸部、上下腹部、盆腔 CT 平扫＋增强：①主动脉硬化，心肺未见明显异常，双肋膈角稍钝；②肝内及双肾多发囊肿，其中左肾上极一枚为高密度囊肿；③胆囊壁略毛糙；④胃窦胃壁偏厚；⑤膀胱后壁占位电切术后，肝内多发低密度结节，转移瘤可能大，腹腔内肠系膜脂肪间隙模糊伴小结节影，后腹膜、双侧髂血管周围、双侧腹股沟多发肿大淋巴结。

二、诊治经过

1. 病史特点

（1）高龄男性，9 个月前无明显诱因出现间歇性、无痛、全程肉眼血尿，CT 检查示膀胱多发新生物，全身麻醉下行 TUR-BT，术后病理示高级别浸润性尿路上皮癌。术后门诊放疗 20 次。1 月余前发现左侧腹股沟肿块伴疼痛，PET-CT 检查提示左锁骨上、纵隔、腹主动脉旁、左侧腹股沟区多发肿大淋巴结。同时出现左下肢水肿，B 超提示双下肢深静脉管腔通畅。拟行腹股沟区姑息性放疗收住院。既往有高血压病史 15 年，血压控制理想；冠心病、心律失常（室早）病史 15 年，近年来无胸闷、胸痛发作。无糖尿病、血脂异常，无烟酒嗜好。

（2）体格检查：T 36.8 ℃，P 74 次/min，R 20 次/min，BP 170 mmHg/74 mmHg。左侧锁骨上区可触及一枚肿大的淋巴结，大小约 2 cm×1 cm，质韧，活动度良好，无压痛。双肺呼吸音粗，未闻及干湿啰音，HR 74 次/min，律齐，腹平，肠鸣音正常，腹软无压痛、反跳痛，肝脾肋下未及。左下肢重度水肿，右下肢为足背水肿。

（3）实验室检查提示贫血，PLT 减少，血尿，低蛋白血症，肾功能异常，缺铁，CRP 浓度升高，低钠低氯，多项肿瘤指标明显升高，D-二聚体、纤维蛋白降解产物水平升高。双下肢动静脉 B 超提示双下肢深静脉管腔通畅。上下腹部 CT 平扫加增强提示肝内多发低密度结节，转移瘤可能大，腹腔内肠系膜脂肪间隙模糊伴小结节影，后腹膜、双侧髂血管周围、双侧腹股沟多发肿大淋巴结。

2. 初步诊断

根据病史，体格检查及辅助检查，本病例初步诊断为：①膀胱癌术后、放疗后，全身广泛转移；②高血压病 2 级，极高危组；③冠状动脉硬化性心脏病，心律失常（室早），心功能 2 级。

3. 入院后具体处理措施

（1）左腹股沟姑息放疗，7 次后左腿水肿消退明显，但血常规提示 WBC 7.36×10^9/L，Hb 77 g/L，PLT 18×10^9/L，因 PLT 过低，停止放疗。

（2）深静脉置管，肠外营养支持。

（3）镇痛（盐酸曲马多 100 mg 肌注，必要时吗啡 10 mg 肌注）。

（4）间歇性补充白蛋白，根据尿量必要时予托拉塞米 10 mg iv。

（5）控制血压（络活喜 5 mg qd 口服，代文 80 mg qd 口服），根据血压调整降压药物。

（6）特殊的护理要求，实行Ⅰ级整体护理，除常规的基础护理内容外，勤翻身、多拍背，帮助患者做力所能及的活动。

（7）人文关爱、友善护理：医护人员用发自内心的语言安慰患者，耐心倾听患者内心的痛苦，鼓励患者说出自己的恐惧与不安，给予适当的心理疏导。动员家属多探视安抚患者，达到适当改善生活质量的目的。

三、病例分析

1. 病史特点

详见"二、诊治经过"中的"1. 病史特点"。

2. 诊断与诊断依据

（1）诊断：①膀胱癌 $T_4N_2M_1$ 术后、放疗后，全身广泛转移；②继发性贫血、血小板减少；③高血压病2级，极高危组；④冠状动脉硬化性心脏病，心律失常（室早），心功能2级。

（2）诊断依据。①病史特点：高龄老年男性，9个月前无明显诱因出现全程性、无痛性、间歇性肉眼血尿，CT 检查示膀胱多发新生物，全身麻醉下行 TUR-BT，术后病理示高级别浸润性尿路上皮癌。术后门诊放疗20次。②体格检查特点：T 36.8 ℃，P 74 次/min，R 20 次/min，BP 170 mmHg/74 mmHg。左侧锁骨上区可触及一枚肿大的淋巴结，大小约 2 cm×1 cm，质韧，活动度良好，无压痛。左下肢重度水肿，右下肢为足背水肿。③实验室依据：贫血、PLT 数量减少，血尿，低蛋白血症，肾功能异常，缺铁，CRP 浓度升高，低钠低氯，多项肿瘤指标明显升高，D-二聚体、纤维蛋白降解产物水平升高。④影像学依据：腹部 CT 提示肝内多发低密度结节，转移瘤可能大，腹腔内肠系膜脂肪间隙模糊伴小结节影，后腹膜、双侧髂血管周围、双侧腹股沟多发肿大淋巴结。双下肢动静脉 B 超提示双下肢深静脉管腔通畅。

3. 鉴别诊断

晚期膀胱癌诊断明确，目前无须鉴别。左下肢水肿的鉴别如下。

（1）左下肢深静脉血栓。

（2）低蛋白血症。

（3）肾功能衰竭。

（4）右心功能不全。

（5）甲状腺功能减退。

四、处理基本原则及方案

1. 原发疾病的处理

患者高龄，已处于恶性肿瘤的终末期，无手术、化疗、放疗等根治肿瘤的指征，左下肢水肿且疼痛剧烈，考虑髂血管处淋巴结压迫，故行腹股沟区姑息性放疗。数次放疗后，骨髓抑制明显，PLT 降至 $18×10^9$/L，停止放疗，患者处于极度痛苦状态，专家讨论预计生存期<6个月，故纳入临终关怀（palliative care）对象。

2. 临终关怀的措施

临终关怀是以仁爱、友好、有尊严、有组织、有计划地控制症状、解除痛苦为目的，进行心理呵护和精神支持减轻患者痛苦，充分地沟通及进行必要的教育引导。

（1）应用曲马多、吗啡等药物，控制肿瘤引起的疼痛，改善生活质量。

（2）间断应用利尿剂，减轻水肿。

（3）患者进食困难，腹胀明显，故行深静脉置管，肠外营养支持。

（4）整体护理，提高患者临终生活的舒适度。

（5）仁爱友善良好的心理疏导和安慰：根据临终关怀患者不同阶段的心理特点，进行针对性的疏导和安抚,减轻或消除患者的心理负担和消极情绪。

该患者在舒缓病房服务团队的关怀照料下,1个月后安详地走完了他的人生。

五、要点与讨论

1. 临终关怀(hospice, palliative care)的意义

(1)临终关怀又称安宁和缓医疗、善终服务、安宁疗护、姑息疗法等,越来越成为现代人重视生命质量、尊重生命,实现社会和谐的一个重要窗口。联合国提出享有临终关怀是人的一项基本权利,被视为国家和社会进步的标志。以便让患者在死亡时获得安宁、平静、舒适,让家属在患者死亡后没有留下任何遗憾和阴影。

(2)临终关怀是社会文明的标志,每一个人都希望生得顺利,死得安详。临终关怀正是为让患者尊严、舒适到达人生彼岸而开展的一项社会公共事业,它是社会文明的标志。

(3)临终关怀体现了崇高医护职业道德的核心内容:①尊重患者的生命价值和人格尊严;②临终关怀则通过对患者实施整体护理,用科学的心理关怀方法、高超精湛的临床护理手段,以及姑息、支持疗法最大限度地帮助患者减轻躯体和精神上的痛苦,提高生命质量,平静地走完生命的最后阶段;③医护人员作为具体实施者,充分体现了以提高生命价值和生命质量为服务宗旨的高尚医护职业道德。

2. 临终关怀内容

(1)身关怀:透过医护人员及家属之照顾减轻病痛,再配合天然健康饮食提升身体能量。

(2)心关怀:透过理念之建立减轻恐惧、不安、焦虑、埋怨、牵挂等心理,令其安心、宽心、并对未来世界(指死后)充满希望及信心。

(3)灵性关怀(佛教认为是道业关怀):回顾人生寻求生命意义,根据患者个人信仰等透过宗教学方式建立生命价值观,如永生、升天堂、往西方极乐世界等。

3. 临终关怀与安乐死的区别

(1)安乐死在《中国大百科全书·法学》解释为"对于现代医学无可挽救的逼近死亡的患者,医生在患者本人真诚委托的前提下,为减少患者难以忍受的剧烈痛苦,可以采取措施提前结束患者的生命。"安乐死在我国是不合法的。临终关怀不同于安乐死(euthanasia),即不促进也不延迟患者死亡。其主要任务包括对症治疗、家庭护理、缓解症状、控制疼痛、减轻或消除患者的心理负担和消极情绪。所以临终关怀常由医师、护士、社会工作者、家属、志愿者以及营养学和心理学工作者等多方面人员共同参与。

(2)在临终阶段,癌症患者除了生理上的痛苦之外,更重要的是对死亡的恐惧。美国的一位临终关怀专家就认为"人在临死前精神上的痛苦大于肉体上的痛苦",因此,一定要在控制和减轻患者机体上的痛苦的同时,做好临终患者的心理关怀。

(3)患者进入濒死阶段时,开始为心理否认期,这时往往不承认自己病情的严重,否认自己已病入膏肓,总希望有治疗的奇迹出现。当患者得知病情确无挽救希望,预感已面临死亡时,就进入了死亡恐惧期,表现为恐惧、烦躁、暴怒。当患者确信死亡已不可避免,而且瞬间即来,此时患者反而沉静地等待死亡的来临,也就进入了接受期。一般说来,濒死者的需求可分三个水平:①保存生命;②解除痛苦;③没有痛苦地死去。因此,当死亡不可避免时,患者最大的需求是安宁、避免骚扰,亲属随和地陪伴,给予精神安慰和寄托,对美(如花、音乐等)的需要,或者有某些特殊的需要,如写遗嘱,见见最想见的人,等等。患者亲属都要尽量给予患者这些精神上的安慰和照料,使他们无痛苦地度过人生最后时刻。

4. 临终关怀的特别注意

(1)以照料为中心:对临终患者来讲,治愈希望已变得十分渺茫,而最需要的是身体舒适、控制疼痛、生活护理和心理支持,因此,目标以由治疗为主转为对症处理和护理照顾为主。

(2)维护人的尊严:患者尽管处于临终阶段,但个人尊严不应该因生命活力降低而递减,个人权利

也不可因身体衰竭而被剥夺,只要未进入昏迷阶段,仍具有思想和感情,医护人员应维护和支持其个人权利;如保留个人隐私和自己的生活方式,参与医疗护理方案的制定,选择死亡方式等。

（3）提高临终生活质量:有些人片面地认为临终就是等待死亡,生活已没有价值,患者也变得消沉,对周围的一切失去兴趣,甚至,有的医护人员也这样认为,并表现出面孔冷漠,态度、语言生硬,操作粗鲁,不知该如何面对患者。临终关怀则认为:临终也是生活,是一种特殊类型的生活,所以正确认识和尊重患者最后生活的价值,提高其生活质量是对临终患者最有效的服务。

（4）共同面对死亡:有生便有死,死亡和出生一样是客观世界的自然规律,是不可违背的,是每个人都要经历的事实,正视死亡才使生显得有意义。而临终患者只是比我们早些面对死亡的人。死赋予生以意义,死是一个人生的最终结束,所以,我们要珍惜生命、珍惜时间,要迎接挑战、勇敢面对。

六、思考题

1. 通过本案例的分析,你对老年尤其高龄晚期肿瘤患者的治疗有何新的认识?

2. 通过本案例的分析,今后你将如何对老年晚期肿瘤患者实施临终关怀?

3. 您对临终关怀与安乐死的异同能恰如其分地告知患者的家属吗?

七、推荐阅读文献

1. 临终关怀的意义简介. 医学教育网. www. medbb. com 2009 - 11 - 14.

2. 施永兴,罗维. 人生终站的陪伴:临终关怀百题[M]. 上海:上海交通大学出版社,2012.

3. 孟宪武. 临终关怀[M]. 天津:天津科学技术出版社,2002.

金玉华(仁济医院)

案例 *48*

腹股沟疝嵌顿

一、病历资料

1. 现病史

患者,男性,73 岁,因"右侧腹股沟区可复性包块 4 年、无法回纳伴右下腹绞痛 8 h"入院。4 年前右侧腹股沟区出现包块,当时呈乒乓球大小,可自行回纳,未予重视。4 年来包块逐渐增大,较剧咳嗽、用力排便等腹内压增高时复现,可降至右侧阴囊,平卧或用手推送后包块消失。8 h 前,患者剧烈咳嗽后,右侧腹股沟区肿物再次突出,大小约 7 cm×8 cm,右侧阴囊明显增大,平卧及用手推送均无法回纳,同时出现右下腹绞痛、呈持续性加重,伴恶心呕吐、腹胀、无排便排气,遂至急诊就诊。患者自起病以来,精神略差,无大便,小便如常,体重未见明显变化。

2. 既往史

高血压病史 10 余年,最高 BP 190 mmHg/100 mmHg,平素服用盐酸贝那普利片(洛丁新),血压控制满意;良性前列腺增生病史 5 年。无糖尿病史;无腹部外伤及手术史;无过敏史;吸烟史 40 余年,10支/d;饮酒史 40 余年,白酒 100 g/d。

3. 体格检查

T 36.7 ℃, P 96 次/min, R 21 次/min, BP 140 mmHg/95 mmHg。神志清楚,急性痛苦面容,皮肤巩膜未见苍白及黄染。双肺呼吸音清,未闻及干湿啰音。HR 96 次/min,律齐,各瓣膜区未闻及杂音。腹部平坦,肠鸣音亢进,可闻及气过水声,无压痛、反跳痛及肌紧张,肝脾肋下未触及,肝区叩痛(一),腹水征(一),右侧腹股沟处可见大小约 7 cm×8 cm 椭圆形肿块,降至阴囊,压痛明显,阴囊内可触及肠段,透光试验(一)。双下肢无水肿。

4. 实验室及影像学检查或特殊检查

(1) 实验室检查。外周血常规:WBC $13.6×10^9$/L, N 83.2%;出凝血时间:凝血酶原时间 12 s,INR 1.03;尿常规:尿蛋白 7.5 mg/L;肝功能:TP 64.3 g/L, ALB 33.1 g/L, ALT 46 IU/L, AST 35 IU/L;肾功能:BUN 4.80 mmol/L, Cr 36.6 μmol/L;电解质:K^+ 4.1 mmol/L, Na^+ 135 mmol/L, Cl^- 97 mmol/L;血淀粉酶:34 IU/L。

(2) 胸部 X 线片检查:正常。

(3) ECG 检查:窦性心律,正常心电图。

(4) 超声检查:右侧腹股沟区见大小约 7 cm×8 cm 的不均质团块,延伸至右侧阴囊;右侧阴囊内见肠管回声和无回声,无回声内见点状强回声飘动,提示右侧腹股沟疝,阴囊内肠管和积液。

二、诊治经过

1. 病史特点

（1）老年男性，长期右侧腹股沟区可复性包块，较剧咳嗽、用力排便等腹内压增高时复现。本次入院因剧烈咳嗽后，右侧腹股沟区肿物再次突出，无法回纳，右侧阴囊明显增大，伴右下腹持续性加重的绞痛、恶心呕吐、腹胀、无排便排气等 8 h。既往高血压病、良性前列腺增生史；无腹部外伤及手术史。

（2）体格检查：血压升高，急性痛苦面容。腹部平坦，肠鸣音亢进，可闻及气过水声，无压痛、反跳痛及肌紧张，右侧腹股沟处可见大小约 7 cm×8 cm 椭圆形肿块，降至阴囊，压痛明显，阴囊内可触及肠型，透光试验（－）。

（3）实验室检查及影像学检查：血 WBC 及 N 升高，尿常规、肝肾功能、电解质、淀粉酶未见明显异常。腹部 B 超提示右侧腹股沟疝，阴囊内肠管和积液。

2. 初步诊断

根据病史，体格检查及辅助检查，本病例初步诊断为：①右侧腹股沟斜疝嵌顿；②高血压病 3 级，极高危组；③良性前列腺增生。

3. 入院后具体处理措施

（1）术前准备：①心电、血压监测；动态观察腹部体征和肠鸣音改变；②禁食，肠道准备；③解痉、镇痛[山莨菪碱（654－2）10 mg/盐酸曲马多 100 mg 肌注或静滴]；④术前 30 min 预防性使用抗生素，预防和控制感染；⑤术前谈话及签字。

（2）手术治疗。①手术名称：全麻下行右侧腹股沟嵌顿疝松解＋无张力修补术。②术中见：右侧精索内后方可见一巨大白色疝囊，囊内容物为部分肠管和大网膜，囊内有淡黄色渗液积聚。嵌顿肠管颜色深红伴水肿，肠管饱满，可及粪块，囊内可扪及肠系膜内动脉搏动。③术中诊断：右侧腹股沟斜疝嵌顿。

（3）术后处理：①加强生命体征监护，给予有效镇痛及控制血压；②有效控制和预防院内感染，合理应用抗生素；③维持水、电解质、酸碱平衡和营养能量的供应；④给予常规化痰、止咳，防止瞬间咳嗽引起的腹压增加；同时应避免咳嗽、便秘等腹压增高动作；⑤加强伤口换药，注意伤口愈合情况。

三、病例分析

1. 病史特点

详见"二、诊治经过"中的"1. 病史特点"。

2. 诊断与诊断依据

（1）诊断：①右侧腹股沟斜疝嵌顿；②高血压病 1 级，极高危组；③良性前列腺增生。

（2）诊断依据。①病史特点：老年男性，长期右侧腹股沟区可复性包块，较剧咳嗽、用力排便等腹内压增高时复现，本次入院因剧烈咳嗽后，右侧腹股沟区肿物突出，无法回纳，右侧阴囊明显增大，同时伴右下腹持续性加重的绞痛、恶心呕吐、腹胀、无排便排气等。②体格检查特点：血压升高，急性痛苦面容。腹部平坦，肠鸣音亢进，可闻及气过水声，无压痛、反跳痛及肌紧张，右侧腹股沟处可见大小约 7 cm×8 cm 椭圆形肿块，降至阴囊，压痛明显，阴囊内可触及肠型，透光试验（－）。③实验室检查：血 WBC 和 N 升高，血 ALB 略低，其余指标未见明显异常。④影像学依据：腹部 B 超见右侧腹股沟区见一大小约 7 cm×8 cm 的不均质团块，延伸至右侧阴囊；右侧阴囊内见肠管回声和无回声，无回声内见点状强回声飘动。提示为右侧腹股沟疝，阴囊内肠管和积液。

该患者典型的临床表现和影像学依据为本案例诊断为"右侧腹股沟斜疝嵌顿"提供了确切的依据。

3. 鉴别诊断

(1) 腹股沟直疝。

(2) 股疝嵌顿。

(3) 急性阑尾炎。

(4) 急性肠梗阻。

(5) 睾丸鞘膜积液。

(6) 交通性鞘膜积液。

四、处理基本原则及方案

1. 腹股沟嵌顿疝治疗的基本原则

(1) 老年患者综合评估病情:详细询问病史,了解疝嵌顿时间,判断有无肠坏死、有无影响手术的基础疾病如血压控制的情况、肝肾功能和电解质的情况等。排除绝对、相对禁忌证的存在,如有相对禁忌证应尽快去除,为手术创造条件。

(2) 立即行急诊手术:该老年患者在排除绝对、相对禁忌证后,需急诊手术。腹股沟嵌顿疝由于疝内容物在疝环处受压,无法回纳,可出现剧烈腹痛、消化道梗阻等临床症状,为防止疝内容物坏死并解除伴发的肠梗阻、同时防止进一步发展成绞窄性疝的可能,应于确诊后立即行急诊手术治疗,不要试图手法回纳,延误手术时机,损伤疝内容物,除非合并不能耐受手术的其他病症。

(3) 手术方式的选择:首先解除嵌顿后,判断嵌顿的疝内容物是否有坏死,如果已经坏死,则予以切除,原则上不再行疝修补术;如果内容物在解除嵌顿后恢复活力,则可行疝修补术。①传统的腹股沟嵌顿疝修补术:由于该方法使组织有张力地对合,一方面增加了术后疼痛的发生率,另一方面容易使缝合的组织重新哆开而致复发。②无张力腹股沟嵌顿疝修补术:具有术后疼痛减轻、恢复快、复发率低等优点。老年患者往往同时伴有心脑血管疾病(注意围术期的血压控制)、慢性呼吸道感染、前列腺增生、便秘等多种疾病,在这种情况下,无张力疝修补术可以有效减少并发症的发生,因此是老年腹股沟疝患者进行修补的首选手术方式。

(4) 手术的注意事项:①术前应仔细查体,结合相关辅助检查,准确判断疝内容物活力以及囊液的性状;②术前 30 min 预防性使用抗生素,可有效减少感染的扩散及利于术后康复;③若存在电解质、酸碱平衡紊乱、脱水等情况,应迅速补液纠正,维持稳态;④术中应注意对创面的保护,减少污染面积;⑤术中需准确判断嵌顿肠管的活性,若肠管发生坏死穿孔等情况,应当及时调整术式,不可盲目采取无张力疝修补术。

(5) 术后并发症的防治。①早期并发症:包括手术部位的血肿、阴囊血肿、膀胱损伤、尿潴留、切口及肺部感染等;②晚期并发症:慢性疼痛、精索和睾丸并发症、补片感染、补片移位等;③复发。

2. 腹股沟嵌顿疝治疗的具体处理方案

参照"二、诊疗经过"中的"3. 入院后具体处理措施"。

五、要点与讨论

1. 老年人腹股沟嵌顿疝的特点

(1) 老年人腹股沟嵌顿疝的临床特点:①老年腹股沟嵌顿疝发生率随增龄而增高,具有明显的性别差异,老年男性好发腹股沟疝,尤其是斜疝,而老年女性易发股疝;②由于老化增龄性失能、老年人腹壁薄弱、腹肌松弛,且老年人常伴有咳嗽、便秘及前列腺增生等引起腹内压增高的原因,使老年人腹股沟疝发病率增高,同理60岁及以上的老年人腹股沟疝发生嵌顿和绞窄的风险增加;③老年患者病程较长,早期多被忽视疝的发生,出现病情加重、影响生活或疼痛难忍时才会考虑就医,故易发生疝内容物的嵌顿,甚至绞窄发生肠坏死。

(2) 老年人腹股沟疝易嵌顿的原因:①老年人因机体组织退行性变,胶原纤维合成减少,腹壁肌肉萎缩薄弱,故一旦疝内容物突出外环口后便极难回纳;②老年人反应程度较低,而一般嵌顿时间较长,导致嵌顿处局部组织明显水肿,增加了疝内容物回纳的难度;③老年人抵抗力差,常伴有多种老年相关性疾病,如高血压、糖尿病、冠心病、脑血管疾病、肺心病、前列腺肥大及便秘等,增加了病理生理的复杂性,使得腹股沟疝易发生嵌顿。

(3) 老年人腹股沟疝易复发的原因:老年人腹股沟疝易复发的原因与腹股沟疝发生的原因、腹股沟疝易嵌顿的原因基本相同,既有腹壁薄弱、缺损而致腹壁强度降低,又有腹内压力增高,如前列腺增生。此外,传统术式的缺陷也是导致腹股沟疝易复发的原因。

2. 腹股沟疝的鉴别诊断与分型

(1) 腹股沟斜疝与直疝的鉴别如表48-1所示。

表48-1 腹股沟斜疝与直疝鉴别要点

要 点	斜 疝	直 疝
突出途径	经腹股沟管突出,可进阴囊	由直疝三角突出,不进阴囊
疝块外形	椭圆或梨形,上部呈蒂柄状	半球形,基底较宽
回纳疝块后压住深环	疝块不再突出	疝块仍可突出
精索与疝囊的关系	精索在疝囊的后方	精索在疝囊的前外方
疝囊颈与腹壁下动脉的关系	疝囊颈在腹壁下动脉外侧	疝囊颈在腹壁下动脉内侧
嵌顿机会	较多	极少

(2) 成人腹股沟疝的分型:根据疝环缺损的大小、疝环周围腹横筋膜的坚实程度和腹股沟管后壁的完整性,把腹股沟疝分成4型。Ⅰ型:疝环缺损≤1.5 cm(约一指尖),疝环周围腹横筋膜有张力,腹股沟管后壁完整;Ⅱ型:疝环缺损最大直径1.5～3.0 cm(约两指尖),疝环周围腹横筋膜存在但薄且张力降低,腹股沟管后壁已不完整;Ⅲ型:疝环缺损≥3.0 cm(大于两指),疝环周围腹横筋膜或薄而无张力或已萎缩,腹股沟管后壁缺损;Ⅳ型:复发疝。腹横肌腱弓下缘和腹股沟韧带上缘之间即耻骨肌孔的上半侧内无腱膜及肌肉组织时,则视为腹股沟管后壁结构缺损。

3. 老年人腹股沟疝嵌顿诊疗特别注意点

(1) 充分掌握老年人腹股沟疝嵌顿(incarcerated inguinal hernia)的临床特点,科学地进行病史采集、规范做好特殊的专科体格检查(急腹症鉴别诊断必需的检查手法:如必须有肠鸣音、气过水声、腹壁的情况及突出肿块的性质)、必要的实验室和辅助检查;在此基础上进行高级临床思维的病例分析。

(2) 重视并存疾病的处理及并发症的防治(如高血压等),也是决定手术成败和复发的重要因素。

(3) 老年人腹股沟疝嵌顿修补术中的特别注意:对于老年人嵌顿疝的手术而言,手术的关键除了术者需要准确判断疝内容物的活力外,必须同时进行整体综合评估,然后根据病情确定个体化的手术方法。

疝内容物多数为嵌顿的肠管,因此需要判断嵌顿肠管的活力,应当先扩张或切开疝环,在解除疝环压迫的前提下,根据肠管的色泽、弹性、蠕动能力以及相应肠系膜内是否有动脉搏动等情况加以判断。凡肠管呈现出紫黑色、失去光泽和弹性、刺激后无蠕动和相应肠系膜内无动脉搏动者,可判定为肠坏死。如果肠管尚未坏死,则可将其送回腹腔内,按一般可复性疝处理。如果肠管确已坏死,则应在患者全身情况允许的前提下,切除该段肠管并行一期吻合;若患者情况不允许行肠切除吻合时,可将坏死或活力可疑的肠管置于腹外,并在其近侧段切一小口,插入一肛管,以解除梗阻;待 7～14 天全身情况好转后,再行肠切除吻合术。切勿将活性可疑的肠管送回腹腔,以图侥幸。

六、思考题

1. 通过本案例的分析,你对老年腹股沟嵌顿疝病例分析的过程与规范有何体会?

2. 通过本案例的分析,你对老年腹股沟嵌顿疝的临床特点、嵌顿危险因素等相关知识有哪几方面的提高?

3. 通过本案例的分析,你对老年人外科急腹症的临床特点有哪些体会? 在诊疗的过程中,如何快速而准确地降低老年患者的手术风险?

七、推荐阅读文献

1. 中华医学会外科学分会疝和腹壁外科学组,中国医师协会外科医师分会疝和腹壁外科医师委员会.成人腹股沟疝诊疗指南(2014 年版)[J].中华外科杂志,2014,52(7):481-484.

2. Miserez M, Peeters E, Aufenacker T, et al. Update with level 1 studies of the European Hernia Society guidelines on the treatment of inguinal hernia in adult patients [J]. Hernia,2014,18(2):152-163.

陈　炜　王　坚(仁济医院)

急性胆管炎

一、病历资料

1. 现病史

患者,女性,70岁,因"进油腻食物后中上腹痛伴发热黄疸、恶心呕吐2天"入院。2天前进食排骨等油腻食物后出现中上腹痛,呈持续性胀痛伴阵发性加重,疼痛向右肩背部放射,有恶心、呕吐,呕吐物为胃内容物,数小时后出现畏寒、发热,体温最高达39℃。1天前起出现尿色加深,呈深茶色,同时出现巩膜黄染。无腹泻、呕血、黑便,无胸闷、心悸、胸痛,无咳嗽、咳痰,无意识丧失。大小便正常。经外院保守治疗后,疼痛无缓解,今急诊收治入院。既往曾有右上腹痛史,但无类似发作史。

2. 既往史

胆囊结石病史7年,未正规治疗,间歇性右上腹痛,自服利胆药后可缓解。原发性高血压病史10年,最高BP 174 mmHg/98 mmHg,平素服用盐酸贝那普利(洛汀新),血压控制满意。无糖尿病史,无腹部外伤及手术史,无过敏史,无烟酒嗜好。

3. 体格检查

T 38.9℃,P 105次/min,R 24次/min,BP 95 mmHg/60 mmHg(近两天未服降压药物),SaO$_2$ 97%。神志清楚、对答切题、检查合作。急性痛苦面容,平卧位,皮肤巩膜黄染。两肺呼吸音清,未闻及干湿啰音。HR 105次/min,律齐,各瓣膜区未闻及杂音。腹部平坦,未见皮肤瘀斑,未见胃肠型及蠕动波。肠鸣音4次/min,未闻及气过水声。中上腹及右上腹可触及压痛,无肌紧张,Murphy征可疑阳性,麦氏点无压痛及反跳痛,肝脾肋下未触及。肝区叩痛(+),腹水征(-)。双下肢无水肿。

4. 实验室及影像学检查或特殊检查

(1) 实验室检查。外周血常规:WBC 21.1×10^9/L,N 91.2%;凝血酶原时间(PT)12.5 s,INR 1.15;尿常规:尿胆红素(+);血淀粉酶216 IU/L,尿淀粉酶715 IU/L;肝功能:TP 55.7 g/L,ALB 33.2 g/L,ALT 126.5 IU/L,AST 104.5 IU/L,LDH 236 IU/L,TB 103 μmol/L,CB 78 μmol/L,γ-GT 335.8 IU/L;肾功能:BUN 8.12 mmol/L,Cr 81.2 μmol/L;CRP 25.6 mg/L;血钾、钠、氯、磷、镁、钙、CK及其同工酶(CK-MB)、血糖均在正常范围;肝炎标志物全套均阴性。

(2) 胸部X线片检查:心肺未见明显异常。

(3) ECG检查:窦性心动过速。

(4) 腹部B超检查:胆囊肿大95 mm×54 mm,壁毛糙增厚6 mm,胆囊多发结石,最大直径14 mm,胆总管直径10 mm。

(5) 腹部CT平扫:胆囊积液,胆囊多发结石,胆总管下端结石。

二、诊治经过

1. 病史特点

(1) 老年女性,进油腻食物后出现中上腹持续性胀痛,并伴恶心、呕吐、寒战、高热和黄疸,疼痛向右肩背部放射。既往有胆囊结石和高血压史,无糖尿病史,无腹部外伤及手术史,无烟酒嗜好。

(2) 体格检查:T 38.9 ℃,HR 增快,血压降低,急性痛苦面容。中上腹及右上腹可触及压痛,无肌紧张,Murphy 征可疑阳性,肝区叩痛(+)。

(3) 实验室检查:外周血 WBC 及 N、CRP 明显升高,肝功能损害明显,黄疸指数明显升高。腹部 B 超提示急性胆囊炎、胆囊多发结石和胆总管扩张。入院后完善腹部 CT 平扫见胆囊积液,胆囊多发结石,胆总管下端结石。

2. 初步诊断

根据病史,体格检查及辅助检查,本病初步诊断为:①急性胆囊炎伴胆囊结石;②急性胆管炎(acute cholangitis),胆总管扩张伴结石;③原发性高血压 2 级,中危组。

3. 入院后具体处理措施

(1) 紧急做好术前应有准备后,急诊行内镜下胆管内塑料支架置入术。

(2) 术后禁食;动态观察腹部症状和体征改变;心电、血压、指脉氧饱和度监测;记录 24 h 尿量和出入量变化;定期血常规、CRP、降钙素原、血尿淀粉酶、肝肾功能、凝血常规、血糖、血气分析、血清电解质测定。

(3) 抗感染治疗(头孢哌酮 3 g bid 静滴)。

(4) 质子泵抑制剂(奥美拉唑 40 mg bid iv)。

(5) 生长抑素及类似物(生长抑素 250 μg/h 持续静脉维持)。

(6) 抑制胰酶活性,减少胰酶合成(加贝酯 300 mg qd 静滴)。

(7) 纠正水、电解质紊乱,补液支持治疗。

三、病例分析

1. 病史特点

详见"二、诊治经过"中的"1. 病史特点"。

2. 诊断与诊断依据

(1) 诊断:①急性胆囊炎伴胆囊结石;②急性胆管炎,胆总管扩张伴结石;③原发性高血压 2 级,中危组。

(2) 诊断依据。①病史特点:老年女性,进油腻食物后出现中上腹持续性胀痛,并伴恶心呕吐、寒战高热和黄疸,疼痛向右肩背部放射。②体格检查特点:体温升高,急性痛苦面容,皮肤巩膜黄染,HR 增快、血压降低;中上腹及右上腹可触及压痛,Murphy 征可疑阳性,肝区叩痛(+)。③实验室依据:外周血 WBC 及 N、CRP 明显升高,肝功能损害明显,胆红素升高。④影像学依据:腹部 B 超提示急性胆囊炎、胆囊多发结石,胆总管扩张;腹部 CT 见胆囊积液伴胆囊多发结石,胆总管扩张伴结石。

《急性胆囊炎和胆管炎诊治东京指南(2013)》中"急性胆管炎诊断标准和严重度分级"为本案例诊断"中度急性胆管炎"提供了确切的依据。

3. 鉴别诊断

(1) 急性肝炎。

(2) 十二指肠溃疡伴穿孔。

　　（3）急性机械性肠梗阻。
　　（4）急性胆囊炎。

四、处理方案及基本原则

1. 老年急性胆管炎治疗的基本原则

　　老年患者必须抓紧时间去除病因和加重因素，以免发展为极危重症丧失手术时机，故急诊行内镜下胆管内塑料支架置入术。同时，积极执行以下对症、支持、预防并发症的治疗措施。

　　（1）非手术治疗：①一般治疗，首选包括禁食、胃肠减压，药物治疗包括胆道解痉、镇痛治疗；②液体复苏、维持水电解质平衡及加强监护治疗；③器官功能的维护治疗，包括针对心肺肝肾和凝血功能的监测和支持；④抗生素应用。

　　（2）胆道引流：①内镜下胆管鼻胆管外引流或塑料支架内引流术；②经皮经肝胆道穿刺引流术；③手术胆道探查 T 管引流术。

2. 急性胆管炎治疗的具体处理方案

　　参照"二、诊疗经过"中的"3. 入院后具体处理措施"。经入院后危重病人讨论会认为：该患者有急诊引流指征，在排除绝对与相对禁忌证后，决定积极准备内镜胆道引流治疗。

五、要点与讨论

1. 老年急腹症的鉴别

　　老年急腹症的鉴别思路是否科学正确是至关重要重要的，科学合理的鉴别思路可大大减少漏诊、误诊、误治的发生。

　　（1）老年急腹症与腹腔外疾病的鉴别：①胸、腹壁带状疱疹等疾病；②气胸、肺底肺炎、肺栓塞、胸膜炎；③心脏疾患，如心绞痛、心肌梗死、夹层动脉瘤、心包炎都可以引起左、右上腹部及腹正中部疼痛，易造成误诊。

　　（2）外科与内科急腹症的鉴别：①通常引起外科急腹症的病理基础是腹内脏器的炎症、穿孔、梗阻、狭窄和出血等；②腹痛是主要症状而且较重，发热在腹痛之后出现；③腹痛部位明确，并有明显的局限压痛，可伴有不同程度的肌紧张和反跳痛；④引起内科急腹痛的病理基础往往是腹内脏器功能紊乱，腹痛往往较轻，但疼痛不固定，无明确的局限压痛、肌紧张和反跳痛等腹膜刺激征。

　　根据患者病史、体征及客观检查的特点可排除腹腔外疾病，尤其是腹痛的特点提示腹内脏器的炎症可能性最大，并可排除心绞痛、急性心肌梗死、主动脉夹层、肺栓塞及肠梗阻等危重疾病，结合影像学检查，考虑胆道疾病。

2. 急性胆管炎的诊断

　　急性胆管炎的完整诊断应该包括以下三个方面。

　　（1）急性胆管炎的疾病诊断。①疑似诊断：A 中一项＋B 或 C 中一项；②确定诊断：A、B、C 中各有一项。其中，A. 全身性炎症反应：A-1. 发热和（或）寒战，A-2. 实验室检查提示有炎症依据［血 WBC 和（或）CRP 升高］；B. 胆道梗阻：B-1. 黄疸，B-2. 实验室检查提示肝功能异常（GPT、GOT、LDH、AKP、γ-GT 升高）；C. 影像学资料：C-1. 胆道扩张；C-2. 病因学证据（结石、狭窄、肿瘤、寄生虫或支架等）。

　　（2）急性胆管炎的病因诊断。①胆总管结石；②胆道良恶性肿瘤；③胆道良性狭窄；④胆道寄生虫；⑤胆道支架堵塞。

（3）急性胆管炎的分级诊断。①重度：至少以下一个系统或脏器功能不全。A. 心血管系统：低血压需要临床使用多巴胺$\geq$5 μg·kg^{-1}·min^{-1}或任何剂量的去甲肾上腺素；B. 神经系统：意识障碍；C. 呼吸系统：PaO$_2$/FiO$_2$<300；D. 肾功能：少尿，血肌酐>0.2 mg/L；E. 肝：PT - INR>1.5；F. 血液系统：PLT<1.0×10^5/mm^3。②中度：至少有以下 2 项。其中，A. 血 WBC>1.2×10^4/mm^3 或<4.0×10^3/mm^3；B. 高热，T$\geq$39 ℃；C. 年龄$\geq$75 岁；D. 胆红素升高$\geq$0.5 mg/L；E. 低蛋白血症<标准值×0.7。③轻度：未达到中度和重度标准。

3. 老年急腹症处理的特别注意点

（1）临床表现不典型，诊疗思路复杂：老年人由于脏器功能减退，反应能力降低，患者的症状体征不明显。腹部疼痛可能没有一般人群剧烈，体温、WBC 的变化不显著。腹膜炎时由于腹壁肌肉松弛或脂肪过多腹肌紧张不明显。由于急腹症时症状、体征常与病理变化不符合，容易误诊。老年，尤其高龄患者可诱发胆-心综合征，可以发生急性心肌梗死，甚至Ⅲ度 A - VB，临床以阿-斯综合征为主要表现，故老年急腹症的鉴别思路一定要按上述介绍的规范精心剖析。

（2）老年急性胆管炎并发症多：老年人免疫力下降，容易并发胰腺炎，可在胆管炎的同时伴有血尿淀粉酶的升高。如果合并有急性胆源性胰腺炎，则在治疗急性胆管炎的同时应注意加用生长抑素，并注意重要脏器功能的变化，特别是呼吸功能和肾功能的严密监视。

（3）重要脏器功能障碍：老年人重要脏器存在增龄性失功能，表现为动员能力和代偿能力下降，在急腹症时易致脏器血运障碍，并发重要脏器功能障碍，成为老年急性胆管炎死亡的重要原因之一。故老年急性胆管炎的诊疗需谨慎而果断、加强连续严密监测和整体评估，随时修正诊治方案。

六、思考题

1. 通过本案例的分析，你对老年急性胆管炎病例分析的过程与规范有何体会？

2. 通过本案例的分析，你对老年急性胆管炎的认识有哪几方面的提高？

3. 请你选择 ICU 中主管的老年急腹症患者，自行病例剖析，从中体会老年患者的诊治特点，提出确保医疗安全的防范措施有哪些？

七、推荐阅读文献

Fumihiko M，Tadahiro T，Steven M，et al. TG13 flowchart for the management of acute cholangitis and cholecystitis [J]. J Hepatobiliary Pancreat Sci，2013，20：47 - 54.

李可为　王　坚(仁济医院)

案例 50

急性肠梗阻

一、病历资料

1. 现病史

患者,男性,78 岁,因"腹痛、恶心呕吐、腹胀 3 天余"入院。3 天前无明显诱因下出现恶心呕吐数次,呕吐宿食,颜色较深,恶臭气味,伴水样便腹泻十余次,未排气,伴腹痛腹胀,呕吐后有缓解,无畏寒发热,无呕血便血,遂至我院急诊。行腹部增强 CT,示升结肠近肝曲肠壁不规则增厚,近端结肠及小肠积液扩张明显,拟诊为"急性肠梗阻(acute intestinal obstruction)、右半结肠癌可能",予以补液支持对症治疗,呕吐腹胀无明显缓解,进一步诊治转入我科。患者自起病以来,精神尚可,胃纳较差,大便次数增多并呈水样便,每日十余次,小便如常,睡眠尚可,体重未见明显下降。

2. 既往史

良性前列腺增生病史 7 年;无高血压、糖尿病史。有青霉素过敏。10 余年前因胃溃疡出血行胃大部切除术,无腹部外伤史。否认吸烟、饮酒史。

3. 体格检查

T 37.1 ℃,P 95 次/min,R 18 次/min,BP 124 mmHg/80 mmHg。神志清楚,痛苦面容,皮肤巩膜未见苍白及黄染。双肺呼吸音清,未闻及干湿啰音。HR 95 次/min,律齐,各瓣膜区未闻及杂音。腹部平坦,左上腹可见一长约 15 cm 手术瘢痕,可见肠型,胃肠蠕动波,无腹壁静脉曲张。肠鸣音亢进,6～7 次/min,可闻及气过水声。腹壁柔软,右侧腹部压痛,无肌紧张、反跳痛,右下腹可触及大小约 6 cm×6 cm 质硬肿块,肝脾肋下未及,Murphy(一),肝肾叩击痛(一),胃振水音阳性,移动性浊音(一)。双下肢无水肿。

4. 实验室及影像学检查或特殊检查

(1)实验室检查。外周血常规:WBC 13.31×10⁹/L, N 95.1%, RBC 3.81×10¹²/L, Hb 80 g/L, PLT 380×10⁹/L;出凝血系列:PT 12 s, APTT 39 s, TT 17 s, Fg 3.6 g/L, INR 1.04;尿常规:尿比重:1.030,尿 pH 5;肝功能:TP 61.1 g/L, ALB 30.5 g/L, ALT 9.0 IU/L, AST 16.0 IU/L;肾功能:BUN 4.00 mmol/L, Cr 60.2 μmol/L;高敏 CRP 72.00 mg/L;血 pH 7.46, K⁺ 3.2 mmol/L, Na⁺ 128 mmol/L, Cl⁻ 95 mmol/L;血淀粉酶 32 IU/L;肌钙蛋白 0.01 ng/ml;CK 2.40 ng/ml, BNP 56.80 pg/ml。

(2)胸部 X 线片检查:两肺纹理增多;所见左上腹部局部肠管充气扩张明显。

(3)ECG 检查:窦性心律,房性期前收缩。

(4)超声检查:肝内多发囊肿,胆囊壁毛糙;胰腺、脾脏、肾脏目前未见明显异常。

（5）腹部增强 CT：升结肠近肝曲肠壁不规则增厚，伴近端结肠及小肠梗阻，考虑结肠恶性肿瘤，侵及浆膜面，周围淋巴结肿大；胃术后改变，残胃壁局部可疑异常增厚；腹腔、盆腔积液。肝脏、双肾多发囊肿。前列腺增生伴钙化，前列腺强化欠均匀。

二、诊治经过

1. 病史特点

（1）老年男性，腹痛、恶心呕吐、腹胀、呕吐宿食，颜色较深，恶臭气味，伴水样便腹泻，未排气，腹痛腹胀呕吐后有缓解，无畏寒发热，无呕血便血。有良性前列腺增生史，10 余年前因胃溃疡出血行胃大部切除术，无腹部外伤史。

（2）体格检查：痛苦面容。腹部平坦，可见肠型，胃肠蠕动波。肠鸣音亢进，可闻气过水声。右侧腹部压痛，无肌紧张、反跳痛，右下腹可触及一大小约 6 cm×6 cm 质硬肿块，肝脾肋下未及，Murphy（一），肝肾叩击痛（一），胃振水音阳性，移动性浊音（一）。

（3）实验室检查及影像学检查：WBC 及 N 明显增加，尿比重增高，血 K^+、Na^+、Cl^- 降低，出凝血功能、肝肾功能、淀粉酶，心肌酶等均正常。胸部 X 线片提示左上腹部局部肠管充气扩张明显。腹部增强 CT 示升结肠近肝曲肠壁不规则增厚，伴近端结肠及小肠梗阻，考虑结肠恶性肿瘤，侵及浆膜面，周围淋巴结肿大。

2. 初步诊断

根据病史，体格检查及辅助检查，本病例初步诊断为：①急性肠梗阻，右半结肠癌可能；②胃大部切除术后；③良性前列腺增生；④肝肾多发囊肿。

3. 入院后具体处理措施

（1）术前准备。经入院后危重患者讨论会认为：该患者有急诊手术指征，在排除绝对与相对禁忌证后，决定积极准备手术治疗。①心电、血压监测，动态观察腹部体征和肠鸣音改变；记录 24 h 尿量和出入量变化；定期血常规、出凝血系列、肝肾功能、血糖、血淀粉酶、动脉血气分析、血清电解质等测定；②禁食，胃肠减压，肠道准备；③纠正水、电解质紊乱和酸碱平衡，补液支持治疗；④解痉、镇痛；⑤术前 30 min 预防性使用抗生素，预防和控制感染；患者有青霉素过敏史，用药需谨慎；⑥术前谈话及签字。

（2）手术治疗。①手术名称：全麻下行右半结肠肿瘤根治术。②术中见：上腹部轻度粘连，升结肠巨大肿块，12 cm×8 cm×8 cm，浸润溃疡型，突破浆膜，致肠腔狭窄，肿块向外、向后方浸润侧腹膜和后腹膜，盲肠极度扩张积液，小肠轻度扩张积液。探查肝脏多发囊肿，其余结肠未见明显异常，腹腔内清亮腹水约 300 ml。术中留置负压引流管。患者贫血，予 RBC 2 IU 输注纠正贫血。③术中诊断：右半结肠癌伴急性肠梗阻。

（3）术后处理：①生命体征监测，尿量监测，负压引流管的量、颜色、通畅程度监测，胃肠减压液监测；②镇痛；③适度补充液体，定期血气分析、血清电解质等测定；④给予常规化痰、止咳，防止瞬间咳嗽引起的腹压增加，同时应避免咳嗽、便秘等腹压增高动作；⑤应用抗生素预防感染；⑥加强伤口换药，注意伤口愈合情况。

三、病例分析

1. 病史特点

详见"二、诊治经过"中的"1. 病史特点"。

2. 诊断与诊断依据

（1）诊断：①急性肠梗阻，右半结肠癌可能；②胃大部切除术后；③良性前列腺增生；④肝肾多发囊肿。

　　(2) 诊断依据。①病史特点：老年男性，腹痛、恶心呕吐、腹胀，呕吐宿食，伴水样便腹泻，未排气，腹痛腹胀呕吐后缓解，无畏寒发热，无呕血便血。②体格检查特点：痛苦面容。腹部平坦，可见肠型、胃肠蠕动波。肠鸣音亢进，可闻及气过水声。右侧腹部压痛，无肌紧张、反跳痛，右下腹可触及一大小约6 cm×6 cm质硬肿块，胃振水音阳性，移动性浊音(一)。③实验室依据：WBC 和 N 明显增加；尿比重增高；血 K^+、Na^+、Cl^- 降低；余指标未见明显异常。④影像学依据：胸部 X 线片提示左上腹部局部肠管充气扩张明显。腹部增强 CT 示升结肠近肝曲肠壁不规则增厚，伴近端结肠及小肠梗阻：考虑结肠恶性肿瘤，侵及浆膜面，周围淋巴结肿大。

　　该患者典型的临床表现和影像学依据为本案例诊断为"右半结肠癌伴急性肠梗阻"提供了确切的依据。

　　3. 鉴别诊断

　　(1) 急性胰腺炎。

　　(2) 疝嵌顿。

　　(3) 急性阑尾炎。

　　(4) 泌尿系统梗阻。

　　(5) 肠蛔虫堵塞。

四、处理基本原则及方案

　　1. 急性肠梗阻治疗的基本原则

　　(1) 首先，应及时矫正因肠梗阻所引起的全身生理紊乱和解除梗阻，以防并发症，尤其是老年多器官功能衰竭。具体治疗方法要根据肠梗阻的类型、部位和患者的全身情况而定。①胃肠减压；②矫正水、电解质紊乱和酸碱失衡；③防治感染和中毒；④有青霉素过敏，用药必须谨慎。⑤还可应用镇静剂、解痉剂等一般对症治疗，止痛剂的应用应遵循急腹症治疗的原则。

　　(2) 解除梗阻可分手术治疗和非手术治疗两大类。①手术治疗：各种类型的绞窄性肠梗阻、肿瘤及先天性肠道畸形引起的肠梗阻，以及非手术治疗无效的患者，适应手术治疗。由于急性肠梗阻患者的全身情况常较严重，所以手术的原则和目的是在最短手术时间内，以最简单的方法解除梗阻或恢复肠腔的通畅。手术大体可归纳为下述四种：a. 解决引起梗阻的原因；b. 肠切除肠吻合术；c. 短路手术；d. 肠造口或肠外置术。②非手术治疗：主要适用于单纯性粘连性(特别是不完全性)肠梗阻，麻痹性或痉挛性肠梗阻，蛔虫或粪块堵塞引起的肠梗阻，肠结核等炎症引起的不完全性肠梗阻、肠套叠早期等。

　　2. 急性肠梗阻治疗的具体处理方案

　　参照"二、诊疗经过"中的"3. 入院后具体处理措施"。

五、要点与讨论

　　1. 老年人肠梗阻的特点

　　(1) 老年人肠梗阻的临床特点：老年人由于自身增龄性失能在病理生理的改变，神经功能、传递功能减退，反应迟钝，痛觉刺激性反应较差，常使肠梗阻体征不典型，易导致漏诊、误诊。而且老年人本身在身体机能、代谢及对外界反应上有诸多改变，易并存其他多种疾病。因此，老年性肠梗阻在临床表现上有其不同于年轻人肠梗阻的特殊性。①老年急性肠梗阻腹痛程度远不如青壮年剧烈，有的仅表现为腹部隐痛不适。呕吐症状一般不如年轻人频繁。老年肠梗阻的症状具有不典型性，但腹胀表现较为突出,可见到肠型及胃蠕动波,有时可扪及包块。②肠鸣音亢进不如年轻人显著,典型的肠型及肠蠕动波少见,发生肠绞窄、腹膜炎时也不一定有腹肌紧张。临床症状与实际病理变化不相符。③老年肠梗阻就诊时已有明显脱水、电解质和酸碱平衡紊乱,可有显著中毒症状,全身变化重于腹部表现。④老年人肠道恶性肿瘤引起的肠梗阻,发生部位多见于结肠或直肠,小肠少见。临床表现以低位肠梗阻表现为主。⑤老年人肠壁有退行性变,当肠道发生梗阻时,梗阻近端肠管扩张明显,易发生穿孔。结肠肿瘤引起的梗阻多为慢性不全梗阻,在发炎水肿时可出现急性肠梗阻,梗阻以上肠管扩张、肠壁增厚。

(2) 老年人肠梗阻的常见原因:①粘连性肠梗阻;②嵌顿疝;③粪块梗阻;④结、直肠肿瘤;⑤乙状结肠扭转:多见于老年男性,常有便秘习惯,或以往有多次腹痛发作经排便、排气后缓解的病史;⑥肠系膜血管缺血性疾病。

2. 肠梗阻的病因和分类

(1) 机械性肠梗阻最常见,是由于各种原因引起肠腔变狭小,使肠内容通过发生障碍。

(2) 动力性肠梗阻是由于神经反射或毒素刺激引起肠壁肌功能紊乱,使肠蠕动丧失或肠管痉挛,以致肠内容物不能正常运行,但无器质性的肠腔狭窄。

(3) 血运性肠梗阻是由于肠系膜血管栓塞或血栓形成,使肠管血运障碍,继而发生肠梗阻。肠梗阻可按肠壁有无血运障碍,分为单纯性和绞窄性二类;可按梗阻部位分为高位(如空肠上段)和低位(如回肠末段和结肠)两种;按梗阻程度,又可分为完全性和不完全性肠梗阻;此外,按发展过程的快慢还可分为急性和慢性肠梗阻。倘若一段肠袢两端完全阻塞,如肠扭转、结肠肿瘤等,则称闭袢性肠梗阻。结肠肿瘤引起的肠梗阻,由于其近端存在回盲瓣,也易致闭袢性肠梗阻。

3. 肠梗阻的病理生理特点

(1) 各类型的病理变化不全一致。

(2) 全身性病理生理改变主要由于体液丧失、肠膨胀、毒素的吸收和感染所致。①体液丧失引起的水、电解质紊乱与酸碱失衡,是肠梗阻很重要的病理生理改变;②感染和中毒;③休克及多器官功能障碍。

4. 肠梗阻的诊断要点

(1) 疾病诊断:①尽管由于肠梗阻的原因、部位、病变程度、发病急慢的不同,可有不同的临床表现,但肠内容物不能顺利通过肠腔则是一致具有的,其共同表现是腹痛、呕吐、腹胀及停止自肛门排气排便。②实验室检查可有 WBC 和 N 增加,查血气分析和血清 K^+、Na^+、Cl^-、尿素氮、Cr 的变化,可了解酸碱失衡、电解质紊乱和肾功能的状况;③影像学表现符合肠梗阻:立位 X 线片或侧卧位透视可见多数液平面及气胀肠袢等。

(2) 诊断步骤(分析思路):①有无梗阻? ②机械性还是动力性梗阻? ③单纯性还是绞窄性梗阻? ④高位还是低位梗阻? ⑤完全性还是不完全性梗阻? ⑥梗阻的原因是什么?

5. 老年人肠梗阻诊疗的特别注意点

(1) 老年人结、直肠癌起病隐匿,发展缓慢,症状不典型,当出现急性肠梗阻时,病程往往已属晚期,临床处理困难。

(2) 老年急性肠梗阻易发生严重水、电解质、酸碱平衡紊乱、毒血症,易发生低血容量性、中毒性休克。因此只要病情允许,应尽早行心电图、胸部 X 线片或其他各项辅助检查,对有并发症的患者尽可能在术前予以及时纠正。

(3) 对于没有肠绞窄和那些因粘连引起的肠梗阻可先行保守治疗,及时补充水与电解质、输血、胃肠减压等治疗措施,其间还应密切观察病情变化,对于保守治疗无效或怀疑有绞窄性肠梗阻的患者,应根据患者的一般情况、梗阻的病因和性质及时决定手术。

(4) 对老年肠梗阻手术方式力求简单有效,尽可能缩短手术时间,减少对患者的打击。

总之,老年性肠梗阻发病时间长、就诊晚是增加病死率的重要原因之一,入院时病情多已危重,并出现腹膜炎或中毒性休克。因此,充分认识老年性肠梗阻的病因、特点及全面细致的体格检查和辅助检查,及时做出正确诊断和治疗,是提高治愈率的关键。

六、思考题

1. 通过本案例的分析,你对老年急性肠梗阻病例分析思路的过程与规范有何体会?

2. 通过本案例的分析,你对老年肠梗阻的临床特点、病理生理、诊疗要点等相关知识有哪几个方面的提高?

3. 通过本案例的分析,你对老年人外科急腹症的临床特点有哪些体会?在诊疗的过程中,如何快速而准确地降低老年患者的风险?

七、推荐阅读文献

1. 罗福文. 高度重视老年结肠癌合并肠梗阻的诊断和外科治疗[J]. 中华临床医师杂志,2014,8(2):3935-3938.

2. Krause WR, Webb TP. Geriatric small bowel obstruction:an analysis of treatment and outcomes compared with a youngercohort [J]. Am J Surg, 2015,209(2):347-351.

3. Hayanga AJ, Bass-Wilkins K, Bulkley GB. Current management of small-bowel obstruction [J]. Adv Surg, 2005,39:1-33.

4. Zadeh BJ, Davis JM, Canizaro PC. Small bowel obstruction in the elderly [J]. Am Surg, 1985,51:470-473.

5. Lyon C, Clark DC. Diagnosis of acute abdominal pain in older patients [J]. Am Fam Physician, 2006,74:1537.

6. Springer JE, Bailey JG, Johnson PM, et al. Management and outcomes of small bowel obstruction in older adult patients:a prospective cohort study [J]. Can J Surg, 2014, 57(6):379-384.

7. Diaz JJ Jr, Bokhari F, Mowery NT, et al. Guidelines for management of small bowel obstruction [J]. J Trauma, 2008,64:1651.

花 荣 王 坚(仁济医院)

案例 *51*

下肢静脉功能不全

一、病例资料

1. 现病史

患者,男性,72 岁,因"左下肢皮下蚓状突起 20 余年,内踝皮肤破溃半年"入院。20 余年前无明显诱因下出现左下肢皮下蚓状突起,以小腿内侧明显,当时未予重视,后皮下蚓状突起逐渐累及大腿,并出现久站后左下肢酸胀不适,曾于外院多次就诊,考虑左下肢静脉曲张,予口服迈之灵及弹力袜支持等治疗,但症状仍逐渐加重,2 年前自觉左小腿皮肤瘙痒不适并出现小腿远端色素沉着,半年前不慎擦破左侧内踝处皮肤,外院就诊行局部伤口换药处理,但迁延不愈,遂至我院就诊,现拟行进一步治疗收治入院。

2. 既往史

有原发性高血压病史,最高 BP 160 mmHg/96 mmHg,平素服用苯磺酸氨氯地平片(络活喜)5 mg qd,血压控制尚可。否认糖尿病、冠心病史,无药物过敏史,有胆囊及阑尾切除术史。有吸烟史近 30 年,平均 20 支/d,不喝酒。职业为厨师。

3. 体格检查

T 36.8 ℃, P 92 次/min, R 18 次/min, BP 138 mmHg/86 mmHg。神清气平,心肺体格检查正常。腹部可及陈旧性手术瘢痕,腹部软,无压痛及反跳痛,肝脾肋下未触及,未触及包块。左下肢内侧沿大隐静脉走行浅静脉迂曲,高于皮肤,小腿局部血管扭曲成团,近内踝处大片色素沉着,皮温正常,局部皮肤质地变硬,内踝可及一大小约 1.0 cm×1.0 cm 溃疡灶,表面覆痂皮,无明显渗出,无脓性分泌物,无恶臭,小腿远端轻度水肿。左侧大隐静脉瓣膜功能试验(Trendelenburg 试验)(＋),深静脉通畅试验(Perthes 试验)(－);右下肢无水肿,浅表静脉曲张不明显。双下肢足背动脉搏动可及。

4. 实验室及影像学检查或特殊检查

(1) 实验室检查:外周血常规、肝肾功能、电解质、出凝血系列、血糖浓度、心梗三联检测指标、BNP 及 D-二聚体水平均在正常范围。

(2) ECG 检查:窦性心律,正常心电图。

(3) 胸部 X 线片检查:两肺纹理增多,主动脉结突出。

(4) 多普勒血管超声检查:双下肢动脉散在硬化斑块,双下肢深静脉通畅,Valsava 试验见双侧股静脉瓣膜处无明显反流。左侧大隐静脉主干扩张,根部内径约 82 mm,Valsava 试验见隐股瓣膜处存在反流。左小隐静脉无明显扩张。左侧浅静脉扩张,未见明显血栓形成。部分交通静脉扩张。

二、诊治经过

1. 病史特点

（1）老年男性，左下肢皮下蚓状突起进行性加重，并逐渐出现左下肢酸胀、肿胀、皮肤瘙痒以及色素沉着等不适，迈之灵等药物治疗及弹力袜支持可部分缓解症状，半年前出现内踝皮肤破溃迁延不愈。既往有原发性高血压史，有吸烟史。职业为厨师。

（2）体格检查：左下肢内侧沿大隐静脉走行浅静脉迂曲，高于皮肤，小腿局部血管扭曲成团，近内踝处大片色素沉着，皮温正常，局部皮肤质地变硬，内踝可及一大小约 1.0 cm×1.0 cm 溃疡灶，表面覆痂皮，无明显渗出，无脓性分泌物，无恶臭，小腿远端轻度水肿。Trendelenburg 试验（＋），Perthes 试验（—）；右下肢无水肿，浅表静脉曲张不明显。双下肢足背动脉搏动可及。

（3）辅助检查：多普勒血管超声检查提示双下肢动脉散在硬化斑块，双下肢深静脉通畅，Valsava 试验见双侧股静脉瓣膜处无明显反流。左侧大隐静脉主干扩张，根部内径约 82 mm，Valsava 试验见隐股瓣膜处存在反流。左小隐静脉无明显扩张。左侧浅静脉扩张，未见明显血栓形成。部分交通静脉扩张。

2. 初步诊断

根据病史，体格检查及辅助检查，本病例初步诊断为：①左下肢静脉功能不全（chromic venous insufficiency，CVI）：单纯性下肢静脉曲张（C6）；②原发性高血压 2 级，中危组；③胆囊及阑尾切除术后。

3. 入院后具体处理措施

（1）完善围手术期相关检查，控制血压，评估心肺功能及手术风险。

（2）卧床休息，抬高患肢，避免久站。

（3）围手术期予抗生素控制感染，并药物消肿治疗（迈之灵 2 粒 bid po）。

（4）择期行全麻下左侧大隐静脉高位结扎剥脱及曲张静脉激光灼闭备溃疡植皮术，术中发现溃疡肉芽组织填充良好，周边皮瓣生长可，溃疡趋于愈合，故未行植皮术。

（5）术后予弹力绷带加压包扎伤口，抬高患肢。

（6）使用低分子肝素预防深静脉血栓形成，并鼓励早期下床活动。

（7）伤口换药，术后 2 周拆线，伤口愈合后予弹力袜支持减轻下肢静脉负荷。

（8）老年患者需重视术前准备，与患者及家属充分沟通，并做好心理疏导及安抚工作；加强术后连续监测、并发症的防治、用药安全性的评估，随时调整个体化的治疗方案。

三、病例分析

1. 病史特点

详见"二、诊治经过"中的"1.病史特点"。

2. 诊断与诊断依据

（1）诊断。①左下肢静脉功能不全：单纯性下肢静脉曲张（C6）；②原发性高血压 2 级，中危组；③胆囊及阑尾切除术后。

（2）诊断依据。①病史特点：老年男性，长期久站史，进行性加重的左下肢皮下蚓状突起，伴肢体酸胀、沉重感，休息或穿弹力袜时减轻，后期出现皮肤瘙痒、色素沉着和脂质硬化等皮肤营养性改变，近半年内踝溃疡迁延不愈。②体格检查特点：左下肢内侧沿大隐静脉走行浅静脉迂曲，高于皮肤，小腿局部血管扭曲成团，近内踝处大片色素沉着，皮温正常，局部皮肤质地变硬，内踝可及一大小约 1.0 cm×1.0 cm 溃疡灶，表面覆痂皮，无明显渗出，无脓性分泌物，无恶臭，小腿远端轻度水肿。Trendelenburg 试验（＋），Perthes 试验（—）。③辅助检查依据：多普勒血管超声检查提示双下肢深静脉通畅，Valsava 试验见双侧股静脉瓣膜处无明显反流。左侧大隐静脉主干扩张,根部内径约 82 mm,Valsava 试验见隐股瓣膜处存在反流。左小隐静脉无明显扩张;左侧浅静脉扩张,未见明显血栓形成;部分交通静脉扩张。

根据患者上述临床表现、体征以及多普勒血管超声检查,参照慢性静脉疾病的 CEAP(clinical-presentation,etiology-anatomy-pathophysiology)分类系统,为本案例诊断"左下肢静脉功能不全:单纯性下肢静脉曲张(C6)"提供了确切的依据。

3. 鉴别诊断

(1) 原发性下肢深静脉瓣膜功能不全。

(2) 下肢深静脉血栓形成后遗综合征。

(3) 动静脉瘘。

(4) 静脉畸形骨肥大综合征(Klippel-Trenaunay 综合征)。

四、处理基本原则及方案

1. 慢性静脉功能不全:单纯性下肢静脉曲张的基本处理原则

应基于患者的 CEAP 分类方法,针对有症状无明显静脉体征的患者(处于 C0~C1 级),可采取改变生活方式,结合加压和药物治疗,早期处理,及时消除症状。针对已出现明显症状和体征的患者(处于 C2~C6 级)应根据病因(etiology,E),解剖定位(anatomy,A),病理生理(pathophysiology,P)分级通过手术联合加压或药物治疗等综合手段,使患者的 CEAP 分级降低,长期采用加压和药物治疗,巩固术后疗效,延缓疾病进程。

2. 慢性静脉功能不全:单纯性下肢静脉曲张的处理方案

(1) 保守治疗。①改变生活方式:适当卧床休息、抬高患肢及避免久立,踝关节和小腿的规律运动,可增加下肢静脉回流,缓解静脉高压。②加压治疗:最基本的治疗手段,包括弹力袜、弹力绷带及充气加压治疗等。通过梯度压力对肢体加压,促进静脉回流,缓解肢体淤血状态;③药物治疗:能有效减轻患者的临床症状和体征,在不同临床阶段具有不同的治疗意义。常用的静脉活性药物包括:黄酮类(如地奥斯明)、七叶皂苷类(如迈之灵)、香豆素类(如消脱止),主要用于解除患者的下肢沉重、酸胀不适、疼痛和水肿等临床表现。

(2) 硬化剂治疗。①将硬化剂注入曲张静脉使其发生无菌性炎症继而引发纤维性闭塞,达到使曲张静脉萎陷的治疗方法;②操作简便、疗效好、痛苦小、多不用住院、治疗费用低,广泛应用于毛细血管扩张,网状静脉扩张和直径<4 mm 的下肢浅静脉曲张的治疗。

(3) 传统手术治疗。①大隐静脉高位结扎及剥脱术为常用术式,通过阻止浅静脉反流及剥除曲张浅静脉,达到消除静脉高压的目的;②适用于下肢浅静脉和交通支瓣膜关闭不全,深静脉轻中度反流而深静脉通畅者;③优缺点:疗效肯定,复发率低,简单易行,但切口较多、影响肢体美观、住院时间较长、有可能造成隐神经损伤及淋巴管损伤性水肿。

(4) 透光旋切术。Trivex 系统:点状切开皮肤,在曲张静脉范围皮下高压注射麻醉肿胀液,利用冷光源照射曲张静脉,然后导入电动旋切刀,抽吸并完全切除曲张静脉团,尤其适用于较大面积的曲张静脉团。

(5) 微创手术治疗。①包括激光、电凝、射频和微波等,利用把不同的能量转换成热能对病变血管热损伤达到治疗效果;②优缺点:具有创伤小,疼痛轻,手术时间短、恢复快,无瘢痕,近期疗效满意等优势,但远期疗效有待观察。

五、要点与讨论

1. 单纯性下肢静脉曲张的病因及病理生理

（1）病因。单纯性下肢静脉曲张是老年 CVI 最常见类型，静脉壁薄弱、静脉瓣膜结构不良及浅静脉内压力升高是引起浅静脉曲张的主要原因。长期站立、重体力劳动、慢性咳嗽等多种原因可致腹膜压力增高，使瓣膜承受过度的静脉压力，在瓣膜结构不良的情况下，可使瓣膜逐渐松弛，关闭不全，产生血液反流。

（2）病理生理。浅静脉内血液反流，静脉压力增高，静脉壁发生营养障碍和退行性变，部分静脉壁囊性扩张而变薄曲张。因血流淤滞、静脉高压和毛细血管壁通透性增加，血管内液体、WBC、蛋白质、RBC 和代谢产物渗出至皮下，引起纤维增生、色素沉着和脂质硬化。局部皮肤营养性改变，抵抗力降低，易引起皮炎、湿疹、溃疡和感染。

2. 原发性下肢深静脉瓣膜功能不全与单纯性下肢静脉曲张的鉴别

（1）深静脉瓣膜失去正常闭合功能。

（2）常与单纯性下肢静脉曲张合并存在，并互为因果。

（3）患肢沉重酸胀程度重于单纯性下肢静脉曲张。

（4）彩色多普勒超声和下肢静脉造影有助鉴别。

3. 下肢静脉功能不全 CEAP 分类的内容摘要

（1）C：临床症状（clinical symptoms），0～6 级表示症状依次加重。

（2）E：病因分类（etiology），分为先天性、原发性、继发性。

（3）A：解剖分类（anatomy），分为浅静脉、深静脉、穿通静脉、单发或合并出现。

（4）P：病理生理功能不全分类（pathophysiology），分为反流性、阻塞性、单发或合并出现。

4. 老年患者下肢静脉功能不全诊疗注意要点

（1）加强健康宣教，提高老年患者及家属对早期疾病的重视和治疗的依从性。

（2）注意抬高患肢、避免久站，合理选择药物及加压治疗，改善静脉高压。

（3）倡导健康生活方式，戒烟、控制血压、血糖等，改善全身情况，加强伤口清洁和护理工作，有利于溃疡愈合。

（4）根据 CEAP 分类情况，合理选择治疗方式，对于需要手术治疗的中重度 CVI 患者，术前需严格评估心肺功能及围手术期风险，如无法耐受传统手术，可酌情考虑硬化剂和微创治疗等替代方法。

（5）重视老年 CVI 常见并发症的防治。老年患者并发症发生率高、症状不典型、后果严重，处理更需谨慎，如①血栓性浅静脉炎：抗凝、活血、热敷等处理，症状消退后手术治疗；②湿疹和溃疡：抬高患肢、控制感染、湿敷创面、局部换药，择期手术治疗；③曲张静脉破裂出血：抬高患肢、加压包扎、必要时缝扎止血，择期手术治疗；④老年患者一旦继发重症感染容易诱发多器官功能衰竭，故需严密监测、预防。

六、思考题

1. 通过本案例的分析，你对老年性下肢单纯性静脉曲张的诊治过程有何体会？

2. 本案例患者选择哪种联合治疗方案为宜，理由何在？

3. 请谈谈你对下肢静脉功能不全的 CEAP 分类系统的看法，有何不足？

七、推荐阅读文献

1. 中华医学会外科分会血管外科学组.慢性下肢静脉疾病诊断与治疗中国专家共识[J].中华普通外科杂志,2014,29(4):246-252.

2. 汪忠镐.汪忠镐血管外科学[M].杭州:浙江出版联合集团、浙江科学技术出版社,2010:1078-1121.

3. Wittens C, Davies AH, Bkgaard N, et al. Management of Chronic Venous Disease Clinical Practice Guidelines of the European Society for Vascular Surgery (ESVS) [J]. Eur J Vasc Endovasc Surg, 2015,49(6):678-737.

4. Gloviczki P, Comerota AJ, Dalsing MC, et al. The care of patients with varicose veins and associated chronic venous diseases: clinical practice guidelines of the Society for Vascular Surgery and the American Venous Forum [J]. J Vasc Surg, 2011,53(5 Suppl):2S-48S.

张　岚　严泽振(仁济医院)

一、病例资料

1. 现病史

患者,男性,78 岁,因"右下肢间歇性跛行 1 年余,加重伴右足静息痛 1 个月"入院。1 年前,无诱因下出现右下肢间歇性跛行,行走约 500 m 后出现右小腿疼痛不适,驻足休息后疼痛缓解,当时未予重视,后症状进一步加重,行走约 200 m 即出现右小腿疼痛,遂于当地医院就诊,予活血化瘀、营养神经等药物治疗(具体不详)。1 个月前出现右足持续性静息痛,夜间尤甚,遂至我院就诊。查下肢动脉彩超提示双下肢动脉多发钙化斑块,左下肢股浅动脉节段狭窄,右下肢股浅动脉、腘动脉多发狭窄,局部近闭塞,足背及胫后动脉未探及血流信号,为行进一步诊治,预约双下肢 CT 血管成像(CTA)检查并收治入院。

2. 既往史

有原发性高血压病史 20 余年,最高 BP 180 mmHg/100 mmHg,不规律服用药物,血压控制欠佳,收缩压波动于 150～180 mmHg,舒张压波动于 70～100 mmHg;冠心病史 10 余年,服用长效异乐定 1 片 qd,近日无心绞痛发作;否认糖尿病史。有胆囊切除术史,无药物过敏史。有吸烟史 40 年,平均 20 支/d,少量饮酒史。

3. 体格检查

T 36.9 ℃,P 89 次/min,R 20 次/min,BP 162 mmHg/92 mmHg。神清气平,心律齐,未及明显杂音,双肺呼吸音稍粗,未及明显干湿啰音。腹部平坦,右上腹见陈旧性手术瘢痕,腹软,无压痛及反跳痛,肝脾肋下未触及,未触及包块。双下肢无肿胀,左下肢见散在浅静脉曲张。右小腿及右足皮色苍白,皮温偏低,未及溃疡或坏疽,足趾末梢循环差,针刺觉减退,运动功能尚可。双下肢动脉触诊:左股动脉(＋＋),腘动脉(＋＋),足背动脉(－),胫后动脉(＋);右股动脉(＋＋),腘动脉(－),足背动脉(－),胫后动脉(－)。

4. 实验室及影像学检查或特殊检查

(1) 实验室检查。外周血常规、尿常规、肝功能指标均正常;肾功能:BUN 9.12 mmol/L, Cr 110.2 μmol/L, UA 407 μmol/L;空腹血糖 6.1 mmol/L;CRP 10.6 mg/L;ESR 16 mm/h;静脉血气:血 K^+ 4.5 mmol/L, Na^+ 139 mmol/L, Cl^- 108 mmol/L, pH 7.363;血脂:TG 1.2 mmol/L, TC 6.2 mmol/L, HDL 1.55 mmol/L, LDL 3.57 mmol/L; BNP 50 pg/ml; TNI 0.05 ng/ml, CK 5.0 ng/ml, MYO 32.70 ng/ml。

(2) ECG 检查:窦性心律,ST－T 改变。

(3) 胸部 X 线片检查:两肺纹理增多,主动脉结突出,心影扩大。

（4）腹部 B 超检查：脂肪肝，胆囊已切除，胰腺、脾脏未见明显异常。

（5）多普勒血管超声检查：双下肢动脉多发钙化斑块，左下肢股浅动脉节段狭窄，右下肢股浅动脉、腘动脉多发狭窄，局部近闭塞，足背及胫后动脉未探及血流信号。

（6）踝肱指数（ankle brachial index，ABI）/趾肱指数（toe-brachial index，TBI）：左侧 ABI 0.92，TBI 0.68；右侧 ABI 0.32，TBI 0.12。

（7）双下肢 CTA 检查：腹主动脉及肾动脉通畅，双侧髂动脉及下肢动脉钙化明显，双侧股总、股深动脉通畅，右侧股浅动脉、腘动脉多发中重度狭窄，节段闭塞，小腿仅腓动脉显影，胫前动脉及胫后动脉狭窄闭塞；左侧股浅动脉近内收肌管处部分狭窄，腘动脉显影，小腿腓动脉及胫后动脉显影，伴节段性狭窄，胫前动脉闭塞。

二、诊治经过

1. 病史特点

（1）老年男性，右下肢间歇性跛行 1 年余，逐渐加重伴右足静息痛 1 个月。既往有原发性高血压史，血压控制欠佳，有冠心病史，无糖尿病史。有胆囊切除术史。有吸烟史，少量饮酒。

（2）体格检查：T 36.9 ℃，P 89 次/min，R 20 次/min，BP 162 mmHg/92 mmHg。双下肢无肿胀。右小腿及右足皮色苍白，皮温偏低，未及溃疡或坏疽，足趾末梢循环差，针刺觉减退，运动功能尚可。双下肢动脉触诊：左股动脉（＋＋），腘动脉（＋＋），足背动脉（－），胫后动脉（＋）；右股动脉（＋＋），腘动脉（－），足背动脉（－），胫后动脉（－）。

（3）实验室检查：血常规、肝功能、静脉血气、出凝血系列、空腹血糖浓度均正常，肾功能：BUN 9.12 mmol/L，Cr 110.2 μmol/L，UA 407 μmol/L；血脂：TG 1.2 mmol/L，TC 6.2 mmol/L，HDL 1.55 mmol/L，LDL 3.57 mmol/L；BNP 50 pg/mL；心肌梗死标志物：正常；ESR 16 mm/h；CRP 10.6 mg/L。

（4）辅助检查：左侧 ABI 0.92、TBI 0.68，右侧 ABI 0.32、TBI 0.12；多普勒血管超声提示左下肢股浅动脉节段狭窄，右下肢股浅动脉、腘动脉多发狭窄，局部近闭塞，足背及胫后动脉未探及血流信号。双下肢 CTA 提示双下肢动脉钙化明显，右侧股浅、腘动脉多发中重度狭窄，节段闭塞，小腿仅腓动脉显影，胫前动脉及胫后动脉狭窄闭塞；左侧股浅动脉近内收肌管处部分狭窄，腘动脉显影，小腿腓动脉及胫后动脉显影，伴节段性狭窄，胫前动脉闭塞。

2. 初步诊断

根据病史、体格检查及辅助检查，本病例初步诊断为：①下肢动脉硬化闭塞症（arteriosclerosis occlusive disease，ASO）（Fontaine Ⅲ期）；②原发性高血压 3 级，极高危组；③冠心病，稳定性心绞痛型。

3. 入院后具体处理措施

（1）止痛改善生活质量：曲马多缓释片 100 mg po prn。

（2）完善围手术期相关检查，评估心肺等重要脏器功能。

（3）低盐低脂饮食。

（4）控制血压：拜新同 30 mg qd，代文 80 mg qd。

（5）调脂抗氧化、稳定斑块：立普妥 10 mg qn。

（6）抗血小板、扩血管、改善肢体微循环及预防心血管事件：拜阿司匹林 100 mg qd，硫酸氢氯吡格雷片（波立维）75 mg qd，长效异乐定 50 mg qd，微粒化前列腺素 E1 20 μg qd iv。

（7）制酸护胃：奥美拉唑（奥克）20 mg qd。

（8）择期局麻下行右下肢动脉硬化闭塞症介入治疗（球囊扩张＋支架植入）。

（9）术后处理：①监测生命体征，观察穿刺点有无出血；②应用低分子肝素抗凝联合抗血小板、扩血管等药物治疗;③适当水化,减少造影剂对肾脏的损害;④应用小剂量激素和利尿剂,减轻缺血再灌注损伤导致的肢体肿胀;⑤出院后长期抗血小板、扩血管等治疗,定期随访。

(10) 老年患者需重视术前准备,与患者及家属充分沟通,并做好心理疏导及安抚工作;加强术后连续监测、并发症的防治、用药的安全性评估,随时调整个体化的治疗方案。

三、病例分析

1. 病史特点
详见"二、诊治经过"中的"1.病史特点"。

2. 诊断与诊断依据
(1) 诊断:①下肢动脉硬化闭塞症(Fontaine Ⅲ期);②原发性高血压 3 级,极高危组;③冠心病,稳定性心绞痛型。

(2) 诊断依据。①病史特点:老年男性,右下肢间歇性跛行逐渐加重伴右足静息痛 1 个月。既往有原发性高血压病史,血压控制欠佳,有冠心病史,有吸烟史,少量喝酒。②体格检查特点:神清,对答切题,查体合作,体温、脉搏、呼吸正常,BP 162 mmHg/92 mmHg。右小腿及右足皮色苍白,皮温偏低,无溃疡或坏疽,足趾末梢循环差,针刺觉减退,运动功能尚可,双下肢动脉触诊:左股动脉(++),腘动脉(++),足背动脉(−),胫后动脉(+);右股动脉(++),腘动脉(−),足背动脉(−),胫后动脉(−)。③辅助检查依据:左侧 ABI 0.92, TBI 0.68;右侧 ABI 0.32, TBI 0.12;多普勒血管超声及双下肢 CTA 均提示双下肢动脉硬化,多发狭窄闭塞,以右侧为著。

根据患者上述病史特点、体征以及踝肱指数、多普勒血管超声和下肢 CTA 等检查,参照 Fontaine 临床分期及 TASC 股腘动脉病变分型系统,为本案例诊断"下肢动脉硬化闭塞症(Fontaine Ⅲ期)"提供了确切的依据。

3. 鉴别诊断
(1) 血栓闭塞性脉管炎。

(2) 急性动脉栓塞。

(3) 糖尿病足。

(4) 多发性大动脉炎。

(5) 腰椎管狭窄症。

四、处理基本原则及方案

1. 下肢动脉硬化闭塞症的基本治疗原则
(1) 消除危险因素,加强动脉硬化的一级和二级预防。

(2) 解决间歇性跛行、静息痛和溃疡坏疽等症状,改善生活质量。

(3) 治疗目标:Fontaine Ⅰ期防止疾病的进展,Ⅱ期增加行走距离,Ⅲ、Ⅳ期保存肢体。

(4) 基本原则:强调综合治疗,包括消除危险因素的常规治疗、运动、药物治疗、血管腔内治疗、手术治疗以及使用基因治疗等多种方式,应结合患者的临床症状、全身情况、TASC 分级选择治疗方案。

2. 下肢动脉硬化闭塞症的处理方案
参照"二、诊疗经过"中的"3.入院后具体处理措施"。

五、要点与讨论

1. 下肢动脉硬化闭塞症的临床表现特点以及分期

（1）临床表现特点：①血管病变往往呈多平面、多节段性；②临床症状轻重取决于缺血的进展速度和程度以及侧支循环代偿情况。

（2）临床分期：常用方法有两种，即 Fontaine 法和 Rutherford 法（其中Ⅱa 期绝对跛行距离＞200 m，Ⅱb 期绝对跛行距离＜200 m）（见表52-1）。

表 52-1　下肢动脉硬化闭塞症的分期及临床表现

Fontaine 分类		Rutherford 分类		
分期	临床表现	分级	分类	临床表现
Ⅰ	无症状	0	0	无症状
Ⅱa	轻度间歇性跛行	Ⅰ	1	轻度间歇性跛行
Ⅱb	中-重度间歇性跛行	Ⅰ	2	中度间歇性跛行
		Ⅰ	3	重度间歇性跛行
Ⅲ	缺血性静息痛	Ⅱ	4	缺血性静息痛
Ⅳ	溃疡和坏疽	Ⅲ	5	足趾坏死
		Ⅳ	6	肢体坏死

2. 下肢动脉硬化闭塞症的诊断标准

（1）符合下肢动脉硬化闭塞症的临床症状。

（2）缺血肢体远端动脉搏动减弱或消失。

（3）ABI＜0.9，TBI＜0.7。

（4）影像检查证据：彩色多普勒超声（初筛）、CTA、MRA 和 DSA 等。

3. 下肢动脉硬化闭塞症的危险因素分析

（1）年龄：每增长 10 岁，发病率增加 1.5～2.0 倍。

（2）性别：男性多于女性，约 6∶1。

（3）糖尿病、高血压、血脂异常、肥胖均可加重动脉硬化程度和加速动脉硬化进程。

（4）吸烟：引起血管痉挛，损伤内皮细胞；增加血黏度和纤维蛋白原，增强血小板活性；影响脂质代谢，加速动脉硬化的形成。

（5）同型半胱氨酸、纤维蛋白原、CRP 升高是独立危险因素。

（6）其他：如过量饮酒、饮食结构等。

4. 下肢动脉硬化闭塞症血管腔内治疗后的再狭窄问题

（1）影响血管腔内治疗远期疗效的重要因素，目前仍无法克服，是世界血管病治疗的共同热点难点。

（2）主要原因：①动脉管壁机械扩张后的弹力回缩；②血管平滑肌细胞移行到内膜后增生并产生细胞外基质，形成新内膜增生。

（3）普通支架可以避免单纯球囊扩张导致的弹力回缩，但不能阻止新内膜增生。

（4）研究热点。①器械研究：如涂药球囊、切割球囊、涂药支架、覆膜支架、可降解支架等。②方法研究：基因治疗、放射治疗、光动力治疗等。

5. 老年患者下肢动脉硬化闭塞症诊疗注意要点

（1）加强健康宣教，改善老年患者依从性，督促按时规律服药。

（2）倡导健康生活方式，戒烟限酒、控制血压、血糖、血脂和体重等，适当行走锻炼，加强自我管理。

（3）根据临床症状及全身情况，合理选择治疗方式，对于 Fontaine 分类Ⅱb 期及以上、需要进一步干预的患者，首选血管腔内治疗。

（4）术前严格评估心肺功能及围手术期风险，尽量避免心脑血管意外及其他并发症。

（5）术后长期予抗血小板、抗凝解聚等治疗，注意出血风险及其他不良反应。

（6）注意与家属进行充分沟通，重视心理疏导和安抚，尤其对认知功能下降的老年患者。

（7）术后制定切实可行的个体化健康处方，定期复诊，早期发现再狭窄。

六、思考题

1. 通过本案例的分析，你对下肢动脉硬化闭塞症的认识有何提高？如何与糖尿病足、血栓闭塞性脉管炎、下肢动脉栓塞等常见疾病进行鉴别？

2. 请谈谈你对老年患者下肢动脉硬化闭塞症的诊治体会？需注意哪些事项？

3. 请查阅相关文献，谈谈对下肢动脉硬化症临床分期及 TASC 分级的理解？其对临床治疗有何指导意义？

七、推荐阅读文献

1. 中华医学会外科分会血管外科学组. 下肢动脉硬化性闭塞症治疗指南[J]. 中国实用外科杂志, 2008,28(11):923-924.

2. 汪忠镐. 汪忠镐血管外科学[M]. 杭州：浙江出版联合集团, 浙江科学技术出版社, 2010: 969-1005.

3. 符伟国, 刘震杰. 再谈下肢动脉硬化闭塞症的治疗策略——基于 TASCⅡPAD 的诊断治疗指南[J]. 中国血管外科杂志：电子版, 2009,2:70-75.

4. National Institute for Health and Clinical Excellence. Lower limb pripheral arterial disease: diagnosis and management [E/OL]. NICE Clinical Guideline 147. 2012 [online].

5. Liu J, Wu Y, Li Z, et al. Endovascular treatment for intermittent claudication in patients with peripheral arterial disease: a systematic review [J]. Ann Vasc Surg, 2014,28(4):977-982.

张　岚　严泽振（仁济医院）

案例 *53*

股骨粗隆间骨折

一、病历资料

1. 现病史

患者，女性，65 岁，因"不慎跌倒后致右髋部疼痛、活动受限 2 h"入院。2 h 前不慎跌倒，右侧髋部首先着地，继而出现右侧髋部疼痛，行走不能，伴有一过性的恶心、呕吐。无胸闷、心悸，无意识丧失，大小便正常。遂由 120 送至骨科急诊，急诊予以常规体格检查并行右髋 X 线提示：右股骨粗隆间骨折（femoral intertrochanteric fracture），遂收入院进一步治疗。

2. 既往史

原发性高血压病史 8 年，最高 BP 152 mmHg/90 mmHg，平素服用复方硫酸双肼屈嗪片，血压控制满意；2 型糖尿病史 3 年，未进行规律治疗。2007 年，因脑动脉瘤破裂住院并行微创手术治疗；2011 年因 L_1 压缩性骨折行椎体成形术；2012 年因全身多处疼痛就诊，行骨密度检查提示骨质疏松，行鲑鱼降钙素注射液（密盖息）治疗 1 个月后，症状明显改善。无药物过敏史，停经 14 年，无烟酒嗜好。

3. 体格检查

（1）一般检查：T 37.0 ℃，P 82 次/min，R 20 次/min，BP 132 mmHg/79 mmHg，SaO₂ 100%。神志清楚、对答切题、检查合作。急性痛苦面容，被动体位，皮肤巩膜未见黄染。两肺呼吸音清，未闻及干湿啰音。HR 82 次/min，律齐，各瓣膜区未闻及杂音。胸部无压痛。腹部平坦，未见皮肤瘀斑，未见肠型及蠕动波。肠鸣音 4 次/min，未闻及气过水声。腹软，无压痛及反跳痛，肝脾肋下未触及。肝区叩痛（－），腹水征（－）。双下肢无水肿。

（2）专科检查：双下肢不等长，右下肢明显外旋及短缩畸形，外旋角度＞90°，右侧髋部可见大块瘀青；瘀青处明显触痛，可及骨擦音及骨擦感，主动及被动活动下肢，髋部疼痛加重，轴向叩击痛（＋）；脊柱全长无压痛，活动正常，骨盆挤压试验（－），外翻试验（－），患肢远端感觉活动良好，末梢循环好。

4. 实验室及影像学检查或特殊检查

（1）实验室检查。外周血常规：WBC 10.61×10^9/L，N 80.6%，Hb 131 g/L；尿常规：尿蛋白 2 mg/L，尿糖 100 mg/L；肝功能：TP 73.9 g/L，ALB 44 g/L，ALT 50.3 IU/L，AST 29.5 IU/L，LDH 260 IU/L，γ - GT 42.0 IU/L；肾功能：BUN 5.90 mmol/L，Cr 44.0 μmol/L；空腹血糖浓度 13.54 mmol/L，血酮体（－），HbA1c 7.35%；血钾、钠、氯、血脂水平均在正常范围；肝炎标志物全套均阴性。

（2）胸部 X 线片检查：所见肋骨未见明显错位性骨折，两肺纹理增多，主动脉硬化。

（3）ECG 检查：窦性心律，正常心电图。

（4）右髋 X 线检查：右股骨粗隆部皮质连续性断裂，小转子游离（见图53-1）。

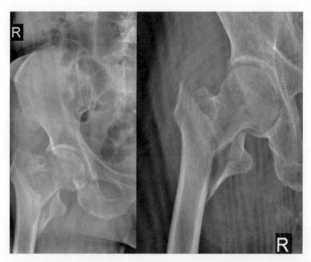

图 53-1　X 线示右股骨粗隆间骨折

（5）右髋 CT 三维扫描：右侧股骨粗隆间骨折，双髋退行性改变（见图53-2）。

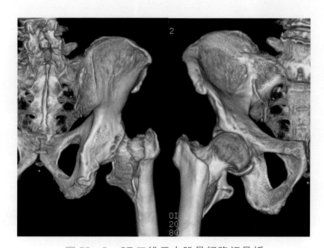

图 53-2　CT 三维示右股骨粗隆间骨折

二、诊治经过

1. 病史特点

（1）老年女性，不慎跌倒致右髋部疼痛伴活动障碍，并伴一过性恶心、呕吐，无胸闷、气急。以往有高血压、糖尿病史。有腰椎压缩性骨折手术史，脑动脉瘤破裂手术史。停经14年，无烟酒嗜好。

（2）体格检查：双下肢不等长，右下肢明显外旋及短缩畸形，外旋角度>90°，右侧髋部可见大块瘀青；瘀青处触痛明显，可及骨擦音及骨擦感，主动及被动活动下肢，髋部疼痛加重，轴向叩击痛（＋）；脊柱全长无压痛，活动正常，骨盆挤压试验（－），外翻试验（－），患肢远端感觉活动良好，末梢循环好。

（3）辅助检查提示：右髋 X 线及右髋 CT 三维扫描提示"右股骨粗隆间骨折"。

2. 初步诊断

根据病史、体格检查及辅助检查，本病例初步诊断为：①右股骨粗隆间骨折（AO 分型：31-A2.3）；

②2 型糖尿病;③高血压病 1 级,极高危组;④脑动脉瘤破裂术后;⑤腰椎压缩性骨折术后。

3. 入院后具体处理措施

(1) 健康宣教,鼓励多拍背及活动患肢远端关节等预防并发症及围术期风险评估及准备工作。

(2) 右下肢持续皮牵引,牵引重量为体重的 1/10。

(3) 消肿、镇痛(盐酸曲马多 100 mg 肌注或静滴),也有控制血压的作用。

(4) 控制内科疾病,予以诺和灵 30R 皮下注射控制血糖,按原方案控制血压。

(5) 术前谈话。

(6) 入院第 3 天行手术治疗(骨折闭合复位髓内钉内固定术)(见图 53-3),术后予以头孢噻吩钠消炎、七叶皂苷钠消肿、盐酸曲马多止痛及泮托拉唑预防应激性溃疡;术后第一天开始口服拜瑞妥抗凝治疗(10 mg qd,维持 3 周),并鼓励患者主动及被动活动患肢,防止血栓形成。于术后第 7 天出院,门诊随访骨折愈合情况及功能恢复情况。

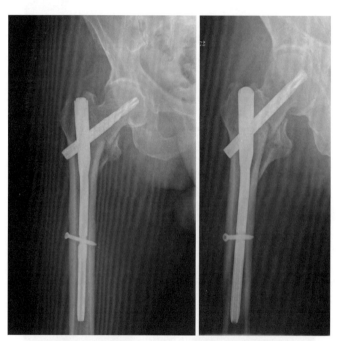

图 53-3　股骨近端髓内钉治疗股骨粗隆间骨折

(7) 该老年患者为右股骨粗隆间骨折不稳定型,为老年人最常见的骨折之一,该骨折因保守治疗容易出现严重的并发症并导致预后差,因此建议手术治疗;经综合评估患者的身体状况及与家属沟通后,予以骨折闭合复位髓内钉内固定术。

三、病例分析

1. 病史特点

详见"二、诊治经过"中的"1. 病史特点"。

2. 诊断与诊断依据

(1) 诊断:①右股骨粗隆间骨折(AO 分型:31-A2.3);②2 型糖尿病;③高血压病 1 级,极高危组;④脑动脉瘤破裂术后;⑤腰椎压缩性骨折术后。

(2) 诊断依据。①病史特点:患者老年女性,不慎跌倒致右侧髋部疼痛,活动障碍,伴有一过性的恶心、呕吐。无胸闷、心悸,无意识丧失,大小便正常。有腰椎压缩性骨折手术史,脑动脉瘤破裂手术史。

②体格检查特点:双下肢不等长,右下肢明显外旋及短缩畸形,外旋角度大于 90°,右侧髋部可见大块瘀青;瘀青处触痛明显,可及骨擦音及骨擦感,主动及被动活动下肢,髋部疼痛加重,轴向叩击痛(＋);脊柱全长无压痛,活动正常,骨盆挤压试验(－),外翻试验(－),患肢远端感觉活动良好,末梢循环好。③影像学依据:右髋关节 X 线及 CT 提示右股骨粗隆间骨折。

3. 鉴别诊断

(1) 右股骨颈骨折。

(2) 右髋关节脱位。

(3) 骨盆骨折。

四、处理基本原则及方案

1. 股骨粗隆间骨折治疗的基本原则

(1) 基本原则:缓解疼痛,围术期准备,创造条件及早手术,早期功能锻炼,减少并发症的发生。

(2) 非手术治疗。①适应证:主要适用于少数患者,因一般情况太差,无法耐受手术及麻醉带来的生理干扰。如:有多种并发症,重要脏器功能不全且短期内难以纠正;伤前活动能力很差或已失去负重行走功能,或存在严重意识障碍;预期生存期不超过 6 个月。②治疗方法:持续牵引 8～12 周,骨折完全愈合后允许患肢部分负重。牵引过程中注意加强护理及康复锻炼。

(3) 手术治疗:手术治疗目的是骨折复位、可靠固定、早期功能锻炼、减少因长期卧床带来的各种并发症。不同骨科医师在治疗原则掌握方面并无根本不同,主要区别在于内固定器材的选择、使用及临床经验的差异。目前临床上广泛使用的内固定方式主要有两类。①髓外固定系统,如 Richards 钉、动力髋螺钉(dynamic hip screw,DHS)、动力髁螺钉(dynamic condylar screw,DCS)等;大多数粗隆间骨折均可以采用髓外固定系统;但对于不稳定的粗隆间骨折,如原来外侧壁有骨折的或反粗隆骨折,则不建议采用髓外固定系统。②髓内固定系统,如 Gamma 钉、股骨近端髓内钉(proximal femoral nail,PFN)、防旋股骨近端髓内钉(proximal femoral nail antirotation,PFNA)、Intertan 髓内钉等;股骨近端髓内钉因其固定力臂短、力学优点突出,对于不稳定的粗隆间骨折明显优于 DHS,因而正逐步成为内固定的主流形式。髓内固定系统适用于绝大多数的股骨粗隆间骨折,尤其适用于老年、骨质疏松、骨折粉碎。不能耐受长时间手术的患者,并允许术后早期活动和负重。③人工关节置换术,主要应用于初次手术失败或严重粉碎性骨折合并严重骨质疏松的不稳定型患者。其目的在于减少卧床时间、减少并发症、早期活动。值得注意的是,大多数股骨粗隆间骨折患者内固定术后效果良好,尤其是现阶段有较多的新型内固定器材可供选择,人工关节置换术只作为内固定方法以外的一种补充手段,而非主要形式。

入院后经心内科、内分泌科、神经内科、麻醉科联合讨论,各项治疗措施充分准备后,于入院第 3 天行手术治疗(骨折闭合复位髓内钉内固定术)。

五、要点与讨论

1. 股骨粗隆间骨折的分型

(1) Evans 分型:该分型主要分为顺转子间线的 Ⅰ 型、逆转子间线的 Ⅱ 型。其中 Ⅰ 型又分为 4 个亚型(见图 53-4),除 Ⅰa、Ⅰb 型外,其余均为不稳定型骨折。

(2) AO 分型:AO 分型股骨转子间骨折属于股骨近端囊外骨折,其顺序编号为 31A(见图 53-5)。具体分型如下:

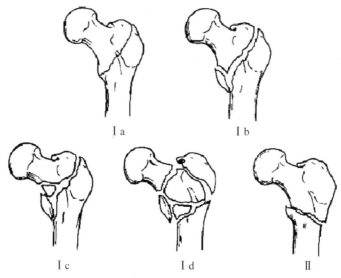

图 53-4   粗隆间骨折的 Evans 分型

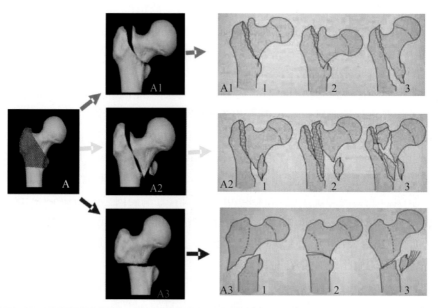

图 53-5   股骨粗隆间骨折的 AO 分型

31-A1   骨折线单纯经过转子间

31-A1.1   骨折线经过转子间线

31-A1.2   骨折线经过大转子

31-A1.3   骨折线经过小转子下方

31-A2   骨折线经过转子间，但为粉碎性

31-A2.1   骨折伴有一块粉碎性骨块

31-A2.2   骨折伴有多块粉碎性骨块

31-A2.3   骨折波及小转子以下 1 cm 以上

31-A3   逆转子间线骨折

31-A3.1   简单斜形

31-A3.2   简单横形

31-A3.3   粉碎性

2. 老年手术注意事项

（1）要预防性使用广谱抗球菌抗生素，首剂在行皮肤切口前 30 min 内给予，连续使用时间＜48 h；还可以根据局部耐用及药物敏感的情况来选抗生素。

（2）病情稳定的患者应在入院后 48 h 内施行手术，理想状况是在 24 h 内；最好是在正常工作时间。尽量避免将刚做完手术的伴有严重疾病的体弱患者转入病房。

（3）术前、术中以及术后维持补液可减少如低血压、肾衰竭及谵妄等并发症。尿量、肾功能、血压以及 HR 都是反映血容量的最好指征。由于皮肤的自然老化及弹性蛋白的丢失，皮肤张力往往不好判断。许多仰卧的老年患者体格检查时发现有压疮。

（4）在可耐受的情况下，建议术后立即进行康复锻炼。活动能力的恢复能降低发生皮肤溃烂、谵妄、坠积性肺炎和尿道感染的风险。

3. 积极减少手术并发症

髋关节骨折的患者术后并发症的发生很常见，主要有谵妄、感染、疼痛、肾功能不全、深静脉血栓形成、心律失常及压疮等；一旦有并发症发生，会引起一系列的连锁反应，甚至发生多器官功能衰竭而导致致残、致死，故预测可能发生的并发症并采用相应的措施来降低术后风险十分重要。

（1）解除束缚，包括避免所有的束缚；尽快拔除留置的导尿管；如果患者恢复饮食则停止静脉输液；不必要时尽量停止吸氧；避免使用膝盖固定装置；除非可能改变治疗方案，否则不应使用心电监护。

（2）如术前一样维持输液，监测血压、HR、皮肤、黏膜、尿量及肾功能。

（3）术后第 1 天即鼓励患者活动。一个稳定的内固定手术使患者能够早期功能锻炼，而停止静脉输液、心电监护以及其他限制患者活动的情况，以及有效的镇痛也同样能促进患者尽快恢复。

（4）常规评估与治疗疼痛。镇痛不佳会增加患者谵妄、肺不张和肺炎、营养不良、抑郁与功能恢复延迟的风险。

（5）加强营养。患者术后通常食欲减退，要警惕术后发生肠梗阻。老年患者摄入过多会造成负担，可以在餐间添加少量高热量的点心。

（6）在卧床期间应鼓励患者多做主动踝关节伸屈活动以加强小腿肌肉收缩，或穿用间歇性压力袜（intermittent pressure socks，ICS）以及持续被动活动（continuous passive motility，CPM）以促进血液回流。同时，对高凝状态可用低分子肝素 4 000 IU 每日皮下注射一次，连续使用 2～3 周，可抑制血小板凝集，防止血栓形成。

对高龄多病老年患者最重要的是要执行个体化的、随时调整的诊疗方案，控制血糖、血压、预防院内感染是预防并发症的关键，其中动态监测、控制血糖尤其重要。

六、思考题

1. 通过本案例的分析，你对老年股骨粗隆间骨折病例分析的过程与诊治有何概念性转变？
2. 通过本案例的分析，你对老年股骨粗隆间骨折的认识有哪几方面的提高？
3. 通过本案例的分析，你对如何正确预防多病老人股骨粗隆间骨折并发症有何新的认识？

七、推荐阅读文献

1. 陈孝平，汪建平. 外科学［M］. 8 版. 北京：人民卫生出版社，2013.
2. Roy Sanders MD. Core Knowledge in Orthopaedics：Trauma［M］. New York：Mosby，2007.

董宇启（仁济医院）

案例 54

股骨颈骨折

一、病历资料

1. 现病史

患者,女性,78岁,因"沐浴时不慎滑倒后致左髋部疼痛、活动受限2h"入院。2h前在家沐浴,不慎滑倒,左侧髋部着地后出现左侧髋部疼痛,不能站立,无恶心、呕吐,无胸闷、心悸,无意识丧失,大小便正常。遂由120送至骨科急诊,并收治入院。

2. 既往史

原发性高血压病史15年,最高BP 184 mmHg/106 mmHg,平素服用硝苯地平缓释片,血压控制满意;无糖尿病及心脏病史,无药物过敏史;停经20年;无烟酒嗜好。

3. 体格检查

(1) 一般检查:T 36.8 ℃, P 76次/min, R 20次/min, BP 150 mmHg /90 mmHg, SaO_2 100%。神志清楚、对答切题、检查合作。急性痛苦面容,被动体位,皮肤巩膜未见黄染。两肺呼吸音清,未闻及干湿啰音。HR 76次/min,律齐,各瓣膜区未闻及杂音,胸部无挤压痛。腹部平坦,未见皮肤瘀斑,未见肠型及蠕动波。肠鸣音4次/min,未闻及气过水声。腹软,无压痛及反跳痛,肝脾肋下未触及。肝区叩痛(一),腹水征(一)。双下肢无水肿。

(2) 专科检查:双下肢不等长,左下肢明显内收、外旋及短缩畸形,外旋角度约50°,左髋肿胀不明显,无皮肤瘀青,主动及被动活动下肢,髋部疼痛加重,轴向叩击痛(+),左腹股沟中点处有压痛;脊柱全长无压痛,活动正常,骨盆挤压试验(一),外翻试验(一),患肢远端感觉活动良好,末梢循环好。

4. 实验室及影像学检查或特殊检查

(1) 实验室检查。外周血常规:WBC 9.2×10^9/L, N 70.6%;尿常规:尿WBC 102.6/μl;尿WBC(镜检)21.0/Hp;肝功能:TP 70.6 g/L, ALB 41.2 g/L, ALT 23.0 IU/L, AST 20.0 IU/L, LDH 198 IU/L, γ-GT 53.3 IU/L;肾功能:BUN 7.30 mmol/L, Cr 71.5 μmol/L;血电解质、出凝血系列、血糖、血脂水平均在正常范围;肝炎标志物全套均阴性。

(2) 胸部X线片检查:所见肋骨未见明显错位性骨折,两肺纹理增多,主动脉硬化,右侧第3肋叉状肋畸形。

(3) ECG检查:窦性心律,正常心电图。

(4) 左髋关节正侧位:左侧股骨颈骨折(femoral neck fracture)(见图54-1)。

(5) 髋关节CT扫描:左股骨颈骨折,髋关节退行性改变(见图54-2)。

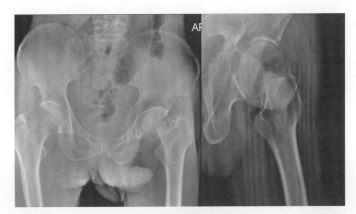

图 54-1　左股骨颈骨折

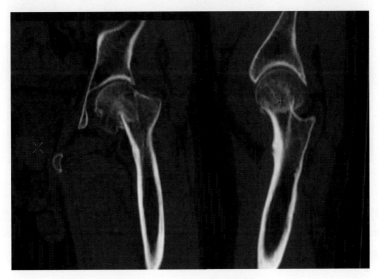

图 54-2　左股骨颈骨折

二、诊治经过

1. 病史特点

(1) 老年女性,明确外伤 2 h,外伤后致左髋部疼痛伴活动障碍,无恶心、呕吐,无胸闷、气急。以往有高血压病史,无糖尿病、心脏病史,停经 20 年,无烟酒嗜好。

(2) 体格检查:左下肢明显内收、外旋及短缩畸形,外旋角度约 50°,左下肢活动明显受限,轴向叩击痛(+),左腹股沟中点处有压痛。

(3) 辅助检查提示:左髋关节 X 线及髋关节 CT 三维检查结果提示左股骨颈骨折。

2. 初步诊断

根据病史,体格检查及辅助检查,本病例初步诊断为:①左股骨颈骨折(头下型,Garden Ⅲ型);②高血压病 3 级,极高危组。

3. 入院后具体处理措施

(1) 健康宣教,鼓励多拍背及活动患肢远端关节。

(2) 完善术前相关检查,评估手术风险。

(3) 镇痛(盐酸曲马多 100 mg,肌注或静滴)。

（4）纠正水、电解质紊乱，补液支持治疗。

（5）术前谈话。

（6）入院第5天行手术治疗（行半髋关节置换术）（见图54-3），术后予以头孢噻吩钠消炎、七叶皂苷钠消肿、盐酸曲马多止痛及泮托拉唑预防应激性溃疡；术后第1天开始口服利伐沙班片（拜瑞妥）抗凝治疗（10 mg qd，维持3周），并鼓励患者主动及被动活动患肢，防止血栓形成。于术后第10天出院，门诊随访功能恢复情况。

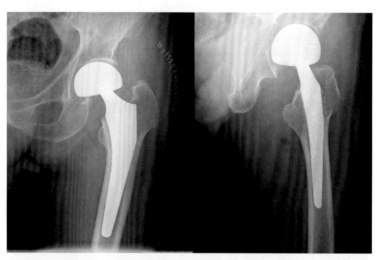

图54-3　半髋关节置换术治疗股骨颈骨折

（7）该老年患者为左股骨颈骨折头下型，血运极差，保守治疗不仅严重并发症发生率高，而且股骨头坏死率高，需二期行关节置换术，既大大降低了患者的生活质量，又增加了患者的经济负担；因此，经综合评估患者的自身状况及与家属沟通后，予以半髋关节置换术。

三、病例分析

1. 病史特点

详见"二、诊治经过"中的"1. 病史特点"。

2. 诊断与诊断依据

（1）诊断：①左股骨颈囊内骨折（头下型，Garden Ⅲ型）；②高血压病3级，极高危组。

（2）诊断依据。①病史特点：老年女性，明确外伤史，外伤后致左髋部疼痛伴活动障碍，无恶心、呕吐，无胸闷、气急。以往有高血压病史，无糖尿病、心脏病史，停经20年，无烟酒嗜好。②体格检查特点：左下肢明显内收、外旋及短缩畸形，外旋角度约50°，肿胀不明显及未见明显皮肤瘀青，左下肢主动及被动活动受限，轴向叩击痛（＋），左腹股沟中点处有压痛，骨盆挤压试验（－），外翻试验（－），患肢远端感觉活动良好，末梢循环好。③影像学依据：左髋X线及髋关节CT三维检查结果提示左股骨颈骨折。

3. 鉴别诊断

（1）左股骨粗隆间骨折。

（2）左髋关节脱位。

（3）骨盆骨折。

四、处理基本原则及方案

1. 股骨颈骨折治疗的基本原则

（1）基本原则：术前优化医疗措施，牢固固定与早期活动，确保术后功能及预防老年并发症的发生。

（2）非手术治疗。

① 适应证：非手术治疗只适用于移位不明显的 Garden Ⅰ、Ⅱ型患者或有多系统并发症的高危和存在手术禁忌证的患者。

② 治疗方法：主要包括持续牵引治疗等。非手术治疗因卧床时间长，骨折愈合率相对较低，易出现相应的并发症且存在一定的病死率。因此，目前对于老年股骨颈骨折除伴有严重基础性疾病或无法耐受手术者外，一般均主张手术治疗。

（3）手术治疗：老年股骨颈骨折患者多合并内科疾病，长期卧床易发生泌尿系感染、压疮、肺内感染、下肢静脉血栓等严重并发症，故无手术禁忌时应行手术治疗。目前临床上主要根据骨折年龄、骨折类型、是否移位以及骨质量的好坏来确定治疗方法。①内固定治疗：种类较多，但目前仍作为主要内固定器材使用的是空心加压螺钉。目前采用 3 枚空心加压钉以等腰三角形位置平行打入股骨颈，形成"品"字形支撑，其抗剪抗扭效果较好，该术式适用于移位小、关节无明显退变的骨折，目的在于尽可能保留患者的髋关节。空心螺钉内固定可经皮操作、手术创伤小、对股骨头血运影响小，为内固定首选方式。②人工关节置换术：包括全髋关节置换和人工股骨头置换两大类。其中人工股骨头假体又分为单级头和双级头，假体柄又分为骨水泥型和非骨水泥型等。具体采用哪种方式目前尚存在争议，主要是根据患者的个体情况、骨折类型等方面进行综合考虑。人工股骨头置换术即半髋关节置换术，主要适用于高龄移位股骨颈骨折且不能耐受较大手术创伤的患者。全髋关节置换术适用于既往有骨性关节炎或类风湿关节炎的患者，以及活动量大的患者。

2. 方案

根据该高龄患者的特点，病区讨论认为有明确的手术适应证而无绝对、相对禁忌证存在（血压控制达标，术中加强心电、血压等的检测），故及时给患者行半髋关节置换术。

五、要点与讨论

1. 股骨颈骨折的分型

股骨颈骨折的分类方法很多，搞清楚了股骨颈骨折的类型，与治疗方法的选择和判断预后有着密切的关系。

（1）按骨折部位分型（见图 54-4）。①头下型骨折：骨折面完全在股骨头下，整个股骨颈都在骨折远段。此型骨折对血运的破坏较严重，极易发生股骨头坏死，预后差。②头颈型骨折：骨折线走行位于股骨头下和股骨颈之间，故称为头颈型骨折。此型骨折最常见，由于剪应力大而稳定性最差，骨折复位后容易再移位，骨折不易愈合和易造成股骨头缺血性坏死。③经颈型骨折：全部骨折面均通过股骨颈，此型很少见，通常为头颈型骨折在 X 线片上的假象。④基底部骨折：骨折面在股骨颈基底部，有部分在关节囊外。此型股骨颈的营养血管损伤较轻，骨折较易愈合，预后较好。

（2）按骨折线方向分型：主要依据是用骨折线的倾斜度来反映所遭受剪切应力的大小。1935 年，Pauwels 根据股骨颈骨折线的方向将股骨颈骨折分为三型（见图 54-5）：Ⅰ型骨折线与水平线夹角 <30°；Ⅱ型骨折线与水平线夹角在 30°～50° 之间；Ⅲ型骨折线与水平线夹角 >50°。Pauwels 认为，夹角越大，即骨折线越垂直，骨折端受到剪式应力，骨折越不稳定。

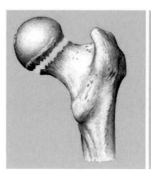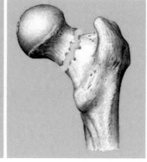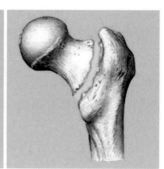

头下型　　　　　　　　头颈型　　　　　　　基底部骨折

图 54 - 4　股骨颈骨折的分型(按骨折部位分型)

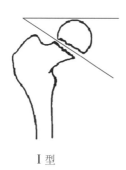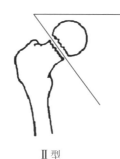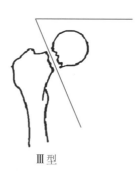

Ⅰ型　　　　　　　Ⅱ型　　　　　　　Ⅲ型

图 54 - 5　股骨颈骨折的分型(按骨折线方向分型)

(3) 按骨折位移程度分型:即 Garden 分型,是临床上最常见的分型(见图 54 - 6)。Garden Ⅰ 型:不完全性骨折,无移位,这种骨折易愈合。Garden Ⅱ 型:完全性骨折但骨折端无移位,股骨颈虽然完全断裂,但对位良好。如系股骨头下骨折,仍有可能愈合,但股骨头坏死变形常有发生;如基底部骨折,骨折容易愈合,股骨头血运良好,不易发生坏死。Garden Ⅲ 型:完全性骨折伴骨折端部分移位。Garden Ⅳ 型:完全性骨折伴骨折端完全移位,关节囊及滑膜有严重损伤。因此,经关节囊和滑膜供给股骨头的血管也容易损伤,造成股骨头缺血性坏死。

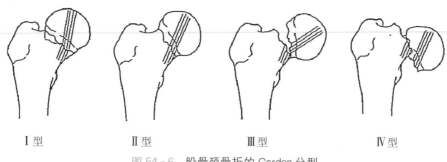

Ⅰ型　　　　　　Ⅱ型　　　　　　Ⅲ型　　　　　　Ⅳ型

图 54 - 6　股骨颈骨折的 Garden 分型

2. 老年股骨颈骨折的特点

(1) 老年人骨质疏松,尤其女性绝经近 20 年。股骨颈逐渐发生退行性变,皮质骨薄而疏松,骨小梁稀疏,张力骨小梁及压力骨小梁减少尤其明显。

(2) 老年股骨颈骨折,尤其是无移位的骨折,如 Garden Ⅰ 型,伤后局部疼痛轻微,肢体活动不受限,仍能行走,体征较少,因此很容易漏诊。

(3) 老年人,尤其是高龄老人多并存多种疾病,身体活动能力降低,四肢协调性差,对治疗依从性差,因此术后康复需要良好的照顾。

3. 老年人股骨颈骨折治疗方式的选择

长期以来,对于老年人股骨颈骨折治疗中采用内固定或关节置换一直是争论的话题。但近年来股骨颈骨折的治疗效果较以往有了显著提高,主要是因为临床医师对于该疾病认识的深入及手术技术的改进。3枚空心加压螺钉内固定效果一般优于以往的其他内固定器材。而关节置换不论是半髋还是全髋,假体自身的质量和手术技术的改进都显著改进了此类手术的疗效。具体选择何种治疗方案尤其对于老年人新鲜股骨颈骨折,应当区别对待,实施个体化治疗。若患者骨骼质量较高、身体条件较好、骨折移位不明显,内固定治疗仍旧是值得推荐的方案。对于那些骨骼质量不高、骨折移位明显、需要尽早下地负重、恢复行走功能的患者可首选人工关节置换。

4. 深静脉血栓(DVT)及肺栓塞(PTE)的防治

在卧床期间应鼓励老年患者多做主动踝关节伸屈活动以加强小腿肌肉收缩,或穿用梯度压力弹力袜(GCS)以及持续被动活动(CPM)以促进血液回流。同时,对术后高凝状态可用低分子肝素4 000 IU每日皮下注射一次连续使7~10天,必要时可延长至28~35天。可抑制血小板凝集,防止血栓形成。

5. 老年股骨颈骨折的预防措施

目前一致认为,导致老年人髋部骨折的一个重要因素是骨质疏松,因此预防老年人股骨颈骨折,主要是预防骨质疏松,同时应加强老年人的运动锻炼,防止跌倒等外伤的发生。老年股骨颈骨折的预防包括两方面,一是预防骨折的发生,另一方面是骨折后防止骨折再发生,主要措施包括以下几个方面。

(1) 加强宣教,提高对骨质疏松的认识,有针对性地开展预防保健和社区医疗,开展不同层次的卫生宣教及健康指导,对于控制骨质疏松及防止骨折发生有积极作用。

(2) 防止跌伤,预防老年人跌倒的方法即是锻炼,锻炼能减少17%的跌倒可能性,并且运动在预防跌倒损伤时发挥重要作用。

(3) 定期行骨密度测定并积极治疗骨质疏松,应尽量避免吸烟,少饮酒、少喝咖啡类饮料,多饮奶类,多食新鲜蔬菜和水果,适当进行锻炼这些方法均可维持并增加骨密度,强化肌肉力量,增进平衡能力,降低髋部骨折风险。

六、思考题

1. 通过本案例的分析,你对老年股骨颈骨折的特点及如何诊断不同类型的股骨颈骨折有哪几方面的提高?

2. 通过本案例的分析,你对老年股骨颈骨折如何进行个体化治疗有何新的认识?

3. 通过本案例的分析,你对如何预防老年髋部骨折的并发症有何新的措施?

七、推荐阅读文献

1. 陈孝平,汪建平. 外科学[M]. 8版. 北京:人民卫生出版社,2013.

2. Roy Sanders MD. Core Knowledge in Orthopaedics:Trauma [M]. New York:Mosby,2007.

董宇启(仁济医院)

案例 55

腰椎管狭窄症

一、病历资料

1. 现病史

患者,女性,71 岁,因"间歇性跛行 2 年,加重 2 个月,伴左侧腰腿痛"入院。2 年前无明显诱因下逐渐出现间歇性跛行,可步行约 400 m,休息后可缓解,伴腰背部疼痛及偶发双下肢麻木疼痛,以左下肢症状明显,在当地给予口服药物及康复等保守治疗,症状没有明显改善。遂在当地医院行腰椎 MRI 检查示腰椎管狭窄,继续保守治疗,近 2 个月来,间歇性跛行加重,可步行约 100 m,腰背部疼痛加重,腰背后伸功能受限,遂来我院骨科就诊,拟腰椎管狭窄症(lumbar spinal stenosis)收治入院。患者自起病以来,神志清,精神可,食欲正常,睡眠欠佳,大小便正常,体重无减轻。

2. 既往史

患者既往体健,无糖尿病、高血压、心脏病病史,无药物过敏史,无外伤及手术史,停经 19 年,无烟酒嗜好。

3. 体格检查

(1) 一般检查:T 36.4 ℃, P 70 次/min, R 20 次/min, BP 116 mmHg /65 mmHg, SaO$_2$ 100%。神志清楚、对答切题、检查合作。急性痛苦面容,被动体位,皮肤巩膜未见黄染。两肺呼吸音清,未闻及干湿啰音。HR 70 次/min,律齐,各瓣膜区未闻及杂音。腹部平坦,未见皮肤瘀斑,未见肠型及蠕动波。肠鸣音 4 次/min,未闻及气过水声。腹软,无压痛及反跳痛,肝脾肋下未触及。肝区叩痛(一),腹水征(一)。双下肢无水肿。

(2) 专科检查:腰椎无明显畸形,双下肢无明显肌肉萎缩,腰椎后倾活动明显受限,棘突棘旁压痛、叩击痛(一)。左下肢屈髋、趾背屈肌力四级,右下肢肌力正常,双下肢肌张力正常,左小腿外侧针刺感下降,双侧膝反射正常,踝反射未引出。双 Hoffmann 征(一),双 Babinski 征(一),双下肢直腿抬高试验(一),加强试验(一),会阴区无感觉障碍。

4. 实验室及影像学检查或特殊检查

(1) 实验室检查。外周血常规:WBC 8.56×10^9/L, N 61.0%;尿常规:尿 WBC 127.6/μl;尿 WBC(镜检)23.0/Hp;肝功能:TP 73.8 g/L, ALB 45.6 g/L, ALT 17.0 IU/L, AST 17.0 IU/L, LDH 182 IU/L, γ- GT 59.1 IU/L;肾功能:BUN 6.40 mmol/L, Cr 66.7 μmol/L;血电解质、出凝血系列、血糖、血脂水平均在正常范围;肝炎标志物全套均阴性。

(2) 胸部 X 线片检查:两肺纹理增多,主动脉结突出。

(3) ECG 检查:窦性心律,正常心电图。

(4) 腰椎正侧位片:腰椎骨质增生伴生理曲度略直(见图 55-1)。

（5）腰椎过伸过屈位：腰椎骨质增生伴生理曲度略直，腰椎活动度变小，请结合临床判断（见图 55 - 2）。

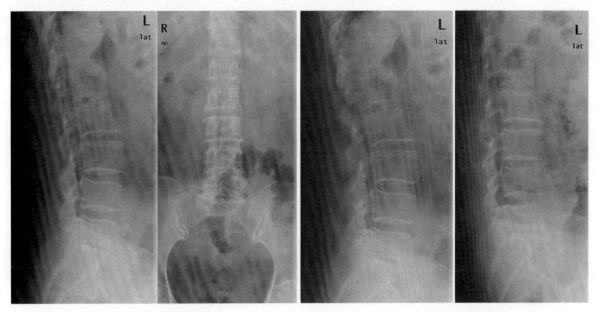

图 55 - 1　腰椎正侧位　　　　　　　　　　图 55 - 2　腰椎过伸过屈位

（6）腰椎 MRI：腰椎退行性改变。$L_{2/3}$、$L_{3/4}$ 椎间盘膨隆，$L_{4/5}$、L_5/S_1 椎间盘突出，$L_{3\sim5}$ 水平椎管继发性狭窄，腰椎间盘变性（见图 55 - 3）。

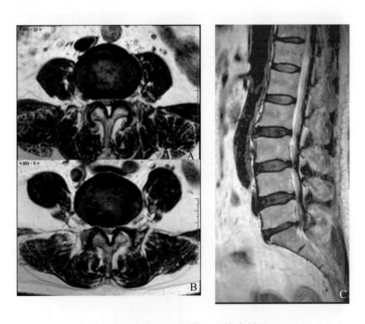

图 55 - 3　腰椎 MRI 检查结果

注：A. $L_{3/4}$ 椎管狭窄，B. $L_{4/5}$ 椎管狭窄，C. 腰椎 MRI，T_2WI 像

二、诊治经过

1. 病史特点

（1）老年女性，无外伤史，间歇性跛行 2 年，加重 2 个月，伴左侧腰腿痛。停经 19 年。无高血脂、血

管栓塞等病史,患者自起病以来,神志清,精神可,食欲正常,睡眠欠佳,大小便正常,体重无减轻。

（2）全身常规体格检查无异常。专科检查:腰椎无明显畸形,双下肢无明显肌肉萎缩,腰椎后倾活动度受限,棘突棘旁压痛、叩击痛（-）。左下肢屈髋、趾背伸肌力四级,右下肢肌力正常,双下肢肌张力正常,左小腿外侧针刺感较对侧减弱,双侧膝反射正常,踝反射未引出。双 Hoffmann 征（-）,双 Babinski 征（-）,左下肢直腿抬高试验（-）,加强试验（-）,会阴区无感觉障碍。

（3）辅助检查:腰椎 MRI 示腰椎退行性改变。$L_{2/3}$、$L_{3/4}$ 椎间盘膨隆,$L_{4/5}$、L_5/S_1 椎间盘突出,$L_{3\sim5}$ 水平椎管继发性狭窄,腰椎间盘变性。

2. 初步诊断

根据病史,体格检查及辅助检查,本病例初步诊断为:①腰椎管狭窄症;（$L_{3\sim5}$）②腰椎间盘突出症。（$L_{4/5}$）

3. 入院后具体处理措施

（1）健康宣教。

（2）完善术前相关检查（包括血常规、出凝血系列、肝肾功能、电解质等）,评估手术风险。

（3）术前谈话。

（4）手术治疗:行腰椎后路减压内固定＋植骨融合术（见图 55-4）。术后予以头孢噻肟钠消炎、七叶皂苷钠消肿、凯芬止痛及泮托拉唑预防应激性溃疡,积极应用盐酸氨溴索口服溶液（兰苏）化痰;并鼓励患者早期主动及被动功能锻炼。于术后第 5 天出院,门诊随访患者功能恢复情况。

（5）该老年患者为多段腰椎管狭窄伴有不同程度的腰椎间盘突出,以 $L_{3/4}$、$L_{4/5}$ 两节段为主,严重影响患者生活,经保守治疗后无效且症状加重,因此建议手术治疗以提高患者生活质量。经综合评估患者的自身状况及与家属沟通后,予以 $L_{3/4}$、$L_{4/5}$ 两节段的腰椎后路减压内固定＋植骨融合术。

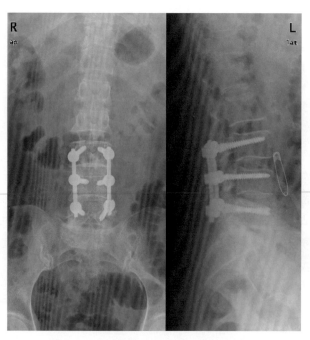

图 55-4　腰椎管狭窄术后 X 线检查结果

三、病例分析

1. 病史特点

详见"二、诊治经过"中的"1. 病史特点"。

2. 诊断与诊断依据

(1) 诊断：①腰椎管狭窄症($L_{3/4}$、$L_{4/5}$)；②腰椎间盘突出症($L_{4/5}$)。

(2) 诊断依据。①病史特点：老年女性，无明显外伤史，间歇性跛行 2 年，加重 2 个月，伴左侧腰腿痛，患者自起病以来，神志清，精神可，食欲正常，睡眠欠佳，大小便正常，体重无减轻。②体格检查特点：腰椎无明显畸形，双下肢无明显肌肉萎缩，腰椎活动度无明显受限，棘突棘旁压痛、叩击痛(一)。左下肢屈髋、趾背屈肌力四级，右下肢肌力正常，双下肢肌张力正常，左小腿外侧针刺感较对侧减弱，双侧膝反射正常，踝反射未引出。双 Hoffmann 征(一)，双 Babinski 征(一)，双下肢直腿抬高试验(一)，加强试验(一)，会阴区无感觉障碍。③影像学依据：腰椎 MRI 示腰椎退行性改变。$L_{2/3}$、$L_{3/4}$ 椎间盘膨隆，$L_{4/5}$、L_5/S_1 椎间盘突出，$L_{3\sim5}$ 水平椎管继发性狭窄，腰椎间盘变性。

3. 鉴别诊断

(1) 腰椎间盘突出症。

(2) 腰椎滑脱。

(3) 血管性跛行。

四、处理基本原则及方案

1. 腰椎管狭窄症治疗的基本原则

基本原则：缓解疼痛，提高患者生活质量。做好围术期准备，力争术后功能恢复良好及预防老年并发症的发生。

2. 腰椎管狭窄症治疗的方案

(1) 非手术治疗。老年腰椎管狭窄症无论采取何种治疗措施，均是为了缓解症状。腰椎管狭窄导致功能丧失的进展较缓慢，一般不会危及患者生命，部分患者的症状经过一段时间后可不再发展甚至有所改善，这为保守治疗提供了支持。目前的治疗方法都是为了缓解疼痛症状及恢复功能。①适应证：对于轻度椎管狭窄，症状较轻，对日常生活、工作影响不重者，应先采取保守治疗。②治疗方法：主要有平卧休息、理疗针灸、腰背肌肉功能锻炼、药物治疗等，经过上述一种或多种保守治疗后部分患者的症状在短期内可以缓解或不再进展，但少有证据表明可获得长期疗效。

(2) 手术治疗：退行性腰椎管狭窄症影像学上可见黄韧带肥厚、小关节肥大内聚、椎板增厚、椎间盘膨出或突出、终板后缘骨赘形成、侧隐窝狭窄等表现。手术是治疗腰椎管狭窄症的有效方法之一，关于手术治疗的研究很多，大多表明手术疗效较为肯定且近期及远期疗效优于保守治疗。①手术指征：目前腰椎管狭窄症手术指征尚存在争议，但大部分学者认为对于下肢疼痛、间歇性跛行等马尾综合征症状明显、严重影响患者日常生活工作、经保守治疗 3～6 个月无明显缓解，全身情况可耐受手术者应行手术治疗。②手术方法：手术治疗的目的是充分有效的椎管减压、解除压迫，为促进损伤脊髓恢复功能、脊髓和神经的恢复创造条件，重建脊柱稳定性和正常序列，纠正后凸畸形，预防并发症，减少护理量，降低早期病死率，为使患者早日进行康复训练创造条件，使患者早日离床活动。目前的手术方法主要有两大类：单纯椎板减压手术以及椎板减压融合内固定术。减压手术方式主要有椎板开窗术、椎板切除术、椎管扩大成形术以及微创椎管减压术；内固定术主要包括融合内固定术及非融合内固定术。

3. 老年腰椎管狭窄症治疗的具体处理方案

参照"二、诊疗经过"中的"3. 入院后具体处理措施"。

五、要点与讨论

1. 老年腰椎管狭窄症的诊断

(1) 腰椎管狭窄可累及一根神经根侧方或同时累及多个平面的神经根。中央性压迫会造成更广泛的综合征,该患者累及多个平面的神经根,尤其是左侧 L_4、L_5 神经根。

(2) 主诉包括腰腿痛和跛行症状,特别是臀部。

(3) 间歇性跛行是该病的常见症状,但需要与血管源性跛行鉴别。该患者坐或下蹲休息后症状可缓解或消失,但继续行走后又可重复上述表现。前倾时症状往往减轻,后伸加重。而血管源性跛行患者症状不受姿势影响,典型症状的患者甚至无法耐受行走或骑车,通常一侧下肢的症状更加严重,有时候会伴有一侧下肢发凉的症状,体格检查会发现外周动脉搏动减弱,血管超声或其他血管检查可以发现异常。有时候两种疾病的鉴别很困难,特别是两者并存时,需要请血管外科医生会诊。

(4) 腰椎后伸时可能会加重症状,前屈时可因椎管增宽而减轻症状,患者可能以弯腰姿势行走。

(5) 症状与体征常常不符合,常不伴有运动和感觉的改变,但足拇长伸肌无力很常见。

2. 老年腰椎管狭窄症的特点

(1) 导致椎管狭窄的因素较多,既有骨性椎管狭窄因素如先天性中央性椎管狭窄,也可有软组织如黄韧带肥厚所致的椎管狭窄,且部分患者有既往腰椎手术史,椎管粘连等因素,处理相对较为复杂;

(2) 老年腰椎管狭窄症患者病程较长,可由不良诱因(如剧烈运动、劳累过度等)而突然加重。该患者无明显诱因,病程呈渐进性。

(3) 症状复杂多样,但仍以间歇性跛行为重要表现,当患者行走不超过 500 m 出现难以忍受的单侧或双下肢麻痛时,有强烈要求手术治疗的愿望;体征方面,神经根张力试验阳性率低,皮肤感觉定位不明确,生理反射减弱发生率高。

(4) 合并其他疾病发生率高,很多患者伴有心血管、糖尿病等,治疗中应加以兼顾。

(5) 老年人合并骨质疏松,且由于合并其他心血管疾病血管脆性大,术中出血量相对大,对由于减压范围较大、需实施内固定手术者,内固定的牢固性也是一个挑战。

3. 老年下腰痛的鉴别

下腰痛可分为三类:机械性下腰痛、非机械性下腰痛、源于内脏疾病的下腰痛。

(1) 机械性下腰痛:可由腰部扭伤和原发性腰痛引起,也可由与年龄相关的椎间盘和小关节退变性疾病、骨质疏松性压缩骨折、腰椎滑脱引起,可根据有无间歇性跛行、电生理及影像学检查加以鉴别。

(2) 非机械性下腰痛:可由肿瘤、髓核及马尾良性病损、感染性关节病等引起。

(3) 源于内脏疾病的下腰痛:引起下腰痛的内脏疾病主要有肾脏疾病,如肾结石、肾盂肾炎、肾周脓肿等;盆腔疾病,如子宫内膜异位症、前列腺炎、慢性盆腔炎等;胃肠道疾病,如胰腺炎、胆囊炎等;腹腔盆腔影像学检查、生化及血液检查,有助于诊断导致下腰痛的非机械性、内脏疾病。

六、思考题

1. 通过本案例的分析,你对老年腰椎管狭窄症的特点有何体会?

2. 通过本案例的分析,你对不同影像学诊断方法在老年腰椎管狭窄症诊断中的作用有何新的认识?

3. 通过本案例的分析,你对如何鉴别老年人下腰痛的思路有何提高?

七、推荐阅读文献

1. 陈孝平,汪建平. 外科学[M]. 8 版. 北京:人民卫生出版社,2013.

2. 邱贵兴,译. 脊柱外科学骨科核心知识[M]. 北京:人民卫生出版社,2006.

董宇启(仁济医院)

骨质疏松

一、病历资料

1. 现病史

患者,女性,62岁,因"绝经后7年,腰背痛2年伴下肢抽筋,身高缩短10 cm"入院。55岁绝经,2年前开始出现腰背部疼痛,劳累后加重,休息后缓解,夜间疼痛尤为明显,伴有双下肢抽筋,反复发作,冬天加重,起病后自测身高缩短10 cm。病程中,患者无双下肢麻木,无间歇性跛行,无外伤,无四肢关节疼痛,无发热,近半年无明显体重减轻。

2. 既往史

患者有慢性萎缩性胃炎病史10年,平时喜食素食,不喝牛奶,少日晒,无脆性骨折史,无手术史,无高血压病史,无糖尿病史,无恶性肿瘤史,无糖皮质激素服用史。无药物食物过敏史,无吸烟、酗酒史。

3. 体格检查

(1) 一般检查:T 37.0 ℃, P 74 次/min, R 20 次/min, BP 126 mmHg/76 mmHg, SaO$_2$ 100%。神志清楚、对答切题、检查合作。皮肤巩膜未见黄染。两肺呼吸音清,未闻及干湿啰音。HR 74 次/min,律齐,各瓣膜区未闻及杂音。腹部平坦,未见皮肤瘀斑,未见肠型及蠕动波。肠鸣音 4 次/min,未闻及气过水声。腹软,无压痛及反跳痛,肝脾肋下未触及。肝区叩痛(一),腹水征(一)。双下肢无水肿。

(2) 专科检查:患者胸椎后凸畸形,全脊柱无明显叩痛,屈伸活动可,双下肢活动基本正常,感觉正常,直腿抬高试验(一)。四肢肌力Ⅳ级,肌张力正常,无肌肉萎缩。

4. 实验室及影像学检查或特殊检查

(1) 实验室检查。外周血常规:WBC 6.61×10^9/L, N 67%, Hb 126 g/L;肝功能:TP 73.9 g/L, ALB 44 g/L, ALT 50.3 IU/L, AST 29.5 IU/L, LDH 260 IU/L, γ- GT 42.0 IU/L;肾功能:BUN 5.90 mmol/L, Cr 62.0 μmol/L;空腹血糖浓度 5.6 mmol/L,血酮体(一);血 Ca^{2+} 2.41 mmol/L,血磷 1.12 mmol/L,血 ALP 108 IU/L, 25 - OH -维生素 D 8.16 ng/mL, PTH 106.60 ng/L,降钙素 < 2.00 pg/ml, β - CTX 1 270.00 ng/L,骨钙素 25.30 ng/mL, ESR 5 mm/h, TSH 1.10 mIU/L,尿本周蛋白(一),皮质醇 297.68 nmol/L。 ACTH 18.10 pg/L,促黄体生成素 32.38 IU/L,卵泡生成素 110.04 IU/L,垂体泌乳素 7.55 μg/L,黄体酮 1.17 nmol/L,雌二醇 115.00 pmol/L,睾酮 0.94 nmol/L,肿瘤标志物水平均正常。

(2) 胸部 X 线片检查:两肺纹理增多,主动脉硬化。

(3) ECG 检查:窦性心律,正常心电图。

（4）骨密度（DXA）检查：DXA 示 $T_L<-2.5$，提示骨质疏松（osteoporosis）。

（5）腰椎 X 线片检查：腰椎退行性改变，骨盆未见明显异常（见图 56-1）。

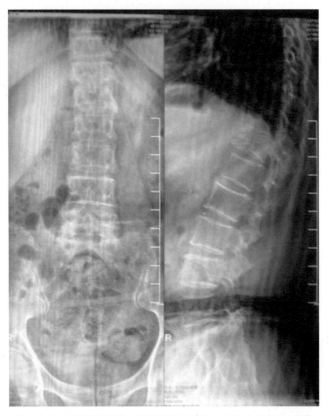

图 56-1　腰椎正侧位：腰椎退行性改变，骨盆未见明显异常

二、诊治经过

1. 病史特点

（1）老年女性，绝经后 7 年，饮食钙摄入不足，日照时间缺乏，腰背部疼痛 2 年伴双下肢抽筋，身高缩短 10 cm。无双下肢麻木，无间歇性跛行，无外伤，无四肢关节疼痛，无发热，近半年无明显体重减轻。有慢性萎缩性胃炎病史 10 年，无糖尿病、恶性肿瘤、胃溃疡等病史，无药物食物过敏史，无吸烟、酗酒史。

（2）体格检查：患者胸椎后凸畸形，全脊柱无明显叩痛，屈伸活动可，双下肢活动好，感觉正常，直腿抬高试验（一）。

（3）辅助检查：DXA 示 $T_L<-2.5$，提示骨质疏松。腰椎正侧位：腰椎退行性改变，骨盆未见明显异常。血 Ca、P、ALP、25-OH-维生素 D、β-CTX、TSH、皮质醇、ACTH、促黄体生成素、垂体泌乳素、黄体酮、雌二醇、睾酮、肿瘤标志物水平均正常。尿本周蛋白（一），PTH 106.60 ng/L，卵泡生成素110.04 IU/L。

2. 初步诊断

根据病史、体格检查及辅助检查，本病例初步诊断为：①原发性骨质疏松症；②慢性萎缩性胃炎。

3. 治疗措施

（1）健康宣教，改变生活方式，增加日晒时间，规律多样饮食，增加钙摄入。

（2）补充钙剂，每日 1 300 mg。

（3）补充 $VitD_3$，每日 800～1 000 IU。

（4）抗骨吸收治疗：阿伦磷酸钠 70 mg qw 口服。

（5）每 3 个月复查骨代谢及血生化指标：血 Ca、P，25 - OH -维生素 D、PTH、β - CTX 以及肝功能、肾功能等，每年复查骨密度（DXA）。

（6）该患者为老年原发性骨质疏松，因此防止跌倒及骨折很重要。适当户外活动锻炼，增强肌力和平衡能力，增加室内防跌倒设施，防止跌倒和骨折是治疗的关键。老年人一旦发生跌倒和骨折将会导致系列感染、压疮、脑出血，甚至因瘫痪、多器官功能衰竭而死亡，尤其是高龄老人。全世界调查发现老年人最害怕的不良事件就是跌倒。

三、病例分析

1. 病史特点

详见"二、诊治经过"中的"1. 病史特点"。

2. 诊断与诊断依据

（1）诊断：①原发性骨质疏松症；②慢性萎缩性胃炎。

（2）诊断依据。①病史特点：老年女性，绝经后 7 年，饮食钙摄入不足，日照时间缺乏，腰背部疼痛 2 年伴双下肢抽筋，身高缩短 10 cm。无双下肢麻木，无间歇性跛行，无外伤，无四肢关节疼痛，无肌肉萎缩。无发热，近半年无明显体重减轻。有慢性萎缩性胃炎病史 10 年，无糖尿病、恶性肿瘤、胃溃疡等病史，无吸烟、酗酒史。②体格检查特点：患者胸椎后凸畸形，全脊柱无明显叩痛，屈伸活动可，双下肢活动好，感觉正常，直腿抬高试验（一）。③实验室依据：骨密度示 $T_L < -2.5$，提示骨质疏松。腰椎正侧位：腰椎退行性改变，骨盆未见明显异常。25 - OH -维生素 D 8.16 ng/mL（11.1～42.9 ng/mL），PTH 106.60 ng/L，β - CTX 1 270.00 ng/L。TSH 1.10 mIU/L，尿本周蛋白（一）。

3. 鉴别诊断

（1）内分泌代谢性疾病：骨软化症、皮质类固醇性骨质疏松症、性腺功能减退症、甲状旁腺功能亢进症、甲状腺功能亢进症、甲状腺素替代治疗、糖尿病、垂体泌乳素瘤等。

（2）慢性疾病：胃切除术后、胃肠功能吸收障碍、慢性肝病、慢性肾病、类风湿关节炎等。

（3）恶性肿瘤：原发骨肿瘤、肿瘤骨转移、肿瘤治疗后产生的治疗相关性骨质疏松等。

（4）药源性骨质疏松：糖皮质激素、甲状腺素、抗癫痫药、抗凝药等引起。

（5）失用性骨质疏松症。

该患者的临床资料完全可以排除上述疾病。

四、处理基本原则及方案

1. 老年原发性骨质疏松症治疗的基本原则

应同时兼管缓解症状、病因、替代、补充及综合治疗。

2. 老年原发性骨质疏松症治疗的具体处理方案

参照"二、诊疗经过"中的"3. 入院后具体处理措施"。

五、要点与讨论

1. 原发性骨质疏松的危险因素

（1）遗传因素：白种人和黄种人患骨质疏松症的危险高于黑种人。

（2）高龄、绝经后女性。

（3）与生活习惯相关：低体重（亚洲人 BMI＜19）、吸烟、酗酒、多饮咖啡及碳酸饮料、体力活动缺乏、光照少、饮食中钙及维生素 D 摄入少者。

（4）影响骨代谢的疾病：甲状腺功能亢进、Cushing 综合征、糖尿病、甲状腺疾病、肢端肥大症、结缔组织病、肾脏疾病等。

（5）服用影响骨代谢的药物：糖皮质激素、抗惊厥药等。

（6）各种原因造成的制动状态。

该患者的病因为绝经后女性，亦是我国老年女性最常见的病因之一。

2. 老年原发性骨质疏松的预防

提倡三级预防原则。

（1）一级预防：无病防病、治未病。老年骨质疏松防治要从青壮年开始。第一阶段：儿童-青年期，骨质疏松的预防应从儿童开始至 35 岁左右，是骨峰值形成的阶段，应该自幼养成良好的生活习惯、科学的饮食营养、合理的体育运动、充分的阳光照射，尤其是怀孕哺乳期，注意补充钙和维生素 D，预防骨量丢失，维持较高的骨峰值量，就会推迟和减轻骨质疏松发生的时间和程度。第二阶段：成年期（35～60 岁），重点是减少骨量丢失，这个阶段又包括绝经期和老年前期，饮食和药物补充足够的胶原蛋白、钙、维生素 D 及充分的体育运动，具有风险者及时采取骨密度检测等预防措施。第三阶段：老年期，为骨量丢失、骨骼质量下降的阶段，尤其是绝经后老年女性，骨量下降明显，每年骨丢失率为 10％～25％，女性一生中将丢失 35％～50％，男性丢失量是女性的 3/4 左右，及时、有力的预防非常必要。

（2）二级预防：三早，即早发现、早诊断、早治疗。老年骨质疏松已经发生、发生的严重度、进展、并发症及预后最重要的关键时期。

如果已诊断有骨质疏松，除了补充钙剂和维生素 D，需要在医师指导下进行药物与非药物相结合的综合治疗。有继发性骨质疏松的患者首先要针对原发病，如患有糖尿病等要进行积极治疗，同时也要选择以下药物治疗：抗骨吸收药物（如降钙素类、双膦酸盐类）、雌激素受体拮抗和促进骨形成药物（如甲状旁腺激素、活性维生素 D、雷诺锶盐等）；防治骨质疏松的中药具有整体调节作用。此外，还有物理治疗，如光疗、磁疗、蜡疗等。

（3）三级预防：防止骨折发生。防止骨折发生是老年骨质疏松发生后防止并发症中最重要的关注点，确保老年患者生活质量。对于老年人，防止摔跌是最重要的措施，包括适量运动改善肌力、提高动作协调和平衡能力、改善视力和营造良好的居住及照明环境，使用地毯要特别小心，高龄老人外出要有人照顾，同时在医生指导下采取以上的预防和治疗策略。

3. 老年原发性骨质疏松的替代、补充治疗的注意事项

（1）雌激素替代治疗。①适应证：围绝经期伴有骨量减少者、卵巢早衰或因各种原因切除卵巢者、老年妇女。②禁忌证：子宫内膜癌和乳腺癌者、子宫内膜异位者、不明原因阴道流血者、活动性肝炎或其他肝病伴肝功能明显异常者、系统性红斑狼疮者、活动性血栓栓塞性疾病者。是否应用或及时替代，以及制剂和剂量由妇产科医师决定。

（2）降钙素。①适应证：高转化型骨质疏松患者；骨质疏松伴或不伴骨折者其止痛效果好；变形性骨炎者；急性高钙血症或高钙血症危象者。②剂量与疗程：密钙息，每日皮下或肌注 50～100 IU，每日 1 或 2 次，有效后减量，如需长期应用可每周注射 2 次，50～100 IU/次；益钙宁，每周肌注 2 次，10 IU/次。

③降钙素应用时需特别注意：有过敏者或有过敏反应者慎用或禁用，治疗前需补充数日钙剂和维生素D，长期应用者易发生"脱逸"现象。

（3）双膦酸盐。适应证：主要用于骨吸收明显增强的代谢性骨病，亦可用于治疗原发性和继发性骨质疏松，尤其适用于高转化绝经后骨质疏松又不宜用雌激素治疗者，对类固醇性骨质疏松也有良好效果。阿仑膦酸盐和利塞膦酸盐的使用会引起消化不良、腹部疼痛和食管溃疡不良反应。开处方时应警示有反流性食管炎和食管裂孔疝病史的患者。然而，应用阿仑膦酸盐和利塞膦酸盐胃肠道的整体风险非常低，每周一次使用双膦酸盐可以进一步降低不良反应。老年人服用双膦酸盐特别注意：①制剂与剂量：福美加，每周一次口服，每次 70 mg，空腹吞服后喝 250 ml 温开水，半小时内不能平卧及服用其他药物，高龄吞咽困难者禁用，避免误吸；固邦，用法与福美加相同。②双膦酸盐是极易溶于水的药物，口服时生物利用度低（<1%）；钙剂不应与双膦酸盐同时服用，会妨碍其吸收。③难以忍受口服双膦酸盐的患者，可静脉注射双膦酸盐类药物，如唑来膦酸等。④长期（>5 年）使用双膦酸盐后，如停用仍可维持 2～3 年的效果，可以增加骨密度。治疗期间应监测血钙、磷和骨吸收生化标志物。

六、思考题

1. 你对老年原发性骨质疏松患者的诊断需搜集哪些病史资料？如何进行规范专科体格检查？哪些是必需的客观辅助检查？您将如何综合分析这些资料做出诊断和制定治疗策略？

2. 预防老年原发性骨质疏松有哪几个关键阶段？每阶段的重点是什么？

3. 老年原发性骨质疏松患者进行替代和补充治疗时有哪些特别注意点，以确保医疗安全？

七、推荐阅读文献

1. 中华医学会骨质疏松及骨矿盐疾病分会.原发性骨质疏松症诊治指南[J].北京：人民卫生出版社，2006.

2. 徐苓.骨质疏松症[M].上海：上海科学技术出版社，2011.

3. 张存泰.老年病病例教程[M].北京：人民卫生出版社，2012.

董宇启（仁济医院）

案例 57

阿尔茨海默症患者肠内营养

一、病例资料

1. 现病史

患者，女性，84 岁，因"确诊阿尔茨海默症 15 年，纳差 2 个月，不愿进食 3 天"入院。确诊为阿尔茨海默症 15 年，间断口服美金刚。8 年前入住老年护理院，现无法与他人交流，反应迟钝，活动耐力下降，不能下床活动及自行如厕(需用尿片)，饮食以半流质为主，具体量不详。2 个月前患者进食量明显减少，每日只吃 1 或 2 餐，每餐仅进食米糊小半碗(约 100 ml)。近 3 天不愿进食，仅摄入水和果汁(约 200 ml/d)，护理院予对症处理后症状无缓解，转至我院进一步治疗。患者无明显恶心、呕吐、腹胀、腹泻、咳嗽、咳痰，无新发肢体瘫痪、口舌歪斜等情况。体温平，尿量不少，每 2～3 天解便 1 次，需服缓泻药。

2. 既往史

原发性高血压病史 22 年，口服苯磺酸氨氯地平片(洛活喜)，目前血压控制在 125 mmHg/70 mmHg。糖代谢异常 15 年，未规律治疗。多发性腔隙性脑梗死 10 余年，既往口服银杏叶片等中成药，近 2 年自行停用。无烟酒等嗜好。

3. 体格检查

T 36.8 ℃，HR 72 次/min，R 16 次/min，BP 120 mmHg/65 mmHg，目测身高 155.0 cm，体重 40.0 kg。卧床，神志淡漠，反应迟钝，无法对答，体格检查不配合。消瘦，轻度贫血貌，眼眶中度凹陷，皮肤巩膜无黄染，牙齿缺失，无义齿。双肺呼吸音清，未及干湿啰音。心律齐，各瓣膜未及杂音。腹部凹陷、软，肠鸣音不亢，全腹无压痛和反跳痛，肝脾肋下未触及。骶尾部可及 2.0 cm×3.2 cm 压疮，部分已结痂。四肢肌肉萎缩明显，双下肢无水肿，小腿围 26.0 cm，上臂围 17.0 cm。

4. 辅助检查

(1) 实验室检查。外周血常规：WBC 6.36×10⁹/L，Hb 92 g/L，PLT 238×10⁹/L；ALT 14 IU/L，AST 45 IU/L，ALP 23 IU/L，TB 4 μmol/L，CB 3.5 μmol/L，ALB 27 g/L，PA 58 mg/L，BUN 5.9 mmol/L，Cr 105 μmol/L，UA 421 μmol/L，Na^+ 137 mmol/L，K^+ 3.1 mmol/L，Ca^{2+} 1.72 mmol/L，P^{3-} 0.72 mmol/L，Mg^{2+} 0.61 mmol/L，FBG 5.04 mmol/L，AMY 40 U/L。

(2) ECG 检查：正常心电图。

(3) 腹部超声检查：未见明显异常。

(4) 头颅 CT 扫描：老年脑改变，陈旧性多发性腔隙性脑梗死。

二、诊治经过

1. 病例特点

(1) 老年女性,84 岁,阿尔茨海默症,合并症多(高血压病、糖耐量异常),既往入住老年护理院,长期卧床,生活不能自理,合并压疮,因"纳差 2 个月,几乎不进食 3 天"入院,仅少量输液支持。

(2) 体格检查:生命体征平稳,目测身高 155.0 cm,体重 40.0 kg,卧床,消瘦,神志淡漠,贫血貌,无义齿。心肺腹部查体无特殊。四肢肌肉萎缩明显,上臂围 17.0 cm,小腿围 26.0 cm。

(3) 实验室和影像学检查:轻度贫血,中度低白蛋白血症,重度低前白蛋白血症,电解质紊乱(低钾、低钙、低磷血症)。

2. 初步诊断

根据病史、体格检查及辅助检查,本病例诊断为:①阿尔茨海默症,失能状态;②蛋白质-能量缺乏型营养不良,轻度贫血,中度低白蛋白血症,重度低前白蛋白血症,电解质紊乱(低钾血症、低钙血症、低磷血症);③高血压病 1 级,中危组;④糖代谢异常;⑤陈旧性多发性腔隙性脑梗死。

3. 入院后处理措施

(1) 完善相关检查,排除潜在疾病,加强原发病治疗。

(2) 施行营养筛查和营养评估。

(3) 确定营养支持目标和营养素需求量。

(4) 评估肠道功能,选择营养支持途径和制剂。

(5) 若胃肠道功能可,首选肠内营养(enteral nutrition,EN)。若 EN 一周内不能达到需要量,予胃肠外营养(parenteral nutriton,PN)补充。

(6) 定期评估肠道耐受情况(大便次数、性状、胃肠减压量、EN 完成量)。

(7) 定期监测:体重、代谢内环境和活动能力。

(8) 健康教育与康复训练。

三、营养筛查和营养评估

1. 营养筛查:

采用营养风险筛查 2002(Nutrition Risk Screen 2002,NRS - 2002)评分:营养状况(上周膳食摄入为正常摄入量的 0～25%)记 3 分＋疾病状况(阿尔茨海默症)记 1 分＋年龄(超过 70 岁)记 1 分,共 5 分;若≥3 分,即表示存在营养风险。

2. 营养评估

(1) 体格测量。①动态体重:通常 3～6 个月内体重减轻程度<5% 为轻度,≥10% 为重度。②身体质量指数(body mass index,BMI):17.0～18.5 kg/m² 为轻度营养不良,16.0～17.0 kg/m² 为中度营养不良,<16.0 kg/m² 即为重度营养不良。老年人多以 BMI<22 kg/m² 为不良临床结局预测点。本患者卧床,凭目测身高体重计算 BMI 为 16.6 kg/m²,为中度低热能营养不良。③上臂中围(mid-upper arm circumference,MAC)、小腿围、三头肌皮褶厚度:MAC 是肩峰和尺骨鹰嘴中点的手臂围,较易测量且误差小,是无法测量体重时较好的替代指标。对老年患者而言,MAC 和小腿围较 BMI 与疾病预后的关系更密切。MAC 切点值为 22.0 cm,小腿围为 31.0 cm,本患者 MAC(17.0 cm)和小腿围(26.0 cm)均低于正常低限。三头肌皮褶厚度测量误差大,故临床应用较少。

(2) 实验室检查。①贫血:Hb 浓度≤60 g/L 为重度,60～90 g/L 为中度,90～120 g/L 为轻度,故本患者合并轻度贫血(92 g/L)。②低白蛋白和低前白蛋白血症:ALB 浓度≤25 g/L 为重度,25～30 g/L 为中度,30～35 g/L 为轻度;PA 浓度≤140 mg/L 为重度,140～160 mg/L 为中度,160～180 mg/L 为轻度。故本患合并中度低白蛋白血症(27 g/L)和重度低前白蛋白血症(58 mg/L)。③其他:包括肝酶、Cr、电解质及其他炎症指标(如转铁蛋白、视黄醇结合蛋白、CRP 等)。

(3) 功能检查:如握力实验和最大呼气流量测定评估肌力,步速测定及拾阶力量测定评估活动耐量。

(4) 营养评估工具量表:对老年住院患者,可用微型营养评估量表(Mini Nutritional Assessment,MNA)或主观整体评估量表(Subjective Globe Assessment,SGA)进行营养评估(具体见要点与讨论1)。我们对本患者采用更为简易的 MNA - SF 进行营养评估,包括 6 个部分,即该患者过去 3 个月食量明显减少(记 0 分)、体重减轻程度不详(记 1 分)、中度阿尔茨海默症(记 1 分)、过去 3 个月无明显疾病和心理应激(记 2 分)、长期卧床(记 0 分)、小腿围 26 cm(记 0 分),共 4 分,即<7 分,故存在营养不良。

四、营养支持方案制定

1. 确定营养支持目标及营养素需求量

(1) 能量:该老年患者长期卧床,无明显感染,几乎不进食,合并中度营养不良,目测体重 40 kg,故初步营养支持目标为 1 000 kcal(即 25 kcal/kg×40 kg)。可从 1/3～1/2 量起用,逐步加至目标量。

(2) 三大营养素:该患者无明显代谢紊乱,三大营养素配比(即碳水化合物∶脂肪∶蛋白质)为(50%～60%)∶(25%～30%)∶(10%～15%)。老年患者若无严重肝肾功能不全情况,蛋白质摄入量可增至 1.0～1.5 g/kg。

(3) 膳食纤维:建议每日补充 15～20 g 可溶性膳食纤维。

(4) 微量元素、维生素和电解质:如铁、钙、叶酸、维生素 A、维生素 B、维生素 D、维生素 E 等。

2. 评估肠道功能,选择营养支持途径和制剂

(1) 评估肠道功能:依据腹部体征、排气排便情况、大便性状进行评估。

(2) 选择营养支持途径:本患者合并阿尔茨海默症,认知功能受损,近期不愿进食,考虑管饲。若管饲时间超过 4～6 周,考虑消化道造瘘。结合患者年龄、基础疾病及伦理问题,以鼻胃管为主,应与家属充分沟通后选择支持途径。若为终末期痴呆患者,则不推荐管饲营养,以调羹喂食为宜。

(3) 选择肠内营养制剂:考虑本患者肠道功能正常,既往有糖代谢异常史,选用整蛋白型糖尿病专用配方。

3. 管饲肠内营养实施要点和注意事项

(1) 实施原则:由小剂量(1/3～1/2 量)、低能量密度(0.3～0.5 kcal/ml)、慢速持续性滴注(20～30 ml/h)逐步向足量、高能量密度(1～1.2 kcal/ml)、匀速滴注(80～120 ml/h)过渡。使用初期观察胃肠道耐受情况和环境温度,可对 EN 制剂加热泵加温(37 ℃)。若可耐受,逐渐加量并提高输注速度,直至目标量。

(2) 注意事项:①患者取半卧位(30°～45°角),慢速鼻胃管滴注,避免呛咳、反流、误吸等症;一旦出现,暂停 EN,清理气道,防治感染和 ARDS。②使用前 3 天,需每隔 4 h 监测胃储留量。若胃减量≥400 ml,暂停 EN;若胃减量为 200～400 ml,则减速滴注 4 h 后复测。③每日评估胃肠道耐受情况,如腹泻、腹胀、胃储留等。若出现上述症状,分析病因,对因处理,减慢 EN 滴速或更换 EN 制剂(如低浓度低渗配方),必要时停用 EN 改为 PN。④加强胃管护理,专管专用,定期冲洗,防止管道移位和堵塞。

4. 临床监测

考虑患者有糖代谢异常病史,使用初期需每日监测餐后 2 h 毛细血管血糖,控制目标适当放宽至12 mmol/L内,警惕低血糖反应。

每周监测 1～2 次代谢生化指标，如血常规、肝肾功能、电解质、钙磷镁、血脂等。

5. 功能训练

训练患者经口进食和吞咽功能，早日过渡到口服。

6. 健康教育

指导家属制备 EN 制剂（如肠内营养素或自制匀浆）、喂养注意事项和鼻胃管护理要点，为转至家庭 EN 做准备。

五、要点与讨论

1. 适用于住院老年患者的营养筛查和评价工具

（1）NRS-2002 是最常用的营养筛查工具（见表 57-1），由营养状况、疾病严重程度和年龄三部分组成。总分≥3 分即存在营养风险，应结合临床制定营养支持方案。总分<3 分，可每周重复筛查营养风险。

表 57-1　营养不良危险因素筛查表（NRS-2002）

分值	营养状况	疾病状况	年龄
0	正常	无	<70 岁
1	① 3 个月内体重减轻>5% ② 膳食摄入量减少 25～50%	髋骨骨折、慢性疾病急性发作或伴并发症、COPD、血液透析、肝硬化、一般恶性肿瘤等	≥70 岁
2	① 2 个月内体重减轻>5% ② 膳食摄入量为正常的 25～50%	腹部大手术、脑卒中、重症肺炎、血液恶性肿瘤等	
3	① 1 个月内体重减轻>5% ② 膳食摄入量为正常的 0～25% ③ BMI<18.5 kg/m²	颅脑损伤、骨髓移植、APACHE-Ⅱ评分≥10 分、ICU 患者	

（2）MNA 是老年患者最常见的营养筛查和评估工具。考虑老年人体重和身高测量存在困难且传统 MNA 较复杂，故应用新版 MNA-SF（见表 57-2）。评分 12～14 分为营养正常，8～11 分为有营养不良风险，0～7 分为营养不良。

表 57-2　新版 MNA-SF 评价表

评估项目	分值
A. 过去 3 个月内有无因食欲不振、消化不良、咀嚼或吞咽困难而进食量减少	0 明显减少 □
	1 轻中度减少 □
	2 无减少 □
B. 过去 3 个月体重减轻情况	0 体重减轻≥3 kg □
	1 不知道 □
	2 体重减轻 1～3 kg □
	3 体重不下降 □
C. 活动能力	0 需长期卧床或坐轮椅 □
	1 可下床或离开轮椅，但不能外出 □
	2 可外出 □

(续表)

评估项目	分　值
D. 过去3月内有无心理创伤或急性疾病	0 有 □ 2 无 □
E. 精神心理问题	0 严重痴呆或抑郁 □ 1 轻度痴呆 □ 2 无 □
F1. BMI	0 ＜19 kg/m² □ 1 19～21 kg/m² □ 2 21～23 kg/m² □ 3 ≥23 kg/m² □
F2. 小腿围(cm)	0 ＜31 cm □ 1 ≥31 cm □

2. 老年患者营养支持路径的选择

只要患者存在胃肠道功能,首选 EN(包括口服和管饲营养)。其次评估患者实际摄入量,若3～7天内无法达到生理需要量,予 PN 补充。若患者因神经或精神障碍导致进食不足或因口咽、食管疾病不能进食,可经鼻胃管、鼻十二指肠管或鼻腔肠管喂养(通常≤4周)。若需长期 EN,可考虑胃造瘘术和空肠造瘘术,但对临终患者和晚期痴呆患者应避免侵入性操作。

3. 简述 EN 相关并发症

(1) 胃肠道并发症:如腹泻、胃排空障碍、便秘等。腹泻需排除感染、疾病、药物(抗生素相关性肠炎)等因素,未必与 EN 配方相关。若腹泻持续存在,改为持续慢滴,并换用富含可溶性膳食纤维的配方。若疑似吸收功能障碍,可换用低聚或单体配方。若腹泻症状仍未改善,予肠道休息,实施 PN。

(2) 机械性并发症:包括误吸和导管相关并发症(如移位、堵塞等)。对意识障碍或存在咽反射减弱的患者,EN 期间需监测胃储留量,若连续2次胃储留量≥200 ml,需减慢滴注速度或终止 EN,必要时选用鼻腔肠管。喂养管移位可导致组织器官(气管、软组织、胃肠道)出血、感染和损伤,需定期监测导管位置。

(3) 代谢性并发症:如电解质紊乱、糖代谢紊乱等,严重者可致再喂养综合征(具体见案例58),需定期监测血生化指标。

4. 鼻胃管堵塞的预防和处理方法

使用鼻胃管期间,需在使用前后用 30～50 ml 矿泉水冲洗,不建议用 pH≤4 的酸性液体(糖水、果汁等)及生理盐水冲洗。若使用高纤维配方或自制食物匀浆,需及时加强冲洗。

一旦出现鼻胃管堵塞,首选温水适当加压反复冲洗,转动胃管头端,尽量不要前后移动。也可试用含碳酸氢盐和胰酶的液体冲管后夹闭,浸泡 15～30 min 后重新抽吸冲洗。若仍堵塞,需更换导管。

六、思考题

1. 通过本案例分析,是否加深你对老年住院患者进行营养筛查和营养评估的认识和理解?

2. 通过本案例分析,你对老年患者肠内营养支持的实施应用规范有何体会?

3. 本案例分析是否使你认识到营养支持对老年住院患者乃至社区老年人群具有不可忽视的作用?

七、推荐阅读文献

1. Sobotka L,主编. 蔡威,主译. 临床营养基础[M]. 4 版. 上海:上海交通大学出版社,2013:508 -529.

2. Cruz-Jentoft AJ, Baeyens JP, Bauer JM, et al. Sarcopenia:European consensus on definition and diagnosis, report of the European Working Group on Sarcopenia in Older People [J]. Age Ageing, 2010,39(4):412 - 423.

3. Volkert D, Berner YN, Berry E, et al. ESPEN Guidelines on Enteral Nutrition:Geriatrics [J]. Clin Nutr, 2006,25(2):330 - 60.

4. Wei J, Chen W, Zhu M, et al. Guidelines for parenteral and enteral nutrition support in geriatric patients in China [J]. Asia Pac J Clin Nutr, 2015,24(2):336 - 346.

5. Deutz NE, Bauer JM, Barazzoni R, et al. Protein intake and excercise for optimal muscle function with aging:recommendations from the ESPEN Expert Group [J]. Clin Nutr, 2014,33(6):929 - 936.

周一泉　万燕萍(仁济医院)

短肠综合征患者肠外营养

一、病例资料

1. 现病史

患者,男性,88 岁,因"突发腹痛、恶心、呕吐,小肠次全切除术后 3 天,腹泻 1 天"入院。3 天前无明显诱因下突发全腹绞痛,脐周明显,体位改变无变化,按压后疼痛加剧,伴恶心、呕吐少量胃内容物,无发热、黑便、呕血、腹泻等,否认进食不洁史,拟诊"急性弥漫性腹膜炎,坏死性小肠炎可能"行急诊手术。术中诊断:急性弥漫性腹膜炎、坏死性小肠炎、肠系膜上动脉栓塞,行小肠次全切除+右半结肠切除+复杂肠粘连松解术,保留小肠约 60 cm,未保留回盲瓣。术后转至重症监护室,经抗感染、机械通气、液体复苏、抗凝和保肝治疗,顺利脱机,停用血管活性药物。昨天尿量 1 800 ml,胃肠减压量 200 ml,负压引流量 50 ml/50 ml。现禁食,留置胃管,经胃管注入生理盐水 200 ml,昨天解稀水黄便 8 次,约 1 000 ml。

2. 既往史

原发性高血压病史 22 年,长期口服苯磺酸氨氯地平片(洛活喜)+琥珀酸美托洛尔缓释片(倍他乐克),最高 BP 164 mmHg/80 mmHg,控制可。持续性心房纤颤病史 15 年,未规律抗凝和药物复律。否认糖尿病、高脂血症等病史。20 年前行阑尾切除术。无烟酒等嗜好。

3. 体格检查

T 38.0 ℃, HR 94 次/min, R 22 次/min, BP 140 mmHg/65 mmHg,身高 162.0 cm,体重 40.0 kg。神清、卧床、消瘦、面罩吸氧、自主体位,留置胃管,胃肠减压。眼眶凹陷,皮肤干燥,轻度贫血貌,皮肤巩膜轻度黄染。双肺呼吸音粗,左肺底可及湿啰音。房颤律,各瓣膜未及杂音。腹部凹陷,可见腹部伤口及 2 个负压引流球,腹软,全腹无压痛和反跳痛,肝脾未及,肠鸣音较弱,每分钟 2 次。四肢肌肉萎缩明显,双下肢无水肿,小腿围 26.2 cm,上臂围 19.5 cm。

4. 实验室、影像学及其他特殊检查

(1)实验室检查。外周血常规:WBC 4.36×10⁹/L, Hb 88 g/L, PLT 53×10⁹/L, ALT 43 IU/L, AST 75 IU/L, ALP 95 IU/L, γ-GT 56.9 IU/L, TB 64.5 μmol/L, CB 3.8 μmol/L, ALB 33.7 g/L, PA 83.7 mg/L, BUN 14 mmol/L, Cr 58.6 μmol/L, UA 87 μmol/L, Ca²⁺ 1.98 mmol/L, P³⁺ 0.37 mmol/L, Mg²⁺ 0.77 mmol/L, Na⁺ 144 mmol/L, K⁺ 3.9 mmol/L, TC 2.07 mmol/L, TG 0.86 mmol/L, FBG 6.0 mmol/L, BNP 427 pg/ml。

(2)ECG 检查:HR 88 次/min,房颤伴 T 波改变。

(3)胸部 X 线片检查:两肺纹理增多模糊伴左下肺渗出,双肺门影增大模糊。

二、诊治经过

1. 病例特点

(1) 老年男性,88 岁,合并持续性心房纤颤,急性腹痛,诊断急性弥漫性腹膜炎、坏死性小肠炎、肠系膜上动脉栓塞,急诊行小肠次全切除＋右半结肠切除术,残留小肠 60 cm,未保留回盲瓣。术后第 3 天,禁食,留置胃管,胃肠减压,水样泻 8 次共 1 000 ml。

(2) 体格检查:T 38.0 ℃,神清,消瘦,眼眶凹陷,身高 162.0 cm,体重 40.0 kg,BMI 15.2 kg/m²。贫血貌,皮肤巩膜轻度黄染。HR 94 次/min,房颤律,左肺底可及湿啰音。腹部凹陷,可见两个负压球,肠鸣音弱,2 次/min。四肢肌肉萎缩明显,上臂围 19.5 cm,小腿围 26.2 cm。

(3) 实验室和影像学检查:中度贫血,轻度低白蛋白血症,重度低前白蛋白血症,中度黄疸,低磷血症;心电图提示心房纤颤;影像学提示左侧肺炎。

2. 初步诊断

根据病史、体格检查及辅助检查,本病例初步诊断为:①短肠综合征(short bowel syndrome, SBS),小肠次全切除＋右半结肠切除术后,急性弥漫性腹膜炎,肠系膜上动脉栓塞,坏死性小肠炎;②蛋白质-能量缺乏型营养不良,中度贫血,轻度低白蛋白血症,重度低前白蛋白血症营养不良,低钙血症,低磷血症;③左肺感染;④持续性心房颤动,心功能Ⅲ级;⑤高血压 2 级,极高危组。

3. 入院后处理措施

(1) 加强原发病和并发症的积极治疗。

(2) 营养筛查和评估。

(3) 请营养支持小组(nutrition support team,NST)会诊,提供营养支持方案:①确定营养支持目标和营养素需求量;②评估肠道功能,选择营养支持途径;③制定 PN 方案,根据疾病特点和代谢情况(出入液量、电解质、血糖、肝肾功能等),及时调整方案;④定期评估胃肠道功能,尽早开放EN(24 h 内即可);⑤纠正水及电解质紊乱,补充维生素和微量元素;⑥调节肠道菌群,必要时使用止泻剂。

(4) 加强临床监测:包括生命体征、出入液量平衡和营养代谢指标(血常规、肝肾功能、电解质、钙磷镁、糖脂代谢等),预防再喂养综合征(refeeding syndrome, RFS),加强输液管路护理。

(5) 健康教育。①出院后专科门诊随访:由于 SBS 患者多存在宏量营养素、维生素、电解质和微量元素吸收不良,可导致营养不良和低蛋白血症,部分患者需长期依赖 PN,建议患者长期营养专科门诊随访。②家庭肠外营养(Home parenteral nutrition,HPN):目前国内暂无条件实施。

三、营养筛查和营养评估

1. 营养筛查

使用 NRS‐2002 进行营养筛查,即营养状况(上周膳食摄入为正常摄入量 0～25%)记 3 分＋疾病状况(腹部大手术后)记 2 分＋年龄(＞70 岁)记 1 分,共 6 分,即≥3 分,存在营养风险。

2. 营养评估

(1) 体格测量:本患者 BMI 15.2 kg/m²,为重度低热能营养不良;同时 MAC(19.5 cm)和小腿围(26.2 cm)均低于正常低限。

(2) 实验室检查:中度贫血、轻度低白蛋白血症和重度低前白蛋白血症营养不良。

(3) 营养评估工具量表见案例 57。

四、营养支持方案的制定和应用

1. 建议 NST 会诊,制定营养支持方案。

短肠综合征的营养支持原则如下。

(1) 急性反应期:术后 1 个月内,主要表现为水和电解质紊乱,不同程度腹泻。营养支持以 PN 为主,尽早 EN。

(2) 功能代偿期:术后 1 个月~1 年,主要表现为慢性腹泻、营养不良及吸收不良综合征。营养支持以 EN 为主,逐步开放少渣低脂饮食,限制脂肪和双糖摄入,PN 部分补充。

(3) 适应期:术后 1 年,机体代谢相对平衡,以 EN 为主。

2. 确定营养支持目标及营养素需求量

考虑老年 SBS 患者,重度营养不良,低磷血症,存在 RFS 风险,故初步营养支持目标为 600 kcal(即 15 kcal/kg×40 kg),每 1~3 天增加 5 kcal/kg,逐步增加至 25~30 kcal/kg。患者无严重肝肾功能不全,需保证氮量摄入(蛋白质供给:$1.0 \sim 1.5 \ g \cdot kg^{-1} \cdot d^{-1}$)。同时静脉补充电解质(钠、钾、钙、磷、镁等)、微量元素和维生素,尤其是 B 族维生素和脂溶性维生素。

3. 评估肠道功能,选择营养支持途径

患者术后 3 天,残余小肠不足 60 cm 且未保留回盲部,每日水样泻达 1 000 ml,2~4 周内难以开展 EN 或无法达到生理需要量的 60%,以 PN 为主,建议留置中心静脉导管(central venous catheter, CVC)。

4. 制定 PN 方案

该患者存在 RFS 风险,BNP 升高,需限制液量,初始方案:液量 1 200 ml,氮量 6.4 g,非氮热能(NPC)600 kcal(即 NPC 15 kcal/kg),同时补充水溶性和脂溶性维生素、微量元素和磷制剂,并根据血电解质水平及时调整。因患者中度黄疸、血脂正常,初始方案使用半量中长链脂肪乳剂(MCT/LCT,0.5 g/kg)及富含支链的肝病用氨基酸。由于患者明显消瘦,否认糖代谢异常病史,存在低血糖风险,故未添加胰岛素。PN 实施后每 1~3 天可增加液量和能量,逐步增加至目标量。

5. 定期评估肠道功能,尽早开放 EN

持续性小剂量给予 EN 是促进肠道代谢的最佳方式。每日评估肠道功能(大便次数、性状和量,胃肠减压量、肠鸣音、腹内压等),一般情况下胃肠减压量≤400 ml 或腹泻量≤1 000 ml 即可给予 EN。逐步开放 EN,早期以小剂量、低浓度肠内营养素鼻饲管持续性滴注为宜(如 250 ml/d、0.5 kcal/ml、20~30 ml/h),初始可用预消化配方。若可耐受,逐日增加 EN 输注速度、浓度和用量(具体见肠内营养篇)。待 EN 增至生理需要量的 50%,PN 可相应减少;待 EN 增至生理需要量的 70%,则停用 PN。

6. 加强临床监测

全肠外营养(total parenteral nutrition,TPN)需每周测定 1~2 次生化指标(如血常规、肝肾功能、电解质、钙磷镁、血脂等);待过渡至 EN 或病情稳定,7~10 天再复测。同时,需监测 PN 开始输注 4~6 h 毛细血管血糖(毛糖),以了解糖代谢情况。

7. PN 应用的注意事项

(1) 输注系统:推荐"全合一",为保证各成分稳定性(尤其是脂肪乳剂)和相容性(具体见要点与讨论 4),配置需按规定顺序进行,不能随意更改顺序或自行添加药物,不推荐单瓶或多瓶串联输注。

(2) 输注速度:脂肪乳剂输注速度过快可导致脂肪超载综合征(发热、寒战、腰背痛等),需减慢滴速,如中长链脂肪乳剂输注速度≤$0.15 \ g \cdot kg^{-1} \cdot h^{-1}$)。另外,老年患者基础心功能差,液体负荷差,也需控制滴速。

(3) 血糖水平:老年患者需密切监测 PN 使用初期的血糖水平。通常选用 PN 输注,开始 4~6 h 监测毛糖,根据测定结果及时调整胰岛素用量,警惕低血糖反应。根据 AACE/ADA 指南,危重症患者毛糖控制目标是 8.8~11.3 mmol/L(即 140~180 mg/dL),对老年人可适当放宽至 12.6 mmol/L(即 200 mg/L)。

(4) 预防并处理 PN 相关并发症,具体见要点与讨论 3。

五、要点与讨论

1. 简述 PN 的定义、适应证和禁忌证

(1) PN 是指经静脉途径供应患者所需的营养要素,包括热量(碳水化合物、脂肪乳剂)、必需和非必需氨基酸、维生素、电解质及微量元素,分为 TPN 和部分补充肠外营养(supplemental parental nutrition,SPN)。若患者 1 周内 EN 难以达到生理需要量的 60% 并伴随营养不良,均应考虑 PN。

(2) PN 适应证:①消化道梗阻;②消化道吸收功能障碍,如 SBS、小肠疾病(多发肠瘘、炎性肠道疾病等)、放射性肠炎、严重腹泻、顽固性呕吐等;③重症胰腺炎;④高分解代谢状态,如大面积烧伤、严重复合伤等;⑤严重营养不良伴肠道功能受损;⑥围手术期支持。

(3) PN 禁忌证:①胃肠道功能正常,适应 EN 或 5 天内胃肠功能恢复者;②合并休克、血流动力学不稳定或严重代谢紊乱者;③无存活希望、临终或预期寿命<1 个月者。

2. PN 的输注途径

PN 输注途径取决于患者自身因素(如生命体征、血管条件和出凝血状态)、PN 配方和使用时间。对于老年 PN 患者,外周静脉和 CVC 均适用。前者应用于短期(≤1 周)、较低渗透压(≤900 mOsm/L)的 PN 配方。若应用时间≥1 周,或 PN 配方渗透压较高(如添加谷氨酰胺、磷制剂、安达美等),需选用 CVC。

3. PN 的相关并发症

包括导管相关并发症和代谢相关并发症。导管相关并发症包括置管相关并发症,如血(气)胸、局部血肿、局部组织损伤、穿刺失败等;感染相关并发症,如导管相关性血流感染、隧道感染、病原体导管定植等,必须定期更换导管。代谢相关并发症包括 RFS、血糖紊乱(高血糖和低血糖)、电解质紊乱、肝功能损害和胆汁淤积、高三酰甘油血症、代谢性骨病等。

4. 老年 PN 支持的特点

(1) 液体耐受性较差:老年患者通常伴随心肺功能不全和肾功能损害,易出现水钠潴留,需监控出入液量,控制滴速。

(2) 糖代谢紊乱:老年患者常伴随胰岛素抵抗(insulin resistance,IR),血糖脆性较大,易出现低血糖反应。对重度消瘦且无明确糖尿病史的老年患者,初始 PN 方案可不加胰岛素。

(3) 再喂养高危人群。

(4) 肝脏功能损伤:老年患者肝脏氧化脂肪乳剂能力无明显退化,脂肪通常占 PN 供能的 50% 以上,但需密切随访肝功能,避免胆汁淤积。

(5) 易出现维生素、微量元素和矿物质缺乏。

5. PN 实施过程中的监测重点

(1) 生命体征、出入液量和原发病控制情况。

(2) PN 配方完成和耐受情况。

(3) PN 期间相关营养代谢指标。①血糖水平:初始 3 天需每日监测 PN,开始 4~6 h 毛糖,对血糖控制不佳或存在低血糖的患者需延长监测时间;②电解质水平(如血钾、镁、磷等):对重度营养不良患者,初始 1~3 天需密切监测,稳定后每周至少复查 1~2 次;③其他指标:PN 初期每周至少测定 1~2 次血常规、肝肾功能和血脂水平,病情稳定后则 7~10 天复测 1 次,肝硬化患者需监测血氨;④体重:每周

监测 1 次。

(4) 定期评估肠道功能,决定何时开放 EN。

(5) PN 输注通路使用情况。

(6) 定期评估 EN 完成情况,决定何时终止 PN。

(7) 重视和关注预防 RFS 的发生。①RFS 是严重营养不良患者或者长期禁食患者(>10 天)在营养支持过程中的一类并发症,可在营养支持早期(3 天内)出现水钠潴留、电解质紊乱(血钾、镁、磷浓度明显下降)和维生素 B_1 缺乏,导致神经肌肉功能损害、心律失常、充血性心力衰竭等,甚至死亡。②防治原则:识别高危患者、高龄及伴有其他危险因素的患者;营养支持前和过程中尽量纠正容量、血糖和电解质紊乱;能量供给缓慢渐进,从 10~15 kcal/kg 起用,逐渐加至全量。

六、思考题

1. 通过本案例分析,你对老年住院患者 PN 实施应用规范有何体会?

2. 通过本案例分析,是否加深你对老年住院患者 PN 并发症监测的认识和理解?

3. 通过本案例分析,是否使你认识到合理营养支持在老年住院患者的重要性?

七、推荐阅读文献

1. Sobotka L,主编. 蔡威,主译. 临床营养基础[M]. 4 版. 上海:上海交通大学出版社,2013:484-495.

2. Sobotka L, Schneider SM, Berner YN, et al. ESPEN Guidelines on Parenteral Nutrition:geriatrics [J]. Clin Nutr, 2009,28(4):461-466.

3. Deutz NE, Bauer JM, Barazzoni R, et al. Protein intake and excercise for optimal muscle function with aging: recommendations from the ESPEN Expert Group [J]. Clin Nutr, 2014,33(6):929-936.

4. Wei J, Chen W, Zhu M, et al. Guidelines for parenteral and enteral nutrition support in geriatric patients in China [J]. Asia Pac J Clin Nutr, 2015,24(2):336-346.

5. O'Keefe SJ, Buchman AL, Fishbein TM, et al. Short bowel syndrome and intestinal failure:consensus definitions and overview [J]. Clin Gastroenterol Hepatol, 2006,4(1):6-10.

周一泉　万燕萍(仁济医院)

高龄老人中毒性肠炎、脓毒症

一、病历资料

1. 现病史

患者,女性,89 岁,因"腹泻 1 天,伴头晕、少尿"入院于入院。当日晨起服冰箱剩粥后腹泻 20 余次,为褐色水样便,伴头晕、尿量减少,无发热、呕吐,无腹痛、腹胀,无嗳气、反酸,无出冷汗,无胸闷、胸痛、心悸、气促等。下午救护车送至我院急诊,血压测不出,神志欠清,反应迟钝。予补液 500 ml 后,患者血压上升至 120 mmHg/60 mmHg,神志反应较前改善,可对答。但仍有腹泻,为进一步诊治,拟"急性肠炎,休克"收治 ICU。

2. 既往史

原发性高血压病史 30 年,最高 BP 230 mmHg/130 mmHg,服用氯沙坦钾片(科素亚),血压控制稳定。入院当日未服用科素亚。冠心病史 9 年,平素卧床,轻微活动后有气促。脑梗死病史 5 年。骨质疏松症病史 4 年,目前服用骨化三醇胶丸(罗盖全)。有青霉素、头孢类抗生素过敏史。停经 30 余年,否认绝经后不规则阴道出血。育有一子三女,均体健。无烟酒嗜好。

3. 体格检查

T 36.8 ℃, P 112 次/min, R 18 次/min, BP 110 mmHg/60 mmHg, SaO_2 100%(吸氧)。神尚清,极度萎靡,反应迟钝,可点头、摇头回答问题,皮肤弹性差,呼吸平稳,贫血貌,全身皮肤无黄染、出血点,浅表淋巴结未及肿大;双瞳孔等大等圆,对光反射(+),唇无发绀,颈静脉无怒张,甲状腺无肿大;两肺呼吸音粗,未闻及干湿啰音;HR 112 次/min,律齐,未闻及病理性杂音;腹平软,无压痛,肝脾肋下未及,肠鸣音亢进;双下肢无水肿;双侧病理征(-)。

4. 实验室及影像学检查或特殊检查

(1)实验室检查。外周血常规:WBC 19.79×10^9/L, N 90.8.2%;CRP 56 mg/L;降钙素原 1.87 ng/ml;血淀粉酶 191 IU/L;proBNP 15 820.00 pg/ml;肝功能:TP 44.5 g/L, ALB 26.7 g/L, ALT 34 IU/L, AST 89 IU/L, LDH 336 IU/L;肾功能:BUN 34.1 mmol/L, Cr 325.1 μmol/L;血 K^+ 3.2 mmol/L, Cl^- 113 mmol/L, Ca^{2+} 1.89 mmol/L;凝血功能:D-二聚体 1.09 mg/L;血钠、磷、镁、GGT、AKP、血糖、血脂指标均在正常范围。心肌梗死标志物:血肌红蛋白>4 060.00 ng/ml, CK-MB 34.5 ng/ml,肌钙蛋白 6.270 ng/ml,血肌酸激酶>10 000 IU/L;粪 OB(++)。

(2)胸部 X 线片检查:两肺纹理增多。

(3)ECG 检查:窦性心律,Q-T 间期延长,Q-Tc 间期 480 ms, $V_{3R} \sim V_{5R}$ 呈 QS,ST 段在 Ⅰ、Ⅱ、AVF, $V_3 \sim V_9$ 导联压低 0.5~1 mm。

二、诊治经过

1. 病史特点

（1）高龄女性，进食冰箱剩粥后突发腹泻，腹泻 20 余次，为褐色水样便，伴头晕、尿量减少，下午救护车送至我院急诊，血压测不出，神志欠清，反应迟钝。既往有高血压病、冠心病、脑梗死、骨质疏松病史，无糖尿病史，长期卧床，无烟酒嗜好。

（2）体格检查：T 36.3 ℃，P 112 次/min，R 16 次/min，BP 110 mmHg/60 mmHg，SaO_2 94％。精神极度萎靡，反应迟钝，可点头、摇头回答问题；皮肤弹性差；腹平软，无压痛，肝脾肋下未及，肠鸣音亢进。

（3）实验室检查提示外周血 WBC、N、CRP、PCT 明显升高，Cr 明显升高；proBNP 明显升高；血肌红蛋白＞4 060 ng/ml，CK - MB 34.5 ng/ml，肌钙蛋白 6.27 ng/ml；血肌酸激酶＞10 000 IU/L；D-二聚体 1.09 mg/L；粪 OB（＋＋）；胸部 X 线片示两肺纹理增多。心电图示窦性心律，Q - T 间期延长，Q - Tc间期 480 ms，$V_{3R} \sim V_{5R}$ 呈 QS，ST 段在Ⅰ、Ⅱ、AVF、$V_3 \sim V_9$ 导联压低 0.5～1 mm。

2. 初步诊断

根据病史，体格检查及辅助检查，本病例初步诊断为：①中毒性肠炎，脓毒性休克，上消化道出血；②急性肾损伤；③横纹肌溶解综合征；④冠心病，急性非 ST 段抬高性心肌梗死（Ⅱ型），心律失常，心功能 Killip Ⅳ级；⑤高血压 3 级，极高危组；⑥肺部感染；⑦脑梗死后；⑧骨质疏松。

3. 入院后具体处理措施

（1）高龄病情发展迅猛、表现凶险、极度危重患者，立即入 ICU 抢救，严密监护生命体征；及时进行重要脏器及内环境的评估：注意意识改变、腹部体征和肠鸣音变化；记录 24 h 出入量，监测每小时尿量、中心静脉压（CVP）、血糖；密切随访心梗三合一、血常规、CRP、降钙素原、尿常规、粪便隐血、肝肾功能、DIC、血气分析、电解质测定。

（2）禁食补液，维持有效循环血容量，抗休克；既要抗休克又要避免高龄老人补液速度过快导致急性肺水肿的发生；补液速度 300～500 ml/h，6 h 内输入 2 500 ml 液体，晶体和胶体比例为 2：1，24 h 入液量 4 000 ml，CVP 升至 8 mmHg（初测 CVP 为 3 mmHg），当日尿量 450 ml。

（3）抗感染治疗（亚胺培南西司他丁＋替考拉宁＋伏立康唑），完善痰、尿、粪细菌、真菌培养及其他病原学检测，完善内毒素、G 试验。

（4）制酸护胃（兰索拉唑 30 mg bid iv），营养支持（复方氨基酸 200 ml＋玺肽 40 ml bid iv），增强免疫（胸腺素 1.6 mg biw ih），保肝护肾（还原型谷胱甘肽 2.4 g qd、肾康 80 ml qd），营养心肌（环磷腺苷葡胺 90 mg qd），改善循环（丹参多酚酸盐 200 mg qd）。

（5）小剂量低分子肝素抗凝（0.4 ml qd ih）。

（6）纠正低白蛋白血症（人血白蛋白 20 g/d）。

（7）纠正水、电解质紊乱，注意出入量平衡。

（8）连续性肾脏替代治疗（CRRT），由于高龄患者存在急性肾损伤、横纹肌溶解综合征，在输血浆支持、维持循环容量的同时必须紧急进行 CRRT，抢救生命；

（9）该高龄患者临床表现极度凶险，急救措施更需慎重：患者血压低，暂不予 ACEI/ARB 类、倍他受体阻滞剂等药物；患者消化道出血，暂不予抗血小板药物，更不宜溶栓；患者肌酸激酶升高明显，也禁用他汀类药物。

（10）预后：经以上措施积极治疗后，1 周后生命体征渐趋平稳，4 周后停 CRRT，病情稳定转出 ICU。

三、病例分析

1. 病史特点

详见"二、诊治经过"中的"1. 病史特点"。

2. 诊断与诊断依据

(1) 诊断:①中毒性肠炎,严重脓毒症,脓毒性休克,上消化道出血;②急性肾损伤;③横纹肌溶解综合征;④冠心病,急性非 ST 段抬高性心肌梗死(Ⅱ型),心律失常,心功能 Killip Ⅳ级;⑤高血压3级,极高危组;⑥肺部感染;⑦脑梗后;⑧骨质疏松。

(2) 诊断依据。①病史特点:高龄女性,进食冰箱剩粥后突发腹泻,腹泻20余次,为褐色水样便,伴头晕、尿量减少,下午救护车送至我院急诊,血压测不出,神志欠清,反应迟钝。有高血压病、冠心病、脑梗、骨质疏松史,无糖尿病病史。长期卧床,无烟、酒嗜好。②体格检查特点:极度萎靡,HR 加快,反应迟钝,皮肤干燥,贫血貌,两肺呼吸音粗,腹平软,肠鸣音亢进,无压痛。③实验室依据:外周血 WBC、N、CRP、PCT 明显升高,Cr 明显升高,proBNP 明显升高,血肌红蛋白>4 060.00 ng/ml,CK-MB 34.5 ng/ml,肌钙蛋白 6.270 ng/ml,血肌酸激酶>10 000 IU/L。粪 OB(++)。④心电图:窦性心律,Q-T 间期延长,Q-Tc 间期 480 ms,$V_{3R} \sim V_{5R}$ 呈 QS,ST 段在Ⅰ、Ⅱ、AVF、$V_3 \sim V_9$ 导联压低 $0.5 \sim 1$ mm。⑤影像学依据:胸部 X 线片示两肺纹理增多。

参照 2012 国际严重脓毒症及脓毒症休克诊疗指南中"脓毒症及严重脓毒症诊断标准",为本案例诊断"严重脓毒症,脓毒性休克"提供了确切的依据。

3. 鉴别诊断

(1) 菌痢。

(2) 霍乱。

(3) 病毒性肠炎。

(4) 伪膜性肠炎。

(5) 肠道肿瘤。

(6) 肠易激综合征。

四、处理基本原则及方案

1. 高龄老年脓毒症治疗的基本原则

(1) 液体复苏治疗。①早期复苏:存在组织低灌注时应当立即进行,在早期复苏的最初 6 h 内,复苏目标如下:a. CVP 8~12 mmHg;b. MAP≥65 mmHg;c. 尿量≥0.5 (ml·kg^{-1}·h^{-1});d. 中心静脉 SaO$_2$≥70%或混合静脉 SaO$_2$≥65%。②晶体液用于严重脓毒症及脓毒性休克的初始复苏治疗,而不采用胶体液。③当液体复苏需要大量晶体液时,建议应用白蛋白。④脓毒症低灌注疑有低血容量存在时,初始应用最低 30 ml/kg 的晶体液冲击治疗。⑤基于动态、静态参数(脉压变化、动脉血压、脉率等)判断补液能够改善血流动力学,推荐继续液体冲击治疗。

(2) 抗感染治疗:①在确诊脓毒性休克及严重脓毒症 1 h 内,静脉使用有效的抗微生物治疗;②初始经验性抗感染治疗应包括可覆盖所有可能的致病微生物的一种或多种药物,每日评估抗生素是否有降级的可能;③对严重脓毒症患者,建议经验性联合治疗不超过 3~5 天,一旦病原菌的药敏确定,应立即降级到最恰当的单药治疗;④依据临床情况,建议抗生素疗程一般为 7~10 天,对治疗反应慢、感染灶未完全清除、金黄色葡萄球菌血症、一些真菌和病毒感染或免疫缺陷者,可适当延长疗程;⑤对病毒源性的严重脓毒症患者尽早开始抗病毒治疗。⑥非感染性原因造成严重炎症状态的患者，不使用抗微生物制剂。

（3）感染源控制。

（4）血管升压治疗：首选去甲肾上腺素。

（5）强心治疗。

（6）激素治疗。

（7）血液制品的使用。

（8）脓毒症引发急性呼吸窘迫综合征的机械通气。

（9）营养支持、血糖控制。

（10）连续性肾脏替代治疗（continuous renal replacement therapy，CRRT）：由于高龄患者存在急性肾损伤、横纹肌溶解综合征、急性心肌梗死等休克的凶险危急状态，在输血浆、适当补液、丙种球蛋白等支持，维持有效循环容量的同时紧急进行了 CRRT，抢救生命。

（11）预防深静脉血栓。

（12）预防应激性溃疡。

2. 其他诊断的具体处理方案

参照"二、诊疗经过"中的"3. 入院后具体处理措施"。

五、要点与讨论

1. 老年急性腹泻的鉴别

（1）肠道疾病与全身疾病的鉴别。①肠道性疾病：如细菌性食物中毒性腹泻、急性肠道病毒或细菌性感染性腹泻。②全身性疾病：如过敏性紫癜、变态反应性胃肠病、急性全身感染、甲状腺危象和肾上腺皮质功能减退症危象。

（2）感染性与非感染性腹泻的鉴别。①感染性：细菌感染（痢疾杆菌、沙门菌属、金黄色葡萄球菌、结核杆菌等）、病毒感染（轮状病毒、腺病毒、单纯疱疹病毒等）、寄生虫感染（溶组织性阿米巴等）、梅毒螺旋体感染、真菌感染（白色假丝酵母菌、隐球菌等）。②非感染性：炎症性肠病（溃疡性结肠炎、克罗恩病）、放射性肠炎、缺血性肠炎、肠道肿瘤、伪膜性肠炎和食物过敏、系统性红斑狼疮等。

根据患者病史、体征及客观检查的特点可排除全身性疾病，尤其诱因的特点提示感染性腹泻可能性最大，并可排除放射性肠炎、缺血性肠炎、伪膜性肠炎等相关因素性疾病，考虑中毒性肠炎。

2. 脓毒症的诊断标准

肯定或怀疑的感染，加上以下指标：

（1）一般指标：①发热（>38.3 ℃）或低体温（体内核心温度<36 ℃）；②HR>90 次/min 或超过年龄校正后正常值的 2 个标准差以上；③呼吸急促（呼吸频率>30 次/min）；④意识改变；⑤严重水肿或液体正平衡（24 h 内>20 ml/kg）；⑥高血糖，即血糖浓度>7.7 mmol/L（>140 mg/L）。

（2）炎症指标：①WBC 增多（>12×10⁹/L）或 WBC 减少（<4×10⁹/L）或 WBC 正常但未成熟细胞>10%；②CRP 超过正常值 2 个标准差以上；③血浆降钙素原超过正常值 2 个标准差以上。

（3）血流动力学指标：低血压（SBP<90 mmHg，MAP<70 mmHg，或 SBP 下降超过年龄校正后正常值的 2 个标准差以上）。

（4）器官功能障碍指标：①动脉低氧血症，即氧合指数（PaO_2/FiO_2）<300 mmHg；②急性少尿（尽管足量液体复苏，尿量<0.5 ml·kg⁻¹·h⁻¹超过 2 h）；③Cr 增加>44.2 μmol/L（0.05 mg/L）以上；④凝血功能异常，即 INR>1.5 或 APTT>60 s；⑤肠梗阻（肠鸣音消失）；⑥PLT<100×10⁹/L；⑦高胆红素血症，血浆总胆红素>70 μmol/L（>0.4 mg/L）。

（5）组织灌注指标：①高乳酸血症，血乳酸＞1 mmol/L；②毛细血管充盈受损或皮肤花斑。

3. 严重脓毒症的诊断标准

由感染引起的下列任一种情况：

（1）脓毒症导致的低血压。

（2）乳酸超过实验室正常值上限。

（3）在充分的液体复苏前提下，尿量＜0.5 ml·kg^{-1}·h^{-1}超过2 h。

（4）急性肺损伤：①肺炎不是感染源，氧合指数（PaO_2/FiO_2）＜250 mmHg；②肺炎是感染源，PaO_2/FiO_2＜200 mmHg。

（5）Cr＞176.8 μmol/L（0.2 mg/L）。

（6）总胆红素＞34.2 μmol/L（0.2 mg/L）。

（7）PLT＜100×10^9/L。

（8）凝血异常，即INR＞1.5。

4. 脓毒性休克定义

指在充分液体复苏情况下仍持续存在组织低灌注（由感染导致的低血压、乳酸增高或少尿）。

5. 横纹肌溶解综合征

定义：横纹肌溶解综合征是指一系列影响横纹肌细胞膜、膜通道及其能量供应的多种遗传性或获得性疾病导致的横纹肌损伤，细胞膜完整性改变，细胞内容物（如肌红蛋白、肌酸激酶、小分子物质等）漏出，多伴有急性肾功能衰竭及代谢紊乱。该高龄患者横纹肌溶解综合征系重度中毒性肠炎、严重脓毒症、脓毒性休克、ACS等所致。无论病史、体格检查，尤其实验室检查结果完全符合该病的典型诊断标准。该患者治疗的主要目的是第一时间及时控制肠道与肺部感染阻断横纹肌溶解的同时，应用CRRT抢救肾损伤，避免不可逆多器官功能衰竭的进展而死亡。

6. 老年急性中毒性肠炎脓毒症诊疗的特别注意点

（1）高龄患者症状不典型、突发易变，表现凶险：高龄老人由于增龄性失能，脏器功能明显减退，免疫力下降，反应能力差，发热不明显。急性腹泻可造成大量的肠液和体液的丢失，如不及时补充，可造成血液中的电解质紊乱、酸中毒，易发生脱水，导致低血容量休克。

（2）伴随症多，并发症多，易发生不可逆多器官功能衰竭：老年人常合并心、肺、肾等多种基础疾病，耐受力差，病情随时可发生变化，并发多脏器功能衰竭。由于老年人肾血流量随年龄增长而减少，血管条件差，各种原因致心脏缺血、缺氧及内毒素作用常见，尤其以肾脏、肺及心脏为首发的不可逆多器官功能衰竭致死更易发生。

（3）高龄老人病程迁徙，多反复：由于高龄老年人机体状态全面减退，对治疗反应慢，故尽早治疗、补液支持、使用有效抗感染治疗、纠正内环境紊乱等，显得尤为重要，疗程相对较长。一旦发生呼吸衰竭与急性肾衰竭及早应用替代疗法（机械通气和人工肾透析疗法）、全身营养及免疫支持是抢救成功的关键。

六、思考题

1. 通过本案例的分析，你对高龄老年急性腹泻及其并发症如横纹肌溶解综合征、急性肾损伤、多脏器功能衰竭的诊治与规范有何体会？

2. 通过本案例的分析，你对老年脓毒症的认识有哪几方面的提高？

3. 通过如此复杂、临床表现凶险的高龄案例的分析，你对老年危重症（包括老年脓毒症）的临床特点有哪些体会？你所在ICU危重症的诊疗规范与本案例的规范有何异同？

七、推荐阅读文献

1. 高戈,冯喆,常志刚,等.2012 国际严重脓毒症及脓毒性休克诊疗指南[J].中华危重病急救医学.2013,25(8):501-505.

2. 汤晓静,梅长林.KDIGO 指南解读:急性肾损伤的诊治[J].中国实用内科杂志,2012,32(12):914-917.

3. Dellinger RP,Levy MM,Rhodes A,et al. Surviving Sepsis Campaign:international guidelines for management of severe sepsis and septic shock,2012 [J]. Intensive Care Med,2013,39:165-228.

4. Kidney Disease:Improving Global outcomes(KDIGO) Acute kidney injury work group. KDIGO clinical practice guideline for acute kidney injury [J]. Kidney International,2012 2(suppl 1):1-138.

5. 中华人民共和国卫生部.血液净化标准操作规程(2010 版)[S].2010.

康建强　陈书艳(新华医院)

重症肺炎

一、病历资料

1. 现病史

患者，男性，86 岁，因"骨折后卧床 1 个月，反复咳嗽、咳痰 2 周余，高热伴气促 2 天"入院。1 个月前跌倒后致右侧股骨颈骨折，骨科会诊后予以穿防旋鞋固定患肢，卧床休息。2 周前受凉后开始出现咳嗽、咳白黏痰。1 周前查胸部 X 线片：两肺纹理增多、模糊，血常规提示 WBC、N 升高，考虑肺部感染，先后口服头孢克肟，氨曲南、头孢吡肟静脉注射等治疗，症状无好转。2 天前突发高热，体温最高达 39.3 ℃，为不规则发热，体温可自行降至正常，咳黄脓痰，痰不易咳出，伴胸闷、气促及血压升高，最高 BP 达 190 mmHg/100 mmHg。今日因 SaO₂ 下降（最低值 85%），神志欠清，遂转入老年监护室进一步治疗。起病来精神欠佳，时有烦躁、焦虑，胃纳、夜眠差，尿量减少，体重无明显变化。

2. 既往史

2 型糖尿病史 26 年，目前应用生物合成人胰岛素注射液（诺和灵 R）及甘精胰岛素注射液（来得时）治疗，血糖浓度波动大，最高 29 mmol/L，最低 5.2 mmol/L，糖化血红蛋白 8.4%。原发性高血压病史 10 年，最高 BP 180 mmHg/90 mmHg，平素服用缬沙坦胶囊（代文），血压控制满意；冠心病史 10 年，服用阿司匹林、美托洛尔缓释片及瑞舒伐他汀钙片（可定），日常活动偶有胸闷、气促。否认慢性咳嗽、咳痰史，否认慢性肾脏疾病史；无手术史，无遗传病家族史；否认药物过敏史；无烟酒嗜好。

3. 体格检查

T 38.3 ℃，P 126 次/min，R 30 次/min，BP 136 mmHg/80 mmHg，SaO₂ 98%（面罩吸氧 6 L/min）。神志欠清，无对答、检查不合作，呼吸急促，口唇无发绀，球结膜无明显出血水肿，双瞳等大等圆，直径 2.5 mm，对光（＋），颈静脉怒张，两肺呼吸音粗，可闻及湿啰音，未及哮鸣音。心界略扩大，HR 126 次/min，律齐，各瓣膜区未闻及杂音；腹平软，肝肋下触及，无压痛，肝颈反流征（＋），无压痛，双下肢水肿（－）。四肢有自主活动，肌张力正常，病理反射（－）。

4. 实验室及影像学检查或特殊检查

（1）实验室检查。外周血常规：WBC 10.90×10⁹/L，N 92.8%；Hb 115 g/L，PLT 200×10⁹/L；降钙素原 4.25 ng/ml；动脉血气分析：pH 7.14，PaO₂ 91.5 mmHg，PaCO₂ 90.75 mmHg，SaO₂ 94.5%，BE 1.6 mmol/L，HCO₃⁻ 25.3 mmol/l；血糖 19 mmol/L；proBNP 2 925 pg/ml，心肌酶正常；肾功能：BUN 23.1 mmol/L，Cr 133.8 μmol/L，UA 388.00 μmol/L；肝功能、D-二聚体、电解质、凝血功能在正常范围；痰涂片：找到革兰阳性球菌、杆菌，革兰阴性杆菌；痰培养：（－）。

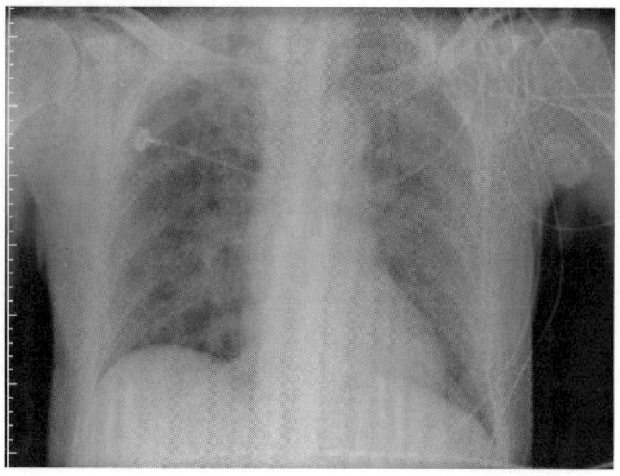

图 60-1　胸部 X 线片检查显示两肺模糊，肺纹理增多

（2）胸部 X 线片检查（入 ICU 当日）：两肺模糊，肺纹理增多（见图 60-1）。

（3）ECG 检查：窦性心动过速。

（4）床边心脏彩超检查：未见心包积液，二尖瓣后叶根部点状钙化，左室收缩活动尚可，根据 M 型估计 LVEF 67%，左室短轴缩短率（FS）37.4%，三尖瓣反流轻微，反流速度 2 m/s（估测肺动脉收缩压24 mmHg）。

（5）头颅 CT 扫描：双侧基底节多发腔隙灶，老年脑改变。

二、诊治经过

1. 病史特点

（1）高龄男性，因右侧股骨颈骨折卧床 1 个月，2 周前开始出现咳嗽、咳白黏痰，先后给予头孢克肟、氨曲南静脉注射等治疗，症状无好转，2 天前出现高热，为不规则发热，咳黄脓痰，痰不易咳出，伴胸闷、气促及血压升高，最高 BP 达 190 mmHg/100 mmHg，随后又出现 SaO_2 下降。以往有糖尿病、高血压、冠心病史，无慢性咳嗽、咳痰史，无慢性肾脏疾病史；否认药物过敏史；无烟酒嗜好。

（2）体格检查特点：T 38.3 ℃，生命体征基本正常，神志欠清，无对答，检查不合作，呼吸急促，口唇无发绀，球结膜无明显出血水肿，颈静脉怒张，两肺呼吸音粗，可闻及湿啰音，未及哮鸣音，未及胸膜摩擦音。心界略扩大，HR 126 次/min，律齐，各瓣膜区未闻及杂音，未及心包摩擦音；腹平软，肝肋下触及，无压痛，肝颈反流征（＋），四肢有自主活动，肌张力正常，双侧病理征（－）。

（3）实验室检查提示 CO_2 潴留，呼吸性酸中毒，$PaO_2/FiO_2 \leqslant 250$ mmHg，外周血 WBC、降钙素明显升高，肾功能损害，proBNP 升高。胸部 X 线片检查提示两肺纹理增多、模糊。

2. 初步诊断

根据病史，体格检查及辅助检查，本病例初步诊断为：①重症肺炎（severe pneumonia），2 型呼吸衰竭；②急性肾损伤；③冠心病，心律失常，心功能Ⅲ～Ⅴ级；④2 型糖尿病；⑤高血压病 3 级，极高危组；⑥右股骨颈骨折；⑦多发腔隙性脑梗死。

3. 入监护室后具体处理措施

患者为高龄多器官功能障碍危重症患者，立即收入 ICU 急救。

（1）心电、血压、指脉 SaO_2 监测；留置胃管、导尿管及颈内静脉置管，记录 24 h 出入量变化，监测 CVP；定期血常规、CRP、降钙素原、肝肾功能、凝血常规、血糖、血气分析、血清电解质测定。

（2）立即予经口气管插管，呼吸机辅助通气中，容量控制 SIMV 模式，小潮气量通气（VT 6～8 mL/kg），患者神志转清、肺部炎症好转后尽早改为脱机模式（SPONT 模式），为撤机做准备。

（3）纤维支气管镜下进行支气管肺泡灌洗，吸出多量脓痰，并送细菌学检查。

（4）抗感染（美罗培南、替考拉宁联合伏立康唑），化痰，解痉；抗感染（甲强龙 40 mg qd iv）。

（5）扩容、营养支持（20% 白蛋白 10 g iv q12 h，尽早进行胃肠道营养）。

（6）抗凝（低分子肝素 4 000 IU qd ih）。

（7）制酸、护胃，防止应激性溃疡（兰索拉唑 30 mg qd 静滴）及改善胃肠功能（生大黄 5.0 g 1～2 次/d）。

（8）控制血糖，目标为 10 mmol/L 左右。

（9）控制血压，营养心肌，利尿，减轻心脏负荷。

（10）免疫支持（胸腺素、丙种球蛋白）。

（11）纠正水、电解质紊乱，维持内环境稳定。

三、病例分析

1. 病史特点

详见"二、诊治经过"中的"1. 病史特点"。

2. 诊断与诊断依据

（1）诊断：①重症肺炎，2 型呼吸衰竭；②急性肾损伤；③冠心病，心律失常，心功能Ⅲ～Ⅴ级；④2 型糖尿病；⑤高血压病 3 级，极高危组；⑥右股骨颈骨折；⑦多发腔隙性脑梗死。

（2）诊断依据。①病史特点：高龄老人，因右侧股骨颈骨折卧床近 1 个月，2 周余前开始出现咳嗽、咳白黏痰，给予抗生素治疗效果不佳，2 天前患者开始出现高热，咳黄脓痰，痰不易咳出，伴胸闷、气促、血压升高，时有 SaO_2 下降，面罩吸氧（6 L/min）情况下氧合仍不佳。②体格检查特点：体温升高，神志欠清，意识模糊，无对答，检查不合作，颈静脉怒张，呼吸急促，两肺呼吸音粗，可闻及湿啰音，未及哮鸣音；HR 增快；肝肋下触及，无压痛，肝颈静脉反流征（＋）。③实验室依据：血气分析提示 CO_2 潴留，呼吸性酸中毒，$PaO_2/FiO_2 \leqslant 250$ mmHg，外周血 WBC、PCT 明显升高，血糖明显升高，急性肾功能损害，proBNP 升高。痰涂片：找到革兰阳性球菌、杆菌，革兰阴性杆菌。④影像学依据：两肺纹理增多、模糊。

美国感染学会/美国胸科学会（IDSA/ATS）2007 年关于重症肺炎的标准界定为本案例诊断"重症肺炎，2 型呼吸衰竭"提供了确切的依据。

3. 鉴别诊断

（1）急性肺栓塞。

（2）肺结核。

（3）肺脓肿。

（4）支气管扩张。

（5）肺癌。

四、处理基本原则及方案

1. 重症肺炎治疗的基本原则

（1）合理使用抗生素是成功治疗老年人重症肺炎的关键。①立即予以经验性抗菌治疗，治疗前留取微生物标本；②48～72 h 后对病情重新评估，是否调整抗生素；③SCAP 经验治疗方案：大环内酯类联合具有抗假单胞菌活性的第 3 代头孢菌素或其他抗假单胞菌药物；④SHAP 经验性治疗方案：氨基糖苷类（＞70 岁老年人慎用）或喹诺酮类联合抗假单胞菌类 β 内酰胺类、单酰胺类、碳青霉烯类；⑤必要时经验性抗真菌治疗。

（2）支持治疗：核心问题为立即呼吸功能的支持（机械通气）。呼吸机应用参数应是低潮气量，适当延长吸气时间和适当使用呼气末正压（PEEP）。

（3）其他对症治疗：①促痰液排出：口服和静脉补足水分以稀化痰液，翻身拍背，予以祛痰剂，超声雾化等。其中纤维支气管镜肺泡灌洗治疗微创高效，减少肺部疾病对机体的影响，可有效清除支气管内的分泌物，改善肺部炎症浸润。②防止误吸：抬高头部，谨慎进食，口腔护理，疫苗等。③营养支持：肠内营养、肠外营养。④免疫支持：输血、丙种球蛋白、免疫增强剂。⑤糖皮质激素的应用。⑥纠正水电解质、酸碱失衡。⑦注意各器官功能变化，对症处理。

2. 重症肺炎的具体处理方案

参照"二、诊疗经过"中的"3. 入院后具体处理措施"。

五、要点与讨论

1. 老年肺炎的发病率和病死率均显著增加

老年人罹患肺炎的危险因素如下。

(1) 健康状况下降,增龄性失能,免疫防御机能受损。①伴发疾病:糖尿病、慢性心肺疾病,恶性肿瘤、肾功能不全、肝病、脑血管疾病、帕金森氏综合征、营养不良、缺氧、酸中毒,尤其老年控制不佳的患者更是高危因素。②一般健康状况下降:活动能力降低或卧床不起,大小便失禁,压疮。③老年所致肺结构功能改变:肺活量改变,有效咳嗽减少,残气量增加,闭合容积增加,顺应性增加,弥散力降低,血 SaO_2 降低。④医疗措施:气管插管或气管切开、机械通气、应用激素、抗生素、免疫抑制剂或肿瘤化疗。

(2) 接触病原的机会增加:口咽部革兰阴性菌寄生,易致误吸的各种因素;神志或意识障碍,胃管鼻饲,胃酸减少,胃内细菌增加,吞咽障碍,胃食管反流。个人或环境卫生条件差,住医院时间延长。

(3) 偶发事件增加:外科手术,尤其是需要进行胸腹手术或手术时间延长,神志或意识障碍、焦虑、抑郁、酒精中毒、大量误吸、意外事故或伤害。

该患者高龄,原有多种伴发疾病(糖尿病、心功能不全、多发腔梗)、血糖控制不佳、因骨折致卧床不起、坠积性肺炎、健康状况下降、咳痰不畅、情绪焦虑以及住院时间较长都是罹患肺炎的危险因素。

2. 重症肺炎的诊断

参照美国感染学会/美国胸科学会(IDSA/ATS)2007 年关于重症肺炎的诊断标准。

(1) 主要标准:①有创性机械通气;②感染性休克,须使用血管升压类药物。

(2) 次要标准:①呼吸频率≥30 次/min;②PaO_2/FiO_2≤250 mmHg;③多肺段浸润;④意识模糊或定向障碍;⑤尿毒血症(BUN≥20 mg/L);⑥WBC 减少($<4×10^{10}$/L);⑦PLT 减少($<1×10^{11}$/L);⑧低体温(深部体温<36 ℃);⑨低血压,须进行积极的液体复苏。满足以上 1 条主要标准或 3 条次要标准就可诊断为重症肺炎,该例患者使用气管插管机械通气,并且符合以上 1、2、4、5 四条次要标准,故明确诊断为重症肺炎。

3. 老年重症肺炎诊治的难点和注意点

(1) 病症初始不易察觉,临床症状不典型,无明显特异性,呼吸道症状的表现不突出。呼吸困难表现较常见,但有时仅表现为反应迟钝或基础疾病的加重,易与伴随疾病相混淆。原有基础疾病加重(糖尿病、慢性心衰等),即可掩盖肺部感染的存在,也可成为肺部感染的首发表现,诊断和鉴别诊断难度大,因此错过最佳治疗时机,增加死亡风险,应引起重视。

(2) 在实验室检查中感染指标变化可能不显著:患者血 WBC 及 N 可能会表现出正常或略有升高的迹象,CRP、ESR 略有升高。常伴随电解质紊乱以低钠血症,低钾血症为主。

(3) 病原体分布特点:仍以肺炎链球菌为主,但其耐药率增加;流感嗜血杆菌比例增加;军团菌也是相当常见的病原体之一;并存慢性肺部疾病者需氧革兰阴性杆菌(包括铜绿假单胞菌)增加;常为多种致病菌所致的混合感染;耐药菌增多,尤其以耐甲氧西林的葡萄球菌和产超广谱 β 内酰胺酶(ESBLs)的需氧革兰阴性杆菌最为突出。合理使用抗生素是成功治疗老年人肺炎特别是重症肺炎的关键。对重症肺炎(尤其医院获得性肺炎)的最初经验性治疗应覆盖铜绿假单胞菌、不动杆菌和 MRSA 等高耐药菌。需要注意的是老年人的药物代谢和排泄减慢,易发生药物中毒,其用量往往少于中青年人;老年人肺炎多为混合感染和重症感染,常需联合应用抗生素;而且由于病灶吸收缓慢,抗生素应用时间应适当延长,一般要求在体温正常5~7 天后停药。

(4) 并发症多、预后差。常见并发症有休克、严重败血症或脓毒症、心律失常、水电解质紊乱和酸碱失衡、呼吸衰竭、心力衰竭及多脏器功能衰竭是老年重症肺炎死亡的主要原因。支持治疗特别是生命支持措施不够或使用不当,可造成病死率升高,故需早期即采取积极干预措施,在现代生命支持技术的维护下,努力确立病原学诊断,及早采取合理有序的经验性治疗,连续系统的监测与评估,适时调整抗感染治疗,防止并发症和多器官功能不全。

该患者起病隐匿,临床症状突出表现为原有心功能不全症状的加重,如胸闷、气促、颈静脉怒张、肝颈静脉反流征(＋)、HR 增快、血压升高等,易干扰重症肺炎的早期诊断。患者 2 周抗生素治疗无效,考虑出现耐药菌(包括 MRSA),给予美罗培南、替考拉宁联合抗感染,抗生素应用时间较长,免疫力低下,故加用伏立康唑覆盖真菌。患者病情进展迅速,并发呼吸衰竭、急性肾损伤,极其凶险,早期气管插管呼吸机辅助通气为抗感染治疗赢得了时间。老年人重症肺炎的治疗需多方权衡,考虑周到,及时处理并发症。

4. 老年人重症肺炎的预防与控制

(1) 防止吸入:采取半卧位(头部抬高 30°～45°)可以有效减少肺炎的发病。尽量避免使用可以抑制呼吸中枢的镇静、止咳药。对昏迷患者要定时吸引口腔分泌物。

(2) 呼吸治疗器械严格消毒、灭菌。

(3) 优选通气技术:COPD 患者优选无创通气;需要有创通气患者只要无反指征,优选经口(非经鼻)气管插管。

(4) 手部卫生:手部清洁是预防肺炎简便而有效的措施,需严格执行洗手规则。

(5) 疫苗:肺炎链球菌肺炎疫苗对易感人群如老年、慢性心肺疾病、糖尿病等患者有一定预防作用。

该高龄重症肺炎患者的病情演变迅速、临床表现不典型,凶险危重,伴发多脏器功能障碍,最后成功脱机拔管、痊愈是由于高度重视实施和贯彻上述要点,有抢救经验的医护团队通力合作的结果。治疗数日后患者的胸部 X 线片如图 60－2 所示。

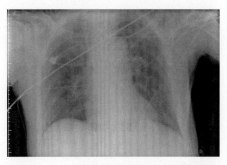

图 60－2　治疗数日后胸部 X 线片结果

六、思考题

1. 通过本案例的分析,你对老年重症肺炎病例分析的过程与规范是否掌握?

2. 通过本案例的分析,你对老年重症肺炎诊治特点的认识有哪几个方面的提高?

3. 请选择你主管的老年肺炎患者,组织实习或规范化培训的医生进行临床教学查房,以体现病例分析的规范过程。

七、推荐阅读文献

1. Cabre M. Pneumonia in the elderly [J]. Curr Opin Pulm Med,2009,15(3):223－229.

2. Gutiérrez F, Masiá M. Improving outcomes of elderly patients with community-acquired pneumonia [J]. Drugs Aging,2008,25(7):585－610.

3. 朱迎刚,瞿介明. 老年人重症肺炎的难点和临床对策[J]. 中华老年医学杂志,2008,27(1):1－4.

4. 钱桂生,王耀丽. 老年人重症肺炎诊断和治疗的新进展[J]. 老年医学与保健,2010,16(3):131－133.

5. Zochios VA1,Wilkinson J. Is lung protective ventilation beneficial for patients without acute respiratory distress syndrome? [J] Br J Hosp Med (Lond),2013,74(12):709.

杨　玲　陈书艳(新华医院)

案例 *61*

2型糖尿病,糖尿病足

一、病例资料

1. 现病史

患者,女性,83岁,因"多饮、多食、多尿10余年,左下肢皮肤破溃发黑伴间歇发热3月余"入院。确诊2型糖尿病10余年,平时不规则口服阿卡波糖片(拜糖平)降糖治疗,血糖控制不佳,HbA1c 8%~10%。3个月前出现左下肢足趾发黑,后皮肤病变逐渐加剧,累及至踝关节下出现皮肤破溃、渗出(见图61-1),伴下肢疼痛、麻木感。时有畏寒、发热,体温波动在37℃~38.5℃。近1个月出现咳嗽、咳黄白色黏痰。

2. 既往史

冠心病、心律失常(阵发性房颤)、心功能Ⅲ级史6年,平时上三楼、活动后有胸闷气促发作,休息后可缓解;长期口服普罗帕酮(心律平)等抗心律失常药物治疗。无手术外伤史,否认药物过敏史。停经30余年,否认绝经后不规则阴道出血。有一子二女,均体健。无烟酒嗜好。

3. 体格检查

T 37.6℃, P 84次/min, R 18次/min, BP 110 mmHg/60 mmHg, SaO₂ 100%(吸氧)。神清,对答切题。消瘦,痛苦面容,呼吸平稳,贫血貌,全身皮肤无黄染、出血点,浅表淋巴结未及肿大;双瞳孔等大等圆,对光反射存在,唇无发绀,颈静脉无怒张,甲状腺无肿大;两肺呼吸音粗,两肺底可及少许湿啰音,未闻及干啰音;HR 84次/min,心律不规则,未及病理性杂音,心界略扩大;腹软,无压痛,肝脾肋下未及,肠鸣音无亢进,3~4次/min;右下肢无水肿,左下肢踝关节下起至远端肢体皮肤发黑,局部皮下组织外露伴渗血,溢脓(见图61-1),肢端肿胀,皮温正常;左足背动脉搏动未及,右足背动脉搏动减弱。双侧病理征(一)。

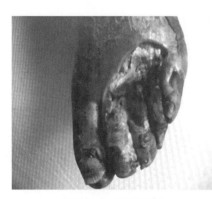

图61-1 糖尿病足

4. 实验室检查及影像学检查或特殊检查

(1) 实验室检查。外周血常规:WBC 10.4×10⁹/L, N 82.70%,RBC 3.07×10¹²/L, Hb 97 g/L, PLT 245×10⁹/L, CRP 32 mg/L;空腹葡萄糖 9.28 mmol/L,餐后2 h血糖 15.8 mmol/L, HbA1c 8.5%;凝血功能:D-二聚体 1.29 mg/L;肝肾功能、心肌酶、血脂正常;ALB 29.2 g/L。动脉血气分析:pH 7.42, PaO₂ 61.7 mmHg, PaCO₂ 45.8 mmHg, BE 1.6 mmol/L, HCO₃⁻ 22.3 mmol/L。

(2) 胸部X线片检查:两肺纹理增多模糊,两肺炎症可能。

（3）ECG 检查：房颤,T 波变化。

（4）心脏超声检查：双房扩大,主动脉瓣钙化伴轻-中度反流,轻度二尖瓣反流,轻度三尖瓣反流,估测肺动脉收缩压 37 mmHg,LVEF 50%,左室收缩功能下降。

（5）下肢血管超声检查：左侧下肢腘静脉、胫后静脉血栓形成,余双侧下肢深静脉管腔内血流通畅,流速缓慢。双侧股深动脉、右侧股总动脉、腘动脉、胫前动脉、胫后动脉多发斑块形成,斑块处血流充盈缺损。左侧股总动脉、腘动脉、胫前动脉、胫后动脉、双侧股浅动脉充满不均质斑块,管腔狭窄闭塞。

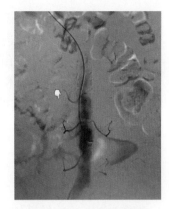

图 61-2 下肢血管造影

（6）左下肢动脉造影检查（见图 61-2）：左下肢股总、股浅动脉、股深动脉、腘动脉、胫腓干、胫前动脉、胫后动脉长段闭塞不显影。

（7）细菌学培养（入院后）：痰培养为大肠埃希菌、铜绿假单胞菌；创面分泌物培养为金黄色葡萄球菌。

（8）肺通气功能测定（术前）：轻度阻塞性通气功能障碍。

二、诊治经过

1. 病史特点

（1）高龄女性,确诊 2 型糖尿病 10 余年,平时不规则口服拜糖平降糖治疗,血糖控制不佳,HbA1C 8%～10%。3 个月前出现左下肢足趾发黑,后皮肤病变逐渐加剧,累及踝关节下方,出现皮肤破溃、渗出,伴下肢疼痛、麻木感。时有畏寒、发热,体温波动在 37 ℃～38.5 ℃。近 1 个月出现咳嗽、咳黄白色黏痰。既往有冠心病、心律失常（阵发性房颤）、心功能Ⅲ级史 6 年。

（2）体格检查：T 37.6 ℃。双肺底可闻及少许湿啰音,HR 84 次/min,房颤律。左下肢踝关节下起至远端肢体局部坏疽,左侧足背动脉搏动未及。

（3）实验室检查：外周血 WBC、CRP、D-二聚体、空腹及餐后 2 h 血糖、HbA1c 升高,血 ALB 下降；血气分析：低氧血症 PaO_2 61.5 mmHg；痰培养：大肠埃希菌、铜绿假单胞菌；创面分泌物培养：金黄色葡萄球菌。胸部 X 线片：两肺炎症。心电图：房颤,T 波变化。心脏超声：双房扩大,主动脉瓣钙化伴轻-中度反流,轻度二尖瓣反流,轻度三尖瓣反流,估测肺动脉收缩压 37 mmHg,LVEF 50%,左室收缩功能下降。下肢血管超声：左侧下肢腘静脉、胫后静脉血栓形成；血管超声及左下肢动脉造影均显示：左侧股总动脉、腘动脉、胫前动脉、胫后动脉、双侧股浅动脉管腔狭窄长段闭塞不显影。肺通气功能测定：轻度阻塞性通气功能障碍。

2. 初步诊断

根据病史,体格检查及辅助检查,初步诊断为：①2 型糖尿病,糖尿病足（diabetic foot）继发感染；②肺部感染,呼吸衰竭；③冠心病、心律失常（阵发性房颤）、心功能Ⅴ级。

3. 入院后具体处理措施

（1）心电、血压、SaO_2 监测；记 24 h 出入量；监测血糖；定期复查血常规、凝血常规、肝肾功能、心肌酶、血糖、血脂、电解质、血气分析、尿、粪常规、心电图、胸部 X 线片、痰、血、培养、创面分泌物培养等检查。

（2）胰岛素控制血糖。

（3）抗感染：亚胺培南西司他丁钠（泰能）0.5 g q8 h 静滴＋利奈唑胺片 0.6 g q12 h 口服；抗凝：低分子肝素 4 000 IU qd 皮下注射；抗血小板：阿司匹林 0.1 g qd 口服；改善微循环：前列地尔 20 μg qd iv；营养神经：腺苷钴胺 0.5 mg qd 肌注。

（4）化痰：氨溴索 60 mg bid iv；控制心律失常：心律平 100 mg q8 h 口服；抑酸护胃：兰索拉唑 30 mg qd iv；营养支持：白蛋白、氨基酸。

（5）及时有效清创及进行分泌物的培养与药敏检查极为重要。

（6）入院后在积极诊治的同时，进行内分泌、骨科、血管外科、麻醉及老年病学科联合讨论后决定行左下肢动脉造影＋球囊扩张术。术后因患肢血供恢复不佳，请骨科会诊，无奈在全麻下行左大腿截肢术。

（7）术后转入 ICU 监护，术后第 10 天停机械通气，第 14 天伤口间断拆线。

三、病例分析

1. 病史特点

详见"二、诊治经过"中的"1. 病史特点"。

2. 诊断与诊断依据

（1）诊断：①2 型糖尿病，糖尿病足继发感染，血流感染；②肺部感染，呼吸衰竭；③冠心病、心律失常（阵发性房颤）、心功能 V 级。

（2）诊断依据。①病史特点：高龄女性，2 型糖尿病病史 10 余年，血糖控制不佳。3 个月前出现左下肢皮肤破溃，伴间歇畏寒发热。近 1 个月出现咳嗽、咳痰增多。既往有冠心病、心律失常（阵发性房颤）、心功能Ⅲ级史。②体格检查特点：体温 37.6 ℃。双肺底可及少许湿啰音，HR 84 次/min，房颤律。左下肢踝关节下起至远端肢体局部坏疽，左侧足背动脉搏动未及。③实验室依据：外周血 WBC、CRP、D-二聚体、空腹及餐后 2 h 血糖、HbA1c 升高，ALB 下降。动脉血气分析：低氧血症，PaO_2 61.5 mmHg；痰培养：大肠埃希菌、铜绿假单胞菌。创面分泌物培养：金黄色葡萄球菌；痰培养：大肠埃希菌、铜绿假单胞菌。④影像学依据：胸部 X 线片示两肺炎症可能；心电图示房颤、T 波变化；心脏超声示双房扩大，主动脉瓣钙化伴轻-中度反流、轻度二尖瓣反流、轻度三尖瓣反流，估测肺动脉收缩压 37 mmHg，LVEF 50%，左室收缩功能下降。下肢血管超声：左下肢静脉血栓形成，左下肢动脉管腔狭窄闭塞；左下肢动脉造影：左下肢动脉长段闭塞不显影。肺通气功能测定：轻度阻塞性通气功能障碍。

3. 鉴别诊断

（1）雷诺病。

（2）动脉粥样硬化性闭塞症。

（3）血栓闭塞性脉管炎。

四、处理方案及基本原则

1. 糖尿病足治疗的基本原则

（1）患者的宣教，病因防治（戒烟、降血压、降脂等）。与患者及家属病情充分沟通：可能截肢、趾的必要、并发症及多器官功能衰竭发生的可能与防治措施。并要做好心理疏导，鼓励和提高患者家属的顺应性。

（2）内科治疗：改善循环、控制血糖、抗感染、局部清创换药、营养神经、支持治疗都是成功的关键，不可偏废。

（3）外科治疗。①下肢血供重建是最重要和关键的措施，方法为下肢动脉腔内介入、下肢动脉旁路移植和自体干细胞移植。②截肢（截趾），当坏疽的病变已经发生，截肢为明智选择，该患者已处于这个阶段。

（4）围手术期处理。①并发症防治：抗凝、抗血小板、扩血管药物、降纤维蛋白原治疗，但高龄多病老人用药的抉择必须更谨慎，以免药源性并发症的发生。②呼吸、循环、镇痛、镇静管理。

2. 糖尿病足治疗的具体处理方案

参照"二、诊疗经过"中的"3. 入院后具体处理措施"。

五、要点与讨论

1. 糖尿病足

糖尿病足是一组足部的综合征:①糖尿病者;②足部组织营养障碍(溃疡或坏疽);③下肢神经或(和)血管病变,三者缺一不可。分为三种类型:即神经型、缺血型和神经缺血型(也称混合型)。糖尿病患者同时出现下肢动脉硬化、闭塞,称为糖尿病下肢缺血。糖尿病下肢缺血临床表现可分为三期,早期:间歇性跛行;中期:足部静息痛;晚期:组织缺损,主要包括足部溃疡及部分组织坏疽。

2. 糖尿病足患者住院血糖管理

(1) 患者的餐后血糖需控制在 7.8 mmol/L 以下,重症患者餐后血糖目标值可以到 7.8~11.1 mmol/L 范围内。

(2) 胰岛素是控制血糖的最主要药物。重症、进食不规律、胰岛素剂量波动大的患者,需要持续泵入胰岛素。

(3) 胰岛素剂量调整的基本原则为年龄 70 岁以上、预估肾小球滤过率低于 60 ml/min 的患者,胰岛素剂量为 0.2~0.3 IU/kg 体重;血糖 7.8~11.1 mmol/L 的患者,胰岛素用量为 0.4 IU/kg 体重;血糖浓度 11.1~22.2 mmol/L 患者的胰岛素剂量为 0.5 IU/kg 体重。

(4) 因临床情况的变化,胰岛素剂量在住院期间需要不断调整。

3. 糖尿病足抗感染治疗

(1) 非感染创面不应使用抗生素,有感染创面应使用抗生素。

(2) 轻、中度感染的患者,先使用针对需氧的革兰阳性菌的抗生素。对于严重感染的患者,在等待培养结果时,使用广谱抗生素治疗。除非有铜绿假单胞菌感染危险因素,否则不能直接选择针对此病原体的抗生素。当溃疡组织局部培养提示有耐甲氧西林金黄色葡萄球菌(MRSA)、感染严重者和曾经有 MRSA 感染病史者可以直接进行针对 MRSA 的抗感染治疗。抗生素治疗的确定应根据采集标本的细菌培养结果、药物敏感试验以及患者对治疗的反应。

(3) 对于中度和严重感染者,在治疗开始时采取静脉给药方式给予抗生素。患者全身情况好转,已获得细菌培养结果时可以给予口服抗生素。外用抗生素用于轻度表浅的感染。

(4) 持续应用抗生素直到感染得到控制之后,轻度软组织感染用抗生素治疗的疗程为 1~2 周,中度和严重感染需要抗生素治疗 2~3 周。

(5) 手术后可以根据剩余软组织、骨感染或死骨的情况决定治疗疗程。

4. 糖尿病足截肢手术指征

(1) 糖尿病足分级:Wagner 分级法 4~5 级(见表 61-1)。

表 61-1　经典的 Wagner 分级法

分　级	临　床　表　现
0 级	有发生足溃疡危险的足,目前无溃疡
1 级	表面溃疡,临床上无感染
2 级	较深的溃疡,常合并组织炎,无脓肿或骨的感染
3 级	深度感染,伴有骨组织病变或脓肿。
4 级	局限性坏疽(趾、足跟或足背)
5 级	全足坏疽

（2）合并严重感染危及生命者，如气性坏疽、顽固的化脓性关节炎、骨髓炎引起肢体严重畸形，甚至诱发癌症。

（3）顽固的周围神经病变合并难愈的营养性混合感染溃疡而严重影响功能者。

5. 围手术期管理

（1）老年患者术前心肺功能评估：对疑有心血管疾病的患者酌情行心脏超声、冠状动脉造影、动态心电图检查、心导管或核素等检查，以明确诊断并评估心功能。术前合并 COPD 或哮喘的患者应询问病史、治疗情况等；患者处于急性呼吸系统感染期间，择期手术推迟到完全治愈 1～2 周后；老年患者在围术期易发生低氧血症、高二氧化碳血症和酸中毒；老年患者呛咳、吞咽等保护性反射下降，易发生吸入性肺炎；对于合并肺部疾患的患者，术前应做肺功能和血气分析检查。

（2）老年患者术后呼吸管理：①呼吸功能监测：拔管或未拔管患者均需观察其呼吸相关的体征；监测呼吸频率、脉搏氧饱和度（SPO_2），必要时监测呼吸末二氧化碳（$ETCO_2$）、检测动脉/静脉的血气分析；机械通气患者还应监测呼吸力学指标；必要时行胸部 X 线和 CT 检查。②氧疗：无高碳酸血症型呼吸衰竭风险的患者，目标 SaO_2 是 94%～98%；70 岁以上患者，SaO_2 可低至 94%；COPD 或有其他高碳酸血症型呼吸衰竭风险的患者，目标动脉血 SaO_2 为 88%～92%，具体应根据血气分析结果而定；除非有禁忌，所有患者应置于头高斜坡卧位，改善氧合。③无创通气：在围术期主要用于急性呼吸衰竭的治疗，也用于插管前的预先氧合。常用的模式有持续气道正压（CPAP）和无创正压通气（NPPV）。④有创通气：急性呼吸衰竭患者有无创通气治疗禁忌证者，或无创通气治疗 1～2 h 后缺氧无改善的，需行有创通气。

6. 老年患者术后常见并发症

（1）术后高血压。

（2）术后新发心房颤动。

（3）心肌缺血损伤和心肌梗死。

（4）短暂脑缺血发作和脑卒中。

（5）肺部并发症。

7. 老年糖尿病足截肢后爆发多器官功能衰竭抢救的特别注意点

（1）术前准备阶段：积极控制感染；调整血糖，目标：空腹血糖浓度 6～10 mmol/L，餐后 2 h 血糖浓度 10 mmol/L 左右；纠正贫血（血球压积>30%）；改善营养状况（血白蛋白>30 g/L）；纠正水电解质酸碱平衡紊乱；充分评估心肺功能；选择合适的麻醉及手术方式。

（2）术后阶段：严密观察生命体征，及时评估病情；血糖浓度控制在 10 mmol/L 左右；保持呼吸道通畅，促进分泌物排出，预防肺部感染；合理的抗生素使用；注意脏器功能的保护。（3）预防多器官功能损伤和衰竭的发生：出现多器官功能衰竭，需积极及时救治，参照指南实施个体化的精细治疗方案。

六、思考题

1. 通过本案例的分析，你对糖尿病足的认识有哪几个方面的提高？

2. 通过本案例的分析，你对老年患者围手术期管理有何体会？

3. 通过本案例的分析，你对老年糖尿病足截肢后如何预防及多器官功能衰竭抢救有何进一步的认识？

七、推荐阅读文献

1. Wukich DK，Amstrong DG，Antinger CE，et al. Inpatient management of diabetic foot disorders：a clinical guide [J]. Diabetes Care，2013，36：2862 - 2871.

2. Lipsky BA，Berendit AR，Comia PB，et al. 2012 infectious diseases society of America clinical practice guideline for the diagnosis and treatment of diabetic foot infections [J]. Clin Infect Dis，2012，54:1679 - 1684.

3. 国际血管联盟中国分会糖尿病足专业委员会. 糖尿病足诊治指南[J]. 介入放射学杂志,2013,9:705 - 708.

4. Bakker K，Apelqvist J，Schaper NC，et al. Practical guidelines on the management and prevention of the diabetic foot 2011 [J]. Diabetes Metab Res Rev，2012，Suppl 1:225 - 231.

5. Dhatariya K，Levy N，Kilvert A，et al. NHS Diabetes guideline for the perioperative management of the adult patient with diabetes [J]. ，2012,29(4):420 - 433.

6. 中华医学会麻醉学分会老年人麻醉学组. 中国老年患者围术期麻醉管理指导意见. 国际麻醉学与复苏杂志[J]. 2014,35(10):870 - 1069.

康建强　陈书艳(新华医院)

案例 62
老年多器官功能衰竭

一、病历资料

1. 现病史

患者，男性，68岁，因"ERCP术后持续中上腹痛伴发热、冷汗2天"入院。因胆总管结石行ERCP取石＋鼻胆管引流术后2天开始出现高热，体温最高38℃，继而出现中上腹持续性压榨样疼痛无其他部位放射，伴冷汗，无恶心、呕吐，无腹泻、呕血、黑便，无胸闷、心悸，无咳嗽、胸痛，无意识丧失，大小便正常。翌日拟"胆总管结石，ERCP＋鼻胆管引流术后，急性胰腺炎"转入ICU。患者3年前常规体格检查B超发现有胆总管结石，半年前曾有右上腹部绞痛发作，自服山莨菪碱(654-Ⅱ)并热敷后缓解。

2. 既往史

原发性高血压病史20年，最高BP 160 mmHg/100 mmHg，平素服用苯磺酸氨氯地平片(络活喜)＋盐酸贝那普利片(洛汀新)，BP控制在120～140 mmHg/70～90 mmHg。无糖尿病、血脂异常。1981年曾有肝损，治疗后痊愈。十二指肠溃疡穿孔修补术、阑尾切除术史30年，胃大部切除术(毕Ⅱ氏)、胆囊切除术史20年，否认其他手术外伤史。术中有输血史，无药物过敏史，无烟酒嗜好。

3. 体格检查

T 38℃，P 115次/min，R 36次/min，BP 100 mmHg/60 mmHg，SaO_2 93%。神志清楚、对答切题、检查合作。急性痛苦面容，屈曲右侧卧位，皮肤巩膜未见黄染。两肺呼吸音清，未闻及干湿啰音。HR 115次/min，律齐，各瓣膜区未闻及杂音。腹部平坦，右上腹、右下腹见陈旧性手术疤痕，未见皮肤瘀斑，未见肠型及蠕动波。肠鸣音4次/min，未闻及气过水声。中上腹可触及压痛伴轻度肌紧张，Murphy征阴性，麦氏点无压痛及反跳痛，肝脾肋下未触及。肝区、中上腹叩痛(＋)，腹水征(－)。双下肢无水肿。

4. 实验室及影像学检查或特殊检查

(1) 实验室检查。外周血：WBC $12.8×10^9$/L，N 86.6%；血淀粉酶2 287 IU/L，尿淀粉酶26 340 IU/L；肝功能：TP 57.7 g/L，ALB 31.7 g/L，ALT 202 IU/L，AST 200 IU/L，AKP 99 IU/L，γ-GT 234.0 IU/L，TB 30.7 μmol/L，CB 12.4 μmol/L；肾功能：BUN 14.11 mmol/L，Cr 119 μmol/L；CRP 106 mg/L；血钾、钠、氯、钙、磷、镁、心肌酶谱、血糖、血脂均在正常范围；肝炎标志物全套均阴性。

(2) 胸部X线片检查：两肺纹理增多，心影增大。

(3) ECG检查：窦性心律，窦性心动过速，HR 118次/min。

(4) 腹部B超检查(ERCP术前)：胆囊切除术后，胆总管结石(胆总管扩张12 mm，胆总管结石直径8 mm)。胰腺显示不清。

（5）腹部 CT 增强扫描（入 ICU 后）："胆总管结石，ERCP 术后"改变，胰周及右肾区积气，胰腺周围改变符合胰腺炎。腹水、腹膜炎；双侧胸腔积液。

二、诊治经过

1. 病史特点

（1）老年男性，体格检查发现胆总管结石 3 年余，ERCP 术后两天出现高热，伴中上腹持续性压榨样疼痛，出冷汗，无明显恶心、呕吐，疼痛无其他部位放射。以往有高血压史。血压控制在 120～140 mmHg/70～90 mmHg。无糖尿病、血脂异常。1981 年患有肝损，治疗后痊愈。"十二指肠溃疡穿孔修补术"、"阑尾切除术"史 30 年，"胃大部切除术（毕 Ⅱ 氏）"、"胆囊切除术"史 20 年。无烟、酒嗜好。

（2）体格检查：体温 38 ℃，生命体征正常，急性痛苦面容，屈曲右侧平卧位，皮肤巩膜未见黄染。两肺呼吸音清，未闻及干湿啰音。HR 115 次/min，律齐，各瓣膜区未闻及杂音。腹部平坦，右上腹、右下腹见陈旧性手术疤痕，未见皮肤瘀斑，未见肠型及蠕动波。肠鸣音 4 次/min，未闻及气过水声。中上腹可触及压痛伴轻度肌紧张，Murphy 征阴性，麦氏点无压痛及反跳痛，肝脾肋下未触及。肝区、中上腹叩痛（＋），腹水征（－）。双下肢无水肿。

（3）实验室检查提示血、尿淀粉酶明显升高，外周血 WBC、CRP 明显升高，肝功能损害明显。血脂、血钙正常。腹部 CT 增强示胆总管结石，ERCP 术后改变，胰周及右肾区积气，胰腺周围改变符合胰腺炎；腹水，腹膜炎；双侧胸腔积液。

2. 初步诊断

根据病史，体格检查及辅助检查，本病例初步诊断为：①急性胰腺炎（重症，胆源性），肝功能损害；②胆囊切除术后，胆总管结石，ERCP＋鼻胆管引流术后；③高血压 2 级，中危组；④胃大部切除术后；⑤阑尾切除术后。

3. 入院后具体处理措施

该患者为老年男性，ERCP 术后持续中上腹痛伴发热、冷汗 2 天，体格检查、实验室及辅助检查证实为并发急性胰腺炎，病情发展迅速凶险已累及多脏器，为危重症患。应立即收住 ICU 诊治，以免发生严重后果。

（1）心电、血压、SaO₂ 监测；行中心静脉置管，动态监测中心静脉压（CVP）；动态观察腹部体征和肠鸣音改变；记录 24 h 出入量变化；定期血常规、CRP、降钙素原、尿常规、粪便隐血、肝肾功能、凝血常规、血糖、血钙测定，血气分析、血清电解质测定。

（2）禁食，持续胃肠减压。

（3）加强抗感染：头孢哌酮钠舒巴坦钠（舒普深）3.0 g q8 h iv。

（4）质子泵抑制剂：奥美拉唑 40 mg bid iv。

（5）生长抑素及类似物：生长抑素 250 μg iv，继以 250 μg/h 持续静脉维持。

（6）抑制胰酶活性，减少胰酶合成：加贝酯 300 mg/d。

（7）纠正水、电解质紊乱，积极液体复苏，晶体和胶体比例为 2∶1，24 h 入液量 6 000 ml，CVP 升至 6 mmHg（初测 CVP 为 2 mmHg），当日尿量 1 650 ml。

（8）提高主动与被动免疫能力：静脉滴注丙种球蛋白及肌注胸腺素。

（9）再次行 ERCP 术，见胆总管直径 1.0 cm，其内未见明显充盈缺损，肝内胆管不扩张。胰管直径约 0.2 cm，放置胰管支架，并置鼻空肠营养管；开始早期肠内营养。

（10）术后第 3 天出现急性呼吸窘迫综合征（ARDS）、急性肾损伤（AKI），行气管切开＋机械通气、CRRT 治疗；肠外营养；2 周后撤机，停 CRRT。

（11）3 周后外科行坏死性胰腺炎清创引流＋复杂粘连松解术，术中见腹腔内广泛粘连，分离粘连后见侧后腹膜,脾下极至结肠旁沟一巨大脓腔,内有脓液及大量坏死组织,切开右侧后腹膜打开小网膜孔,清除坏死组织及脓液并放置冲洗引流。

(12) 因腹腔出血,肠系膜血管造影示脾动脉出血,行介入治疗:脾动脉栓塞术。

(13) 对症支持治疗。

三、病例分析

1. 病史特点

详见"二、诊治经过"中的"1. 病史特点"。)

2. 诊断与诊断依据

(1) 诊断:①速发型多器官功能衰竭(血流感染、成人呼吸窘迫症;急性肾损伤;肝功能损伤);②急性胰腺炎(重症,胆源性、ERCP 术后);③胆囊切除术后,胆总管结石,ERCP 术后;④高血压 2 级,中危组;⑤胃大部切除术后;⑥阑尾切除术后。

(2) 诊断依据。①病史特点:老年男性,体格检查发现胆总管结石 3 年余,ERCP 术后 2 天出现高热,伴腹痛,部位为中上腹,呈持续性压榨样疼痛,伴出冷汗,无明显恶心、呕吐,疼痛无其他部位放射。②体格检查特点:体温升高,生命体征正常,急性痛苦面容,屈曲右侧卧位。中上腹可触及轻压痛伴轻度肌紧张,Murphy 征(-),肝区、中上腹叩痛(+)。③实验室依据:血、尿淀粉酶明显升高,外周血 WBC、CRP 明显升高,血气分析呈低氧血症、肝功能损害明显。④影像学依据:腹部 CT 增强示"胆总管结石,ERCP 术后"改变,胰周及右肾区积气,胰腺周围改变符合胰腺炎;腹水,腹膜炎;双侧胸腔积液等重度胰周炎症反应的表现,Balthazar CT 评级达到 E 级,改良的 CT 严重指数评分 MCTSI 达到 6 分。

2014 年中华医学会外科学分会胰腺外科学组制定的《急性胰腺炎诊治指南(2014)》中"急性胰腺炎诊断标准和严重度分级"为本案例诊断"急性胰腺炎(重症,胆源性、ERCP 术后)"提供了确切的依据。

该老年患者 ERCP 术后 2 天,并发急性胰腺炎,随即发生呼吸窘迫症、急性肾损伤、肝功能损伤及血流感染,因此诊断速发型多脏器功能衰竭成立。显而易见,ERCP 术后并发急性胰腺炎是该老年患者 MOFE 的启动因子。

3. 鉴别诊断

(1) 十二指肠溃疡伴穿孔。

(2) 肠梗阻。

(3) 急性阑尾炎。

(4) 急性心肌梗死。

(5) 主动脉夹层。

四、处理基本原则及方案

1. MOFE 综合治疗原则

(1) 积极消除引起 MOFE 的病因和诱因,治疗原发疾病。

(2) 尽快有效改善和维持组织充分氧合、阻断和避免肝肾等重要脏器的继续损害,保护肝肾功能。

(3) 合理应用抗生素和提高患者细胞和体液的免疫能力,控制血流感染。

(4) 充分的营养支持,以防发展为不可逆多器官功能衰竭。

2. 老年多器官功能衰竭急性胰腺炎等抢救治疗的具体处理方案

参照"二、诊疗经过"中的"3. 入院后具体处理措施"。

五、要点与讨论

1. 老年多器官功能衰竭(multiple organ failure in the elderly, MOFE)的诊断

老年多器官功能衰竭是指老年人(≥60 岁)在老化和多种慢性疾病的基础上,遭受严重创伤、休克、感染及外科大手术等急性损害 24 h 后,同时或序贯出现 2 个或 2 个以上的器官功能衰竭,即急性损伤患者多个器官功能改变不能维持内环境稳定的临床综合征。从首发疾病至多器官功能衰竭病程<4 天者为速发型,>4 天者为迟发型。

该低龄老年患者 ERCP 术后 2 天并发急性胰腺炎,继之出现血流感染、成人呼吸窘迫综合征、急性肾损伤、肝功能损伤,故该患者 MOFE 的启动因子和诱因明确,符合上述速发型 MOFE 的诊断标准。

2. 各专科老年多脏器功能衰竭临床共同特点

(1) 病程迁延,可反复发作。

(2) 脏器的发病顺序为心、肺、肾、肝,但目前文献报道脏器衰竭顺序为肺、心、肝、肾。

(3) 肺部是引起 MOFE 的首要诱因,但胸、腹、盆腔的重症感染所致的预后更差。

(4) 有多种基础疾病,以心肺脑疾病最常见。

(5) 出现肾衰预后极差。

(6) 多达 4 个脏器衰竭者,能存活到高龄及以上年龄段。

(7) 基础病多及过去用药多,治疗矛盾亦多。

该患者具有(2)、(3)、(4)、(6)、(7)5 个特点。

3. 影响预后因素

(1) 累及脏器个数与病死率呈正相关。

(2) 年龄:基础病情相同,年龄是发病的首要危险不可逆因素,高龄患者发生率及病死率均高。

(3)脏器所存的代偿能力。

(4) 系统免疫反应能力,或是否存在败血症。

(5) 诊断治疗是否及时有效。

该患者虽然累及 4 个脏器,且是腹腔感染,又有急性肾损伤,预后极差。由于患者为低龄老人,原脏器功能基本正常;而最重要的是及时有效地多学科联合持续个体化的综合治疗方案,及时应用机械通气和 CRRT、有效的控制血流感染、营养免疫支持,外科适时手术干预是该患者抢救成功的关键。对于老年患者无论是介入或手术术前全面评估、多学科联合讨论,手术适应证及合理恰当手术方法的选择是绝不可缺失的,也是老年 MOFE 防患于未然的重要举措之一。

4. 老年多器官功能衰竭防治特别注意

(1) 强调预防为主的原则,重视提高医护人员早期诊断 MOFE 的理论和实践能力的培训。

(2) 年龄是 MOFE 发病的首要危险因素,要充分认识和高度重视老年病的临床特点,制定个体化的防治方案,随病情变化及时修正方案。

(3) 制定各科重症监护室规范。

(4) 及早去除病灶、防止感染、休克等发展:重危患者,尤其高龄患者应及早去除病灶,防止感染发展,合理应用抗生素,提高主动与被动免疫能力(静脉滴注丙种球蛋白及肌注胸腺素,争取早期应用疗效更好)是预防与逆转 MOFE 预后的重要而有效措施。

(5) 严格的掌握指征:各类介入或手术,都必须排除绝对和相对禁忌证;重视术前各项检查,改善器官功能;选择适当手术时机,选择损伤最小的麻醉和术式及尽可能缩短麻醉与手术时间,加强围术期监测,医护人员必须高度警惕 MOFE 的发生,及早发现和处理并发症。

(6) 严格执行无菌操作:尽量减少侵入性导管在体内的留置时间。拔除侵入性导管必须做培养与药敏,以供抗感染时选择有效药物的参考。

（7）要杜绝医源性器官衰竭诱发因素的产生。

（8）衰竭器官:应使之局限化,避免导致其他器官衰竭。

（9）及时有效控制:①感染;②应用机械通气;③CRRT;④IABP 是影响预后的关键因素。

（10）其他:及时的肠外营养支持,有效的专科专病与全身整体相结合的预见性规范化护理亦是防止 MOFE 发生率及降低致残率及病死率极为重要的关键所在。

六、思考题

1. 通过本案例的分析,你对老年多器官功能衰竭临床诊治过程有哪些全面认识?

2. 通过本案例,老年多器官功能衰竭的抢救原则与具体方案与本院对照有何异同? 是否需改进以提高抢救成功率?

3. 老年多器官功能衰竭您认为是加强预防更重要,还是待发生后治疗更重要? 为什么? 临床上你是怎么做的?

七、推荐阅读文献

1. 中华医学会消化病学分会胰腺疾病学组,中华胰腺病杂志编辑委员会,中华消化杂志编辑委员会.中国急性胰腺炎诊治指南(2013,上海)[J].中华消化杂志,2013,33(4):217-222.

2. 中华医学会外科学分会胰腺外科学组.急性胰腺炎诊治指南(2014)[J].中国实用外杂志,2015,35(1):4-7.

3. Working Group IAP/APA Acute Pancreatitis Guidelines. IAP/APA evidence-based guidelines for the management of acute pancreatitis [J]. Pancreatology,2013,13(4 supply 2):e1-15.

4. Babur RY, Gupta R, Kang M, et al. Predictors of surgery in patients with severe acute pancreatitis managed by the step-up approach [J]. Ann Surge,2013,257(4):737-750.

康建强　潘志红(新华医院)

常用医学缩略语

一、临床常用缩略语

T	体温	Sig	乙状结肠镜检查术
P	脉搏	CG	膀胱造影
HR	心率	CAG	心血管造影,脑血管造影
R	呼吸	IVC	下腔静脉
BP	血压	RP	逆行肾盂造影
BBT	基础体温	RUG	逆行尿路造影
Wt	体重	UG	尿路造影
Ht	身长,身高	PTC	经皮肝穿刺胆管造影
AC	腹围	GA	胃液分析
CVP	中心静脉压	LNP	淋巴结穿刺
VE	阴道内诊	LP	肝穿刺,腰穿刺
ECG	心电图	Ca	癌
EEG	脑电图	LMP	末次月经
EGG	胃电图	PMB	绝经后出血
EMG	肌电图	PPH	产后出血
LS	腹腔镜手术	HSG	子宫输卵管造影术
MRI	磁共振成像	CS	剖宫产术
UCG	超声心动图	AID	异质(人工)授精
UT	超声检测	AIH	配偶间的人工授精
SEG	脑声波图	EPS	前列腺按摩液
BC	血液培养	DC	更换敷料
Bx	活组织检查	ROS	拆线
Cys	膀胱镜检查	KUB	尿路平片
ESO	食管镜检查	BB	乳房活检

二、实验室检查常用缩略语(1)

自动血液分析仪检测项目	WBC	白细胞计数				APTT	部分活化凝血活酶时间		
	RBC	红细胞计数				CRT	血块收缩时间		
	Hb	血红蛋白浓度				TT	凝血酶时间		
	HCT	红细胞比容				3P 试验	血浆鱼精蛋白副凝固试验		
	MCV	红细胞平均体积				ELT	优球蛋白溶解时间		
	MCHC	红细胞平均血红蛋白浓度				FDP	纤维蛋白(原)降解产物		
	MCH	红细胞平均血红蛋白量				HbEP	血红蛋白电泳		
	RDW	红细胞分布宽度				ROFT	红细胞渗透脆性试验		
	PLT	血小板计数				尿液分析仪检查项目	pH	酸碱度	
	MPV	血小板平均体积					SG	比重	
	LY	淋巴细胞百分率					PRO	蛋白质	
	MO	单核细胞百分率					GLU	葡萄糖	
	N	中性粒细胞百分率					KET	酮体	
	LY#	淋巴细胞绝对值					UBG	尿胆原	
	MO#	单核细胞绝对值					BIL	胆红素	
	N#	中性粒细胞绝对值					NIT	亚硝酸盐	
DC	白细胞分类计数	GR	粒细胞	N	中性粒细胞		WBC	白细胞	
				E	嗜酸性粒细胞		RBC/BLD	红细胞/隐血	
				B	嗜碱性粒细胞		Vc,VitC	维生素 C	
		LY	淋巴细胞				GC	颗粒管型	
		MO	单核细胞				HC	透明管型	
Rt	常规检查	B	血			尿沉渣显微镜检查	WC	蜡状管型	
		U	尿				PC	脓细胞管型	
		S	粪				UAMY	尿淀粉酶	
	EOS	嗜酸性粒细胞直接计数					EPG	粪便虫卵计数	
	Ret	网织红细胞计数					OBT	粪便隐血试验	
	ESR	红细胞沉降率					OCT	催产素激惹试验	
	MP	疟原虫					LFT	肝功能检查	
	Mf	微丝蚴					TB	总胆红素	
	LEC	红斑狼疮细胞					DB	结合胆红素,直接胆红素	
	BG	血型					IB	未结合胆红素,间接胆红素	
	BT	出血时间							
	CT	凝血时间					TBA	总胆汁酸	
	PT	凝血酶原时间					II	黄疸指数	
	PTR	凝血酶原时间比值					CCFT	脑磷脂胆固醇絮状试验	

三、实验室检查常用缩略语(2)

RFT	肾功能试验	β-LP	β-脂蛋白
BUN	尿素氮	ALT	丙氨酸氨基转移酶
SCr	血肌酐	AST	天门冬氨酸氨基转移酶
BUA	血尿酸	γ-GT	γ-谷氨酰转肽酶
Ccr	内生肌酐清除率	ALP/AKP	碱性磷酸酶
UCL	尿素清除率	ACP	酸性磷酸酶
NPN	非蛋白氮	ChE	胆碱酯酶
PFT	肺功能试验	LDH	乳酸脱氢酶
TP	总蛋白	AMY, AMS	淀粉酶
ALB	白蛋白	LPS	脂肪酶,脂多糖
GLB	球蛋白	LZM	溶菌酶
A/G	白蛋白球蛋白比值	CK	肌酸激酶
Fib	纤维蛋白原	RF	类风湿因子
SPE	血清蛋白电泳	ANA	抗核抗体
HbAlc	糖化血红蛋白	ASO	抗链球菌溶血素"O"
FBG	空腹血糖	C_3	血清补体 C_3
OGTT	口服葡萄糖耐量试验	C_4	血清补体 C_4
BS	血糖	RPR	梅毒螺旋体筛查试验
HL	乳酸	TPPA	梅毒螺旋体确证试验
PA	丙酮酸	WT	华氏反应
KB	酮体	KT	康氏反应
β-HB	β-羟丁酸	NG	淋球菌
TL	总脂	CT	沙眼衣原体
TC	总胆固醇	CP	肺炎衣原体
TG	甘油三酯	UU	解脲脲原体
FFA	游离脂肪酸	HPV	人乳头状瘤病毒
FC	游离胆固醇	HSV	单纯疱疹病毒
PL, PHL	磷脂	MPn	肺炎支原体
HDL-C	高密度脂蛋白胆固醇	TP	梅毒螺旋体
LDL-C	低密度脂蛋白胆固醇	HIV	人类免疫缺陷病毒
LPE	脂蛋白电泳		

四、实验室检查常用缩略语(3)

Hp	幽门螺杆菌	CEA	癌胚抗原
AFP	甲胎蛋白	PSA	前列腺特异抗原

（续表）

TGF	肿瘤生长因子	HLA	组织相容性抗原
PRL	催乳素	CO_2CP	二氧化碳结合力
LH	促黄体生成素	$PaCO_2$	二氧化碳分压
FSH	促卵泡激素	TCO_2	二氧化碳总量
TSTO，T	睾酮	SB	标准碳酸氢盐
E_2	雌二醇	AB	实际碳酸氢盐
PRGE，P	孕酮	BB	缓冲碱
HPL	胎盘泌乳素	BE	碱剩余
TT_4	总甲状腺素	PaO_2	氧分压
PTH	甲状旁腺激素	SaO_2	氧饱和度
ALD	醛固酮	AG	阴离子间隙
RI	胰岛素	BM－DC	骨髓细胞分类
Apo	载脂蛋白	CSF	脑脊液
EPO	促红细胞生成素	Ig(A，G，M，D，E)	免疫球蛋白
GH	生长激素	PA	前白蛋白

五、处方常用缩略语

ac	饭前	qn	每晚一次
am	上午	qod	隔日一次
aj	空腹时	sos	需要时（限用一次）
bid	1 天二次	st	立即
cm	明晨	tid	1 天三次
dol urg	剧痛时	prn	必要时（可多次）
hn	今晚	pc	饭后
hs	临睡前	aa	各
int. cib	饭间	ad us ext	外用
qm	每晨一次	ad us int	内服
q10 min	每 10 分钟一次	co	复方的
pm	下午	dil	稀释的
qd	每天一次	dos	剂量
qh	每小时一次	D. S.	给予,标记
q4h	每 4 小时一次	g	克
q6h	每 6 小时一次	ivgtt	静脉滴注
q8h	每 8 小时一次	id	皮内注射
q12h	每 12 小时一次	ih	皮下注射

六、部分常用药品名缩写

青霉素	PEN	头孢曲松	CRO, CTR
氨苄青霉素	AMP	头孢他啶	CAZ
阿莫西林	AMO, AMX, AML	头孢哌酮	CFP, CPZ
甲氧西林(新青Ⅰ)	MET	头孢甲肟	CMX
苯唑西林(新青Ⅱ)	OXA	头孢匹胺	CPM
羧苄西林	CAR	头孢克肟	CFM
替卡西林	TIC	头孢泊肟	CPD
哌拉西林	PIP	第四代头孢菌素:	
阿帕西林	APA	头孢匹罗	CPO
阿洛西林	AZL	头孢吡肟	FEP
美洛西林	MEZ	其　他:	
美西林	MEC	头孢西丁	FOX
第一代头孢菌素:		头孢美唑	CMZ
头孢噻吩(先锋Ⅰ)	CEP	头孢替坦	CTT
头孢噻啶(先锋Ⅱ)	CER	头孢拉宗	CE
头孢来星(先锋Ⅲ)	CEG	拉氧头孢	MOX
头孢氨苄(先锋Ⅳ)	CEX	舒巴坦	SUL
头孢唑啉(先锋Ⅴ)	CFZ	克拉维酸	CLAV
头孢拉定(先锋Ⅵ)	RAD	氨曲南	ATM
头孢乙腈(先锋Ⅶ)	CEC, CAC	亚胺培南	IMI, IMP
头孢匹林(先锋Ⅷ)	HAP, CP	他唑巴坦	TAZ
头孢硫脒(先锋18)	CSU		
头孢羟氨苄	CFR, FAD	链霉素	STR
头孢沙定	CXD	卡那霉素	KAN
头孢曲秦	CFT	阿米卡星	AMK
第二代头孢菌素:		庆大霉素	GEN
头孢呋辛	CFX, CXM	妥布霉素	TOB
头孢呋辛酯	CXO	奈替米星	NET
头孢孟多	CFM, FAM	西索米星	SIS
头孢磺啶	CFS	地贝卡星	DBK
头孢替安	CTM	异帕米星	ISP, ISE
头孢克洛	CEC	新霉素	NEO
第三代头孢菌素:		大观霉素	SPE, STP
头孢噻肟	CTX	红霉素	ERY
头孢唑肟	CZX	螺旋霉素	SPI, SPM

（续表）

罗红霉素	ROX	四环素	TET, TCY
阿奇霉素	AZI, AZM	多西环素（强力霉素）	DOX
交沙霉素	JOS	米诺环素（美满霉素）	MIN, MNO
氯霉素	CMP	环丙沙星	CIP, COFX, CPLX
林可霉素	LIN	培氟沙星	PEF, PEFX
克林霉素	CLI	依诺沙星	ENO, ENX, ENOX
甲硝唑	MNZ	芦氟沙星	RUFX
替硝唑	TNZ	氨氟沙星	AMFX
利福平	RFP	妥苏沙星	TFLX
甲哌利福素	RFP	加替沙星	GTFX
利福定	RFD	洛美沙星	LOM, LFLX
异烟肼	INH	新三代喹诺酮类抗菌药：	
乙胺丁醇	EMB	氟罗沙星	FLE
吡嗪酰胺	PZA	左氧氟沙星	LEV, LVX, LVFX
磷霉素	FOS	司帕沙星	SPX, SPFX
褐霉素	FD	司巴沙星	SPA
对氨基水杨酸	PAS	短效磺胺药：	
杆菌肽	BAC	磺胺二甲嘧啶	SMZ
万古霉素	VAN	磺胺异噁唑	SIZ
壁霉素	TEC	磺胺二甲异嘧啶	SIMZ
原始霉素	PTN	中效磺胺药：	
曲古霉素	TSA	磺胺嘧啶	SD, SDI
丰加霉素	TMC	磺胺甲噁唑	SMZ
卷须霉素	CPM	磺胺苯唑	SPP
粘杆菌素	COM	长效磺胺药：	
争光霉素	BLM	磺胺邻二甲氧嘧啶	SDM
第一代喹诺酮类抗菌药：		磺胺对甲氧嘧啶	SMD
萘啶酸	NAL	磺胺间甲氧嘧啶	SMM
恶喹酸	OXO	磺胺甲氧嗪	SMP, SMPZ
西诺沙星	CIN	磺胺二甲氧嗪	SDM
第二代喹诺酮类抗菌药：		甲氧苄胺嘧啶	TMP
吡哌酸	PPA		
第三代喹诺酮类抗菌药：		两性霉素 B	AMB
诺氟沙星	NOR, NFLX	制霉菌素	NYS
氧氟沙星	OFL, OFX, OFLX	咪康唑	MIC

（续表）

益康唑	ECO	利巴韦林	RBV
酮康唑	KET	干扰素	IFN
氟康唑	FCZ, FLU	胸腺肽	XXT
伊曲康唑	ICZ, ITC	肌酐	HXR
阿昔洛韦	ACV	γ-氨酪酸(γ-氨基丁酸)	GABA
更昔洛韦	GCV	乙烯雌酚	DES
泛昔洛韦	FCV	6-氨基己酸	EACA
伐昔洛韦	VCV	破伤风抗毒素	TAT

（续表）